皮膚の事典

溝口昌子
大原國章
相馬良直
高戸　毅
日野治子
松永佳世子
渡辺晋一
‥‥[編集]‥‥

朝倉書店

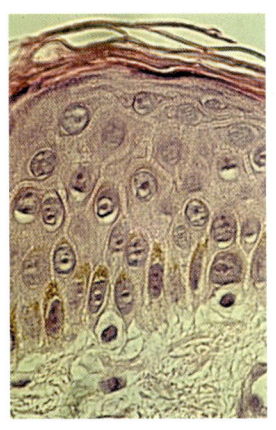

図 3.1 正常表皮の構造 (p.17)

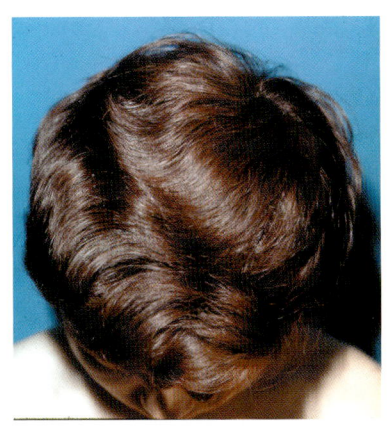

図 3.3 日本人の赤毛 (p.17)

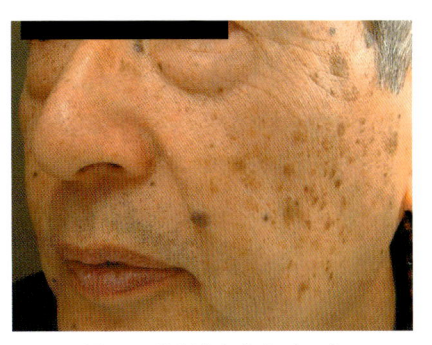

図 6.4 脂漏性角化症 (p.45)

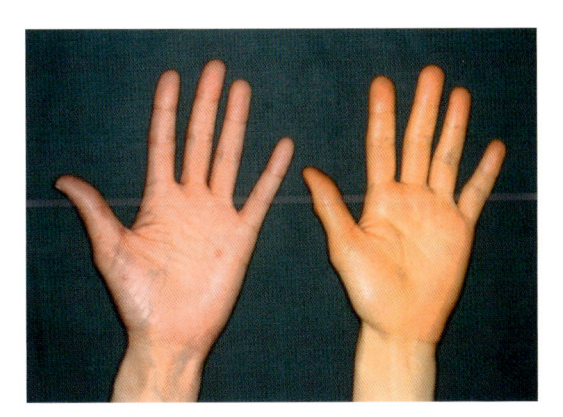

図 3.6 海苔の大量摂取による柑皮症 (p.21)

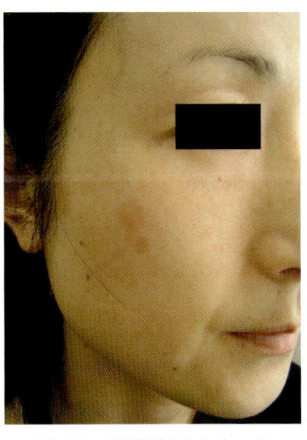

図 6.6 日光性黒子 (p.48)

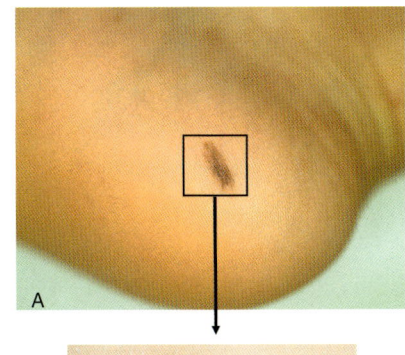

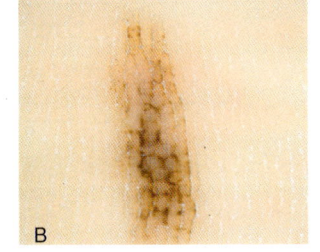

図 8.2 (A) 足底母斑, (B) ダーモスコープ所見 (p.61)

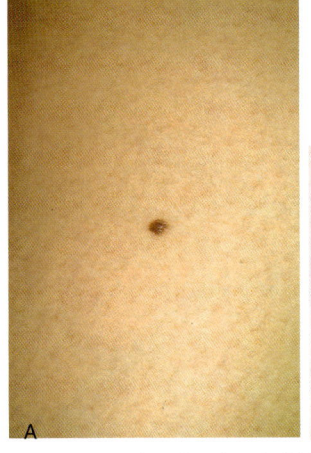

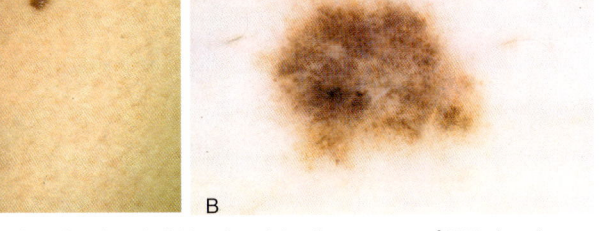

図 8.3 (A) 大腿部の色素性母斑, (B) ダーモスコープ所見 (p.67)

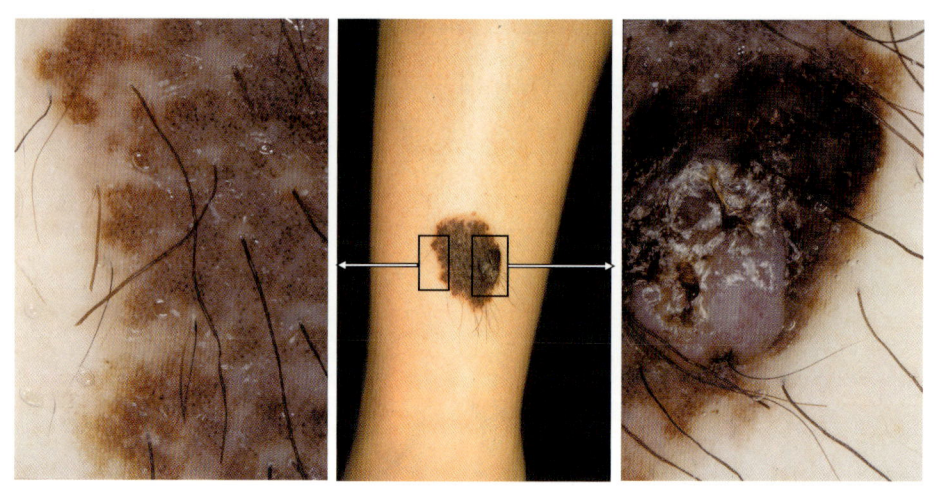

図 8.4 先天性母斑に生じたメラノーマ (p.62)

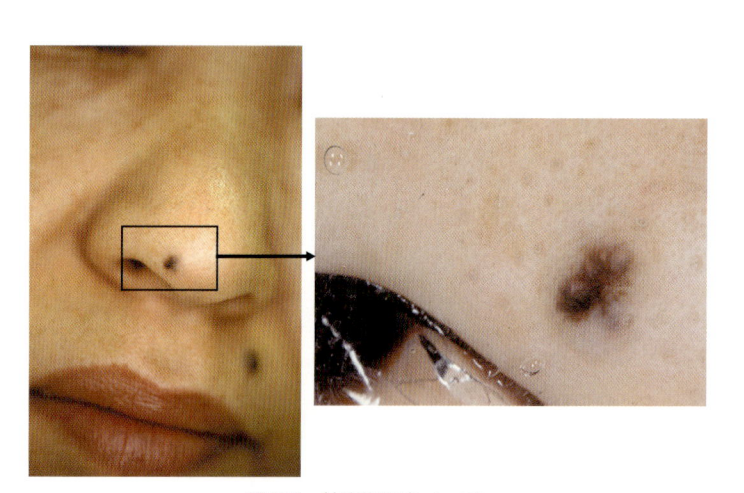

図 8.5 基底細胞癌 (p.62)

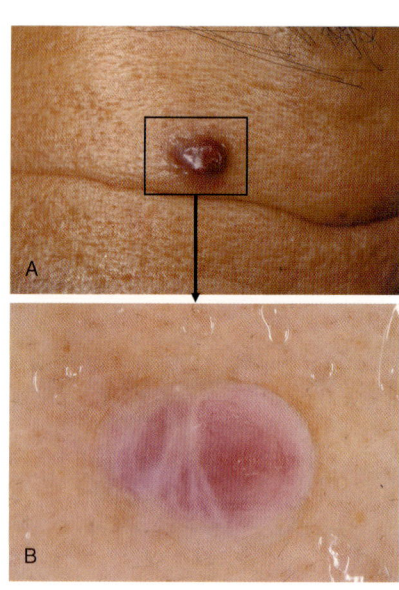

図 8.7 (A) 血管腫, (B) ダーモスコープ所見 (p.63)

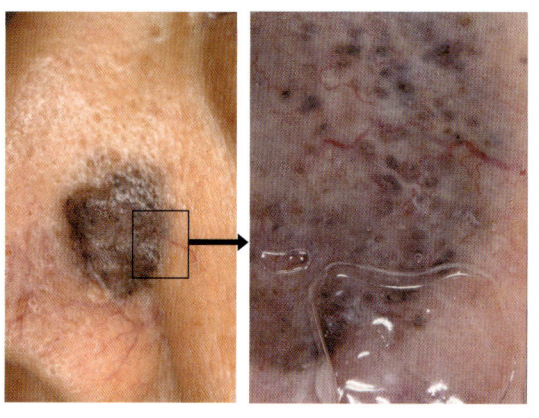

図 8.6 基底細胞癌 (p.62)

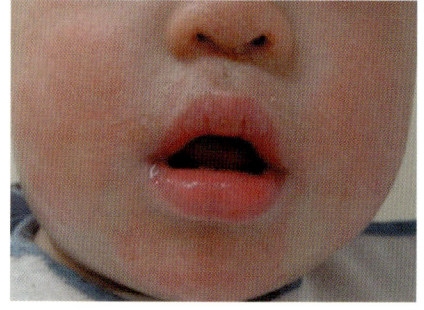

図 9.3 離乳期の乳児にみられる口囲の湿疹変化 (p.78)

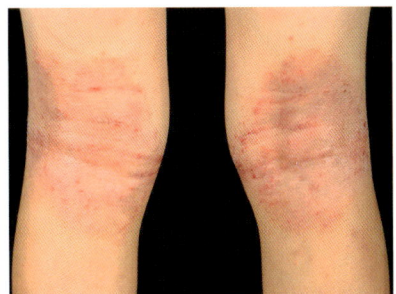

図 9.4　膝窩の苔癬化局面（p.78）

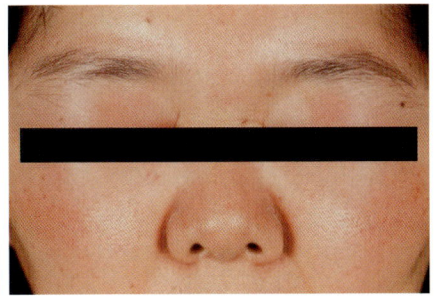

図 9.6　顔面のギンナン皮膚炎（p.83）

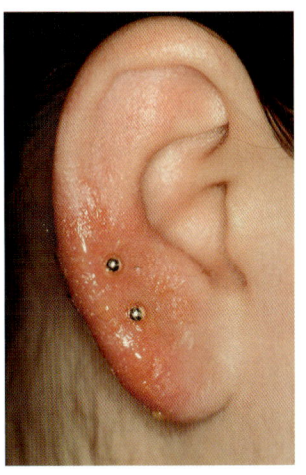

図 9.7　ピアスによる耳朶のニッケル皮膚炎（p.84）

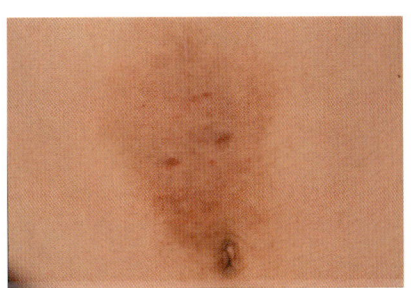

図 9.8　ジーンズの金属ボタンによるニッケル皮膚炎（p.84）

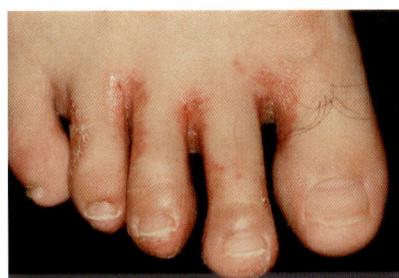

図 9.9　ビホナゾールによる足趾の接触皮膚炎（p.85）

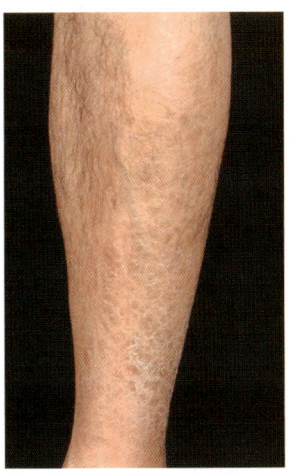

図 9.10　下腿前面の皮脂欠乏性湿疹（p.86）

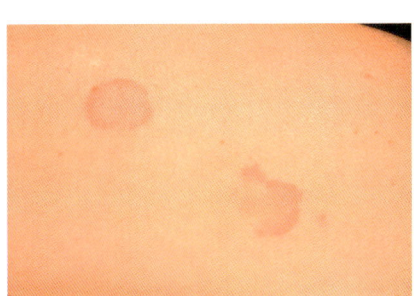

図 9.11　蕁麻疹の臨床像（p.89）

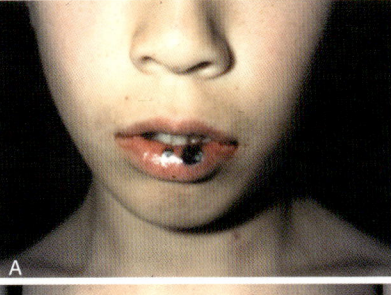

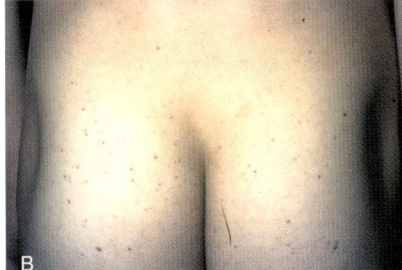

図 9.16　特発性血小板減少性紫斑（p.95）

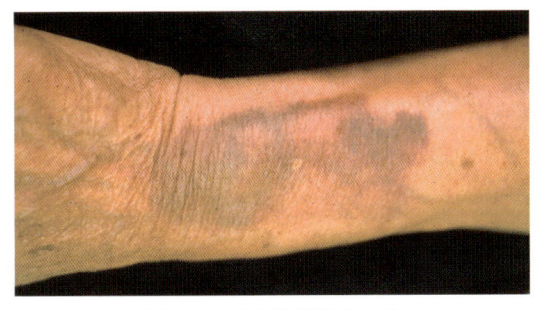

図 9.15　老人性紫斑（p.93）

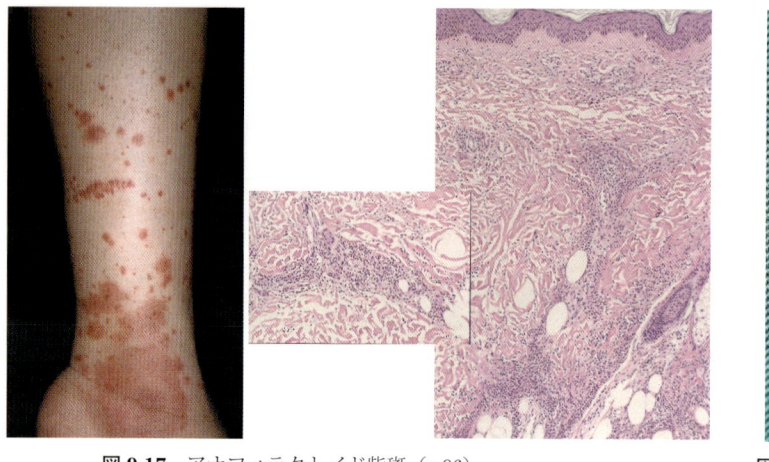

図 9.17 アナフィラクトイド紫斑 (p.96)

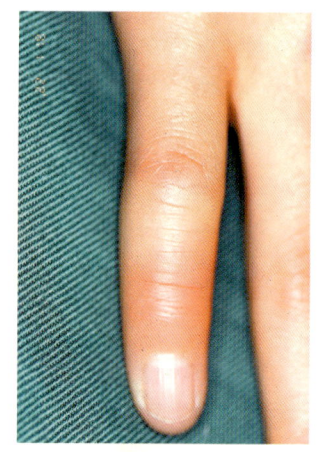

図 9.20 手指の M 型凍瘡 (p.101)

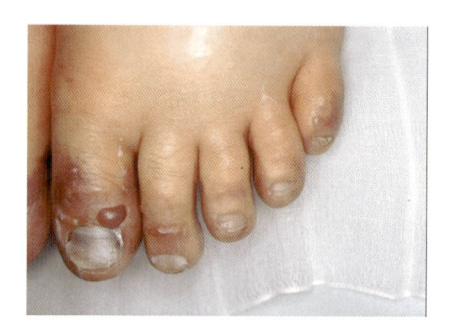

図 9.21 スキー後に生じた足趾の凍傷 (p.101)

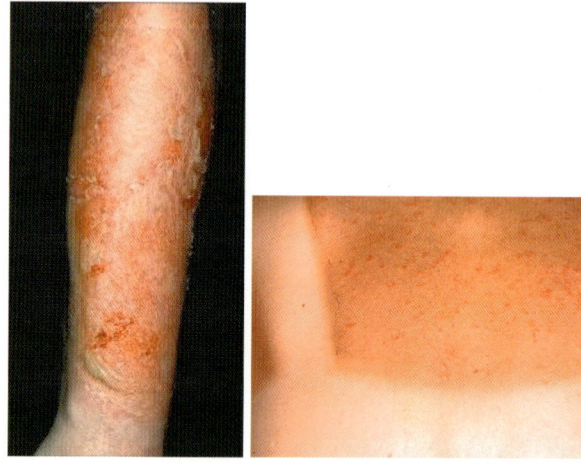

図 9.22 日焼け (p.102) 左：サンバーン，右：サンタン

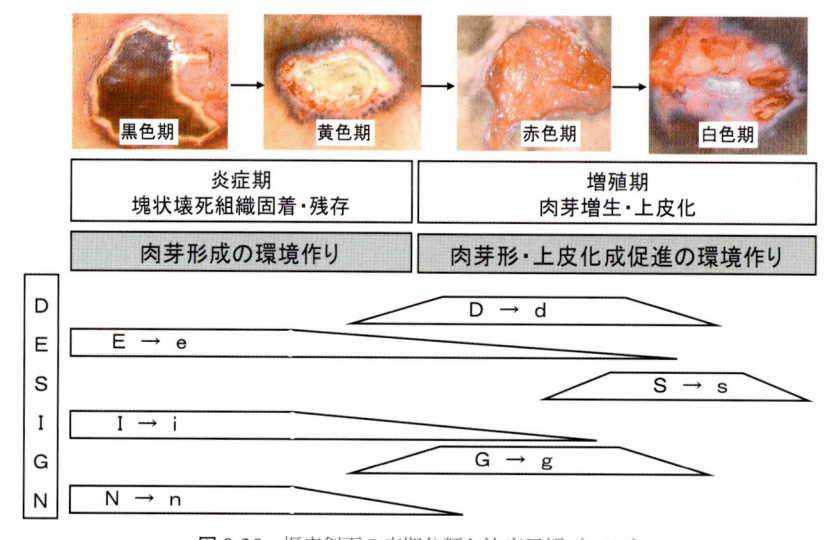

図 9.26 褥瘡創面の病期分類と治療目標 (p.105)

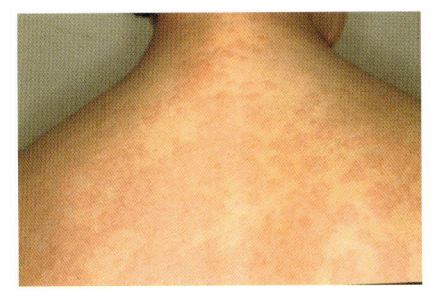

図 9.31　多形紅斑型薬疹（p.111）

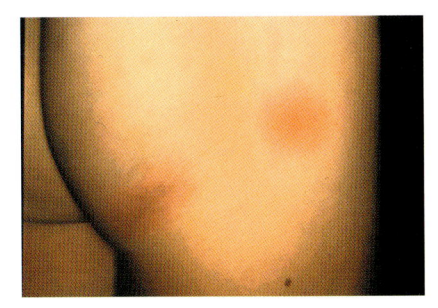

図 9.32　固定薬疹（p.111）

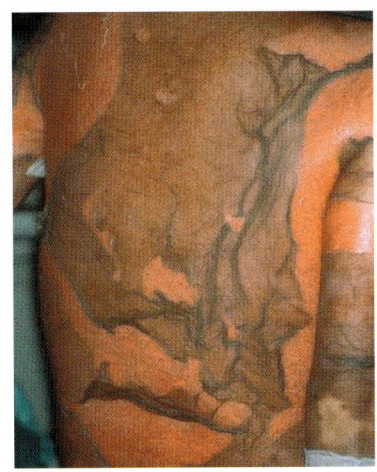

図 9.37　中毒性表皮壊死症（p.113）

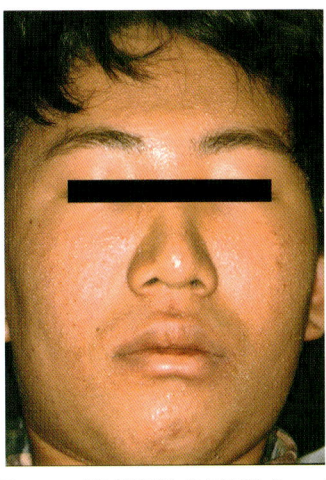

図 9.40　薬剤性過敏症症候群（p.114）

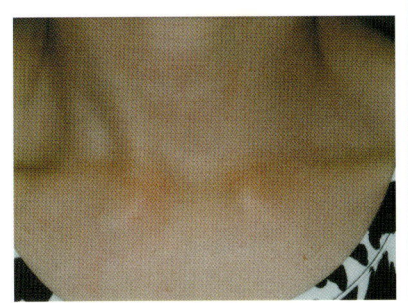

図 9.74　掌蹠膿疱症の患者に認められた掌蹠膿疱症性骨関節炎（p.131）

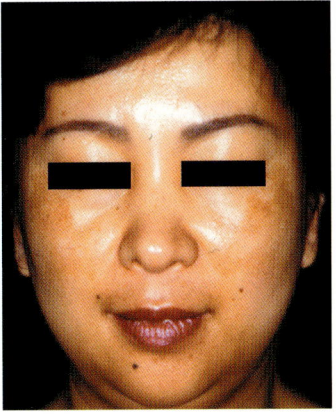

図 9.89　肝斑（p.148）

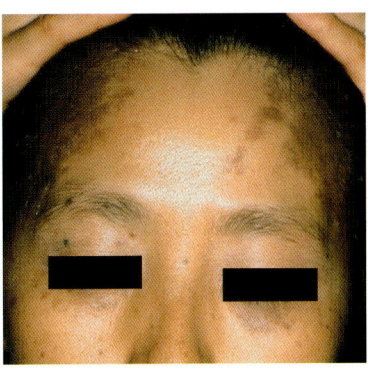

図 9.97　遅発性両側性太田母斑様色素斑（p.156）

図 9.93　扁平母斑（海外では「カフェ・オ・レ斑」と呼ばれる）（p.154）

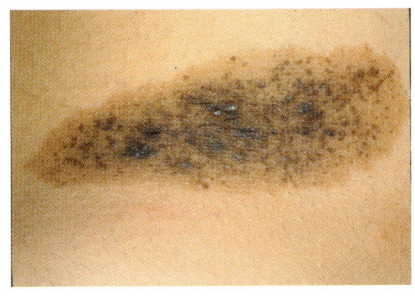

図 9.94　欧米でいうところの「扁平母斑」（speckled lentiginous nevus）（p.155）

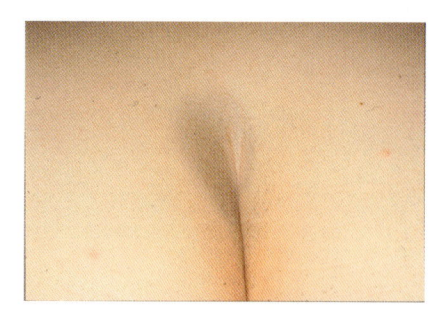

図 9.98　臀部の持続性蒙古斑（p.156）

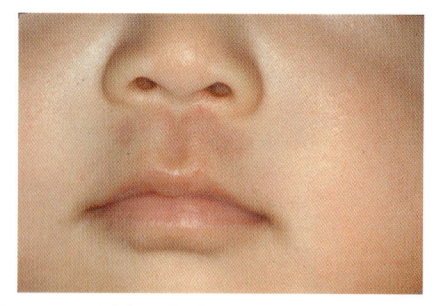

図 9.100　正中部母斑（サーモン・パッチ）（p.157）

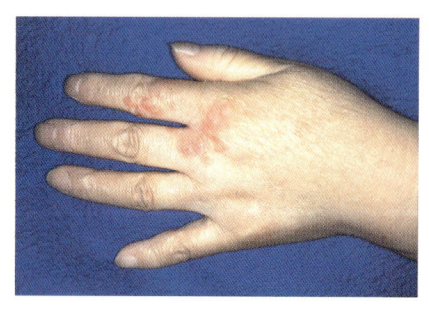

図 9.108　Bowen 病（p.163）

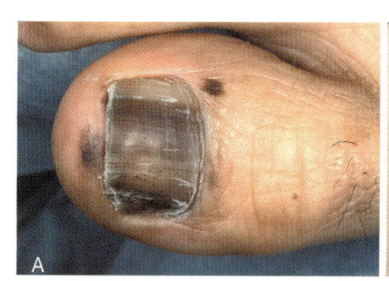

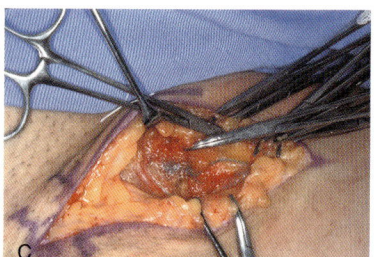

図 9.126　悪性黒色腫（末端黒子型）（p.170）

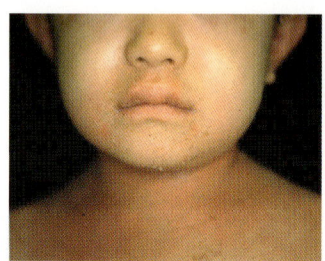

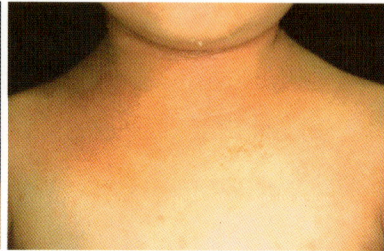

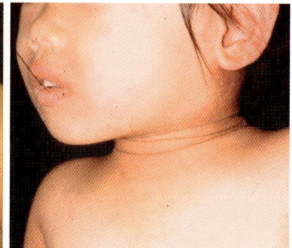

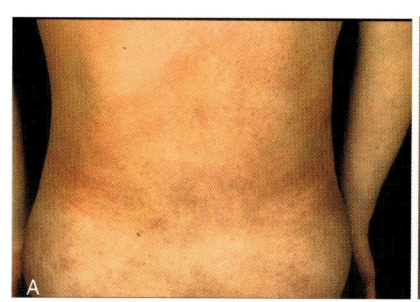

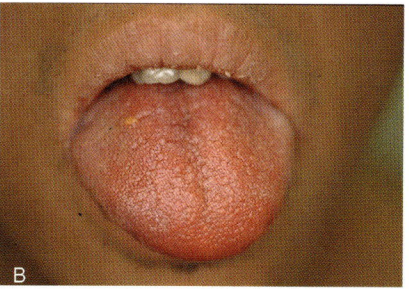

図 9.145　Staphylococcal scalded skin syndrome（SSSS）（p.184）

図 9.146　(A) 溶血性連鎖球菌感染症，(B) 苺舌（p.184）

図 9.156 伝染性紅斑（p.194）

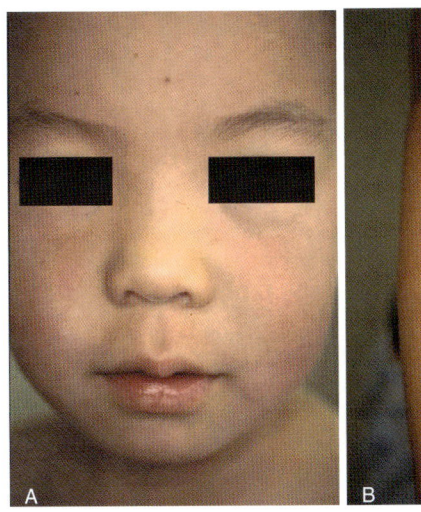

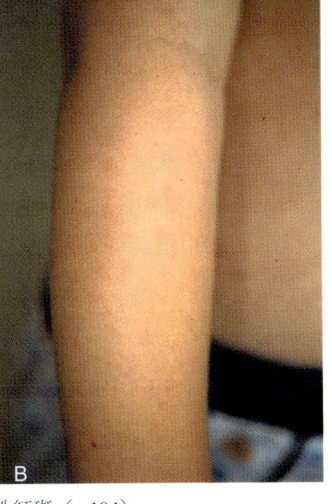

図 9.167 少菌型（PB）ハンセン病（TT型）（p.202）

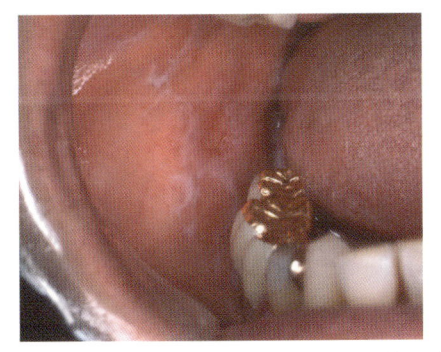

図 9.182 頬粘膜扁平苔癬（lichen planus）（p.214）

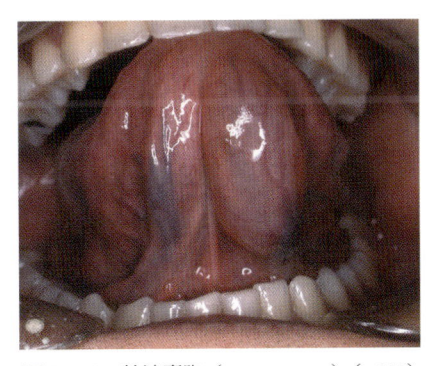

図 9.188 粘液囊胞（mucous cyst）（p.219）

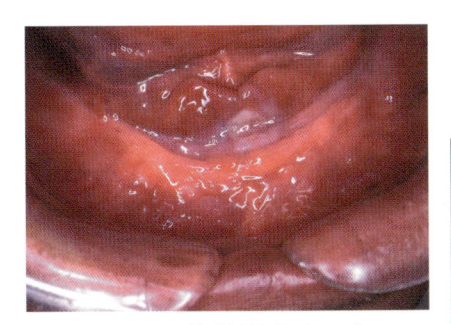

図 9.193 義歯性潰瘍（p.221）

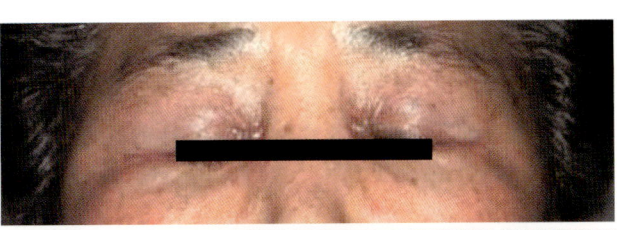

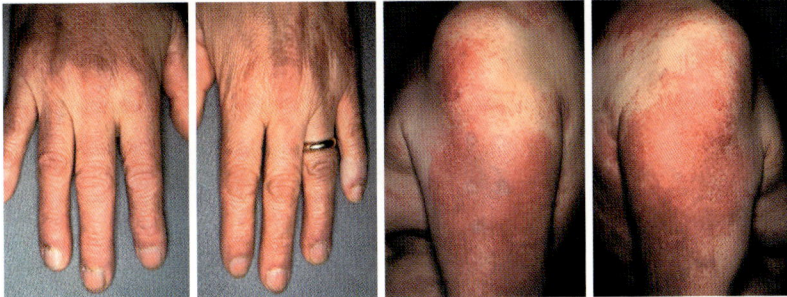

図 10.1 皮膚筋炎（p.224）

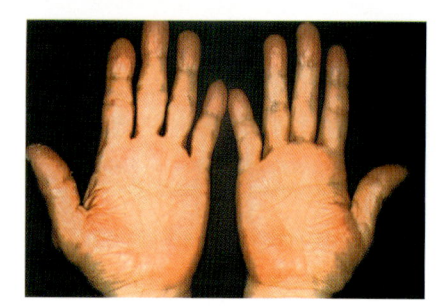

図 10.3　手掌紅斑（p.227）

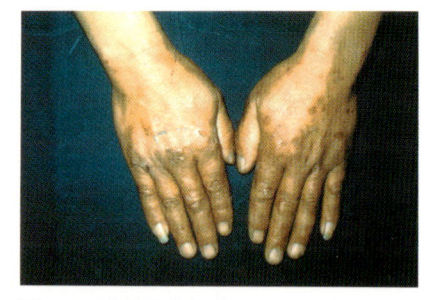

図 10.5　晩発性皮膚ポルフィリン症（p.227）

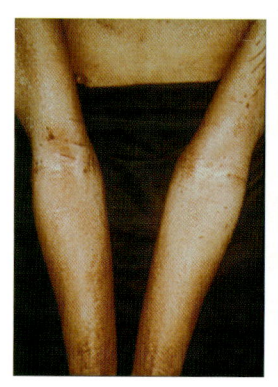

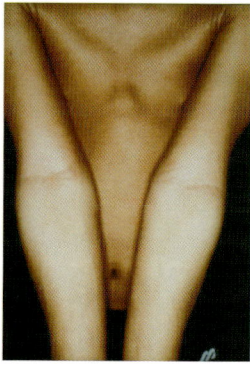

図 12.3　アトピー性皮膚炎の内服 PUVA 療法（p.256）

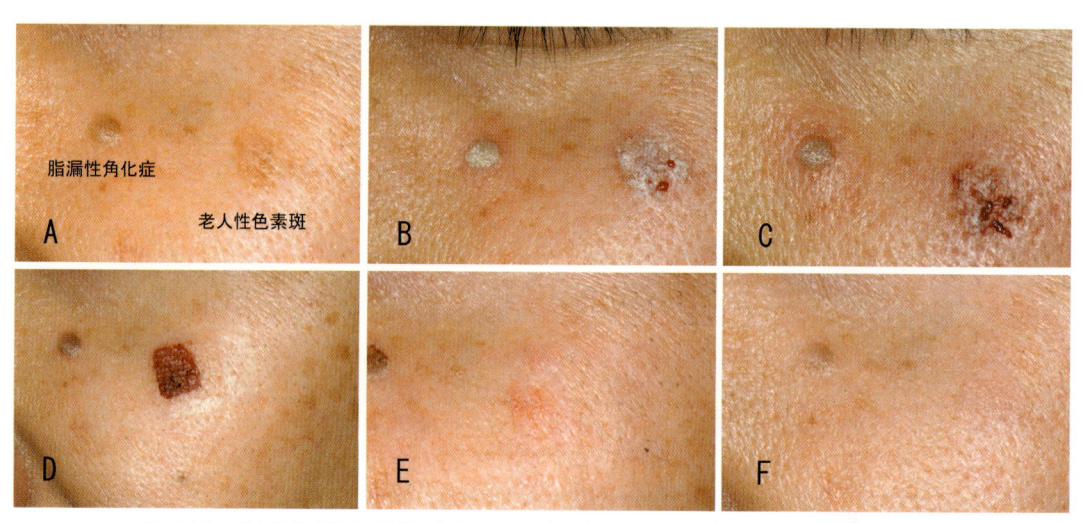

脂漏性角化症　　　老人性色素斑

図 13.6　老人性色素斑と老人性疣贅の Q スイッチルビーレーザー照射後の変化（p.300）

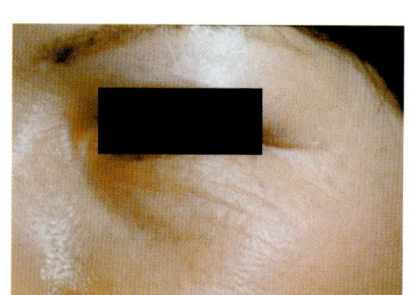

図 13.7　コラーゲン注入によるしわの治療（p.303）

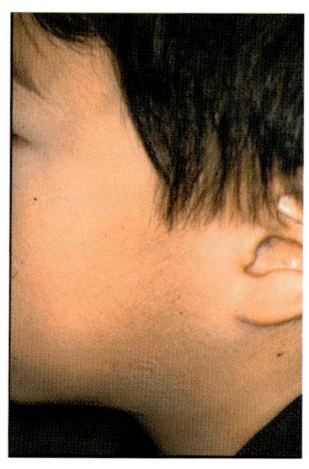

図 15.2　伴性劣性魚鱗癬の臨床所見（p.338）

序

　皮膚は人の身体の一番外側にあり，人体を保護する壁のようなものという認識は一般の人にもあると思う．しかし，皮膚は単なる壁でなく，吸収・排泄を行い，炎症やアレルギー反応でも役割を演じるなど，様々な機能をもつ臓器であることはあまり知られていない．本人も他人も見ることができるのにもかかわらず，皮膚，特に皮膚病に関しては実に誤解が多い．皮膚に症状があるのに「これは皮膚病ですか」と尋ねる人がいる．「皮膚に症状があれば皮膚病といいます」と答えると嫌な顔をされることがある．皮膚病は忌み嫌われているのであろうか．

　皮膚の症状をみると「うつる」のではないかと心配する人がいる．しかし，ほとんどの皮膚病は伝染性がない．清潔で，色彩豊かなきれいな病気だと私は思っている．はしかや水疱瘡などの急性ウイルス性疾患はもちろん伝染するが，ウイルス性の皮膚病のほとんどは，日常生活の会話，握手，食事などで伝染することはない．

　最近の科学の進歩のお陰で，皮膚疾患の原因の究明や，これまで不治の病とされていた難治の皮膚病の治療もある程度可能となってきた．先天性のあざ，例えば太田母斑はレーザー治療によりきれいに治せるようになった．また，かつてない高齢化社会を迎え，健康で充実した楽しい生活を望む中高年の人々には様々な要望がある．しみ，しわなどの病気とはいえない皮膚の症状に対しても科学の進歩の恩恵が及び，美容外科，化粧品などがめざましく発展し，ある程度の改善が可能となっている．しかし残念ながら誇大な広告が氾濫し，一般の人が専門家の正しい意見を知る機会は少ない．

　インターネットの普及で，皮膚に関するある程度の知識を吸収できるが，誤った情報が入る可能性もある．一般向けの解説書もあるが，限られた領域のものが多い．本書には，皮膚，皮膚病，軟膏からレーザーに及ぶ様々な治療法，皮膚と内臓の病気との関連，美容外科や化粧品，皮膚病の歴史，など実に多くの事柄が書かれている．つまり，「皮膚のしくみや働き」といった基礎的なことから日常使用する石けんに至るまで，各領域の優れた専門家が執筆している．本書をお読みいただければ，皮膚に関する正しい知識が得られ，誤解も氷解すると思う．

看護，薬の調剤，リハビリなどのコメディカルの仕事にかかわる方々，養護施設や一般家庭で介護にかかわる方々はもちろん，大学や企業で薬や化粧品の研究・開発にかかわる方々にも本書をご利用いただきたいと思う．

　皮膚科以外の医師には日常の診療に，皮膚科医にも知識の確認・整理に役立てていただければ幸いである．

　ご多忙にもかかわらず編集および執筆にご協力いただいた先生方に深謝するとともに，本書が広い範囲で利用され，社会に役立つことを願っている．

　2008年1月

編集者を代表して　溝口昌子

編 集 者

溝口昌子	聖マリアンナ医科大学
大原國章	虎の門病院
相馬良直	聖マリアンナ医科大学
高戸 毅	東京大学
日野治子	関東中央病院
松永佳世子	藤田保健衛生大学
渡辺晋一	帝京大学

執 筆 者

相原道子	横浜市立大学		川田 暁	近畿大学
秋山真志	北海道大学		岸本恵美	東京逓信病院
朝比奈昭彦	国立病院機構 相模原病院		北島康雄	岐阜大学
有川順子	有川スキンクリニック		佐々木りか子	国立成育医療センター
五十嵐敦之	NTT東日本関東病院		末木博彦	昭和大学
石井則久	国立感染症研究所		鈴木啓之	日本大学
石川 治	群馬大学		相馬良直	聖マリアンナ医科大学
市岡 滋	埼玉医科大学		高戸 毅	東京大学
市來善郎	岐阜大学		高橋元次	（株）資生堂
市橋正光	同志社大学		田上八朗	前 東北大学
植村雅明	（株）資生堂		時岡一幸	埼玉医科大学
江藤隆史	東京逓信病院		永井弥生	群馬大学
江畑俊哉	ちとふな皮膚科クリニック		中塚貴志	埼玉医科大学
小野友道	熊本保健科学大学		夏秋 優	兵庫医科大学
川久保洋	帝京大学		橋本 隆	久留米大学
川島 眞	東京女子医科大学		土師信一郎	（株）資生堂

長谷川篤彦	前 日本大学	三橋善比古	東京医科大学
日野治子	関東中央病院	森　良之	東京大学
船坂陽子	神戸大学	森川利哉	花王（株）
帆足俊彦	虎の門病院	横山浩治	ポーラ化成工業（株）
堀尾　武	聖護院皮膚科クリニック	渡部俊輔	花王（株）
松永佳世子	藤田保健衛生大学	渡辺晋一	帝京大学
溝口昌子	聖マリアンナ医科大学	渡辺力夫	新潟大学

（50音順）

目　　次

1章　皮膚とは ────────────────────────〔溝口昌子〕 1
  1) 皮膚とは 1
  2) 皮膚はかゆみを感じる 2
  3) 皮膚病とは 2

2章　皮膚のしくみ ──────────────────〔市來善郎・北島康雄〕 4
  1) 肉眼的に表面から見える構造 4
  2) 表　皮 4
  3) 真　皮 7
  4) 皮下組織 10
  5) 皮膚付属器 10

3章　皮膚の色を形成するもの ───────────────────〔溝口昌子〕 16
  1) メラニン 16
  2) ヘモグロビン 20
  3) ビリルビン 20
  4) カロチン 21

4章　皮膚の働き ―皮膚の物理化学的防御機構― ───────〔田上八朗〕 22
  1) 角　層 22
  2) メラノサイト 26
  3) 真　皮 27
  4) 皮下脂肪織 27
  5) 皮膚付属器 27
  6) 皮膚の知覚 28
  7) 皮膚の炎症と免疫反応 29

5章　皮膚の発生 ────────────────────────〔秋山真志〕 31
  1) 皮膚の成り立ち 31
  2) 表皮の発生 32
  3) 真皮の発生 33
  4) 皮膚の血管，神経の発生 34
  5) 毛包，脂腺系の発生 34
  6) アポクリン汗腺の発生 35
  7) エクリン汗腺の発生 35
  8) 表皮真皮接合部の発生 35
  9) 皮膚の発生と皮膚疾患 35

6章　皮膚の老化 ────────────────────────〔市橋正光〕 38
  1) 生理的老化 38
  2) 皮膚の老化と光老化のメカニズム 40
  3) 老化皮膚の特徴と疾患 44
  4) 早老症と光早老症 47

7章　ヒトと動物の比較 ─────────────────────〔長谷川篤彦〕 50
  1) 哺乳動物の皮膚 50
  2) 鳥類の皮膚 54
  3) 爬虫類の皮膚 55
  4) 両生類の皮膚 56
  5) 魚類の皮膚 57

8章 皮膚症状の診断 — 58

8.1 視診と触診 〔日野治子〕… 58
8.2 皮膚科の検査 — 60
1) 皮膚の理学的検査 〔日野治子〕60
2) 病原体の検出 〔日野治子〕64
3) 組織検査 〔日野治子〕65
4) 皮膚アレルギー検査 〔松永佳世子〕67

9章 皮膚の主な病気 — 70

9.1 かゆみ 〔江畑俊哉〕… 70
1) かゆみの機序 70
2) かゆみの治療法 73

9.2 湿疹・皮膚炎 〔五十嵐敦之〕… 77
1) アトピー性皮膚炎 77
2) 接触皮膚炎 82
3) 皮脂欠乏性湿疹 85

9.3 蕁麻疹類 〔五十嵐敦之〕… 88
1) 蕁麻疹 88
2) 皮膚搔痒症・痒疹 90

9.4 紫斑 〔日野治子〕… 92
1) 紫斑の特徴 92
2) 紫斑を生じる疾患 94

9.5 物理的・化学的皮膚傷害 — 98
1) 熱傷, 凍瘡, 凍傷〔永井弥生・石川 治〕98
2) 日焼け, 日光過敏症 〔石川 治〕102
3) 褥瘡〔石川 治〕103

9.6 中毒疹・薬疹 〔相原道子〕… 109
1) 中毒疹・薬疹の概念 109
2) 薬疹の発症機序 109
3) 薬疹の臨床症状 110
4) 診 断 114
5) 治 療 114

9.7 水疱症 〔橋本 隆〕… 116
1) 天疱瘡 118
2) 水疱性類天疱瘡 122
3) 先天性表皮水疱症 123

9.8 角化症, 炎症性角化症 〔朝比奈昭彦〕… 127
1) 胼胝腫（たこ）, 鶏眼（うおのめ）127
2) 乾 癬 128
3) 掌蹠膿疱症 131

9.9 紅皮症 〔相馬良直〕… 134

9.10 膠原病 〔相馬良直〕… 137
1) 膠原病総論 137
2) 強皮症 138
3) エリテマトーデス 141
4) 皮膚筋炎 144
5) シェーグレン症候群 145

9.11 色素異常症 〔溝口昌子〕… 147
1) 雀卵斑（そばかす）, 肝斑（しみ）147
2) 老人性色素斑 149
3) 尋常性白斑 150
4) 眼皮膚白皮症 151

9.12 母斑（あざ）・母斑症 〔渡辺晋一〕… 153
1) 母斑とあざ 153
2) 色を有する母斑（あざ）153
3) 色を有していない母斑 158
4) 母斑症 159

- 9.13 皮膚の悪性腫瘍 ……………………………………………………〔帆足俊彦〕… *162*
  - 1) 日光角化症 *162*
  - 2) Bowen 病 *163*
  - 3) Paget 病 *164*
  - 4) 基底細胞癌 *166*
  - 5) 有棘細胞癌 *167*
  - 6) 悪性黒色腫 *168*
  - 7) 悪性リンパ腫 *171*
- 9.14 皮膚付属器（汗管，毛包，爪）の病気 ……………………………〔渡辺力夫〕… *173*
  - 1) 腋臭症（わきが） *173*
  - 2) 汗貯留症候群（あせも） *173*
  - 3) 尋常性痤瘡（にきび） *174*
  - 4) 円形脱毛症 *176*
  - 5) 壮年性脱毛症（若はげ） *178*
  - 6) 陥入爪 *179*
- 9.15 皮膚感染症 …………………………………………………………………………… *181*
  - I 皮膚の細菌感染症 〔日野治子〕 *181*
    - 1) 浅在性皮膚細菌感染症 *181*
    - 2) 深在性皮膚細菌感染症 *182*
    - 3) 全身性感染症（毒素関連性感染症） *183*
  - II 皮膚のウイルス感染症 〔日野治子〕 *185*
    - 4) 単純性疱疹，Kaposi 水痘様発疹症 *185*
    - 5) 水痘（みずぼうそう），帯状疱疹 *186*
    - 6) 疣贅（いぼ） *188*
    - 7) 伝染性軟属腫 *189*
    - 8) 手足口病，エンテロウイルス感染症 *190*
    - 9) そのほかのウイルス性急性発疹症 *191*
  - III その他の皮膚感染症 〔石井則久〕 *196*
    - 10) 後天性免疫不全症候群 *196*
    - 11) 白癬（しらくも，たむし，いんきんたむし） *198*
    - 12) ハンセン病 *200*
    - 13) 梅毒 *203*
- 9.16 虫による皮膚病 ……………………………………………………〔夏秋　優〕… *207*
  - 1) 虫刺症 *207*
  - 2) 疥癬 *210*
  - 3) シラミ症 *211*
- 9.17 口腔粘膜疾患 ……………………………………………〔森　良之・高戸　毅〕… *213*
  - 1) 症状による分類 *213*
  - 2) 原因による分類 *215*
  - 3) そのほかの疾患 *219*

10章　皮膚は全身の鏡 ────────────────────〔末木博彦〕*223*
  - 1) 内臓悪性腫瘍と皮膚病変 *223*
  - 2) 肝臓病と皮膚病変 *226*
  - 3) 糖尿病と皮膚病変 *228*
  - 4) 妊娠と皮膚 *232*

11章　赤ちゃんの皮膚 ──────────────────〔佐々木りか子〕*235*
  - 1) 小児の皮膚の特徴 *235*
  - 2) 新生児の発疹 *238*
  - 3) 新生児・乳児のスキンケア *240*

12章　皮膚病の治療 ──────────────────────────── *245*
- 12.1 ステロイド外用薬 ……………………………………〔岸本恵美・江藤隆史〕… *245*
  - 1) ステロイド外用薬とは *245*
  - 2) 作用機序 *245*
  - 3) ステロイド外用薬の特徴 *246*
  - 4) ステロイド外用薬の使用法 *247*

5) 副作用 247
12.2 タクロリムス軟膏 ……………………………………………〔岸本恵美・江藤隆史〕…250
　1) タクロリムス軟膏とは 250
　2) 作用機序 250
　3) タクロリムスの特徴 250
　4) タクロリムス軟膏の使用法 251
　5) 副作用 251
　6) タクロリムス軟膏使用上の注意事項 251
12.3 保湿剤 ……………………………………………………………〔岸本恵美・江藤隆史〕…253
　1) 保湿剤とは 253
　2) 保湿剤の種類 253
　3) 保湿剤と他剤の混合 253
12.4 光線療法 …………………………………………………………………〔堀尾　武〕…255
　1) PUVA療法 255
　2) UVB療法 258
　3) ナローバンドUVB療法 259
　4) UVA1療法 260
　5) 光力学療法 260
12.5 レーザー治療 ……………………………………………………………〔渡辺晋一〕…262
　1) 生体に及ぼす光の作用 262
　2) レーザー治療の原理 262
　3) レーザー治療機器 263
　4) 色素性皮膚病変に対するレーザー治療 263
　5) 血管腫に対するレーザー治療 267
　6) 小腫瘍の焼灼 268
12.6 液体窒素による凍結療法 ………………………………………………〔相馬良直〕…269
　1) 歴　史 269
　2) 液体窒素について 269
　3) 原　理 269
　4) 方　法 270
　5) 適応となる疾患 270
　6) 実際の治療と経過 270
12.7 皮膚外科手術 ……………………………………〔中塚貴志・市岡　滋・時岡一幸〕…272
　1) 手術器具 272
　2) 皮膚切開と縫合 272
　3) 植　皮 273
　4) 皮　弁 273
　5) tissue expansion法（組織拡張法） 276
　6) 遊離皮弁 277
12.8 内服療法 …………………………………………………………………〔川久保洋〕…279
　1) 皮膚科における内服療法 279
　2) 抗アレルギー薬 281
　3) 副腎皮質ホルモン 284
　4) 免疫抑制剤 285
　5) レチノイド 286
12.9 ケミカルピーリング ……………………………………………………〔船坂陽子〕…287
　1) ケミカルピーリングとは 287
　2) グリコール酸の作用機序 290
　3) グリコール酸の角層剝離機序 292

13章　美容皮膚科 ─────────────────〔渡辺晋一〕 295
　1) 美容皮膚科の治療 295
　2) プチ整形の種類 295
　3) しみ・そばかすの治療 299
　4) しわの治療 302
　5) 脱　毛 304
　6) 男性型脱毛症（若はげ）の治療 305

14章　化粧品・医薬部外品 —————————————— 307

14.1　育毛剤 ··· 307
1) 内服育毛剤〔川島　眞〕307
2) 外用育毛剤〔植村雅明〕308

14.2　美白剤 ···〔横山浩治〕··· 311
1) 美白・美白剤の定義　311
2) 各種美白剤とその作用機序　311

14.3　日焼け止めクリーム（サンスクリーン剤）·································〔川田　暁〕··· 315
1) 紫外線の予防におけるサンスクリーン剤の位置　315
2) サンスクリーン剤の条件と有効成分　315
3) サンスクリーン剤はどのように評価するか　316
4) サンスクリーン剤の副作用　317
5) サンスクリーン剤の使用方法　317

14.4　しわとりクリーム ···〔高橋元次〕··· 319
1) しわの形成要因と形成メカニズム　319
2) しわとりクリーム　320

14.5　シャンプー，リンス ··〔渡部俊輔〕··· 323
1) シャンプー，リンスの基本的な組成と役割　323
2) 抗ふけシャンプー　324

14.6　石けん ···〔森川利哉〕··· 326
1) 石けんの一般的特徴　326
2) 固形石けんの種類　326
3) 石けんの各成分の配合割合　328

14.7　皮膚疾患患者と化粧 ··〔有川順子〕··· 329
1) ボディイメージとは　329
2) ボディイメージとQOL低下について　329
3) 皮膚疾患別化粧指導の留意点　330

14.8　香りと皮膚 ··〔土師信一郎〕··· 332
1) 皮膚機能とストレス　332
2) 香りの効用とスキンケア　333

15章　皮膚病の遺伝相談 ——————————————〔三橋善比古〕335
1) 遺伝医療の現状　335
2) 臨床医療における遺伝相談の役割　335
3) 遺伝学的検査の特殊性　335
4) 遺伝カウンセリングの現状　336
5) 遺伝性皮膚疾患への対応　336
6) 遺伝カウンセリングの方法　336
7) 遺伝と個人および社会　337
8) 皮膚疾患の遺伝カウンセリングの例　338
9) 遺伝性疾患の告知の問題　342

16章　皮膚病の歴史 ——————————————————〔鈴木啓之〕344
1) らい（Hansen病）の歴史　344
2) 梅毒の歴史　345
3) 記載順にみる皮膚病の歴史　346

17章　ビューティースポット　—絵画に現れた皮膚疾患— ——————〔鈴木啓之〕351

18章 皮膚病と文学 〔小野友道〕 354

1) 皮膚は外観を担う臓器である 354
2) 皮膚は感覚の臓器である 354
3) 皮膚病で悩む 355
4) 差別と偏見から生まれた文学 356

索　引 363

1 皮膚とは

 皮膚は誰でも直接眼でみることができる臓器である．赤ちゃんから老人までの加齢による変化も，季節による皮膚表面の変化もほとんどの人が認識している．しかしながら，皮膚の構造や機能がどのようなものかは意外に知られていない．本書は，皮膚に興味と関心をもつ方々にご利用いただきたい事典であるが，皮膚科以外の医学・医療にかかわる人から一般の人までを対象として編集されている．一般の方々はこの事典をみて，皮膚病の数の多さに驚かれるかもしれないが，皮膚科医にとっては，事典というには記載されている皮膚病の数が少なすぎるくらいである．皮膚には外界の影響で生じる病変もあれば，身体内部の影響で生じる病変もあり，また，先天性の奇形や遺伝性の皮膚病変もあるため，病気の数はたいへん多くなる．そのうち頻度が多く，一般の方々に知っていただきたい病気を選んで記載しているので，皮膚科以外の方々に是非お読みいただきたいと思う．最後にまとめてある「皮膚病の歴史」（16章），「ビューティースポット―絵画に現れた皮膚疾患―」（17章），「皮膚病と文学」（18章）の3つの章は皮膚科医にとっても興味ある領域である．本書を紐解き，「皮膚とは」どのようなものかをお考えいただき，皮膚病に対する理解を深める機会となれば幸いである．

1) 皮膚とは

 「皮膚とはどのようなものか」については，様々な意見があることと思う．一般の人と医師では認識が異なると思われるし，医師の中でも皮膚科医と皮膚科以外の科を専門とする医師ではかなりの違いがあると思う．最近の科学の進歩は，皮膚は外界から身体を守る単なる壁ではなく，様々な機能をもつことを明らかにしている．当然のことながら皮膚科医のほとんどは，皮膚は身体を構成する臓器のひとつで，生命維持に欠くべからざるものであると認識している．

 中国医学に「五臓六腑」という言葉がある．五臓とは，心，肝，脾，肺，腎のことであり，六腑とは，胆，小腸，胃，大腸，膀胱，三焦をさす．つまり「五臓六腑」という言葉の中には皮膚は入れられていないのである．皮膚はほかの臓器とは異なるとみなされていたと推定できる．

 同じく古いものになるが，「考経」という中国の思想書の中に「身体髪膚これを父母に受く，あえて毀傷せざるは孝の始めなり」という言葉がある．「人のからだは，髪の毛から皮膚に至るまで，全て父母から授かったものだから大切にしなければならない」という意味である．「身体」に「髪膚」を付けたのは，「隅から隅まで全身を大切に」と強調するためと思うが，「毛髪や皮膚は強調しないと大切にされないのか」という疑問も出てくる．

 現代に還って，平成18年に某大学薬学部の学生に講義をした後，「皮膚とは」に続く言葉を次の3つから選んでもらった．
 ① ヒトの皮である
 ② 人体を構成する臓器のひとつである
 ③ 人体を保護する壁である

 約半数が③を選び，①と②はともに約1/4を占めた．たしかに皮膚は人体の最外層にあり，外界との接点で外部からの刺激から人体を保護する大切な役割を担っている．しかし皮膚は単なる壁ではなく，吸収，排泄など様々な機能をもつ，人体

を構成する臓器のひとつである．皮膚は全身の表面に拡がっており，肝臓，心臓，脾臓などのように「臓」という文字がつき，1か所に局在している「内臓」と呼ばれる臓器とは構造も機能も大きく異なる．また，皮膚と同様に内臓の外側に位置する筋肉や骨とも大きく異なる．身体の最外層にあり，外壁として，紫外線，気温の変化，湿度の変化，種々の化学物質，微生物の攻撃などのあらゆる外からの刺激に反応し身体を守っている．体表面積は，成人で平均 1.6 m² あり，皮膚の重量は皮下の脂肪織を加えると成人平均約 9 kg となる．人体最大の臓器である．本書では，皮膚の構造および機能に関して，「皮膚のしくみ」および「皮膚の働き」として独立した項目があり，それぞれ造詣の深い専門家が担当して記述しているので，詳しくは 2 章と 4 章を参照していただきたい．

人体の最外層に位置するのであるから，当然のことではあるが，皮膚では，老化による正常な生理的変化，疾患による病的変化など，あらゆる変化を本人だけでなく他人も見ること，触ること，嗅ぐことが可能である．胃が悪くても本人がいわなければ他人にはわからないが，皮膚病は本人だけでなく他人にも見えてしまう．顔に長期間病変があると精神的にも影響を受ける．幼少時からあると性格形成にも影響する．現在は医療技術と機器の進歩により先天的な病変に対しても治療法が格段に進歩したのは喜ばしいことである．

高齢化社会となり，多くの人が「健康で長生き」を望んでいる．当然のことながら，外見は「若く美しく」と望むことが多い．これに答えて美容皮膚科も発達してきている（13 章参照）．化粧品や医薬部外品も，健康な人が美容目的に使用するだけでなく，白斑や血管腫を隠すため，あるいは末期癌の患者を元気づけるために使用できるように工夫されている（14 章参照）．

「皮膚は全身の鏡である」という言葉がある（10 章参照）．皮膚は外界からの刺激だけでなく，様々な内臓疾患の影響を受けて変化する．したがって，健康な皮膚を保つためには，身体全体を健康に保つ必要がある．一般の人でも青白い顔をみれば貧血があるかと疑い，黄色い皮膚や目をみれば黄疸を疑うと思うが，内臓疾患により独特の皮膚変化を生じる．また，膠原病のように原因不明の病気で皮膚と内臓の両方に症状がある疾患もある．全身性疾患の皮膚症状を熟知している皮膚科医は，血液検査などの諸検査をする前に内臓疾患の存在を推測することができる．「顔をみただけで内科的疾患の診断がつく」と豪語する皮膚科医もいる．

この「皮膚の事典」を読むことにより，皮膚は人間にとってなくてはならない大切な臓器であることをほとんどの人に認識していただけると思うが，皮膚の特徴を一層ご理解いただくために「皮膚はかゆみを感じる」と「皮膚病とは」の項目を設けて以下に述べる．

2）皮膚はかゆみを感じる

「かゆみ」はほかの臓器にない皮膚独特の感覚である．以前は「痛覚」の軽いもので，同じ神経終末で感じるといわれていたが，最近では違いが明らかにされつつある．詳しくは 9.1 節を参照されたい．

虫に刺されてかゆみを感じた経験からおわかりと思うが，かゆみはなかなか我慢ができない感覚である．掻くと一種の快感を伴うため，痛くなるまで掻きむしってしまう．

アトピー性皮膚炎は慢性に長期間続く疾患であるので，皮疹が全身の広範囲にある重症者では，激しいかゆみのために夜も眠れないこともある．かゆみは自覚症状であるので，長期間続くとどのように生活に支障をきたすかは，他人にはなかなか理解できない．16 歳以上 202 名のアトピー性皮膚炎の患者に「つらいこと」をアンケート調査したところ「1 番目につらいこと」には 202 名中 119 名が「かゆいこと」を挙げ，64 名が「なかなか治癒しないこと」を挙げていた．かゆくて掻くと皮疹は悪化しさらにかゆみが激しくなるという悪循環を繰り返すことになる．

3）皮膚病とは

重症の全身病で勤めや学校を休むことができて

も，皮膚病では休みにくいという患者がいる．発熱もなく元気であると「なぜ働かないのか」「なぜ学校を休むのか」ということになるのかもしれない．アトピー性皮膚炎のような慢性の疾患は，専門医の定期的な治療を受ける必要がある．症状の重いときに大学病院か大きい病院に通い，症状が少し落ち着いたら，勤務や学校を休まずに通える時間に診療をしている開業の皮膚科専門医を紹介してもらえば，治療を継続することができる．

ステロイド軟膏（12章参照）についてはいろいろ議論されてきたが，50年以上使用されてきた実績から，効果と副作用が明らかになっている．皮膚科の専門医の指導を受けて正しく使用すればこれほど有効で安全なものはない．自分の判断で悪いときだけステロイド軟膏を塗り，少しよくなると中止するということを繰り返し，病変が遷延している患者が多い．タクロリムス軟膏（12章参照）が開発・承認されてから数は減ったが，顔も首も赤黒くなったアトピー性皮膚炎の患者は，肉体的だけでなく，精神的にも負荷はかかっていると思う．皮膚科医側の問題ももちろんあるが，患者本人の自覚と周囲の理解が必要である．

悪性黒色腫，パジェット（Paget）病などは，摘出手術以外に良い治療法がなく，早期発見早期治療をしないと生命を脅かす皮膚悪性腫瘍（9.13節参照）である．自覚症状もなく小さい皮膚病変のため軽く考えがちであるが，怪しいと思ったらすぐ皮膚科専門医にかかっていただきたい．皮膚病には急がないと致死的になるものがあることを忘れてはならない．

皮膚病の診断や原因検査のために，必要に応じて，血液検査，生検・病理検査，超音波検査，MRIなどが行われ，皮膚感染症では微生物の培養・同定あるいはPCRによる遺伝子学的同定が行われる．しかし，皮膚病のほとんどが検査をしなくてもみただけで初診時に診断がついてしまう．全身症状が重篤で治療を急ぐ必要のある患者の診断がつかないときに，もし皮膚病変があったら，必ず皮膚科専門医にコンサルテーションしてほしい．皮膚病変をみただけで診断がつけば全身症状の治療をただちに開始できるし，内臓の生検より危険が少ない皮膚の生検をすれば診断を詰めることができる．他人にも見えてしまう苦痛もあるが，皮膚病変を含む全身性疾患の適切な診断と治療のためには，見えることの利点は大きい．

皮膚病というと治療は単に軟膏を塗ることと思われがちである．軟膏療法は現在でも最も大切な治療法であるが，手術療法，紫外線療法，レーザー療法，凍結療法など様々な治療法が進歩し，これまで治らなかった皮膚病が治療可能となったことを本書から知っていただきたい．　〔溝口昌子〕

2 皮膚のしくみ

1) 肉眼的に表面から見える構造

表面から皮膚をルーペで拡大してみると，細かい溝が縦横に刻まれて三角〜多角形の模様を形成していることがわかる．この細かい溝を皮溝と呼び，皮溝で囲まれた小さな隆起を皮丘と呼ぶ．さらに皮溝，皮丘によって形成される皮膚表面の模様を皮野と定義する．

また皮溝の中には浅いもの，深いものがあり，深い溝で区切られた皮丘数個からなる領域も皮野と呼ばれる．通常，毛は皮溝の交点に存在し，汗腺は皮丘に開口する．

皮溝，皮丘は身体の部位によってその様子が異なる．すなわち関節の伸側では皮膚の伸展に対し余裕を与えるために皮溝が深く刻まれている．また掌蹠では皮丘が線状をなし，皮溝とともに弓状，渦状の模様すなわち指紋，掌紋をつくっている．この指紋，掌紋は物をつかむ際の摩擦力を増大させるために有用である．さらに摩擦力を増大させるために，交感神経を緊張させ掌蹠の皮丘にある汗孔からの発汗を促して皮膚に適度な湿り気を与える働きもある．これら皮膚表面の構造は，手の機能を十分に発揮させるためにも重要である．

2) 表 皮

皮膚を断面でみると上から順に表皮，真皮，皮下組織（皮下脂肪織）の3層に分けられる．

表皮（epidermis）は細胞が多層に重なって平均の厚さ0.2 mmのシート状構造をつくっている組織である．表皮と真皮の境界面は凹凸面となっている．すなわち表皮のシートの中に真皮が指をたてたように突起（真皮乳頭）を伸ばしている．一方，表皮の凸部は山の稜線のように連なっているため表皮稜と呼ばれる．表皮の95％は表皮ケラチノサイト（keratinocyte，角化細胞）で，残り5％にはメラノサイト（melanocyte，色素細胞），ランゲルハンス細胞（Langerhans cell），α樹状細胞，メルケル細胞などが含まれる．

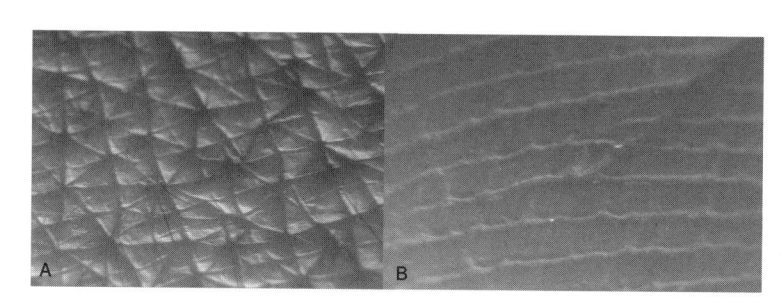

図2.1 皮膚表面の構造（A：手背，B：指腹）
細かい溝が縦横に刻まれて三角〜多角形の模様を形成している（A）．この細かい溝を皮溝と呼び，皮溝で囲まれた小さな隆起を皮丘と呼ぶ．通常，毛は皮溝の交点に存在し，汗腺は皮丘に開口する．掌蹠では皮丘が線状をなし，皮溝とともに弓状，渦状の模様すなわち指紋，掌紋をつくっている（B）．

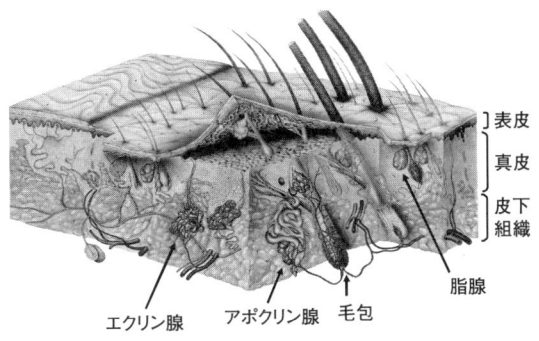

図2.2　皮膚の構造（文献2を改変）
皮膚は表皮，真皮，皮下組織の3層のシート状構造を示す．さらに毛器官や汗腺などの付属器や脈管，神経が存在する．

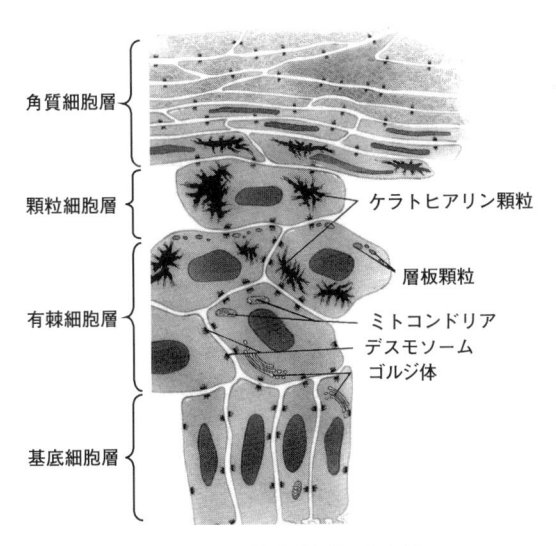

図2.3　表皮の構造（文献2を改変）
表皮は下層から基底細胞層，有棘細胞層，顆粒細胞層，角質細胞層に分けられる．角化細胞は表皮の最下層（基底層）で分裂し，ケラチンを作りながら成熟，上層に移動し表層から脱落していく．

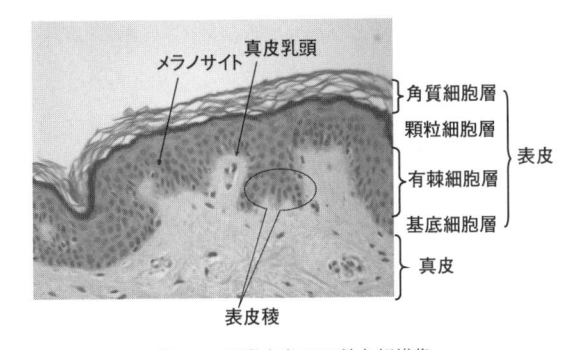

図2.4　正常皮膚のHE染色組織像
表皮，真皮境界面は凹凸面で各々の突出を表皮稜，真皮乳頭と呼ぶ．表皮基底層には胞体の明るいメラノサイト（色素細胞）が散見される．

a. ケラチノサイト（角化細胞）

ケラチノサイトは表皮の最下層（基底層）で分裂し，ケラチン（keratin）と呼ばれる蛋白質を作りながら成熟，上層に移動し表層から脱落していく．この過程を角化と呼び，基底層で分裂し娘細胞が生まれて脱落するまで約45日を要する．この間ケラチノサイトは形態的に変化し，下層から基底細胞層，有棘細胞層，顆粒細胞層，角質細胞層に分類される．

（1）基底細胞層（basal cell layer）

表皮最下層の1層の基底細胞からなる．縦に長い円柱形の細胞でヘマトキシリン-エオジン（HE）染色した標本では塩基性に染まる細胞質とクロマチンに富む楕円形の核が観察される．基底細胞の3〜5%が分裂し，2個に分かれた1個が上昇して有棘細胞となり角化が進行していく．隣接する細胞と結合する構造としてデスモソームと裂隙構造（ギャップジャンクション），基底細胞下にある基底膜と結合する構造としてヘミデスモソームがある．デスモソームは膜貫通蛋白であるデスモグレインとデスモコリンが接着因子となっている．これらの裏打ち蛋白としてプラコグロビンが結合し，さらにデスモプラキンとプラコフィリンを介して細胞骨格を形成するケラチン線維と結合する．一方ヘミデスモソームは接着板のBP230やプレクチンがケラチン線維（K5, K14）と結合し，また接着板から細胞膜を貫通するBP180やα6β4インテグリンがラミニン5を介して基底板と結合している．さらに基底板からVII型コラーゲンを介して真皮コラーゲンと結合している．細胞同士の接着は水分などを漏らさない強固な結合を形成するとともに，細胞間の情報伝達にも関与している．これらの結合構造は固定したものではなく，出現，消失しながら細胞の可動性が保たれている．また細胞質内にはケラチン線維の束（トノフィラメント）が核の周辺からデスモソームに伸び細胞骨格を形成している．基底細胞約10個に1個の割合で後述するメラノサイトがある．メラノサイトは光顕標本ではケラチノサイトに比べ細胞質が明るく見える．

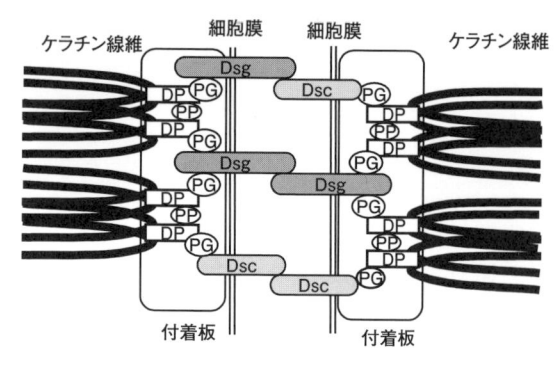

図 2.5 デスモソームの構造
デスモソームの膜貫通蛋白にはデスモグレイン（Dsg）とデスモコリン（Dsc）があり，これら膜蛋白の裏打ち蛋白であるプラコグロビン（PG），プラコフィリン（PP）やデスモプラキン（DP）を介してケラチン線維が結合する．

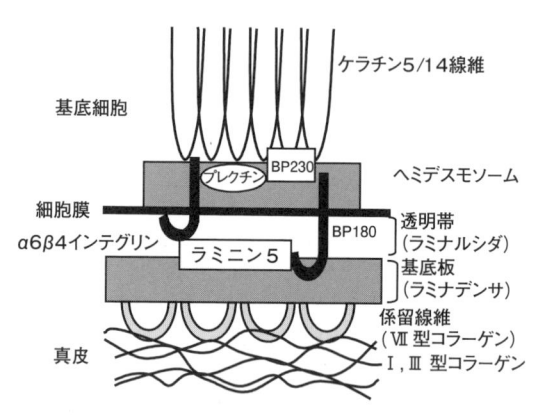

図 2.6 表皮真皮接合部の構造
基底細胞底面にはヘミデスモソームがあり，透明帯，基底板，係留線維（Ⅶ型コラーゲン）を介して真皮のⅠ，Ⅲ型コラーゲンと強固に結合している．

（2） 有棘細胞層（squamous cell layer）

基底細胞層から顆粒細胞層に至る5～10層を有棘細胞層と呼び，表皮の大部分を占める．隣接する細胞同士がデスモソームで結合する形態が棘でつながっているように見えるため有棘細胞と呼ばれる．上方にいくほど，扁平化する．

（3） 顆粒細胞層（granular cell layer）

有棘細胞の上，角質細胞層の下にある2～3層の細胞層である．HE染色で青く染まるケラトヒアリン顆粒を有する．電子顕微鏡では球形（実際にはチューブ状）の層板顆粒（オドランド小体）がみられる．この中に含まれる脂質が細胞間隙に放出され酵素の働きを受けて角質細胞間脂質となる．

（4） 角質細胞層（horny cell layer，角層）

核や細胞小器官が自己消化により消失したケラチノサイトは約10層の薄膜状構造となる．重層化した細胞は最外層で垢となって剥がれ落ちる．角質細胞は厚い細胞膜とその内側に周辺帯（cornified cell envelope）と呼ばれる裏打ち構造が認められる．細胞内にはケラチン線維が充満するが，電顕では電子密度の高い基質内にケラチン線維が線状に走る様子が観察され，ケラチン模様と呼ばれる．角層の中層では細胞膜が不連続となり脱落するので周辺帯が最外層となり，さらに上層では細胞は変性し周辺帯も消失する．

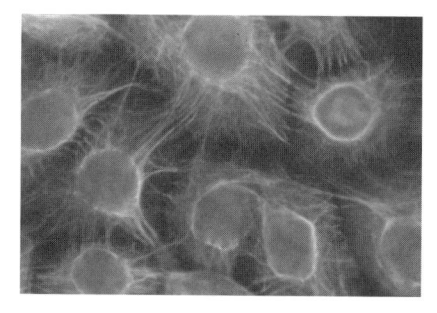

図 2.7 ケラチン細胞骨格
細胞質内にはケラチン線維の束（トノフィラメント）が核の周辺からデスモソームに伸び，細胞骨格を形成している．

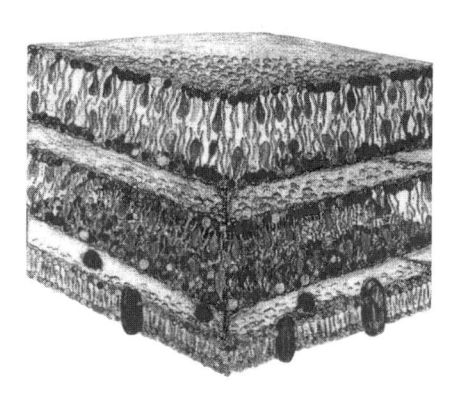

図 2.8 角質細胞間脂質[5]
角質細胞間は層板顆粒から放出されたセラミドなどの脂質がレンガの間のセメントのように隙間を埋めている．脂質二重層に水分子が取り込まれるラメラ構造を呈することにより水分が保持されている．

（5） 角質細胞間脂質

角質細胞間は層板顆粒から放出されたセラミドなどの脂質がレンガの間のセメントのように隙間を埋めている．角層上層ではステロイドスルファターゼやリパーゼにより角質細胞間脂質は分解され角質は剝離脱落する．アトピー性皮膚炎ではセラミド含有量が低下し皮膚のバリア機能が障害されていると考えられている．

b. メラノサイト（melanocyte，色素細胞）

メラニン色素を産生する細胞で皮膚では基底細胞層と毛母に存在する．通常のHE染色標本では細胞質が明るく，澄明細胞と呼ばれる．皮膚1 mm^{2}あたり約500～1500個のメラノサイトが存在するが，顔，陰部に多く体幹に少ない．皮膚以外では軟脳膜，脈絡膜，網膜，咽頭粘膜，副鼻腔粘膜，食道胃上皮などにもメラノサイトは存在する．結膜細胞内小器官のメラノソームで血中チロシンからメラニンが生成される．メラニンが多量に沈着し成熟したフットボール型のメラノソームは隣接する細胞間に伸ばした樹状突起からケラチノサイトに供給される．ケラチノサイト内でメラノソームは核の上を覆い（メラニンキャップ），分裂する核を紫外線から防御する．人種間でメラノサイトの数と分布に差はないが，細胞やメラノソームの大きさには差がある．メラノソームの長径は日本人で0.6～0.8 μmであり，黒人で1.0 μm，白人で0.5 μmである．

c. ランゲルハンス細胞（Langerhans cell）

有棘層中層～上層に孤立性に存在し，表皮細胞の約2～5％を占める．メラノサイトと同じようにHE染色標本では澄明である．電顕では細胞質内にラケット型のバーベック顆粒を有する．表皮内の異物を貪食し抗原情報をリンパ球に伝える働きをする．

d. α樹状細胞（α-dendritic cell）

ランゲルハンス細胞に類似の細胞だが，バーベック顆粒を有しないことで区別される．機能は不明である．

e. メルケル細胞（Merker cell）

表皮基底層に存在する卵円～多角形の細胞である．細胞内には有芯顆粒という小胞があり，そこに知覚神経終末が結合している．物理的刺激により有芯顆粒から神経伝達物質が分泌され知覚神経へ情報が伝わる．

3） 真 皮

a. 真皮の構造

真皮（dermis）は表皮の下，皮下組織の上に位置する構造で乳頭層（papillary layer），乳頭下層（subpapillary layer），網状層（reticular layer）の3層からなる．厚さは表皮の15～40倍で主に間質成分（細胞外マトリクス）からなり，その中に包み込まれるように，線維芽細胞，脈管，神経また皮膚付属器などの細胞成分が存在する．

b. 間質成分
（1） 膠原線維（collagen fiber）

膠原線維は真皮における主要な線維成分であり乾燥重量の約70％を占める．真皮内を種々の方向に走行し皮膚の塑性，強度，皮膚付属器の保持などに重要な役割を果たしている．膠原線維の分子（コラーゲン分子）には20種類があるが，真皮ではI型コラーゲンが80％，III型コラーゲンが15％，残りの大部分がV型コラーゲンを占める．HE染色では赤く染まる．電顕では直径100～500 nmで横紋をもった細長い細線維が観察され，これが糖蛋白によって結合し膠原線維となる．

（2） 弾性線維（elastic fiber）

皮膚に弾力性を与える線維である．真皮網状層では膠原線維束間に皮膚表面と平行に分布しているが，上層にいくほど細くなり乳頭層では垂直に走行する．皮膚以外では，動脈壁，肺胞，腱などに存在する．HE染色では膠原線維と区別がつかないが，弾性線維染色（ワイゲルト染色）では黒色に染まり区別可能である．

（3） 基質（matrix）

膠原線維や弾性線維の間には糖や蛋白を含むゲ

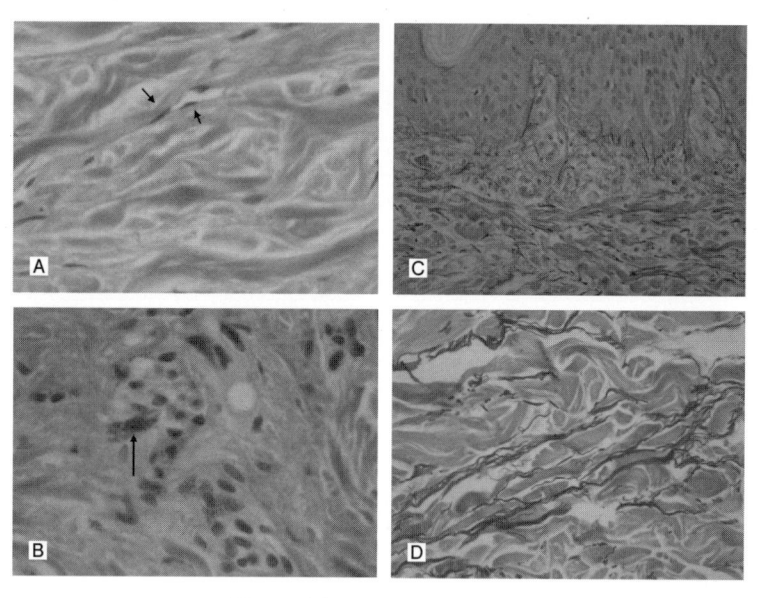

図 2.9 真皮の膠原線維と弾性線維
真皮の間質は線維芽細胞（→）が産生する膠原線維や弾性線維で構成されている（A）. ワイゲルト染色で黒色に染まる弾性線維は真皮網状層では膠原線維束間に皮膚表面と平行に分布している（D）が, 上層にいくほど細くなり乳頭層では垂直に走行する（C）. 真皮の組織球は真皮成分の破壊産物やメラニン顆粒を貪食する（B）.

ル状の無定形物質を基質という. その構成物質は組織液, 糖蛋白, グリコサミノグリカン, プロテオグリカンなどからなる.

　組織液は血液, リンパ液由来の液状成分で血漿蛋白, アミノ酸, 糖質, 脂質, ホルモン, 電解質などを含み, 種々の栄養物や細胞代謝産物の運搬にかかわっている. 真皮の糖蛋白はフィブロネクチンやラミニンなどに代表されるが, コラーゲンやフィブリンと結合し, 細胞同士の接着, 細胞と基質の接着, 細胞の移動, 分化, 形態保持, 創傷治癒などに関与している. グリコサミノグリカンは従来から酸性ムコ多糖と呼ばれてきたもので, ヒアルロン酸, デルマタン硫酸, コンドロイチン硫酸などを含む. 皮膚乾燥重量の 0.1～0.3% を占めるにすぎないが, 大量の水分を保持することができるため体積は大きい. プロテオグリカンはコア蛋白にグリコサミノグリカンが多数結合した分子量 10^5～10^6 以上の巨大分子である. 水分の保持や他の基質の保持, 線維の支持にかかわっている.

c. 細胞成分
（1） 線維芽細胞（fibroblast）
　HE 染色では膠原線維間に細長い紡錘形の細胞として観察される. 真皮の膠原線維, 弾性線維, 基質などを産生する. 組織の損傷時に遊走して増殖し蛋白合成を行い, 必要な成分を分泌補給する.

（2） 組織球（histiocyte）
　マクロファージと同一の細胞で真皮結合組織間に広く分布する. 大型で明るい核を有する円形, 楕円形あるいは星形の細胞で, 炎症, 特に肉芽腫で増加する. 皮膚結核などの肉芽腫性炎症では多核の組織球が出現する. 異物を貪食しライソソームで処理するとともに, 免疫反応では抗原を T 細胞に提示する働きももつ. 表皮から真皮内に滴落したメラニン色素を貪食した組織球は HE 標本で黒く見え, メラノファージと呼ばれる.

（3） 肥満細胞（mast cell, マスト細胞）
　血管周囲に存在する直径 10 μm の楕円形～円形で細胞質内に多数の顆粒を含む細胞. 顆粒内には種々のケミカルメディエーターすなわちヒスタミン, 好中球遊走因子やヘパリンなどを含む. ア

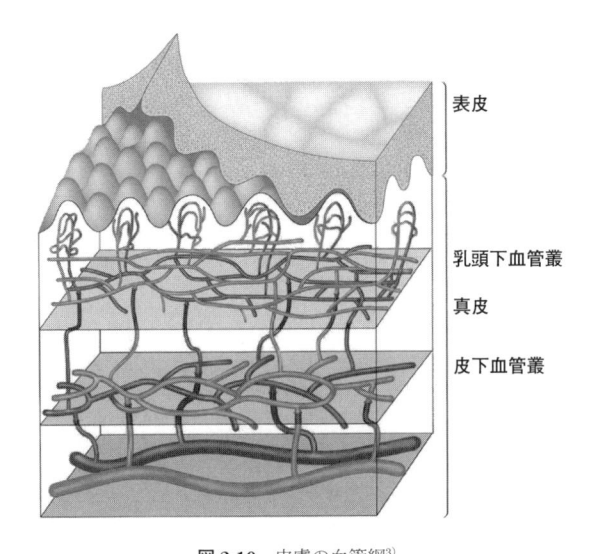

図 2.10 皮膚の血管網[3]
真皮，皮下組織境界部において平面状の皮下血管叢，さらに乳頭下層で乳頭下血管叢をつくる．真皮乳頭では係蹄（キャピラリーループ）を形成している．

ナフィラキシーなどの際にこれらは細胞外に放出され，血管透過性を亢進し浮腫を起こし，好酸球などの遊走を誘導する．

d. 血管（blood vessel）

皮下組織から真皮内に上行する動脈は真皮，皮下組織境界部において平面状の血管網すなわち皮下血管叢を形成，さらに小動脈が上行し乳頭下層で乳頭下血管叢をつくる．ここから真皮乳頭を小動脈が上行し係蹄（キャピラリーループ）でUターンし小静脈，乳頭下血管叢，皮下血管叢を介して皮静脈に至る．動静脈間では真皮内の各層において吻合（シャント）があり，末梢の血流を調整し体温調節を行っている．

e. リンパ管（lymphatic vessel）

乳頭下層に毛細リンパ管が分布し下方に向かうにつれ太くなって後毛細リンパ管，皮膚リンパ管に至る．血管に比べ内皮細胞が薄く，また第VIII因子染色で陰性である．組織液はリンパ管からリンパ節を経て静脈に環流される．

f. 神経（nerve）

知覚神経と自律神経からなる．知覚神経は脊髄後根から発し終末分枝に至り，真皮深層で深在神経叢を，乳頭下層では浅在神経叢を形成する．神経終末には自由神経終末と終末小体があり，前者は真皮上層，乳頭層さらに一部は表皮内にも分布し痛覚を伝導する．後者には ① マイスネル小体（Meissner corpuscle）と ② パチニ小体（Pacinian corpuscle）がある．①は手，口唇，外陰部の真

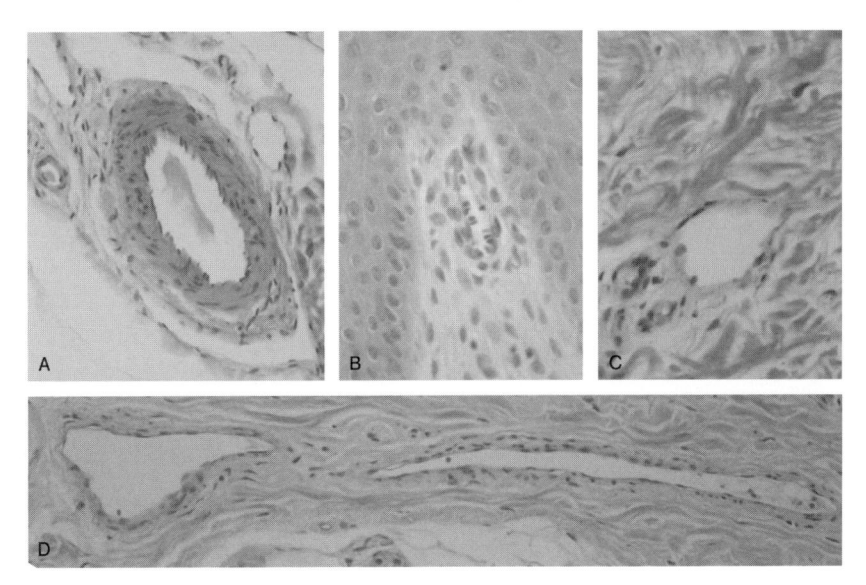

図 2.11 皮膚の血管網[3]
真皮には大小の血管が認められる（A, D）．真皮の小血管は分枝上行し真皮乳頭まで到達する（B）．真皮のリンパ管も散見される（C）．

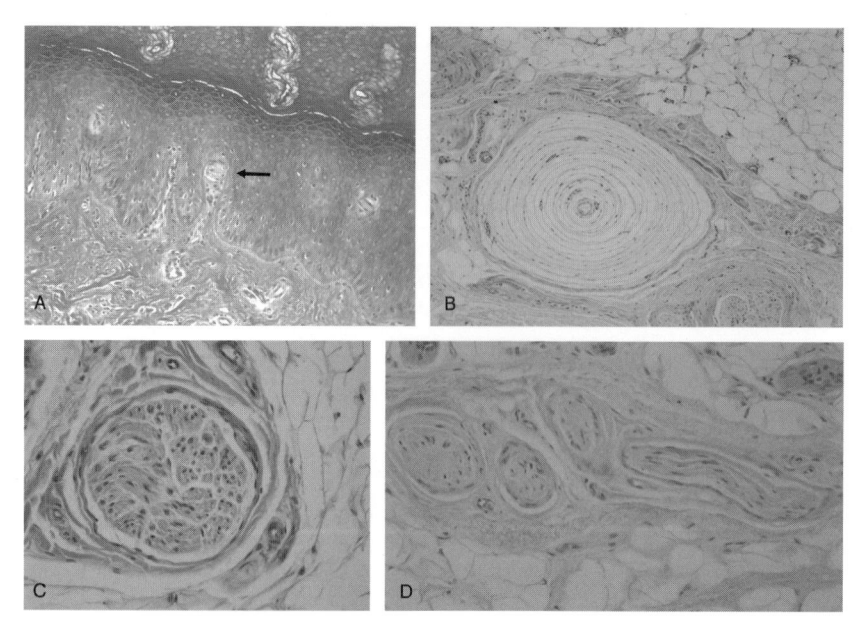

図2.12 皮膚の神経
マイスネル小体は真皮乳頭に存在し触覚，圧覚を受容する（A）．パチニ小体は真皮深層から皮下に存在し振動刺激を受容する（B）．真皮内には多数の神経線維束が走行している（C, D）．

皮乳頭にみられ神経線維が螺旋構造を示しており，触覚や圧覚を受容する．②は手掌，足底，外陰の真皮から皮下に存在する同心円状の構造物で振動を受容する．自律神経は汗腺，血管などに分布し，この器官の機能を調節する．

4) 皮下組織

皮下組織（subcutaneous tissue）は真皮と筋膜に挟まれた部位で脂肪の貯蔵，外力に対するクッション，体温喪失の遮断などの役を果たしている．脂肪細胞は細胞質に脂肪滴を多量に含み核は辺縁に押しやられている．脂肪細胞は結合組織の隔壁によって取り囲まれた脂肪小葉と呼ばれる集塊をなす．

皮下組織の厚さは身体の部位や年齢によって異なる．

5) 皮膚付属器

皮膚付属器（appendages）には，毛器官，脂腺，汗腺，爪が含まれる．

a. 毛器官（hair apparatus）
(1) 毛の分類と機能

毛は手掌，足底，口唇を除く全身に約500万本存在し，うち頭部には約10万本あるといわれている．密度は頭髪で200〜300本/cm^2である．毛は①胎生毛，②生毛（うぶげ），③期毛（終毛）の3種に分けられる．胎生毛は胎児の皮膚に生えている未熟な毛，生毛は生後に生えてくる細くて柔らかい髄質をもたない毛で通常色素をもたな

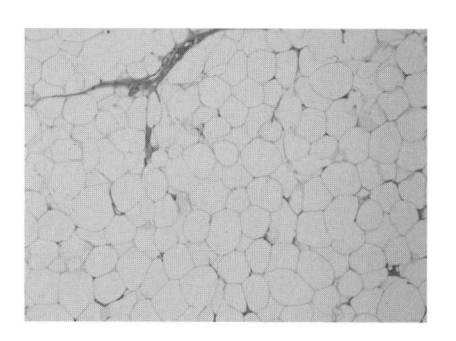

図2.13 皮下組織
脂肪細胞は細胞質に脂肪滴を多量に含み核は辺縁に押しやられている．脂肪細胞は結合組織の隔壁によって取り囲まれた脂肪小葉と呼ばれる集塊を形成している．

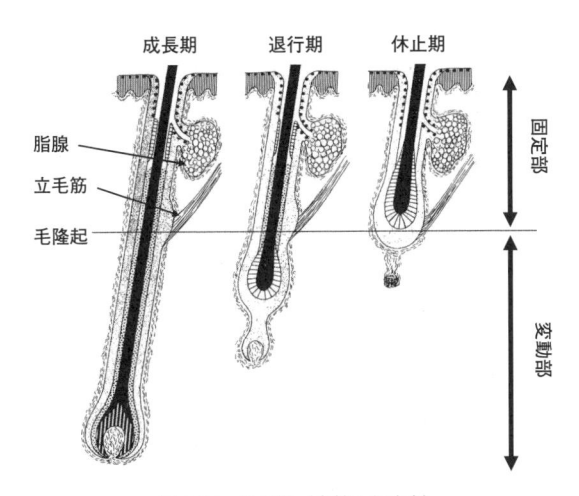

図 2.14 毛周期（文献1を改変）
成長期，退行期，休止期を周期的に繰り返す．成長期から退行期に移行すると毛包の収縮が始まり，さらに休止期では毛隆起部まで上昇し，毛根は棍棒状となる．

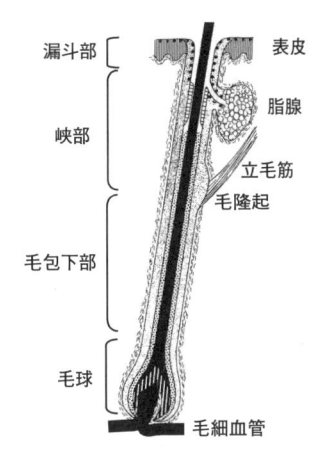

図 2.15 毛包縦断面の模式図
毛包は上から順に漏斗部，峡部，毛包下部および毛球に分けられる．立毛筋の付着する部分を毛隆起と呼ぶ．

い．期毛は長く，太く，通常は髄質と色素を有する．期毛には，頭髪，鬚毛（ひげ），眉毛，睫毛，腋毛，陰毛が含まれる．

毛は構造的には，皮膚表面から外に出ている毛幹と皮膚内の毛根に分けられ，毛根は嚢状の鞘，すなわち毛包によって包まれている．毛は皮膚表面に対しななめに生えており，その倒れかかる側に立毛筋が張っている．この筋の収縮によって毛幹は直立し毛孔部がわずかに隆起する．寒冷や緊張など交感神経作動性に立毛筋が収縮すると「とりはだがたった」状態になる．

毛は絶えず伸び続けるわけではなく，伸び続ける「成長期（anagen）」，成長をやめて退縮する「退行期（catagen）」，休止し毛が脱落する「休止期（telogen）」に分けられる．通常頭毛では成長期が2～6年，退縮期が2～3週，休止期が数か月である．成長期が長い人は1m以上にも伸びうるが，短い人では伸ばしてもある一定以上の長さには伸びない．眉毛，睫毛では毛周期が3週と短いため1cm以上には伸びない．頭毛では成長期が約80％，退行期が1～2％，休止期が15％を占める．成長期では1日0.3～0.5 mm伸びる．成長期から退行期に移行すると毛包の収縮が始まり，さらに休止期では毛隆起部まで上昇し，毛根は棍棒状となる．

（2）毛の構造

i）毛幹（hair shaft） 毛幹の断面は3層構造になっており，表面から毛小皮，毛皮質，毛髄（質）と呼ばれる．

毛小皮は毛の表面にある鱗状の薄い細胞が1層に並んだ層である．毛幹の最外層として毛を保護しているが，毛包内脂腺開口部よりも下方では内毛根鞘の鞘小皮と絡みあっている．毛皮質は長軸方向にケラチン線維束が縦走している．このケラチンはほかの上皮細胞のケラチンと異なりシスチン，グリシン，チロシン含有量が多く硬ケラチン（ハードケラチン）と呼ばれる．硬ケラチンは爪にも認められる．毛髄質は毛の中心にあり1個の細胞が縦に重なっている．角化は不完全で上方では空胞化している．皮質，髄質にはメラニン顆粒が含まれており毛色を決定する．すなわち黒毛にはユーメラニン，赤毛にはフェオメラニンが含まれる．

ii）毛包（hair follicle） 毛を包む組織層を毛包（毛嚢）と呼び，毛根を直接包む上皮性毛包とその外側を包む結合組織性毛包に分けられる．毛包は皮膚表面に対しななめに走行し，その下面の一部がやや隆起して毛隆起を形成し，そこに立毛筋が付着している．毛隆起に表皮の幹細胞が存在することが明らかとなっている．その上方に脂腺開口部，さらに上方にアポクリン腺導管が開口している．成長期の毛根下部は，毛球と呼ばれる

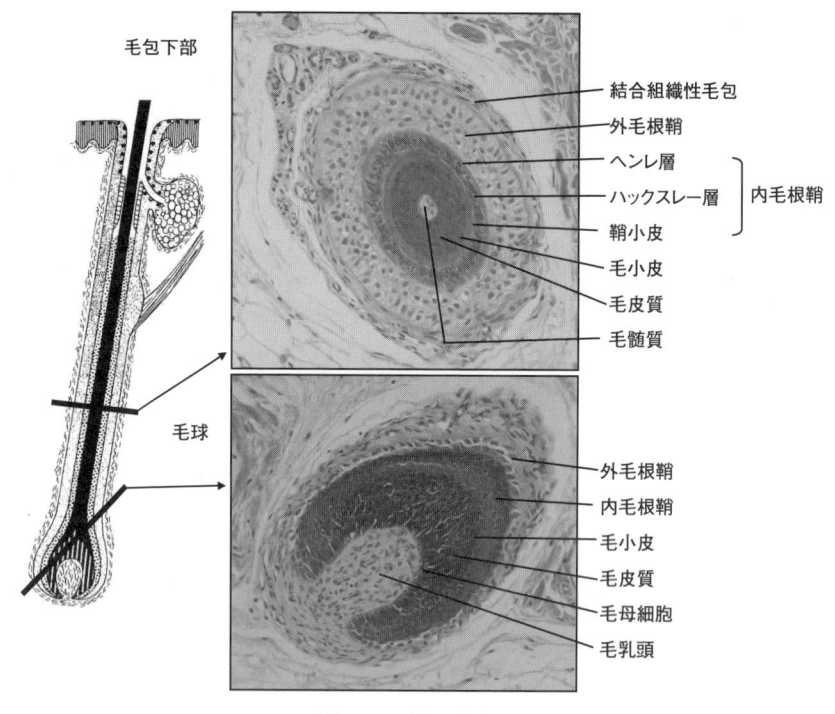

図 2.16　毛包の構造 1
毛器官は毛とこれを包む毛包からなる．毛は外側から毛小皮，毛皮質，毛髄質の3層構造を示し，毛包は結合組織性毛包，外毛根鞘，内毛根鞘で構成されている．毛包基部の膨らんだ部分を毛球と呼ぶ．

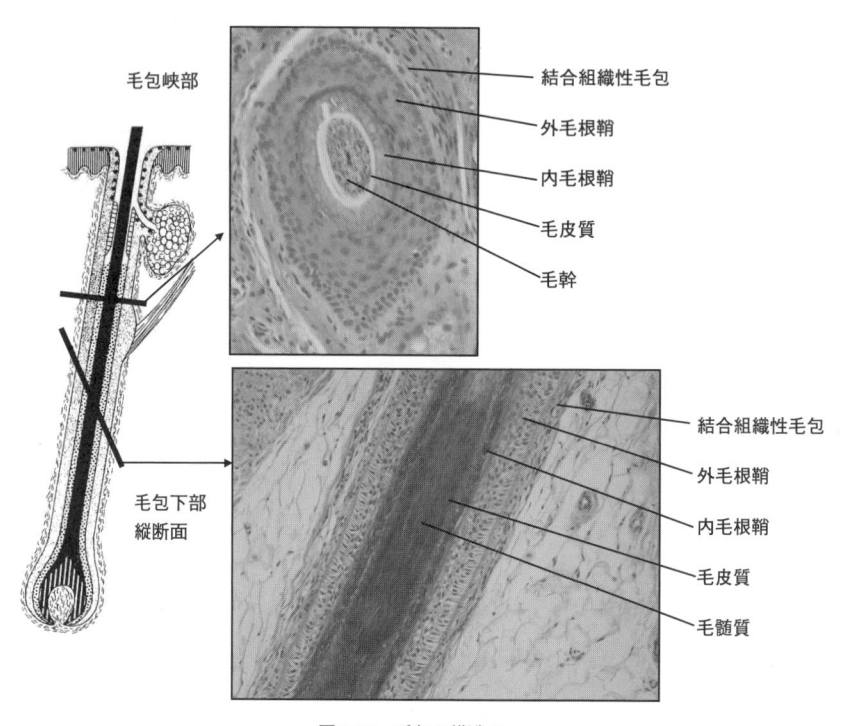

図 2.17　毛包の構造 2
内毛根鞘の最内側の鞘小皮は毛幹の最外層である毛小皮と絡みあって，毛を固定している．

球状の膨らみがあり，その中央に毛乳頭が存在する．

① **結合組織性毛包**（connective tissue follicle）：毛包の最外層を覆う結合織で，内側は環状に外側は縦方向に膠原線維が走行している．少量の弾性線維も膠原線維間に存在する．

② **外毛根鞘**（outer root sheath）：基底膜を挟んで外側で結合組織と接し，内側は内毛根鞘と接する．毛球部尖端から漏斗部まで1〜数層で存在し，ほとんどの部分は角化しないが内毛根鞘と分離する峡部では角化しケラトヒアリン顆粒のない大きな明るい細胞質をもつ角層細胞を形成する．

③ **内毛根鞘**（inner root sheath）：外毛根鞘の内側に位置し，ヘンレ層，ハックスレー層，鞘小皮に分かれる．ヘンレ層は1層で外毛根鞘とデスモソーム結合をする．ハックスレー層は2〜3層で，鞘小皮は毛の最外層である毛小皮と絡みあって毛を固定する．

④ **毛球**（hair bulb）：毛包下部の膨らんだ部分で下方から真皮が伸びて毛乳頭を包み込んでいる．毛乳頭は，血管に富み，酸性ムコ多糖とメラノファージが認められる．毛乳頭直上の1列の細胞が毛母細胞で，ここから毛や内毛根鞘の細胞が発生し上方に伸びていく．毛母にはメラノサイトも存在し，毛にメラニンを供給している．

b. 脂腺（sebaceous gland）

皮脂を分泌する器官である．脂腺は脂腺細胞からなる1〜数個の小葉と毛包上部に開口する導管からなる．脂腺小葉は辺縁の扁平な周辺細胞と脂肪滴を産生する脂腺細胞がみられ，脂腺細胞は中央に移動するにつれて成熟し，やがて細胞は破裂し脂質は分泌される．毛包を介して皮表に分泌された皮脂は水分と混合されて乳液状の皮表膜となる．この膜は酸性を示し，有害物質の侵入と感染を予防するとともに不感蒸泄を抑制する．脂腺は手掌足底を除く全身皮膚に分布し，毛包の分布しない口唇，乳輪，外陰部などでは皮表に直接開口し独立脂腺と呼ばれる．脂腺が発達した部分を脂漏部位と呼び，頭，前額，鼻翼，鼻唇溝，胸骨部，肩甲間部などがこれに相当する．脂漏部位での脂腺の数は400〜900個/cm^2，そのほかの部位では100個/cm^2以下である．脂腺は性ホルモンの支配を受けるので，年齢により皮脂分泌量は変化を示す．新生児では母体由来のアンドロジェンの影響で脂腺の機能が活発であるが，小児期には低下する．思春期から脂腺は発達し機能は亢進し，女性では10〜20歳代，男性では30〜40歳代にピークを認め，以後は低下していく．

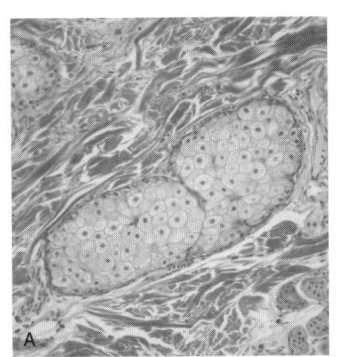

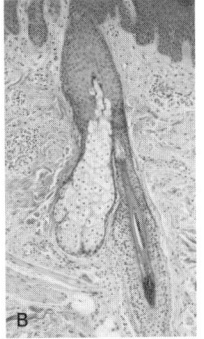

図 2.18 脂腺の組織像
脂腺は脂腺細胞からなる1〜数個の小葉（A）と毛包上部に開口する導管からなる（B）．脂腺小葉は辺縁の扁平な周辺細胞と脂肪滴を産生する脂腺細胞がみられる．

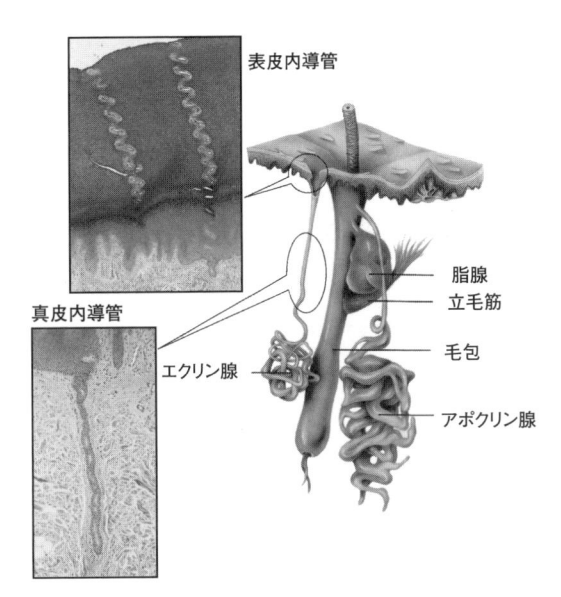

図 2.19 皮膚付属器の構造（文献2を改変）
エクリン汗腺は皮膚に直接開口し，アポクリン汗腺と脂腺は毛包に開口する．エクリン汗管は真皮内を垂直に上行，表皮内では螺旋状に上行する．

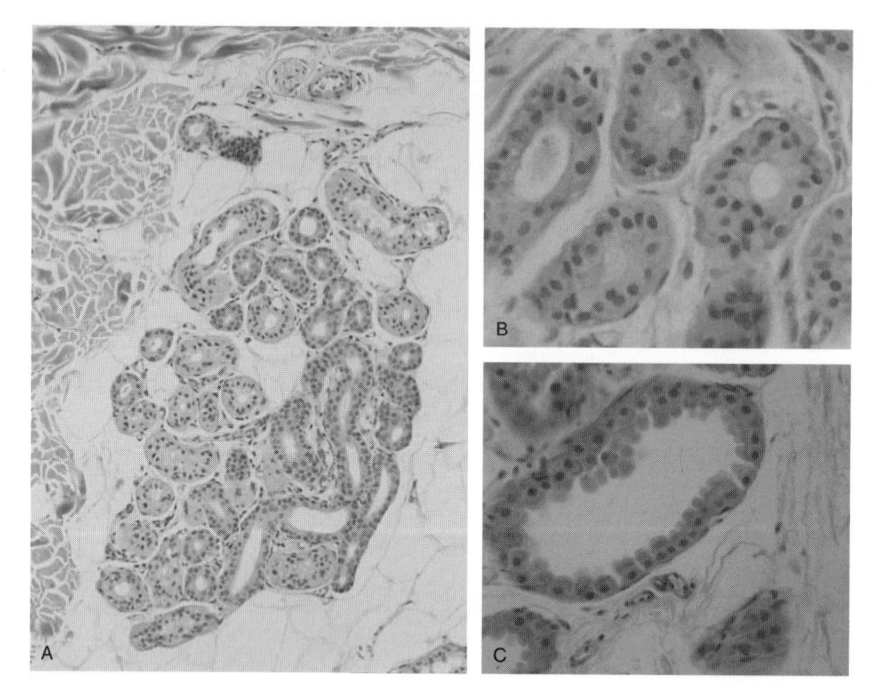

図 2.20　汗腺の組織像
汗腺分泌部は，真皮深層から皮下脂肪組織にかけて存在，コイル状の形態を示す（A）．エクリン腺分泌部は中央の腺腔を囲んで明調細胞，暗調細胞さらに外側の筋上皮細胞からなる（B）．アポクリン腺は細胞質が一部切り離されて分泌する断頭分泌が認められる（C）．

c. 汗腺 (sweat gland)

　汗腺は汗を分泌する腺で，その機能は気化熱を奪って体温を低下させ高温環境や運動による体温上昇を抑制することである．これは温熱性発汗と呼び，全身の汗腺から発汗する．これに対して，精神的緊張から起こる発汗を精神的発汗と呼び，手掌，足底，腋窩など特定の部位からの発汗が主体である．汗腺には，ほぼ全身に分布するエクリン汗腺と腋窩，外耳道などに分布するアポクリン汗腺の2種類がある．

(1) エクリン汗腺 (eccrine sweat gland)

　亀頭，口唇，爪床などを除く全身の皮膚に分布するが，手掌足底に多く（600 個/cm²），大腿に少ない（130 個/cm²）．その総数は約 300 万個に及ぶ．温熱発汗，精神的発汗以外にも味覚刺激によっても発汗する．1日発汗量は平均 700～900 ml，高温下では 2～3 l/h の発汗をみることもある．エクリン汗腺の構造は大きく分泌部（汗腺）と導管部（汗管）に分けられる．

i）分泌部　真皮中層～皮下組織にかけて位置し，くねくねとコイル状に管が巻いた構造である．中央の腺腔を囲んで明調細胞，暗調細胞2種類の細胞が1層並び，その外側を細長い筋上皮細胞，さらに外層を基底膜が取り囲んでいる．明調細胞は暗調細胞より大きく，明るい小顆粒を有する．漿液性の汗を分泌することから漿液細胞とも呼ばれる．暗調細胞は HE 染色で青く染まる分泌顆粒が腺腔側に多数存在し，粘液細胞とも呼ばれる．腺細胞を環状に取り囲む筋上皮細胞は平滑筋で，その収縮により汗を腺腔から汗管に押し出す．

ii）導管部　分泌部に連続して，コイル状に迂曲した曲導管，真皮内を垂直に上行する直導管，表皮内を螺旋状に上行する表皮内導管に分けられる．導管は管腔細胞と外周細胞の2種類からなり，筋細胞や基底膜は存在しない．管腔に面して微小絨毛をもち，ナトリウムイオンや塩化物イオンなどを再吸収している．

(2) アポクリン汗腺 (apocrine sweat gland)

　腋窩，乳房，外陰，会陰，肛囲に存在する．外耳道の耳道腺，睫毛腺（モル腺），乳腺もこれに

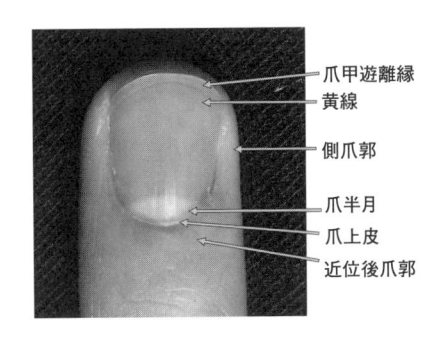

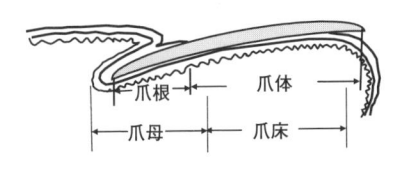

図 2.21 爪の構造
爪は爪甲，爪郭，爪床，爪母からなる．爪甲は爪根と爪体に分けられ，爪郭は両側縁を覆う側爪郭と爪根を覆う近位後爪郭に分けられる．

属する．毛器官とともに発生するが，出生後は退化するものの，思春期以降に急激に発達する．分泌された汗は無臭であるが，皮膚表面で常在菌により分解され特有の臭気を発する．

i）分泌部 皮下組織に位置し，広い腺腔を1層の分泌細胞，その外を筋上皮細胞，さらに基底膜が取り囲む構造でエクリン汗腺に比べると大きい．分泌細胞は円柱形で核は基底層側に偏在し，細胞質には暗調顆粒，明調顆粒を有する．腺腔側の細胞質が一部切り離されて分泌する断頭分泌が認められる．

ii）導管部 エクリン腺同様2種類の細胞からなるが，皮膚表面ではなく，毛嚢の脂腺開口部の上方に開口する．

d．爪（nail）

爪は爪甲，爪郭，爪床，爪母からなる皮膚の付属器で表皮と毛嚢の性質を併せもつ組織であると考えられている．1日に0.1〜0.15 mm伸び，加齢とともに伸びは遅くなる．

（1）爪甲（nail plate）

近位部で皮膚にななめに陥入し後爪郭で覆われる部分（爪根）と露出している部分（爪体）に分けられる．色調は通常は淡紅色を呈するが，下床の血流を反映し変化する．爪甲近位部では半月状の白色帯があり爪半月と呼ばれる．遠位端には幅0.5〜1 mmの黄線がありその先は爪下皮から離れた灰白色の遊離縁となる．組織学的には背爪，中間爪，腹爪の3層からなる．

（2）爪母（nail matrix）

爪甲の潜縁から爪半月の前縁までの範囲で爪甲を囲む上下面を爪母と呼ぶ．爪母のケラチノサイトが分化増殖し，爪を発生伸長させる．爪甲の背爪，中間爪は爪母で発生する．

（3）爪床（nail bed）

表皮と同じ構造をとるが，顆粒層なく角化し爪甲の腹爪となり，爪の伸長とともに前方へ移動する．爪床の遠位側は爪下皮と呼ばれ顆粒層を介した角化を示す．爪床の真皮には血管が発達しており，動静脈が吻合するグロムス器官が多数存在する．

（4）爪郭（nail fold）

爪甲の両側縁を覆う側爪郭と爪根を覆う近位後爪郭からなる．後爪郭から爪甲上を角層が薄くわずかに伸びており，これを爪上皮と呼ぶ．末梢循環障害の際に爪上皮の延長を認めることがある．

〔市來善郎・北島康雄〕

文　献

1) Mehregan AH et al.: Normal structure of skin. Pinkus' Guide to Dermatopathology, 6th ed., pp5-48, Appleton & Lange, East Norwalk, 1995
2) Montagna W et al.: Atlas of Normal Human Skin, pp3-226, Springer-Velag, New York, 1992
3) 清水　宏：皮膚の構造と機能．あたらしい皮膚科学，pp1-26, 中山書店，東京，2005
4) 飯塚　一：皮膚の構造と機能．NEW皮膚科学，pp2-18, 南江堂，東京，1997
5) 原　正啓・小松紀之：老人性乾皮症．皮膚科診療プラクティス5 スキンケアの実際，文光堂，東京，1999

3 皮膚の色を形成するもの

　皮膚の色は様々な色素によって形成される．メラニンと血中のヘモグロビンが皮膚の色に関連する代表的な色素である．例えば黒人，白人，黄色人種の皮膚の色はメラニンの質と量の違いによるが，赤ちゃんが赤く貧血の人が青白く見えるのはヘモグロビンの影響である．また，ビリルビン，カロチンもよく知られた人の皮膚色に関連する色素である．黄疸が黄色いのは血中のビリルビンが増加したためで，ミカンを食べすぎると手が黄色くなるのはカロチンの皮膚への沈着のためである．さらに，病的状態ではヘモジデリン，銀，クロルプロマジン，テトラサイクリンなどが皮膚に沈着して色調に変化を与える．これらの色素は，それぞれ固有の色があるが，皮膚は半透明であるため，日光が透化，散乱し，色が変わって見える．また，色素が皮膚のどの深さに存在するかにより，日光の影響が異なり，肉眼的に見える色に変化を与える．

　メラニンは皮膚だけでなく毛の色にも関連する．メラニンが形成する毛の色は単一ではない．人種や年齢によって異なり，黒髪，白髪，赤毛，金髪など様々な色を形成する．これはメラニンの化学的，形態学的相異に基づくものであるが，人種により異なることから，遺伝的因子と関連することは容易に想像がつく．

　以上に述べたごとく，正常の皮膚色はほとんどメラニンとヘモグロビンの質と量によって決まる．また主な色素異常症（9.11節参照）はメラニンの質と量の増減および存在する皮膚の深さの違いによって生じるもので，それぞれ疾患特有の分布と色調となる．皮膚の色を形成するために最も重要なメラニンを中心に，ヘモグロビン，ビリルビン，カロチンも含め，以下に各色素について，生理的状態を中心に一部病的状態を加えて述べる．

1) メラニン

　メラニンはメラニン色素産生細胞であるメラノサイト（色素細胞）でのみ産生される．メラニン産生のため最も重要な鍵酵素であるチロシナーゼを産生するのも唯一メラノサイトである．以下にメラノサイト，メラニンの種類，メラノソーム，メラニン生合成，肉眼による皮膚の色調，人種による違い，について項を設けて述べる．

a. メラノサイト[1]

　メラノサイトは主に表皮基底層，毛球（毛母，外毛根鞘），眼（網膜，脈絡膜）に分布し皮膚の色，毛の色，虹彩の色を形成するが（2章 p.7参照），粘膜（口腔，食道，腸管），脳軟膜，内耳などにも存在する．皮膚のメラノサイトは発生学的には神経管の背側にある神経堤に由来し，胎生2か月で真皮に入り，真皮内を遊走して胎生3か月のはじめに表皮に入り込み，さらに毛球の形成に伴って毛母に分布する．表皮と毛母で分化成熟して，樹枝状突起をもつメラノサイトとなり，メラニンを産生する．

　表皮基底層では，約36個の基底細胞（基底層にあるケラチノサイト）に対してメラノサイトは1個の割合で存在し，産生したメラニン色素（メラノソーム）を周囲にあるケラチノサイトに転送している．このため，ヘマトキシリン-エオジン染色をした組織標本では，メラノサイトの細胞内

にメラニン顆粒はほとんど認められず，細胞質は明るく見えるため澄明細胞（clear cell）とも呼ばれる（図3.1）．電子顕微鏡で観察すると様々な成熟段階のメラノソーム（c項参照）が観察される（図3.2）．

皮膚の単位面積あたりのメラノサイトの数は，平均すると約 $1500/mm^2$ で，人種差はないが，部位差がある．顔など太陽に当たる部位は多く，腹部，臀部などで少ない．加齢とともに機能が低下し，数も減少する．この変化が著しいと白髪や老人性白斑となる．

b. メラニンの種類

動物のメラニンには，黒色の真性メラニン（ユーメラニン，eumelanin）と黄色メラニン（フェオメラニン，pheomelanin）の2種類がある．人の皮膚や毛では，この2種類のメラニンが様々な比率で混ざった混合メラニンとして存在する．例えば金髪ではフェオメラニンの比率が圧倒的に多く，褐色から黒色の毛になるにつれて，ユーメラニンの比率が高くなる．赤毛は赤から赤褐色と様々な段階があるが，ユーメラニンにかなりのフェオメラニンが混ざった状態である．日本人は黒髪で皮膚もほとんどがユーメラニンであるが，フェオメラニンの産生に必要な遺伝子はもっている．日本人の老人性疣贅，悪性黒色腫にフェオメラニンが認められることがある．図3.3に示すのは非常にまれにみられた日本人の赤毛である．単なる褐色と異なり，赤色が加わった独特の赤褐色である．

メラニン，特にユーメラニンは光線をよく吸収する．表皮基底層にあるケラチノサイト（基底細胞）の核の上にメラニン顆粒が集まり，紫外線を吸収して核を紫外線から守っている．核の帽子のようにメラニン顆粒が集まっているため，核帽と呼ばれている（図3.1）．この核帽の量が少ない白人では皮膚癌を生じやすい．

c. メラノソーム

メラノソームは電子顕微鏡で観察できるメラノサイト内の膜小器官で，このメラノソーム内でメラニンを合成する．光学顕微鏡でいうメラニン顆粒は，1～数個のメラノソームがライソソームに取り込まれたものである．メラノソームはユーメラノソームとフェオメラノソームの2種類に分けられ，それぞれユーメラニンとフェオメラニンを

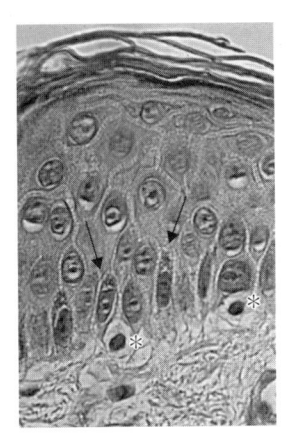

図3.1 正常表皮の構造（口絵参照）
明るい細胞質をもつメラノサイト（＊印）が基底層下方に存在，核帽（矢印）と呼ばれるメラニン顆粒を基底細胞の核上に認める．

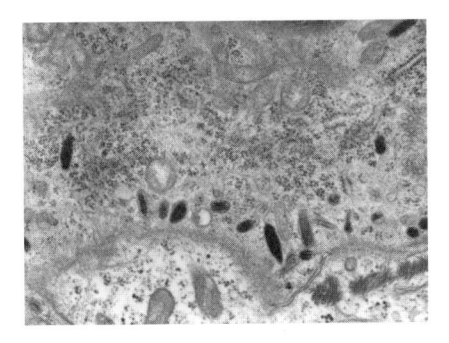

図3.2 小児正常皮膚のメラノサイト
1～4期のメラノソーム（ユーメラノソーム）を認める．

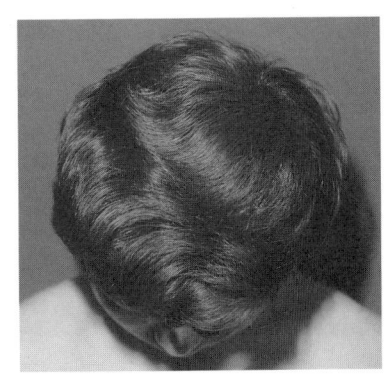

図3.3 日本人の赤毛（口絵参照）

産生する．ユーメラノソーム（図 3.2）は，ラクビーボール状の長楕円球形で，内部は層板様構造をとる基質蛋白があり，ここにメラニンが沈着していく．メラニンの沈着が進行することはメラノソームが成熟することであり，その程度により第 1, 2, 3, 4 期（stage1, 2, 3 and 4）に区分され，電子顕微鏡で特徴のある所見が観察できる（図 3.2）．第 1 期のメラノソームはほぼ球状で，被覆小胞と呼ばれる微細な空胞を有する．第 2 期のものは層板状構造が見えるが，メラニンの沈着はない．第 2 期のメラノソームから楕円形となる．第 3 期になると，層板状構造に沿ってメラニンが沈着している．第 4 期では，メラニンはメラノソーム内に充満している（図 3.2）．日本人では第 4 期のメラノソームがケラチノサイトに転送される．チロシナーゼは 1～3 期のメラノソーム内に認められるが，メラニン生合成が終了した 4 期のメラノソーム内にはない．

フェオメラノソームはほぼ球形でフェオメラニンを主に産生するものである．電子顕微鏡で観察すると，フェオメラノソームには層板状構造はなく，フェオメラニンの沈着は不規則顆粒状である（図 3.4）．ヒトのフェオメラノソーム内にはチロシナーゼは存在するが，ドーパキノンから先のユーメラニン生成にかかわる酵素（次の d 項参照）を欠いている．フェオメラノソームは未熟あるいはできそこないのメラノソームとであるという見方もある．ヒトでは同じ色素細胞内にこの 2 つのメラノソームが存在するが，形成の調節の機序はまだ明らかにされていない．

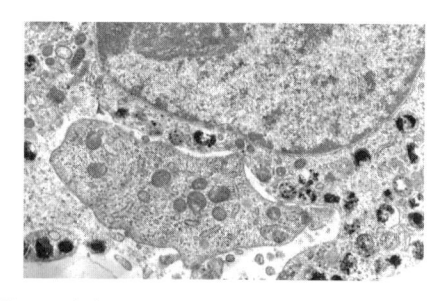

図 3.4 赤毛のメラノサイト内にみられるフェオメラノソーム
不規則顆粒状のメラニン沈着である．

d. メラニン生合成 （図 3.5）[2,3]

メラニン生合成はメラノソーム内で行われる．アミノ酸の一種であるチロシン（tyrosine）がメラノソーム内に取り込まれると，チロシナーゼ（tyrosinase）によりドーパ（3, 4-dihydroxyphenylalanine; DOPA）となり，ドーパからドーパキノン（dopaquinone）へと変化する（図 3.5）．ドーパキノンからシステイン（cysteine）非存在下で自動酸化によりユーメラニン生成へ進行し，システイン存在下でフェオメラニン生成へ進行する生成経路に分かれる（図 3.5）．チロシナーゼによるチロシンからドーパキノンまでの反応が生じないとメラニンはまったく生成されない．チロシナーゼ陰性型白皮症患者では，一生を通じてメラニンは形成されない（9.11 節 p.148 参照）．

ユーメラニンは，ドーパキノンがそのまま非酵素的に自動酸化でドーパクロム（dopachrome）になり，さらにドーパクロムトートメラーゼ（dopachrome tautomerase，チロシナーゼ関連蛋白 2，TRP2）により DHICA となり，DHICA オキシダーゼ（TRP1）によりメラニンポリマーに取り込まれる（図 3.5）．TRP2 の触媒作用を受けなかったドーパキノンは自動酸化により DHI となり，さらに再びチロシナーゼにより酸化されてメラニンポリマーに取り込まれる（図 3.5）．最後まで進行しなくてもそれぞれの中間代謝物がすでに存在するメラニンポリマーに取り込まれる．ユーメラニンは，高分子のポリマーとなった黒色色素である．

フェオメラニンはドーパキノンにシステインが結合して，5-S-システイニルドーパ（5-S-cysteinyldopa）と 2-S-システイニルドーパ（2-S-cysteinyldopa）になり，お互いに重合してポリマー化した赤色の色素である（図 3.5）．5-S-システイニルドーパは悪性黒色腫患者の尿中に排出されるため，黒色腫の診断や治療効果判定に利用されている．

e. 肉眼による皮膚の色調

メラニン（ユーメラニン）は直接見ると黒色であるが，皮膚は半透明であるため，日光が透化，

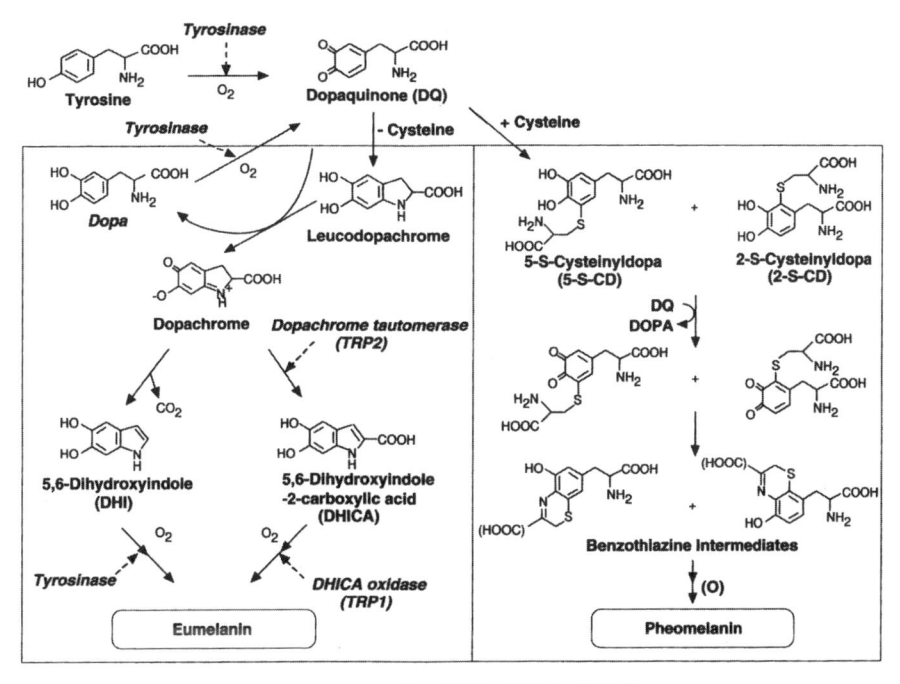

図 3.5 メラニン生合成経路（若松・伊藤原図[2]）

散乱して，深さにより肉眼的に色が変わって見える．表皮基底層と真皮-表皮境界部とでは褐色で，基底層より上の表皮にメラニンが増えると黒く見える．表皮直下では灰褐色．真皮上層では紫色，中層では青色に見える．以上は教科書的な記載であるが，角層の厚さ，光線の種類によっても変わって見えるし，表皮基底層，表皮真皮境界部，表皮直下の識別は肉眼ではなかなかできないことが多い．

f. 人種による違い

黒人，日本人（黄色人種），白人の皮膚の色の違いは明らかであるが，メラノサイトの皮膚の単位面積あたりの数と分布には差がない．違いがあるのは，メラノソームである．黒人では大きく，メラニン産生能も高い．成熟メラノソームも大きく，長径は $1.0\,\mu m$ である．日本人は $0.6～0.8\,\mu m$，白人は一番小さく $0.5\,\mu m$ である．表皮ケラチノサイト内のメラニン顆粒はメラノソームが1〜数個ずつライソソーム内に取り込まれたものである．黒人では，大きく，メラニンの充満した1個の第4期のメラノソームが1個のライソソーム内にある．メラノソームにライソソームの膜がぴったりと接着しているため，黒人のものはライソソーム内の酵素で消化されがたく，表皮の上層にもメラニン顆粒が認められる．そのために黒色調が強くなる．日本人では，黒人より小型のメラノソームが2〜数個一緒に1つのライソソームに取り込まれる．消化されやすく，表皮の上層にはメラニン顆粒はなく，ほとんどの基底層のケラチノサイト内に存在する．したがって褐色調となる．白人ではメラノソームはさらに小型となり，第4期は少なく，第3期のメラノソームが2〜3個まとまって転送され，第2期が混じることもある．非常に消化されやすく，基底層のメラニン顆粒も日本人よりはるかに少ない．したがって白色調となる．

毛髪に関しては黒髪の日本人は黒人と同じで，大型のメラノソームが単離して，1つずつケラチノサイトに取り込まれる．消化されにくく，毛髪の黒色を保っている．

2) ヘモグロビン

ヘモグロビンは血液の中に多く含まれている成分で，血色素とも呼ばれる．ヘムという鉄分を含む色素とグロビンが結合した蛋白である．酸素と結合したヘモグロビンはオキシヘモグロビンと呼ばれ，鮮紅色で動脈血の色である．酸素と結合していないものはデオキシヘモグロビンと呼ばれ暗紅色の静脈血である．

皮膚には毛細血管が網の目のように張り巡らされているので，血液の成分や，血管の拡張・収縮および血液循環（血行）の影響で皮膚色は変わって見える．ヘモグロビンが減少する疾患である貧血がなくて血行もよい健康な人は，ほんのりと淡紅色を帯びた皮膚色である．爪の色もピンクとなる．顔面は血管の分布が豊富であるので，貧血で血中のヘモグロビンが減れば白～青白色を帯び，多血症のようにヘモグロビンが増えれば赤ら顔となる．高温の環境や飲酒では血管が開き，赤みを増すが，寒冷では血管が収縮して白色に近くなる．血行が悪いと青みを帯びてくることもある．

新生児は胎内では母親から酸素をもらっているが，呼吸で酸素をとるより効率が非常に悪く，少ない酸素を有効に取り込むために赤血球の数を増やして対応している．赤血球が多いため赤く見え，「赤ちゃん」と呼ばれるのにふさわしい色となっている．自分で呼吸し，酸素を十分取り入れることができるようになると赤血球は破壊されていく．これが後に述べる新生児黄疸の原因である．

皮膚に限局した血管の分布異常あるいは拡張により血流の変化を生じ，皮膚の色が変わる疾患を以下に述べる．

a. 貧血母斑

入浴時や周囲を擦ったりして血行をよくすると境界鮮明に白色斑が浮き出てくることがある．これは真皮上層の毛細血管の分布が悪いためで，貧血母斑と呼ばれる．健常な人にもみられることがあるが，神経線維腫症（レックリングハウゼン病（9.12節4b(1)項参照）という母斑症にみられやすい．前胸部に多いが血行の悪い下肢に生じると入浴などに関連せず常時白色に見える．

b. 単純性血管腫，サーモン・パッチ

単純性血管腫（9.12節2b(1)項参照）は真皮上層の毛細血管の増加と拡張で，扁平で周囲の皮膚より隆起はなく，境界鮮明で暗紅色に見える（図9.99）．赤葡萄酒のしみ（portwine stain）ともいわれる．サーモン・パッチ（図9.100）は新生児の顔面正中部に約30%にみられる境界不鮮明な淡紅色斑で，ほとんどは自然に消退する．真皮浅層の毛細血管の拡張により生じる．

3) ビリルビン

ビリルビンは赤血球の中にあるヘモグロビンの一部が代謝されてできた色素である．赤血球には約120日の寿命がある．寿命を終え，脾臓，肝臓，骨髄などの網内系で破壊され，また溶血などの病的な機序により寿命以前に破壊されると，様々な反応を受けて最終的に間接ビリルビンになる．生成された間接ビリルビンは，アルブミンと結合して血液中から肝臓に運ばれ，酵素の働きでグルクロン酸と抱合され，直接ビリルビンに変化する．直接ビリルビンは肝臓で胆汁の成分になり，胆道に排泄される．間接ビリルビンと直接ビリルビンを合わせて総ビリルビンという[4]．

黄 疸

血中総ビリルビンの正常値は0.3～1.9であるが，2.5 mg/dlを超えると，皮膚や目の結膜が黄色になり，黄疸を認識される．普段は白い眼球結膜が黄色くなり，気づかれることが多い．

黄疸は肝臓や胆道の疾患で生じるが，新生児期にも生じる．本章2項のヘモグロビンで述べたごとく，自己呼吸が可能となって胎児期に増えていた赤血球は必要がなくなり，どんどん破壊されて肝臓で代謝されるようになる．肝臓の活動がまだ十分でないため中間代謝物であるビリルビンが増えて新生児黄疸となる．生理的黄疸で生後1週間ではっきりしなくなる．

4) カロチン

カロチンはビタミンAの前駆物質である．植物にはビタミンAは含まれないが，カロチノイド系色素が含まれる．なかでもαカロチン，βカロチン，γカロチン，クリプトキサンチンの4つの色素は体内でビタミンAにかわる．主に小腸粘膜や肝臓でビタミンAに転換するが，一部は転換されず，摂取過剰により高カロチン血症を生じる．また，カロチンは副腎，精巣，肝臓，膵臓，皮下組織に沈着するが，汗に分泌され角層に沈着して柑皮症となる．したがって，手掌や足底など角層の厚い部分では，黄色になりやすい．角層のない粘膜では黄色調はみられない．

柑皮症（図3.6）

通常はカロチンを含む食物の過剰摂取により生じる．カロチンは柑橘類，にんじん，かぼちゃ，ほうれん草，パセリ，マンゴー，あんずなどの野菜や果物に多く含まれる．このほかに多いのは海苔で，単位重量あたりの含有量は最も多い．カロリーが少ないとの理由でダイエット食品として大量に摂取されることがあり，柑皮症の原因になっている[5]．健康な人はせいぜい正月にミカンを食べすぎて手が黄色くなるくらいであり，血中の高カロチンは健康に影響しないので，放置してもかまわない．カロチンの摂取量を減らせば自然に皮膚の色調はもとに戻る．しかしながら本症には様々な背景因子があり，治療を要する疾患が隠れている場合がある．

カロチンは脂溶性であるので，高脂血症があると血中のカロチン値は上昇しやすい．肝臓でカロチンからビタミンAへの転換に障害があっても高カロチン血症になるし，甲状腺機能低下症でも柑皮症は生じやすい．また，極端なダイエットや神経性食欲不振症のための代謝異常によっても生じる．背景にある疾患を見つけて治療する必要がある．

高度の高カロチン血症では，鼻唇溝，爪甲なども黄色化するが汎発化はまれである．粘膜には角層がないため，眼球・眼瞼結膜口腔粘膜は正常色であるので，眼球粘膜が黄色となる黄疸とは鑑別ができる．黄疸と異なり血中のビリルビン値は正常である．

〔溝口昌子〕

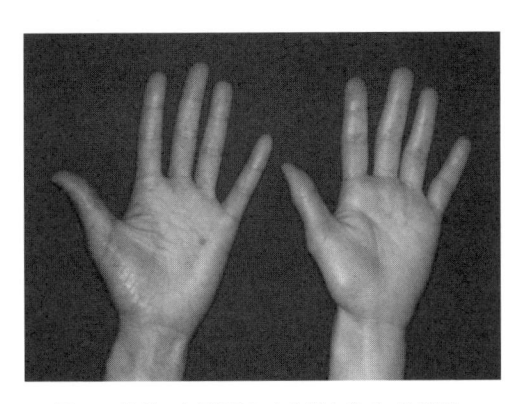

図3.6 海苔の大量摂取による柑皮症（口絵参照）
左は健常人，右が患者．

文献

1) 冨田　靖・鈴木民夫: メラニンと色素異常症. 最新皮膚科学大系8（玉置邦彦総編集）, pp2-11, 中山書店, 東京, 2002
2) 若松一雅・伊藤祥輔: メラニンの構造とその機能. 色素細胞（松本二郎・溝口昌子編）, pp119-134, 慶應義塾大学出版会, 2001
3) 塚本克彦: メラニン生合成を規定する3つの鍵酵素と関連蛋白. 色素細胞（松本二郎・溝口昌子編）, pp51-62, 慶応義塾大学出版会, 2001
4) 加川建弘・峯　徹哉: 黄疸の生理・生化学. 消化器内視鏡 **16**: 12-20, 2004
5) 落合豊子・森嶋隆文・西山千秋: ダイエットによる皮膚障害—柑皮症と色素性痒疹を中心として. *Derma* **42**: 65-72, 2000

4 皮膚の働き
―皮膚の物理化学的防御機構―

皮膚は基本的には身体組織を環境から防御する働きをする．

まずは，体表において生体組織に絶対的に必要な水分を失わないように薄い表皮由来の角層が覆うことで，外界からの有害物の侵入も防がれる．

たとえ，それを通り抜けて物質が入っても，微生物や異物に対しては体液の補体成分が分単位で速やかに活性化されて炎症反応を起こす．すなわち，直接的な補体成分による殺菌があり，白血球が遊走してくれば，活性酸素，酵素により殺菌処理があり，それらの刺激は，表皮の増殖と分化をはやくし，不完全な角化のままの角層細胞とともに落屑が起き，異物が排除される．さらに，マクロファージの貪食や組織液とともに局所から排除される．

微生物成分が表皮の樹状細胞やケラチノサイトの細胞膜状の Toll 様受容体（TLR）を刺激することでも，数時間以内に炎症性サイトカインが分泌されて激しい炎症が起きる．

表皮内の樹状細胞であるランゲルハンス細胞，あるいは真皮樹状細胞，マクロファージが免疫監視の働きをして，局所のリンパ節のリンパ球にその情報をもたらし，自分以外の物質と認知すれば，反応するTリンパ球あるいは抗体産生を介して，数日にしてさらに免疫反応に基づく炎症が起きる，という二重，三重の防御体制が皮膚には存在する．

表皮のメラノサイトはメラニン色素を産生し，日光紫外線の組織障害を防ぐ．真皮の線維成分と間質は丈夫な革成分として，皮膚の体内，体外からの圧力に対応する．さらに知覚神経は傷害物質の存在を認知して避ける身体反応を起こす．

皮下組織の脂肪はクッションとしてだけでなく，寒冷から身体を守る働きをする（図4.1）．

これらのことを，さらに詳しく述べてゆく．

1）角層

体表を覆う人体最大の臓器である皮膚は，様々な悪条件の外界の中でも，生体への影響をできるかぎり少なくし，常に一定の内部条件のもとで生体の活動ができるように守る働きをしている．そ

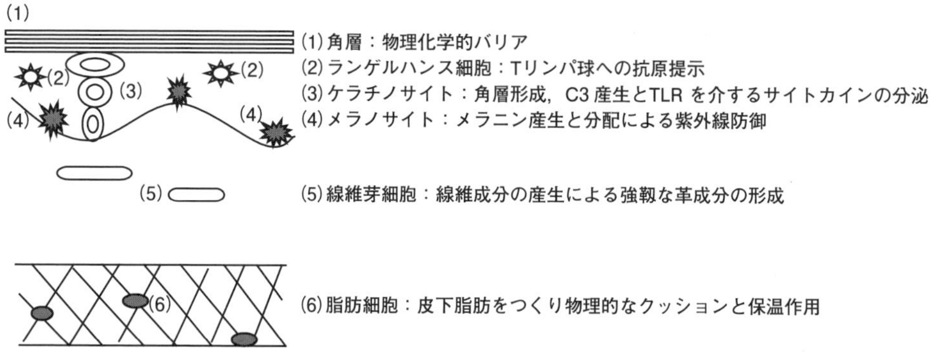

(1) 角層：物理化学的バリア
(2) ランゲルハンス細胞：Tリンパ球への抗原提示
(3) ケラチノサイト：角層形成，C3産生とTLRを介するサイトカインの分泌
(4) メラノサイト：メラニン産生と分配による紫外線防御
(5) 線維芽細胞：線維成分の産生による強靱な革成分の形成
(6) 脂肪細胞：皮下脂肪をつくり物理的なクッションと保温作用

図4.1 皮膚の構成成分とその働き

のために必要なことは，身体の最外層にあって生体の自由な活動を妨げずに，なおかつ環境から内部組織を守ることのできる防御膜が存在することである．実際には皮膚の最外層にある表皮の構成細胞の大部分を占めるケラチノサイト（角化細胞）は分化して，食品の乾燥を防ぐポリエチレンのラップのように10〜15μmときわめて薄くて柔らかい膜様の構造物の角層（stratum corneum）を最終産物としてつくりだす．角層は体表全体を包み生体の自由な行動を許しつつも，生体の活動に絶対に必要な組織の水分が乾燥した大気に失われないように防ぐバリアとして働き，環境から有害物質はもちろん，ウイルスのような小さい病原微生物の侵入をも防ぎうる．

a. 角層の構成成分

角層をつくるために存在するケラチノサイトは表皮を構成する細胞の95%を占め，上方に移動し，ゆっくりとした分化，すなわち角化の過程をとり，計算上では14日程度かけて最終的にタンパク構造の塊である角層細胞（corneocyte）にかわる．

ケラチノサイトは表皮上層に到達して最終的な分化に向かいはじめると，一連のカスパーゼという酵素カスケードの働きで細胞内から核や小器官が消え，トランスグルタミナーゼなどの酵素の働きでインボルクリン，ロリクリン，シスタチン，SPPRRなどのタンパクが集まり，細胞を取り囲む鎧のように頑丈で厚いタンパクの角化外膜（cornified envelope）を形成しはじめる．

さらに最上層の顆粒層では細胞内にできた層板顆粒（lamellar granule）の内容物が角層細胞間へと放出される．それらは角層細胞の間を埋めバリア機能の主体となる細胞間脂質や角層成分の分解に働く様々な酵素とからなる．この脂質のうちのω-ヒドロキシアシルセラミドは角化外膜のインボルクリンと結合し疎水性の角化脂質外膜を構成し，その表面に沿い平行にバリア機能の主体であるセラミド，コレステロール，脂肪酸からなる角層細胞間脂質が層状（ラメラ）構造を形成する．遺伝子操作によりトランスグルタミナーゼが欠損するようにつくられたモデルマウスは角層機能が不完全で多量の水分喪失により生存することはできない．

一方，最上層の顆粒細胞にみられるケラトヒアリン顆粒の主体のタンパクは，角層細胞内のケラチン線維を凝集して強固にする働きをするフィラグリンの前駆物質プロフィラグリンである．角層内では細胞が上方に移動するにつれ，タンパク分解酵素により角層細胞内部のフィラグリンはアミノ酸へと次第に分解され，そのアミノ酸が天然保湿因子（natural moisturizing factor; NMF）と呼ばれるように角層の水分結合機能を発揮する．したがって，ケラトヒアリン顆粒が形成されにくい尋常性魚鱗癬や老人性乾皮症では，角層の水分保持機能も悪く，乾燥して寒い冬には，皮膚の表面が乾燥し，ひび割れや鱗屑をつくるし，ターンオーバーが異常に促進した炎症部位の角層ではフィラグリンの産生不足や水分量不足でタンパクの分解が進行せず，アミノ酸含有量が少ないため，厚い乾燥した鱗屑や亀裂ができる．

b. 角層のターンオーバーと落屑

角層内のタンパク分解酵素は角層細胞の接着装置であるコルネオデスモソームを分解してゆくため，お互いの接着構造が弱くなった角層細胞は皮膚表面から垢となって剥離し，一方，新しい角層細胞が下の表皮から補給されるため，角層は常に一定の厚さを保つ．

躯幹や四肢の皮膚を覆う角層は大体14, 5層の角層細胞で構成されており，その最上層から1日に1層ずつ，古くなり機能の低下した角層細胞が垢として剥離し，下からは新たな角層細胞が補われるという過程をとるとすれば，角層がすべて剥けかわるまでのターンオーバー時間は約2週間である（図4.2）．しかし，常に社会生活をする上で自由で豊かな表情が求められる顔面の角層は10層以下と薄く，10日以内で全層が剥けかわる．一方，動物では直接，地面と接して身体を支えつづけることに耐えるため，手掌や足底の角層は50層を超える厚さをもち，当然その厚さに比例した日数をかけて剥けかわりが行われる．

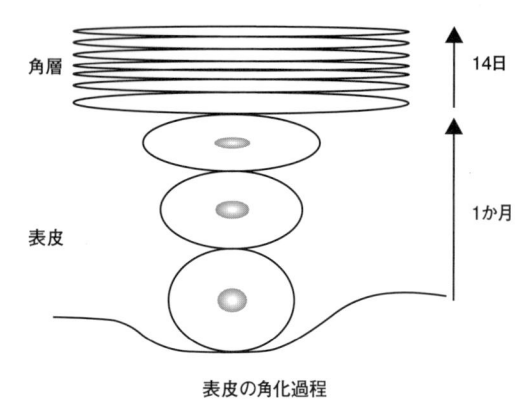

図 4.2 表皮のターンオーバー
顔面以外の躯幹・四肢では約 4 週とゆっくりであるが，炎症などで代謝が亢進した表皮では数日にまで短縮する．

正常の皮膚でも，その内外からの刺激や傷害による炎症刺激が加わると，炎症組織由来の物質や皮膚の組織を構成する様々な細胞が細胞間の情報伝達ペプチドの様々なサイトカインを分泌し，それらの中の成長因子の働きにより基底細胞は盛んに分裂するようになる．こうして表皮を構成する細胞数が増え，全体として表皮は厚くなるだけでなく，不完全な分化のまま速やかに角層細胞に変化し，かつ，速やかに塊をなして剥げ落ちるという変化を示す．実際に，このようにして皮膚に侵入してきた異物や毒物あるいは微生物や炎症を引き起こした物質は角層とともに速やかに排除される．そのため乾癬のような激しい炎症のある病変部では，正常状態では 2 週間を要した角層ターンオーバー時間も，炎症の激しさに比例して数日にまで短縮しうる．一方，この即製された角層は水分を保てず乾燥し，肉眼的にも「ふけ」のような硬い乾燥した角層の塊，すなわち鱗屑として見える一方，その程度が軽ければ，単にざらざらと乾燥して荒れた皮膚としてとらえられる．

このように表皮のターンオーバーの亢進，角層の不完全な形成があると，角層細胞の角化脂質外膜の形成も不完全で，脂質と結合していない角化外膜の構成成分のインボルクリンを残す状態が皮表でもまだ残存している．正常の皮膚でも冬などに肌荒れのある顔面の角層ではそのような角層細胞の比率が高くなる．

c. 皮膚のpH

表皮に近い部分ではpHも中性であるが，角層を移動するにつれ，酸性へと傾き，皮表ではpH4.5～6.0と弱酸性となり，皮膚の常在菌のみが棲息するため，病原菌の黄色ブドウ球菌が繁殖する余地はない．しかし，アトピー性皮膚炎のような皮膚の炎症で代謝が亢進し中性に近いpHのままの病的角層細胞が表面に存在していれば，黄色ブドウ状球菌が繁殖するようになり，感染症を起こしやすくなる．また，皮膚を蒸らした状態で角層が水を含み過ぎ白くふやけて脆くなる浸軟した状態でも中性になり，黄色ブドウ状球菌が増え，間擦疹と呼ばれる皮膚炎が起きる．

d. 角層のバリア機能

皮膚の存在目的が体内の環境を一定に保つことであるとすれば，なによりも生体組織に必須の物質である水分が失われないようにバリアとして身体を包むことが重要であり，それをわずか $10\,\mu m$ 程度の厚さしかない生体由来の角層が果たしている．一方，分子量500以上の大きな物質は透過できない．

（1）角層内の物質透過ルート

物質の角層内での主な通過ルートはタンパクの塊である角層細胞ではなく，細胞間脂質のラメラ構造の間を介する．

ケラチノサイトは角層直下の顆粒層で薄くなり横に拡がり，さらに角層細胞にかわると厚さはせいぜい $1\,\mu m$ で，広さが $1200\,\mu m^2$ 近い扁平な五角形の形態にかわる．角層細胞の表面積は角層ターンオーバー時間と反比例し，速いターンオーバー時間を示す皮膚炎の病変部では $800\,\mu m^2$ くらいの小型になり，壊死に陥った表皮細胞の細胞核の残存する錯角化細胞ではさらに小型で厚い形態をとる．当然，物質の透過ルートも短い皮膚炎の皮膚では物質の透過は起きやすい．さらに角化過程が異常である分，細胞間脂質の状態も不完全であり，さらに透過は容易である．

正常でも角層が薄くてターンオーバー時間の短い顔面の皮膚では小さい角層細胞で構成されるため，細胞間のルートは短く，他の部位の皮膚に比

べ透過はよい．顔面や頭部は大きな毛穴がたくさんあり，いわゆるシャント（傍系路）とも呼ばれるように毛囊内の角層バリアは不完全であるため，速やかな透過も起きやすい．

一方，老化した皮膚では代謝速度もゆっくりとなり，扁平な大型の角層細胞が貯留した状態になる．

（2） 経表皮水分喪失

正常の皮膚で包まれた身体の大部分では発汗がなくとも，角層を介してごくわずかな水分は失われてゆく．この経表皮水分喪失（transepidermal water loss; TEWL）の量は $5 g/m^2 hr$ 程度である．ただし，角層の薄い顔面皮膚では10ないし $20 g/m^2 hr$ と高い．これは躯幹や四肢の皮膚にできた皮膚炎の病変部に匹敵するレベルである．ということは人間がこの地上で暮らしていくには最低この程度のバリア機能さえあれば問題ないということでもあり，実際，全身に皮膚炎のある患者でも，寒さに敏感である以外にはさほど身体機能に問題は起きない．

一方，広範囲に角層が欠損するような全身の熱傷の患者では水分喪失量も $70 g/m^2 hr$ を超え，生命維持に向けて大量の補液が必要となる．1か所の皮膚の角層を粘着性のセロファンテープを貼りつけては剝がしていくストリッピングを行うと，角層が薄くなるにつれ，高い水分喪失量に近づき，完全に剝離すると水面と同様のレベルに達することが観察できる．

（3） 角層のバリア機能異常

当然のことながら，表皮に異常が起きる皮膚疾患すべてで角層のバリア機能に異常が生じうる．炎症刺激で表皮の増殖の亢進が起き，不十分な分化で角層がつくられるアトピー性皮膚炎や乾癬の病変部では，角層細胞は小型であり，角層細胞間脂質の成分であるセラミド量が低下しており，炎症の程度に比例したTEWLの上昇がある．もちろん一般の接触皮膚炎やにきびのある顔面皮膚や先天性の角化の異常のある魚鱗癬ばかりでなく，強力なステロイド外用剤を塗布しつづけた皮膚，レチノイン酸外用，あるいはレイチノイドを内服した皮膚など日常的に皮膚科医が出会う皮膚では軒並みバリア機能は低下している．

健康人でも，環境の違いにより機能の変化が起き，湿って暑い夏に比べ乾燥して寒い冬ではバリア機能の低下がみられる．バリア機能の低下は体内から体外への物質の透過だけでなく，体外から体内への透過も容易にするため，刺激物質や薬剤は透過しやすい．こうして微細な皮膚炎のある皮膚では環境からの刺激を受けやすく，さらに増悪が起きうる．顔面では化粧品の塗布などで起きる敏感肌のひとつの要因にはなりうる．

TEWLは未熟児では高いが，健常な新生児では成人とほとんど変わらない．しかし，乳児期にアトピー性皮膚炎を発症すれば，バリア機能は低下する．つまり，生まれつきバリア機能が悪い子供にアトピー性皮膚炎が起きるわけではない．

一方，角層のターンオーバー時間が延びて角層細胞の貯留が起きやすく厚くなった老化皮膚では角層細胞の面積も大きく，バリア機能は老化とともによくなり，TEWLは低下する．

（4） 経皮吸収

小さな水分子すらわずかにしか通さない角層のバリア機能のため，顔面以外の皮膚では分子量500よりも大きな物質の透過はみられない．したがって，ヒトではカエルのような皮膚呼吸も無視できる程度で，皮膚からの栄養吸収も不可能である．

一方，低分子の薬剤の吸収はある程度は期待できる．低分子物質の中ではバリアの主体が細胞間脂質であるため，脂溶性物質に比べ水溶性物質の透過は悪い．そのうち，正常でも角層が薄くバリア機能の低い顔面の皮膚では，他の部位に比べて脂溶性の副腎皮質ホルモンの長期外用によるステロイド皮膚症，口囲皮膚炎と呼ばれる副作用が起きてきやすい．また分子量が880と大きな分子であるタクロリムスもアトピー性皮膚炎の顔面病変ではかなりの有効性を発揮する．これはもちろん，そうでなくとも薄くて透過性のよい顔面皮膚が病的な角層で覆われているということによるし，さらには角層のバリア機能が不完全な大きな毛穴が顔面には豊富で，そこからの透過も量としては少なくとも比較的速やかに起きてくる．

（5） 閉鎖密封療法

皮膚をポリエチレンのラップで包む密封療法をすると，角層が水分を吸い，膨潤するため透過性はよくなる．温湿布をすることでも同じ効果を期待できる．

しかし，上述のように，この密封状態を長く続けて皮膚を蒸らすことは皮表の微生物の繁殖を促し，その毒素による皮膚炎を起こしうるため1日以上の長時間は行えない．密封で起きる皮膚炎としては間擦疹やおむつ皮膚炎がある．

（6） 角層の水分保持機能

皮膚から取り出し放置した手足の厚い角層は乾燥して脆く割れやすくなるが，水分を結合すると柔らかさを取り戻す．すなわち，皮膚の表面を柔らかで滑らかであるように保つ働きは角層の水分保持機能によるものである．人類が原始時代から行ってきた様々な皮膚の手入れや化粧あるいは皮膚科医の行う軟膏療法の根本をなすものは，いずれもこの角層の水分保持機能を増すこと，つまり保湿作用を目的としたものである．

i） 角層内の水分結合物質　前述のように，NMFと呼ばれるアミノ酸類，汗由来の乳酸，尿素などの水溶性の低分子物質は正常皮膚では豊富であるが，炎症性病変では角層のターンオーバーが早いため分解も不完全で少ない．ターンオーバーが緩やかで，かつフィラグリンの前駆物質のケラトヒアリン顆粒産生の少ない老人や，俗に鮫肌と呼ばれる尋常性魚鱗癬の人の皮膚，冬に水仕事を始終行う人の手は汗もかかず，NMFは失われるばかりで少なく，荒れている．

さらにこれらを包む働きをする細胞間脂質も病変部では少ないため，乾燥した鱗屑ができる．思春期以降は顔面，頭部，躯幹で毛穴からの分泌が起きだす皮脂も皮膚の表面を覆い水分を保持する．

水を結びつける働きが大きいヒアルロン酸も表皮細胞から分泌され角層の水分保持に働く．

ii） 生体での角層水分含有量測定　角層の水分含有量は表面で低く，内部の生きて湿った表皮組織に近づくにつれ高くなる濃度勾配があるため，*in vitro*で生体の水分の絶対量を測定することは不可能である．しかし，高周波インピーダンスの逆数の実数部である伝導度（conductance），電気容量（capacitance）をその指標として日常的にも測定することは可能である．

伝導度は皮表の水分を鋭敏に測定するため，正常皮膚ならびにそこに保湿外用剤を塗布した場合の変化の測定に適し，電気容量は表皮までの深いところまでを測定するため，病的に乾燥した鱗屑をもつような病変部の測定には適する．これにより，皮膚に水やクリームを塗布すると角層が瞬時に水を吸い，ゆっくりと放出する状態が観察できるため，保湿剤の効果測定にも用いられる．その測定は汗をかかない気温20℃の涼しい環境で行う必要がある．

最近，共焦点赤外線ラマン顕微鏡を用いることで，角層内の水分やNMFの生体内分布を正確に測ることも可能になってきた．

iii） 角層水分含有量の部位，年齢，季節での違い　水分含有量は正常人でも一様ではなく，角層が薄くしかも皮脂分泌のある顔面では躯幹や四肢よりも高い．病的な鱗屑はもちろん，正常人でもさわってガサガサした乾燥した荒れ肌では低下している．皮脂分泌のある成人では顔面で測定する限りは年齢による違いは見いだしにくいが，皮脂の分泌の少ない下半身では老化とともに低下し，乾燥した冬には老人性乾皮症が必発となり，その半数ではかゆみを訴える．

同一人で，空気の乾燥した冬季と湿った夏季に，同じ湿度条件の人工気候室で測定すると，冬には角層水分含有量が低下している．

iv） 角層の紫外線防御　角層は化学物質だけでなく，物理的に光線もある程度の透過を妨げる．生体に傷害を与える紫外線も数十％は角層により遮断される．とくにヒスチジン，チロシン，トリプトファンなどのアミノ酸やトランス型ウロカニン酸が紫外線を吸収する．

2） メラノサイト

表皮基底層には樹枝状突起を出して周囲のケラチノサイトにメラニン色素を分配し紫外線防御に

働くメラノサイトが存在する．大体約36個のケラチノサイトに1個の割合でメラノサイトがみつかる．

a. メラニン色素

メラニン色素は細胞内小器官のメラノソームでチロシナーゼをはじめ TRP1, TRP2 などの生成酵素の存在下でつくられ，樹状突起の先端がケラチノサイトの膜に E-カドヘリンにより接着すると，それがケラチノサイトに貪食される．酵素の関与の状況の違いで，ユーメラニン（eumelanin）あるいはフェオメラニン（pheomelanin）の産生状況が異なり，それにより人種による皮膚の色や毛髪の色の違いが決められる（3章 p.17 参照）．メラノサイトの数は老化とともに減少する．

メラニン色素は生体由来のサンスクリーンとして，常に直接の太陽紫外線の影響にさらされている皮膚組織を守る働きをする．

紫外線照射や炎症の影響では，皮膚の構成細胞が分泌するα-MSH, endothelin, stem cell factor (SCF), GMSCF, アラキドン酸代謝産物などがメラノサイトの増殖や色素産生を亢進し，皮膚を黒くする．

b. メラニン色素の紫外線防御

メラニン色素は可視光線だけでなく紫外線を吸収・散乱し皮膚組織を防御する．当然，量的に少ない白人は黒人に比べ，日焼けを起こしやすく，長期に日光に当たりつづければ，表皮細胞や真皮の線維芽細胞が異常となり，露出部皮膚のしみやしわとして認められる光老化，さらには発癌も起こりやすい．

3） 真 皮

真皮を構成する主体は線維芽細胞の産生した膠原線維で，その間にある弾力線維が皮膚の張りを与えている．靴や衣服の革製品はすべて動物の真皮由来である．この真皮の頑丈な革成分により，身体の内部臓器，組織が飛び出すことがないように，きっちりと包まれているのが正常状態である．

この真皮の細胞外マトリクスは膠原線維と弾力線維からなる線維成分以外に，その間を埋めるグリコサミノグリカンとプロテオグリカンが間質を構成する．特にグリコサミノグリカンのヒアルロン酸は強い親水性をもち，皮膚に張りを与える．しかし，血流のうっ滞や腎障害で組織液がたまると，組織液の水分が多量に結合した状態となり，むくみが起きる．

真皮には栄養や酸素の補給と，老廃物，炭酸ガスを取り除く動静脈の血管があり，動脈は環境の温度や体温が上がれば拡張するし，寒ければ収縮し温度調節にかかわるほか，炎症刺激で拡張する一方，精神的な緊張では収縮する．

4） 皮下脂肪織

膠原線維の袋に包まれた脂肪織は，クッションとして，外力が直接に内部の臓器に影響しないよう保護したり，寒さが影響しにくくする働きをもつ．若い女性の皮膚がふっくらとまろやかな外観を呈することにも働いている．

5） 皮膚付属器

表皮が真皮あるいは皮下組織まで伸びて，毛嚢皮脂腺，汗腺，爪に分化したものが皮膚付属器である．

a. 毛 髪

毛髪は角層と違い硬ケラチンが主体をなし，毛嚢（hair follicle）でつくられ，硬毛が体表のほとんどを密に覆うヒト以外の哺乳類では保温，外界からの物理的刺激の保護の働きをする一方，顔面のひげは感覚器としての機能も果たす．しかし，体表のほとんどが軟毛からなり，日常で帽子や衣服を着用するヒトで，大きな働きは果していない．円形脱毛症や遺伝的疾患で毛髪のない人でも何ら生活上での支障はない．むしろ，最近では毛髪の色や形態も自由に変えることは，社会生活上で美容的な意味，権威の象徴の意味しかもたない．

b. 皮脂

皮脂腺（sebaceous gland）の導管は毛嚢上皮を介し毛嚢孔に開口し，男性ホルモンの刺激で中性脂肪，ワックスエステル，スクワレンなどを主要成分とする皮脂を分泌し，皮膚表面を覆い角層の水分保持に働く．皮脂腺はアンドロジェンの影響下で発達し，分泌が増す思春期からは好脂性の *Propionibacterium acnes* が毛嚢内で繁殖して，リパーゼを産生し，中性脂肪を分解し脂肪酸とグリセリンにする．

脂肪酸は組織を刺激するが，グリセリンは水分保持に大きな働きをするため，皮脂分泌の多い顔面，頭部にはそれ以外の皮膚と違い冬にも乾皮症は起きない．一方，50歳を過ぎると下半身では分泌量が減り，空気が乾燥する冬季には乾皮症が起きてくる．また，皮脂分泌のほとんどない小児では冬に白い単純性粃糠疹（俗称，ハタケ）を起こす．

c. エクリン汗腺

体温が上がると交感神経からのアセチルコリンの刺激で汗を分泌すし，体温上昇を止める働きをする．汗には乳酸，尿素，塩類などNMF成分のほか，免疫グロブリンAやサイトカインも含まれ，生体内に漏れると刺激反応を起こす．皮膚の乾燥が目立つ冬，角層の内の汗管が閉じ，運動して急に汗をかくと，汗が生体内にもれ，チクチクする小さな膨疹をつくるコリン性蕁麻疹を生じる．また，夏暑くて汗をかきつづけたり，皮膚が蒸れたりで角層が水分を結合し膨れ，汗管が閉じてしまったり，皮膚炎で表皮増殖が盛んになり急激に厚い角層がつくられ汗管が閉塞し，分泌された汗の行き場がなく，汗管が破裂し，汗が生きた表皮，真皮組織に漏れたりすると，炎症，すなわち，あせも（汗疹）が起きる．

エクリン汗腺は温度上昇以外に，額，腋窩，手掌，足底では緊張により精神的発汗も起こす．

d. アポクリン汗腺

ヒト以外の哺乳動物では全身の毛嚢孔へ分泌されるが，ヒトでは腋窩，乳房，臍，外陰部，肛門周囲などだけに存在する．思春期から分泌の増すアンドロジェンの影響下で分泌をはじめる．この腺上皮細胞は水分だけでなく，脂質など汗腺の細胞成分とともに分泌するため，これらの成分が毛嚢内や皮表の細菌に分解されて特有の臭気をもつ脂質成分を生じ，思春期以降の体臭に関係する．汗くさいとされる腋臭症の症状が起きやすい人では，あらかじめ殺菌剤の塗布で皮表の常在菌を減らしておけば，臭いは生じない．

e. 爪

爪も毛と同様に硬ケラチンからなる．鳥類や肉食動物のような獲物を襲いとらえる必要のないヒトでは，指先でものをもつときの軟部組織を支える．また，有蹄類のようなひずめも必要としないヒトでは，足の爪は大きな存在意義をもたなくなっている．実際，爪白癬で正常の爪がなくなっても，あるいは抜爪した場合でも障害なく歩くことが可能である．

6）皮膚の知覚

皮膚の触覚，痛覚，圧迫感覚，温冷覚は，日常，無意識で障害物を避けて行動をし，外界からの刺激や傷害による組織破壊を起こさないように，護ってくれる．

露出部である顔面と手掌，足底の知覚が最も過敏で，躯幹や四肢はやや鈍感であり，これらは知覚神経末端の数に依存する．表皮内へもほんのわずかC線維が侵入し，その一部はランゲルハンス細胞と密接な位置関係を示す．

知覚神経は刺激されると末端からサブスタンスP，VIP，CGRPなど神経ペプチドを放出し炎症反応を引き起こす．

その他，血管の収縮や拡張，発汗は交感神経，副交感神経の支配を受ける．

また，神経細胞や脳の細胞と同様の受容体はケラチノサイトにも存在し，表皮細胞の機能に影響を与える．

7) 皮膚の炎症と免疫反応

a. 補体

環境から角層と通り抜けて組織を障害する物質・微生物が侵入するとただちにそれに対して対処する機構として、生体の組織を潤している体液には血液と同様、一連の酵素反応で活性化されて、炎症を起こし、微生物を含めた異物処理を促す補体系物質が存在する。この系が活性化されるとC3あるいはC5タンパクの切れ端であるC3a, C5aアナフィラトキシンが放出され、マスト細胞を刺激し、ヒスタミンなどの放出による血管拡張と血管壁の透過性亢進による浮腫を起こすペプチドが放出される一方、C5aアナフィラトキシンは白血球、リンパ球、単球などすべての炎症細胞をその部位へ引き寄せる走化活性を発揮し、さらには集まってきた炎症細胞を刺激して、活性酸素の産生や様々な酵素の放出を促し、短時間で炎症反応が起きる。

特に表皮上層の分化したケラチノサイトは最も原始的な異物処理機構で、特異抗体の関与を必要としないC3からの活性化を起こす補体の傍系路に関係するC3, B因子, H因子などを産生・分泌しており、外界からの侵入に備えている。もちろん、抗体が流れていれば、抗原抗体反応によるC1からの活性化が進む古典的経路を介する補体活性化も起こる。

b. Toll様受容体（Toll-like receptor; TLR）とサイトカイン

特異的な抗原物質による免疫反応だけでなく、皮膚を取り巻いて環境に存在する様々な微生物から生体を守るため、それらが産生する物質や微生物に特有の核酸配列を認識するToll様受容体が、樹状細胞はもちろんケラチノサイトにもあり、反応すると細胞は起炎性サイトカインのIL-1, IL-6, IL-8, IL-12, TNF-αや炎症細胞の走化性反応を起こすケモカインを産生して、炎症反応をさらに激しくして生体防御に当たる。これは刺激があってから数時間以内の反応である。

またケラチノサイトが産生したIL-1αは正常の角層細胞に分化しても含有されており、角層の破壊が起きると、それが放出され炎症が引き起こされる。一方、すでに炎症のある代謝亢進のある部位で形成された角層細胞には、IL-1が受容体と結合することを阻害するIL-1 receptor antagonist（IL-1 RA）が多く含まれ、炎症の終息へと働く。

c. ランゲルハンス細胞

皮膚は免疫器官として、表皮上層のケラチノサイトの間に骨髄由来の細胞である、未熟な樹状細胞のランゲルハンス細胞が存在し、角層を通って侵入してくる様々な抗原物質の存在を認識すると、成熟した樹状細胞へと変化しリンパ球の刺激に働くCD-80, CD-86の発現を増す。さらに、表皮を離れ真皮からリンパ管を通って局所リンパ節にいき、そこで抗原と反応するTリンパ球やBリンパ球の分化や増殖を促して免疫反応を引き起こす。表皮だけでなく、真皮樹状細胞やマクロファージも同様の働きを担っている。これは初めての反応の場合には1週間くらいで炎症が激しくなるが、2度目以降の侵入からはIgE, IgM, IgG, IgAなど免疫グロブリン、Tリンパ球の関与により、数分から数時間で炎症反応が起きる。

表皮には脈管成分はなく、真皮乳頭層の毛細血管から出た組織液が環流し、栄養物、酸素を供給するほか、炎症や免疫に関係するこれら様々な因子の運搬、あるいは老廃物の除去をしている。

上述のようにケラチノサイト自体も炎症、免疫に関係するサイトカインの刺激で様々なサイトカインや成長因子を放出するほか、知覚神経細胞と同様の細胞膜の受容体をもっており、傷害された角層の修復過程もこの受容体を介した機構で影響を受ける。

真皮から延びた無随の知覚線維は、ケラチノサイトだけでなく、免疫担当細胞であるランゲルハンス細胞とも互いに密接な関係をもつ。神経線維は炎症刺激で放出されたサイトカインNGFの働きで延長するため、慢性皮膚炎では表皮内のかゆみを感じるC線維の数も増加し、ますます、か

ゆみを感じやすく,それを無意識で引っ掻き炎症を起こすという悪循環を生じる. 〔田上八朗〕

文　献

1) McGrath JA, Eady RAJ, Pope FM: Anatomy and organization of human skin. Rook's Textbook of Dermatology (Burns T, Breathnach S, Cox N, Griffiths C (eds)), 3 : pp1-84, Blackwell Science, Oxford, 2004
2) 玉置邦彦ほか編: 皮膚の発生・機能と病態, 最新皮膚科学体系 19 巻, 中山書店, 2004
3) Elias PM, Feingold KR: Skin Barrier, Taylor & Francis, New York, 2006
4) Tagami H, Kobayashi H, Kikuchi K: Portable device using a closed chamber system for measuring transepidermal water loss: comparison with the conventional method. *Skin Res Technol* **8**: 7-12, 2002

5 皮膚の発生

胎生期の発生過程にあるヒト皮膚は，発達の各段階において，それらの時期のみに認められる様々な特異的形態を示す．表皮では，胎生期にしかみられない細胞層，peridermが存在し，また，毛包は，hair germ, hair pegという初期の発生段階を経て，中期のbulbous hair pegでは，毛包上皮の幹細胞の局在部位と考えられているバルジがはっきりと形成される．これら，胎生期の皮膚に固有な構造を理解し，皮膚の発達のメカニズムを知ることは，種々の皮膚疾患の病態を明らかにするための重要な手がかりになる．実際に，重症の遺伝性皮膚疾患の中には，胎生期にすでにそれぞれに特有な皮膚の変化を示しているものがみられる．それらの疾患においては，胎生期の皮膚の状態を観察することにより，発症機序解明の手がかりを得ることができるだけでなく，出生前診断も行われてきた．

1) 皮膚の成り立ち

ヒト皮膚の初期発生は胎生3～8週の胚子期に始まり，胎生6か月目には，ほぼ完成する．

胎生第3～8週は，胚子期（embryonic period）または器官形成期（period of organogenesis）と呼ばれ，原腸形成（gastrulation）の結果，外胚葉（ectoderm），中胚葉（mesoderm），内胚葉（endoderm）の3胚葉が形成される（図5.1）．胚子期の末までに，これら各胚葉は，種々の特定の器官をつくる．

これら3胚葉のうち，皮膚は主に，外胚葉と中胚葉から形成される．原腸胚（gastrula）では，外胚葉は，神経管，神経堤を形成する神経外胚葉と，表皮，皮膚付属器，乳腺，歯牙，水晶体などを形成する体表外胚葉に分かれる．外胚葉は種々の因子により神経誘導されるが，神経誘導された外胚葉は胚子の背側で神経板（neural plate）となり，側方縁がもち上がり，神経ひだ（neural

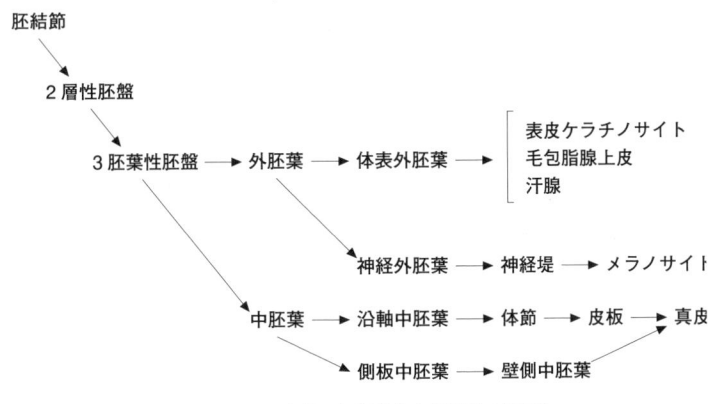

図5.1 ヒト皮膚の初期発生と各要素の起源[4]

fold）を形成し，中央は陥凹して神経溝（neural groove）をつくる．この神経ひだが癒合して神経管（neural tube）をつくる際に，神経板の挙上部が，神経板から離れ神経堤（neural crest）と呼ばれる細胞集団を形成する．神経堤の細胞は活発な遊走能を有し，メラノサイトもこの神経堤由来である．真皮は壁側中胚葉（somatic mesoderm）に由来する間葉細胞と皮板（dermatome）に由来する細胞から形成される．体表外胚葉由来の上皮成分と中胚葉由来の真皮との相互作用は，毛包などの形態形成に重要な役割を果たす．真皮の血管，肥満細胞などは，真皮の間葉細胞に由来する．

2）表皮の発生

前述のとおり，ヒト表皮細胞は，体表外胚葉に由来する．ヒト胎生期表皮は，胎生40日以前では，表皮としての形態学的特徴を有さない，単層の上皮細胞層である（図5.2）．胎生40日を過ぎると，胎生期表皮は，最上層のperidermと真皮側の基底細胞層の2層性となる．peridermは，胎生期の皮膚のみに存在する細胞層で，他の表皮細胞とは異なる特徴的形態を示す．peridermの細胞は，細胞辺縁に，大小の多数の突起をもち，細胞質内小器官が少なく，ケラチン線維も小量しか有さない．胎生65日を過ぎる頃には，表皮は3層性となり，peridermと基底細胞層の間にintermediate cell layerがみられるようになる．胎生95日を過ぎると，胎生期表皮は4層以上になり，peridermは次第に退縮に向かう．同時に，下方の表皮細胞層は成人の表皮細胞に近い形態を示す

ようになり，胎生160日頃には，peridermは退縮，脱落する．それと同時期に，periderm直下の細胞層が角化する．この時点では，すでに成人の表皮に認められる基底層，有棘層，果粒層，角層の各層が形成されている．peridermの消失，角化の開始が同時に起こるポイントが胎生期の表皮から，成人にみられるものと同様に分化した表皮への重要なターニングポイントである．

角層の形成は，皮膚のもつバリア機能にとって最も重要な事象のひとつである．角層形成に関連した事象，角化関連タンパクの発現を，ヒト胎児皮膚の発達過程で調べてみると，ケラチン5, 14（basal keratins）とケラチン8, 18, 19は，胎生6週で，すでに表皮に発現している．分化型のケラチンであるケラチン1, 10は胎生13週から発現が認められる．フィラグリンも胎生13週頃から，次第に発現量が増えてくる．胎生23週前後で上述のようにperidermが退縮し，角化が始まるが，この時点で，ケラチン18の発現もみられなくなる．角化の過程で，表皮細胞の細胞膜に細胞質側から小さな前駆タンパクがクロスリンクして，細胞膜が厚くなり，cornified cell envelope（CCE，周辺帯）が形成されるが，このCCEの前駆タンパクであるインボルクリン，small proline-rich proteins（SPRP），また，これらのタンパクのクロスリンクに働く酵素であるトランスグルタミナーゼ（transglutaminase）1, 3は，胎生6週で

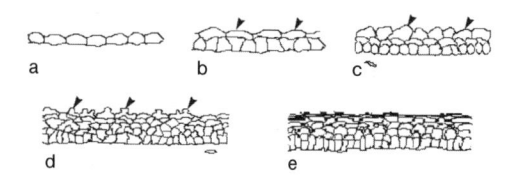

図5.2 ヒト表皮の発生[6]
(a) 単層の表皮（胎生40日以前），(b) 2層性の表皮（胎生40〜65日），(c) 3層性の表皮（胎生66〜95日），(d) 4層以上の表皮（胎生96〜160日），(e) 毛包間表皮に角化を認める（胎生160日以降）．（矢尻：periderm）

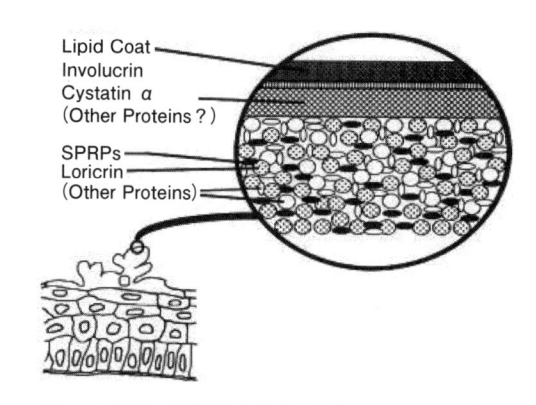

図5.3 皮膚の血管網ヒト胎児の表皮のperidermの細胞辺縁には絨毛様突起がみられるが，その部分の細胞膜にも成人皮膚の角層細胞同様のcornified cell envelopeが形成される[6]

すでにperidermに発現が認められる（図5.3）．CCE前駆タンパク，ロリクリンは，胎生8〜9週頃からperidermにみられる．これらのタンパクは，peridermが退縮し，角化が始まると，主に顆粒層，角層に分布するようになる．形態学的なCCEの形成は，peridermの細胞膜に胎生6週においてみられる未熟なCCEに始まる．厚さ15 nmの成熟したCCEが形成されるのは胎生12週以降である．ケラトヒアリン顆粒のdisassemblyにおいて重要な役割を果たすことから，角化の最終段階に必須である酵素peptidylarginine deiminase活性は，胎生6週でperidermにすでにみられる．この酵素により脱イミノ化されたケラチン1は，胎生13，14週以降にperidermとintermediate cellに分布する．層板顆粒（lamellar granule，Odland小体）は，胎生22週頃から，形成される．

表皮細胞の接着構造には，デスモソーム（desmosome），gap junction，tight junction，adherens junctionがある．tight junctionの構成タンパクであるoccludin，claudin，ZO-1, 2などは，胎生6週においてすでに発現している．形態学的なtight junctionの形成も胎生6週にはみられる．peridermにあるtight junctionでは，claudin-6が重要な働きをしており，成人の表皮のtight junctionと分子構造が異なる．gap junction構成タンパクのひとつconnexin 26は，胎生6週ですでに発現しているが，胎生14〜16週には，発現量が減少する．代わりに胎生13週頃から次第に，成人表皮細胞のgap junctionの主な構成タンパクであるconnexin 43の発現が認められるようになる．gap junctionの形成が形態学的に確認されるのは，胎生17週以降である．古典的カドヘリン（classic cadherins）の発現は胎生7週からみられ，adherens junctionの形成も胎生7週以降で認められる．表皮細胞間の物理的な接着に最も重要なデスモソームは，胎生6週から幼弱なものが認められる．デスモソーム構成タンパクは，この時期プラコグロビン（plakoglobin）はすでに発現している．胎生8週になると，デスモグレイン（desmoglein）1, 3, デスモプラキン（desmoplakin），デスモコリン（desmocollin）の発現が認められるようになり，形態学的にも成人表皮細胞と同様のデスモソームの形成がみられる．

ランゲルハンス細胞は，胎生11週にはCD45$^+$，CD1a$^+$樹状細胞として，表皮に認められ，胎生15週にはHLA-DRも発現するようになる．その後，樹状細胞はバーベック顆粒を細胞質内にもち，胎生18週頃には成熟したランゲルハンス細胞となる．表皮メラノサイトのもととなる外胚葉細胞（melanoblast）は胎生6週前後に，神経堤から遊走しはじめ，胎生50日には表皮に到達している．

3） 真皮の発生

体軸にそって左右1列ずつの縦に配列した分節状の細胞集団が体節（somite）である．体節は，脊索の両側に沿って存在する胚性中胚葉である沿軸中胚葉（paraxial mesoderm）から形成される．真皮の形成に加わる間葉細胞の一部は，体節の腹外側部分に位置する皮板（dermatome）から遊走してきたものである．真皮のそのほかの間葉細胞は，側板中胚葉（lateral plate mesoderm）の一部である，胚内体腔の外側に位置する壁側中胚葉（somatic mesoderm）に由来する．これらの間葉細胞から，線維芽細胞，脂肪細胞，結合組織，血液細胞を含めた真皮および皮下脂肪織の大部分の構成要素がつくられる．胚子期の真皮は細胞成分に富み，胎生2か月では，真皮と皮下織は判然としない．

胎生6週になるとVI型コラーゲンが真皮にみられるようになり，胎生12週頃には，膠原線維束が形成され，ほどなく，真皮乳頭層と網状層とがはっきりと認められるようになる．膠原線維束の形成が進むにつれて，I型，III型，VI型コラーゲンの発現量は，それぞれ増加する．胎生22週には，弾性線維が認められるようになる．ヒト胎児の真皮と成人真皮とでは，versicanなどのムコ多糖の量や分布に差異がみられ，真皮の発達に何らかの役割を果たしていると考えられる．

マクロファージ，melanoblast，肥満細胞（マスト・セル）は，胎生6〜14週で，真皮内に認め

られる. perineural cell, pericyte, メルケル細胞は, 胎生14～21週で, 真皮にみられる.

4) 皮膚の血管, 神経の発生

皮膚の血管系の発達では, 胎生6週では, 真皮内には, 微細な神経線維や毛細血管がみられ, 皮下織には, さらに太い血管が認められる. 胎児期以降 (胎生9週以降) の皮膚では, 成人同様の真皮・皮下織境界部と真皮乳頭層と網状層の境界部に血管叢が認められる. 皮膚血管の基本的なネットワークは, 胎生12週までには形成される. この発達過程では, 血管は真皮の間葉細胞から新生する場合と, 既存の血管が伸長してくる場合とがある. 神経系は, 胎生7週ですでに, calcitonin gene-related product (CGRP) 陽性の知覚神経が真皮に認められるが, 自律神経は, この時期では, まだみられない. 胚子期から胎児期に移行するころ (胎生9週のはじめ) には, 自律神経も認められるようになる.

5) 毛包, 脂腺系の発生 (図5.4)

毛器官の発生のメカニズムは, 複雑かつ周到にコントロールされたものである. 実際, Shh, Wnt, BMPなどの様々なシグナル分子が, 毛器官の形態発生に関与していることが知られている. ヒト毛包の発生は, 胎生65日からみられるhair germの形成に始まる. このhair germは表皮から真皮に突き出した上皮細胞の芽であり, hair germの直下の真皮部分における間葉細胞の凝集 (dermal cell condensation) の形成と深く相関していて, hair germとdermal cell condensationとの間には, いろいろな分化誘導因子の働きが考えられている. hair germは次第に真皮内に伸長していき, 胎生85日を過ぎると, ヒト胎児毛包は, 次の発達段階 (hair peg) に入る. hair pegは, hair germよりも長く真皮内に伸びた上皮細胞索である. 胎生105日頃以降, 特定の分化を示す上皮細胞集団よりなる, 計3個の隆起がhair pegの側面にみられるようになる. それらの隆起は, 下方のものからそれぞれ, 毛球部, バルジ, 脂腺原基となる. この時期の胎児毛包がbulbous hair pegである. 3つの隆起の中で, 中央に位置し, 立毛筋付着部に一致する隆起が, バルジである. バルジは, 毛包上皮の幹細胞プールであると同時に, バルジ幹細胞は毛包間表皮にもtransiently amplifying cellを供給していると考えられている (図5.5). ヒト毛包のバルジは, 胎生期においてのみ明らかであり, 成人毛包においては痕跡的である.

ヒト成人においては, バルジは縮小し, 幹細胞部位は立毛筋付着部を中心として表皮側, 毛球部側に広く存在している可能性がある. 毛球部が形づくられると同時に, 間葉細胞からなる毛乳頭も形成される. 胎生135日頃を過ぎると, 皮脂腺を含む, ヒト胎児毛包の各部分の分化は完成する.

トランスジェニック (transgenic)・マウス, ノックアウト (knock-out)・マウスなどの動物実験系やhigh throughputな分子生物学的手法を用いた研究により, Notch, Wnt, Sonic hedgehog pathwayが毛包の発生, 形態形成に重要な役割を

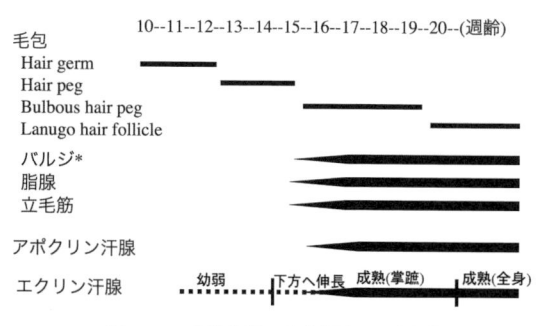

図5.4 ヒト胎生期の皮膚付属器の発生[4]

図5.5 ヒト胎児毛包の発生[7]
(左) hair germ (胎生65～84日), (中央左) hair peg (胎生85～104日), (中央右) bulbous hair peg (胎生105～135日), (右) 分化した毛包 (胎生135日以降). 塗りつぶされている部分に, 多分化能を有する毛包上皮の幹細胞が局在している. (矢印, バルジ)

担っていることが明らかになり，FGF, TGF, PDGF, EGF, BMPなどの種々の因子が相互作用による毛器官の発達，形態形成のメカニズムが次第に解明されてきている．しかし，ヒト毛包の形態形成のしくみについて，明らかになっている部分は，まだ限られている．ヒト毛包の発生のメカニズムの解明が今後，毛包の再生医療，脱毛症などの毛包疾患の病態の解明や治療法の開発に役立つことが期待される．

6) アポクリン汗腺の発生

多くの毛包では，脂腺原器となる外毛根鞘の隆起のさらに上方にアポクリン腺原器が形づくられる．このアポクリン腺原器の形成は，頭髪を含めた，体中の皮膚の毛包の発生過程で認められるが，これらのアポクリン腺原器は，腋窩，外陰部などの部位以外の毛包では退縮する．

7) エクリン汗腺の発生

胎生12週の胚子において，エクリン汗腺の原器は均等の間隔で表皮基底層から下方への突出として形成される．胎生14〜15週になると，エクリン汗腺の原器の先端は真皮に深く侵入し，螺旋を形成しはじめる．表皮内では，表皮内汗管となる細胞が円筒状に配列し，隣りあった2つの内側の細胞の多数の細胞質内空胞が融合し，表皮内汗管の内腔が形成される．真皮内の部分では，索状の未熟なエクリン汗管の内側の細胞間のデスモゾームによる細胞間接着が離解して汗管内腔が形成される．

8) 表皮真皮接合部の発生

表皮真皮接合部の基底膜のlamina lucida, lamina densaは，胎生6週から認められる．Laminin 5とⅣ型コラーゲンの発現は，胎生7週から確認されている．Plectin, BPAG1, 2などのヘミデスモソーム（hemidesmosome）関連タンパクは，胎生6週ですでに弱い発現がみられ，胎生8週頃から，成人の場合に近い発現量になる．形態学的に表皮真皮接合部のヘミデスモソームは，胎生3か月，胎生15週前後で形成が明確になる．anchoring filamentとanchoring fibrilは，未熟なものとして，より早期からみられるが，胎生8〜9週にかけて，成熟したanchoring filament, anchoring fibrilが形成される．時期を同じくして，Ⅶ型コラーゲンも成人同様に発現してくる．

9) 皮膚の発生と皮膚疾患

この項では，皮膚の発生の過程と，密接に関連している疾患や出生前診断などについて述べる．

a. 皮膚のモザイク疾患

モザイクは一般的にはgerm-line mutationではなく，postzygotic mutationによって起こる．受精卵は病因遺伝子変異を有さないが，個体の発生過程において遺伝子変異が起こり，変異を有する細胞由来の身体部位のみに表現型が現れる．発生段階での変異が起こったレベルによって侵される組織，範囲が決まってくるので，皮疹の分布などは皮膚の発生と密接に関連している．以下に代表的な例を示す．

(1) epidermolytic hyperkeratosis と epidermal nevus with epidermolytic hyperkeratosis

epidermolytic hyperkeratosis（bullous congenital ichthyosiform erythroderma, 水疱型先天性魚鱗癬様紅皮症）では，ある体節のみに限局した皮疹をみる症例や，母斑性に小型の局面を認める例（epidermal nevus with epidermolytic hyperkeratosis）が報告されている．これらの病変を有する患者は，epidermolytic hyperkeratosisをきたす原因であるケラチン1またはケラチン10の遺伝子変異についてのモザイクであると考えらていた．実際に，病変部の皮膚のみにケラチン10遺伝子変異がモザイクでみられることが1990年代から報告されていた．ケラチン1の変異のモザイクは報告されていなかったが，2006

年に初めて，われわれはケラチン1のモザイク変異からなるepidermal nevus with epidermolytic hyperkeratosisの例を報告した．

（2）色素血管母斑症

色素血管母斑症（phakomatosis pigmentovascularis）は，発生過程での異常によって皮膚血管腫と色素性母斑が併発した病態である．病変は皮膚のみでなく，中枢神経系，眼に及ぶ症例も含まれるある．色素血管母斑症は現在，Ⅰ型（単純性血管腫＋疣状色素性母斑），Ⅱ型（単純性血管腫＋青色斑（±貧血母斑）），Ⅲ型（単純性血管腫＋扁平母斑（±貧血母斑）），Ⅳ型（単純性血管腫＋青色斑＋扁平母斑（±貧血母斑））の4型に分類されている．この4型分類のそれぞれの型は皮膚のみに病変が限局する皮膚限局例（a）と皮膚以外に病変が存在する全身性疾患合併例（b）に細分されている．

色素血管母斑症のように色素細胞系の異常と血管系の異常の2つの異なる病変を隣接して有する疾患についての，発症メカニズムの分子遺伝学的な説明は，体細胞分裂における遺伝子組み換えに着目したtwin spotting理論（あるいはtwin spots現象）によってなされている．このように，体細胞分裂時の遺伝子組み換えによって起こる色素血管母斑症などの疾患も，また，発生過程での出来事が病態に深くかかわっている疾患の例であるといえる．

b. 発生段階ですでに発現する皮膚の遺伝性疾患

種々の先天性皮膚疾患において，胎児の皮膚に早期から表現型が発現し，出生後の病像の形成にかかわってくることがある．1例としてコロジオン児がある．コロジオン児は，出生時，膜様の厚い角化物質（コロジオン膜）に覆われており，出生後，2, 3時間から1, 2日で，コロジオン膜は乾燥し，剝がれ落ち，その下から全身の潮紅と鱗屑が現れる．皮膚の角化の異常は胎生期にすでに発現していて，潜在的な皮膚のバリア障害を有していると考えられる．コロジオン児の皮疹は，魚鱗癬に侵され，バリア機能に障害を有する皮膚が，羊水中にある胎生期の環境から出生後の，大気中の環境へと急激に変化する外部環境に対して示す一過性の状態（症状）である．コロジオン児として出生する可能性のある先天性魚鱗癬には，非水疱型先天性魚鱗癬様紅皮症，葉状魚鱗癬や，Sjögren-Larsson症候群，neutral lipid storage diseaseなどの魚鱗癬症候群などが挙げられる．コロジオン児の予後は様々で，各々の基礎となる疾患によって決定される．

コロジオン児の中には，新生児期を過ぎると魚鱗癬としての症状が完全に，または，ほぼ完全に自然治癒する症例もみられ，self-healing collodion babyあるいは，lamellar ichthyosis of the neonateなどと呼称されている．トランスグルタミナーゼ1の遺伝子変異の中には，子宮内の羊水中の環境では酵素活性が低下し，出生後の大気中の環境では，酵素活性がある程度回復するものが認められているが，このようなトランスグルタミナーゼ1遺伝子変異がself-healing collodion babyの少なくとも一部の症例の病因と考えられる．

胎生期における表現型の発現が症状を大きく規定する例として，最重症型の魚鱗癬道化師様魚鱗癬も挙げられる．道化師様魚鱗癬は，非常に重篤で，多くの場合，致死性の先天性魚鱗癬である．全身の皮膚は胎生期にすでに障害されており，出生時には，体表面すべてが厚い板状の角質に覆われ，高度の眼瞼外反，口唇突出開口を伴っている．道化師様魚鱗癬の罹患胎児における皮膚病変の発現であるが，胎生21週以降では，頭部，手掌，足底，躯幹などを含めて，すべての身体部位で道化師様魚鱗癬に特徴的な形態学的異常，すなわち，角化細胞内の異常な脂肪滴，小空胞，層板顆粒の異常，または，欠損，角質細胞間の層状物質の形成不全などが認められる．道化師様魚鱗癬の病変は，胎児の皮膚に角化の始まる時期以降では，胎児の皮膚において病変が発現している．この胎生期に発現している変化が，出生後の罹患児の臨床像の形成に大きく関与してくる．

c. 皮膚の発生学的情報を応用した出生前診断

胎児皮膚の形態発生についての知識は，遺伝性

皮膚疾患の出生前診断に実際に応用されてきた．道化師様魚鱗癬のように，胎児の皮膚において，すでに病変が発現している先天性疾患では，胎児皮膚生検を行い，その検体の電顕的所見を手がかりとした出生前診断が施行されてきた．皮膚の発生学的知見に基づき，魚鱗癬については毛孔の角化を認める胎生 19 週以降において，胎児皮膚生検が行われる．すなわち，妊娠 19～21 週において，径 1～2 mm ほどの胎児の皮膚の断片を採取し，電子顕微鏡で観察し，胎児皮膚の表皮あるいは毛包の角化を示す細胞の中に前述の道化師様魚鱗癬に特徴的な形態学的異常を見つけだすことにより診断を行う．この胎生 19～21 週の時期は，まだ毛包間表皮は角化していないことが多く，この時期角化を示す毛孔を観察することによって診断が可能となるケースもある．表皮水疱症などの疾患については，それ以前の表皮においても表現型の有無が確認できる．しかし，近年は，病因遺伝子変異が同定されている場合，分子遺伝学的手法による出生前診断が行われるようになっている．

重症型先天性魚鱗癬には，道化師様魚鱗癬，葉状魚鱗癬，水疱型および非水疱型先天性魚鱗癬様紅皮症，種々の魚鱗癬症候群などが含まれるが，出生前診断の適応となる主なものは，道化師様魚鱗癬，葉状魚鱗癬，水疱型先天性魚鱗癬様紅皮症などである．

葉状魚鱗癬の一部の症例では，表皮のバリア機能にとって重要な，角化細胞の cell envelope の形成に必須である酵素，トランスグルタミナーゼ 1 をコードする遺伝子 *TGM1* の変異が病因であることが明らかになっている．また，水疱型先天性魚鱗癬様紅皮症の病因は，ケラチン 1 またはケラチン 10 の遺伝子変異であることが知られいる．したがって，葉状魚鱗癬，水疱型先天性魚鱗癬様紅皮症については，原因遺伝子変異の明らかになっている家系では絨毛膜生検などの検体を用いた DNA レベルでの出生前診断が行われている．これは，妊娠 11～13 週で，絨毛膜生検を行い，得られた組織から胎児の DNA を抽出し，PCR にて増幅，胎児における原因遺伝子変異の有無を direct sequencing, allele-specific oligonucleotide hybridization（ASO）法などにて診断する方法である．

幹細胞の研究，各種の分化，増殖の制御因子の検索，再生医学などの分野で発生学的なアプローチがなされてきており，トランスジェニックやノックアウトなどの動物実験系や high throughput な分子生物学的手法を用いた研究により，皮膚の発生のメカニズムは，次第に解明されつつある．マウスなどの動物の系では，Notch, Wnt, Sonic hedgehog pathway が皮膚の形態形成において重要な役割を果たしていることが知られ，FGF, TGF, PDGF, EGF, BMP などの多くの因子が様々に絡みあって作用し，表皮や毛包などの形態形成が行われることが示されている．また，多くの先天性疾患や遺伝的素因によって発症する疾患は胎生期，発生の過程で病因となる異常が起こったり，また，その病像のもとになる変化を表したりしているものである．胎生期の皮膚の状態，出生時の皮膚の症状，そして加齢による皮疹の変化をひとつの流れとして理解することが，遺伝性疾患の病態の把握には重要である．皮膚発生学が皮膚科学，皮膚の生物学の領域で占める役割は大きくなるものと考えられる．　　〔秋山真志〕

文　献

1) 秋山真志：毛囊上皮および毛囊間表皮の幹細胞. 日皮会誌 **107**: 419-426, 1997
2) 秋山真志・松尾聿朗：遺伝性皮膚疾患の出生前診断. 医学のあゆみ **197**: 560-561, 2001
3) 秋山真志：皮膚の発生を知らずして皮膚病を語るなかれ－皮膚の発生と皮膚疾患の関連－. 眼でみるベッドサイドの病態生理：皮膚疾患のとらえかた, pp1-11, 文光堂, 東京, 2002
4) 秋山真志：皮膚の発生. 皮膚の発生・機能と病態, 最新皮膚科学大系第 19 巻（玉置邦彦編）, pp 2-11, 中山書店, 東京, 2004
5) 秋山真志：脱毛症のすべて, 毛器官の発生と再生. *Derma* **109**: 1-8, 2006
6) Akiyama M, Smith LT, Yoneda K, Holbrook KA, Hohl D, Shimizu H: Periderm cells form cornified cell envelope in their regression process during human epidermal development. *J Invest Dermatol* **112**: 903-909, 1999
7) Akiyama M, Smith LT, Shimizu H: Changing patterns of localization of putative stem cells in developing human hair follicles. *J Invest Dermatol* **114**: 321-327, 2000

6 皮膚の老化

1) 生理的老化

　哺乳動物は，それぞれ固有の寿命をもち，個体誕生から成長期を経て，生殖期に入り，子孫を残す営みを終えたあと個体の終焉を迎える．多種臓器の機能が低下し，社会活動はできないが何とか生命を維持できる老衰状態が短期間続き寿命を終えることが理想と考えられる．線虫は約25日，マウスは3年，ヒトは120年とそれぞれ最大寿命は種により決定されている．ヒトは誕生時約3兆個の細胞から構成されているが，成長とともに細胞数は増えつづけ，若さのピーク時と考えられる18歳頃には総細胞数は約60兆個となる．その後個体構成細胞数が横ばい，あるいは多少減少しながら個体は老化に向かう．これは加齢による一般老化で遺伝子にプログラムされている（老化プログラム説）と考えられている．一方，人類の平均寿命は環境や生活スタイルにより，また，医療の発達状況などにより大きく異なってきている．21世紀を迎えた現在もまだ老化の機序に関しては依然として明確な答えは得られていないが，近年，老化関連遺伝子の発見により老化の機序に関する研究は盛んである．

　早老症としてよく知られているウェルナー症候群の関連遺伝子（*WRN*）が1996年に同定された．*WRN*遺伝子は第8染色体上にある．WRN患者は20歳過ぎから糖尿病や白髪が出はじめ，40歳頃には一般健康人の60～80歳と同じくらいの加齢状態を示す．*WRN*遺伝子はヘリケース（2本鎖DNAを1本鎖に巻き戻す働き）活性をもっている．ウェルナー症候群ではこの遺伝子に突然変異が生じているため，本来の機能を発揮できないと考えられている．しかし，最も重要な点，つまりヘリケース活性低下がどのような機序でウェルナー症候群の早老症状の出現につながっているのかはわかっていない．

　また，老化促進のモデルマウス（senescence-accelerated mouse；SAM）が見いだされ，その関連形質として老化アミロイドーシス，骨粗鬆症，学習記憶障害，免疫機能不全などの老化病態に関する遺伝子の検索が進められている．SAMを用いて老化促進や寿命との関連が明らかにされ，マウスの老化制御が可能となれば，ヒトの老化機構の解明に役立つことが期待される．さらに最近下等生物で，老化機序を解き明かす手立てとなる素晴らしい発見がなされている．出芽酵母（*Saccharomyces cerevisiae*）で見いだされたSir2（silent information regulator）の役割である．Sir2（哺乳類ではSirt1）はNAD（nicotinamide adenine dinucleotide）と複合体をつくり，クロマチンに作用し，ゲノムの不安定や不適切な遺伝子発現を抑制していることが明らかになってきた[1]．

　Sir2蛋白ファミリーはバクテリアからヒトまで広く見いだされており，現在ヒトや哺乳類の老化，特にカロリー制限による長寿との関連で注目されている遺伝子産物である．

a. 老化は細胞核が支配する

　細胞核が老化を決するとの考えは，いくつかの老化関連遺伝子の存在から強く支持されている．

　最近，鍋島らにより早老症状を特徴とするKlothoマウスが見いだされている．*Klotho*遺伝

子が第13染色体上にあり，この遺伝子はカルシウム制御にも関係したホメオスタシスを維持するためにも必要と考えられている．特に腎臓で強く発現されている．腎不全患者ではKlotho蛋白はつくられていないだけでなく，さらに早老症状を示すことからKlotho蛋白質が老化に強く関連していることが示唆される．黒尾らはKlotho遺伝子の老化への機序を明らかにするため，マウスにKlotho遺伝子を過剰発現させると長寿になることを明らかにしている．Klotho蛋白質が細胞膜上の受容体に統合すると，糖の利用を抑える物質がつくられ，実際に体重減少につながる[2]．

現代までに数種の早老症は知られている．ハッチンソン-ギルフォード症候群，ウェルナー症候群，コケイン症候群，ダウン症候群，色素性乾皮症と毛細血管拡張性失調症などである．これらの患者由来細胞は，ある種のストレスが加わった条件下で特に著しい細胞寿命の短縮を示す．その多くの原因はDNA損傷の修復異常である．コケイン症候群や色素性乾皮症では特に転写部位に存在する紫外線誘発DNA損傷を修復できないことが，老化の大きな原因と考えられる．毛細血管拡張性失調症ではイオン化放射線によるDNA損傷に対し，修復を待たないでDNA複製が開始されるため遺伝子変異が生じやすい．本症の原因遺伝子はATMでP13キナーゼファミリーに属し，シグナル伝達系やDNA修復に関与している．さらに酵母のP13キナーゼファミリーでTEL1やMEC1が変異すると，テロメアDNAの短縮に関連するといわれている．

ウェルナー症候群とブルームス症候群では，それぞれWRNとBLMが原因遺伝子として同定されている．共にDNAヘリカーゼであるが，それらの異常がどのような機序で老化症状の発症にかかわっているかは現在のところ不明である．また，染色体末端のテロメアDNAの短縮が老化つまり細胞の分裂停止に大きくかかわっていることが示されている．ヒトでは（5′-TTAGGG-3′）という6塩基の繰り返しが10 kbも存在する．しかし，DNA複製時には，新生鎖の5′末端部位のテロメアDNAが複製ごとに50〜150塩基ぐらいずつ短縮する．その結果一定の長さ（約5 kb）まで短縮すると分裂が止まる．

b. 老化とフリーラジカル

酸素をエネルギー源として用いている好気性生物は副産物として活性酸素を放出する．呼吸は化学的には分子状酸素（O_2）を水に還元する過程である．ミトコンドリア電子伝達系によりスーパーオキシドアニオン（O_2^-），過酸化水素（H_2O_2），ヒドロキシラジカル（$OH\cdot$），最後に水（H_2O）に順次還元する．特に$OH\cdot$は反応性に富むため核酸，蛋白質，脂質などを酸化する．そのため生物は酸素ストレスを逃れる手段として種々の抗酸化機構を装備している．遺伝子により制御された酵素系抗酸化システムだけでなく食物からの抗酸化物質を利用する．さらに活性酸素やラジカルにより損傷されたDNAを修復するシステムも備えている．

活性酸素やラジカルが老化に関与するならば，酸化防御能を超えた酸化因子の生成，あるいは抗酸化能の低下，さらには酸化物質修復能の低下などが老化を促進すると考えられる．少なくとも老化表皮や真皮では，カタラーゼ（catalase）やスーパーオキシドアニオン（SOD）活性が低下している．

c. 加齢による反応性低下

細胞内タンパク質の分解および排泄活動の低下が加齢により進むことが明らかになっている．例えばin vitroで培養細胞に導入された異種タンパク質の分解速度は細胞が若いと速く，逆に老化動物由来細胞では明らかに分解速度は遅い．ユビキチン・プロテアソームのユビキチン化のプロセスに時間を要すること，およびD体アミノ酸のペプチド内への取り込みが修復されないために分解がうまく機能しないなどが考えられる．コラーゲンの分解産物が線維芽細胞のコラーゲン合成を抑制するとの報告があるが，細胞内タンパク質の分解・排泄が細胞の分裂寿命や臓器の機能的寿命に与える影響については今後の課題と考えられる．

d. 活動的・社会的寿命

老年学の立場からは機能的（活動的）寿命が重要な意義をもつ．最大寿命に至るまでを単なる生物寿命ではなく，活動的・社会的寿命としてとらえることが重要である．活動的寿命を長くするための方法の第一は摂取カロリーの制限である．すでに動物では，低カロリー食が寿命延長につながることが証明されている．先に述べた Klotho 蛋白質や Sir2（ヒトでは sirtuin1）はカロリー制限を通して長寿に働いている可能性が示唆されている．しかしヒトでは，まだ科学的には実証されてはいない．第二には抗酸化遺伝子の活性化や遺伝子操作である．ヒトの活動的寿命を延ばすためならば，遺伝子操作も倫理的に問題がないと考えられるが，そのために簡単で有効な遺伝子導入法あるいは必要な遺伝子の発現を亢める方法の開発が必要である．もちろん，抗酸化剤カクテルの適切な服用もひとつの方法と考えられる．

2) 皮膚の老化と光老化のメカニズム

a. 太陽紫外線と皮膚急性反応[3]

皮膚細胞数は生下時に比べ 18 歳頃には約 7 倍に増加する．この間，成長に影響するのは主に脳下垂体前葉から分泌される成長因子といわれている．思春期に最大となる成長ホルモンと性ホルモンの分泌量に相関しながら皮膚は成長し，分泌量が十分に維持されている間は若々しい．

老化の要因は外的環境因子（紫外線，温度や湿度など）よりむしろ，内的因子（代謝に伴う活性酸素など）が主であり，基本的には遺伝子制御されていると考えられる．一方，小児期より太陽紫外線を浴びつづけている顔の皮膚では，20 歳を過ぎた頃からしみなどの老化症状が出はじめる．これらの変化は特に光老化と呼ばれ，一般にあまり太陽光線を浴びない皮膚の経年的老化と区別されている．光老化は顔面に最も顕著に現れる生活習慣病であり，誰にとっても大きな関心事である．

環境因子の中では湿度もまた皮膚に大きな影響を与える．特に太陽紫外線は皮膚細胞遺伝子に直接あるいは活性酸素を介して間接的に損傷を与え，遺伝子の変異を誘発し，皮膚の老化を促進させる．顔や手背あるいは前腕伸側の皮膚細胞では小児期より浴びつづけた太陽紫外線によって種々の遺伝子に変異が生じ，被覆部皮膚に比べ，より若年で小色素斑（しみ）やしわ，さらには良性と悪性の腫瘍が生じる．

光はエネルギーをもった小さな粒子であり，また同時に波としての性質をもっている．一般に波長により生物に与える影響に大きな違いがある．地表に届く主な太陽光線は波長が短い方から順に紫外線（290〜400 nm），可視光線（400〜760 nm）と赤外線（760 nm〜1.0 mm）と呼ばれる．それぞれ，6％,52％,42％の比率で地表に届いている．さらに紫外線は波長別に紫外線 B（ultraviolet B, UVB：290〜320 nm）と紫外線 A（ultraviolet A, UVA：320〜400 nm）に分かれる．これらの太陽光線のうち，皮膚の光老化に最も影響力のあるのは UVB である．地表に届く UVB 量は A 量に比べ 1/5〜1/50 と少ないが，UVA に比べ皮膚機能への影響は約 1000 倍も高い．オゾン層の破壊により UVB が大量に地表に届くことになれば，ヒトの健康への影響だけではなく生物への影響が大きく，地球の生態系を乱す．具体的数値としては，オゾン層の 1％ の減少は約 1〜2％ の有害な UVB の増加につながり，さらにはオゾン層の破壊がひどくなると，今までほとんど地表に届いていなかった紫外線 C（100 nm〜290 nm：人工殺菌灯は 254 nm）も届くこととなり，地球環境に悪影響を与える可能性が高い．2006 年現在，日本では気象庁が観測を開始した 1990 年以降，UVB はわずかではあるが増加傾向にあることを示すデータが蓄積されている．

紫外線による皮膚急性反応である「日焼け」は太陽光を浴びた皮膚が数時間後から赤くなる紅斑反応（サンバーン，sunburn）と，数日後から始まる褐色の色素沈着（サンタン，suntan）の両現象をさしている．サンバーンとサンタンはともに遺伝子の傷が引き金となる．たくさん傷がつくとサンバーンはより強くなる．浴びた紫外線量が同じでも，色白で赤くなりやすい人は，黒くて赤くなりにくい人に比べ 3〜5 倍ほど多くの傷が DNA

に生じている．DNAの傷を効率よく修理するとサンバーンが起きにくくなる．また，DNAの傷を修復できない色素性乾皮症では健康人の1/5以下の少量の紫外線でサンバーンが生じる．サンバーンで皮膚が赤くなるのは血流量の増加による．UVBにより角化細胞はDNA損傷を受けるため，何らかの機序でCOX2（cyclooxygenase-2）の遺伝子が活性化されてmRNA，蛋白質と活性が上がり，その結果，PGE_2（prostaglandine E-2）が大量に生成され血管を拡張させる．さらに，紫外線を浴びた皮膚ではiNOS（inducible nitric oxide synthase）のmRNAレベルが上がり，NO（nitric oxide）が生成されることもサンバーンとサンタンに関係していると考えられている．さらにサンタンが起きる原因の一部はDNAの傷が引き金となり，短いピリミジンヌクレオチドが切り出されるためとの研究結果が最近報告されている．

紫外線による皮膚黒化のメカニズムは，現在以下のように考えられている．紫外線が直接色素細胞に吸収され，DNAに傷をつけ，あるいは細胞膜を介してメラニン合成を活性化させる以外に，紫外線が表皮角化細胞を刺激し，bFGF，α-MSHやエンドセリン1などの生物活性物質（サイトカイン）を合成，放出する．これらの物質がパラクライン様式で色素細胞のそれぞれのレセプター（受容体）を介して，細胞内にシグナルを送る．α-MSHはサイクリックAMPを介してチロシナーゼ活性を亢進させてメラニン合成を促進する（図6.1）．エンドセリン1は細胞内のカルシウムイオンを動員させ，細胞内の情報伝達系を介して遺伝子の転写活性を上げ，メラニン合成を亢進させる．筆者らは，ADF（adult T cell leukemia derived factor）と呼ばれる物質がメラニン合成に関与することを報告している．紫外線を浴びた角化細胞からADFが合成，放出され，色素細胞を刺激しα-MSHのレセプター発現を亢める．そのため色素細胞は角化細胞から放出されたα-MSHを効率よく受け取り，メラニン合成が進行することも明らかになってきた．紫外線刺激により色素細胞ではメラニン合成が亢進するだけでなく，メラノソームを突起の先端に移送し，角化細胞に手渡す活性も高くなり，さらに突起の数も増えて多くのメラノソームが角化細胞に移動し，皮膚は黒くなる．このように紫外線を浴びた皮膚では，色素細胞数が増し，メラニン合成も盛んになるだけでなく，しみの表皮では角化細胞から多くのSCFが生成されるため，既存のしみ（色素斑）は色調が濃くなる．

b. 紫外線は直接あるいは活性酸素を介して間接的に遺伝子に傷をつける

太陽紫外線のうちでも特にUVBは遺伝情報を含むDNAにシクロブタン型ピリミジン2量体（PyPy）や（6-4）光生成物などの独特の傷をつける．真夏の昼間に1時間太陽紫外線を浴びると，表皮上層では1個の細胞の全ゲノムあたり約100万個，表皮最下層にあり分裂する基底層細胞でも約10万個もの傷ができる．皮膚を含め，すべての体細胞は傷をすべて元どおりに修復するためにDNA修復機構を備えている．つまり，ヌクレオチド除去修復機構，塩基除去修復および複製後修復である．これらのうち代表的な除去修復機構には転写共軛修復と全ゲノム修復の2系に分けられる．紫外線を浴びれば傷はただちに生じ，数時間

図6.1 UVBによる皮膚メラニン生成機序
UVBを浴びた表皮角化細胞はサイトカイン（エンドセリン1，SCF，ADF）やニューロペプチド（α-MSH）を合成・放出し，パラクライン様式で色素細胞を刺激（MCI-Rの発現亢進）し，チロシナーゼ蛋白質や活性を亢進させ，メラニン合成が進む．

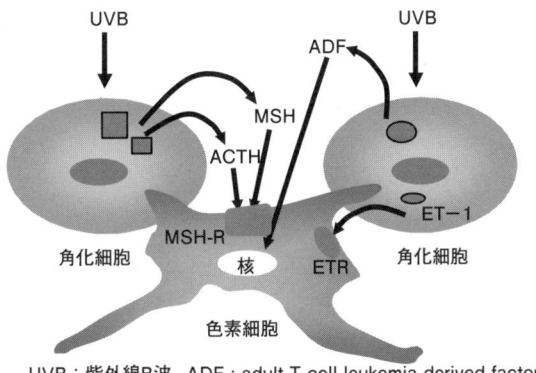

UVB：紫外線B波，ADF：adult T cell leukemia derived factor,
MSHメラニン細胞刺激ホルモン，
ACTH：副腎皮質刺激ホルモン，MSH-R：MSH受容体
ET-1：エンドセリン1，ETR：エンドセリン受容体

から24時間くらいかけて約1/2が修復される．紫外線による特徴的な傷であるピリミジン塩基の2量体（PyPy）はシトシンとチミンが2個隣り同士，あるいはシトシン同士，チミン同士が手をつないだものである．この2個の塩基を含め30個近い塩基DNA鎖を切り捨て，新しい塩基を元どおりに入れる．このヌクレオチド除去修復と呼ばれる修復機能は，大腸菌からヒトまで生物界に広く保存されている．この修復機構には20種以上の遺伝子産物（蛋白質）が関与している．これらのうちの7種（XPA～G）いずれか一種の蛋白質を正しくつくれない色素性乾皮症では，健康なヒトに比べ少量の紫外線で強い日焼けをし，生後数か月頃から日光性黒子などの光老化症状が出現し，良性腫瘍の脂漏性角化症は2歳までに生じ，また若くして皮膚に癌ができる．色素性乾皮症は，DNA修復の誤りが光老化の大きな原因であることを証明している．

波長が長いUVAもPyPy型の傷をつけるが，UVBに比べ約1000倍の大量を必要とする．さらにUVAはDNA鎖を切断し，また，DNAと蛋白質を結合させる．さらに一方では，UVBとUVAは細胞内外で活性酸素を生成し，あるいは電子移動により遺伝子および遺伝子を構成する塩基プールのグアニンヌクレオチド（G）などを酸化し，また，DNA鎖上のGを酸化し8-ハイドロキシデオキシグアノシン（8-OHdG）やそのほかの塩基酸化物を生成する．これら活性酸素や紫外線により生じたDNAの傷が元どおりに修復されないときには遺伝子に突然変異が生じるか，あるいは細胞は死滅する．細胞はDNAに傷がつきすぎて修復不可能なときにはアポトーシスと呼ばれる機構で特殊な方法で自殺し[4]，がん細胞ができにくい機構になっている（図6.2）．

c. 太陽光は免疫の働きを奪う

太陽光を浴びた後，口唇やその周辺には小さな水疱が集簇する特徴ある単純疱疹が生じる．本疾患は疲れたときなど一般に免疫が低下したときに同じ部位に繰返し小水疱を発症する．紫外線による免疫活性の低下が誘因のひとつであることを示唆している．

マウス腹部皮膚に強い抗原性を有する化学物質を塗布し，5日後に同じ物質を少し薄めて耳に塗ると翌日には耳が膨れる．これは皮膚を介して免疫が成立したためである．ところが，マウス皮膚にUVBを当て，翌日紫外線が当たった皮膚に抗原物質を塗り，5日後に同じマウスの耳に同じ物質を塗っても翌日耳は腫れない．紫外線を浴びた結果，このマウスでは免疫反応が起きなかったことを示す．人間の皮膚でもマウスと同様に紫外線による免疫抑制が生じる．さらに免疫抑制状態で投与された抗原物質に対しては生涯免疫反応が生じない．つまりトレランス状態が誘導される．免疫抑制の詳しい機序は現在もまだわかっていないが，少量の紫外線では紫外線が直接または間接的に表皮ランゲルハンス細胞（抗原提示細胞）の機能を奪うためと考えられる．大量の紫外線を浴びた表皮角化細胞から種々のサイトカイン（IL-10，TNF-αやα-MSHなど）が合成，分泌され，リンパ球など免疫の成立に関与する細胞の機能が奪われるためである．DNAの傷が引き金になって免疫抑制が起きるとの報告もある．また，UVAは活性酸素を介して免疫抑制に関与するとの報告がある．そのため活性酸素の生成抑制，あるいは活性酸素をの速やかな消去でUVAによる免疫抑制を防止することが可能と考えられる．しかし，一方ではUVAはUVBによる免疫抑制を軽減させ

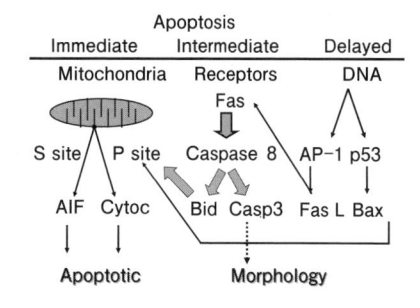

図6.2 紫外線（A，B）は表皮角化細胞にアポトーシスを誘導し，がん化を防止する[5]．
紫外線の波長と量によりアポトーシスの機序が変化する．大量UVAを浴びると即時型（immediate type）のアポトーシス，つまり新しい蛋白質合成を必要としない反応が照射30分以内に起きる．ミトコンドリアからAIF型（apoptosis inducing factor）やcytochrome C（チトクローム）を介し，アポトーシスに至る．

るとの報告もあるため，UVAが免疫に与える影響に関する詳細は，今後の研究成果に待たねばならない．

d. 表皮と真皮の老化

表皮基底層の角化細胞の分裂は60歳では20歳に比べ約1/2と減少する．そのため表皮有棘層は萎縮するが，最外層の角（質）層は厚くなる．その理由は角層を剝離する際に働く酵素の生成や活性の低下のためと考えられる．また，一般に老化皮膚の表皮角化細胞の面積が大きくなる．また，65歳を過ぎると90％の人で皮膚は著しい乾燥を示し，老人性乾皮症と呼ばれる症状を示す．皮膚の乾燥はアンドロゲンの分泌量の低下による皮脂分泌量の減少に加え，細胞間脂質セラミドの合成低下・分解亢進が大きな要因である．さらに表皮の保湿に大切な自然保湿因子となる前駆物質プロフィラグリンの生成量が低下する．角質層の脱落機序も老化に伴い変化する．角質層の細胞間接着因子デスモソームを切断し，剝離させるための蛋白分解酵素の活性低下も起きている．さらに，プラスミノーゲンアクチベーター活性が亢進し，そのほかの保湿にかかわる酵素活性が低下し，皮膚は乾燥に向かう．

浅いしわは表皮の乾燥で生じるが，深いしわは真皮の構造と機能低下のために生じる．主要な真皮線維成分であるコラーゲン量は加齢とともに減少する．真皮の細胞成分である線維芽細胞や肥満細胞の数も加齢に伴い減少する．

しわ形成における遺伝子の関与であるが，早老症のウェルナー症候群（Werner syndrome; WS）でしわができやすいとの報告はないが，皮膚は薄く，末端は石灰化し光沢を帯び，老人様皮膚となる．また，色素性乾皮症（xeroderma pigmentosum; XP）では光老化の特徴であるしみや良性腫瘍は1〜2歳で発症するが，しわは特に目立たない．真皮のactinic elastosis（日光性弾性線維症）と呼ばれる変性弾力線維もXPのA群患者では年齢相当である．

老化を制御する因子として遺伝子のほかに重要なのは活性酸素である．活性酸素やフリーラジカルは真皮のコラーゲン量を低下させるだけでなく，生成コラーゲンの架橋形成を促進し，真皮の柔軟性や伸縮性を低下させる．さらに活性酸素を介した遺伝子の活性化でコラーゲンや弾性線維を切断する酵素活性を亢進させ，しわの形成，老化を促進すると考えられる．コラーゲン線維が網状に交叉する部位に弾性線維がからんで，ある程度の伸縮性を保ちながら固定している．老化皮膚ではこの留め金となる弾性線維が減少するためしわやたるみが生じる．さらに加齢に伴い弾性線維は形態的にも屈曲した状態となる．

2002年にはXPD遺伝子の変異（硫黄欠乏性毛髪異常症, trichothiodystrophy; TTD）に加えXPA遺伝子にも変異をもつマウスは著しく短命で，表皮角質層の肥厚や皮下脂肪萎縮などの老化症状を示した．さらに興味のあることには，マウスは活性酸素にきわめて致死過敏であった．本マウスは活性酸素が老化に深くかかわっていることを示唆している[5]．

e. 光老化の発症メカニズム

光老化は長年にわたり日光曝露を受けた皮膚にみられ，一般に加齢による老化とは質的にも異なっている．漁師や農夫など若いときから毎日のように太陽紫外線を浴びつづけた人の顔や頸の皮膚には深いしわで菱形をつくり，また，表皮は厚くなりやや黄色っぽい．これが典型的な光老化皮膚である．

筆者らは緯度が北緯39.43度の秋田市と31.36度の鹿児島市の女性（6〜80歳）を対象に各々350人の顔面皮膚の特定部位の色素斑の面積としわ（深さ0.5 mm以上，長さ0.5 mm以上）をコンピューターに取り込ませ，一定面積あたりのしわの面積を両地域で比較し，年間UVB量が約1.6倍の鹿児島の女性は6〜10歳早くしわが出ることを明らかにしている．

光老化皮膚の真皮では線維成分とその間を埋めるグリコサミノグリカン（酸性ムコ多糖）に著しい量的，質的変化がみられる．特に，真皮乳頭層ではactinic elastosisがみられる．また，血管周辺にはリンパ球，組織球系細胞浸潤があり，慢性

炎症が持続している．UVBは in vitro と in vivo でトロポエラスチン遺伝子の発現を亢進させること，さらには光老化真皮網状層でフィブリリンの発現と増加が見いだされているから，actinic elastosis の発症機序として，弾性線維の増加と変性が考えられる．

　光老化によるしわは UVA と UVB により発症する．UVA は $^1O_2$ を介し，I, III 型コラーゲンを分解する MMP-1 と MMP-2，さらには IV, VII 型コラーゲンを分解する MMP-3 の mRNA レベルを亢め，線維を切断し老化症状の発症に関与する．1996年に Fisher らはヒト皮膚では太陽光線にわずか2～3分曝露するのと同量の UVB でコラーゲンや弾性線維など真皮の線維成分を切断する酵素（MMP-1, MMP-3, MMP-9）の mRNA レベル，蛋白質および活性が亢進することを明らかにした．つまり，最少紅斑量の1/10ほどの少量の太陽紫外線曝露でヒト皮膚ではコラーゲナーゼやエラスターゼなど線維を分解する酵素活性が活性酸素を介して亢進し，断裂変性を引き起こすことがしわ形成につながるとの考え方が提示した[6]．若い間は線維が切断されても新しいコラーゲンの合成も盛んなためにしわができないが，老化に伴い，新しいコラーゲンの合成能が低下し，コラーゲン分解が勝るためにしわが生じると考えられる（図6.3）．特に光老化皮膚では加齢による老化皮膚に比べ，I 型プロコラーゲンの生成は高いが，MMP-1，MMP-3 や MMP-9 の mRNA レベルも高く活性も亢進するため，結果的に真皮のコラーゲン量は減少している．

　弾性線維を形成するミクロフィブリリンに富むミクロフィブリルが光老化の基底膜（表皮-真皮境界部）で減少していることも見いだされており，この減少が光老化皮膚のしわの形成に関与するとの考えが提示されている．

　また，先に述べたように，活性酸素の働きにより非酵素的にコラーゲンや弾性線維の架橋が進むことを強く示唆する報告がある．

3） 老化皮膚の特徴と疾患

a. 特徴的な皮膚徴候
（1） 皮膚表面の乾燥
　表皮は角化細胞の分裂能の低下のため薄くなるが，表皮角層のターンオーバー（角質層細胞に変化してから皮膚表面より脱落するまでの期間）の遅延のため角層は厚い．さらに，自然保湿因子（角層細胞内アミノ酸など）の減少や，角層細胞間脂質の減少が加わり，皮膚表面に到着する水分が少なくなり，乾燥しバリア機能が低下する．冬には発汗がなく，また空気が乾燥しているなどの環境の影響が著しく，皮膚は粗造化し，足底ではしばしば亀裂が生じる（老人性乾皮症，皮脂欠乏性皮膚炎など）．

（2） 真皮の萎縮と基質成分の変化
　コラーゲン線維は加齢が進むと細くなり，走行性も乱れる．弾性線維では乳頭層の細線維が減少する．特に光老化の真皮上層では，弾性線維が強い変性を示す（日光性弾性線維症）．また，乳頭層の基質フィブロネクチンが減少，真皮のデルマ

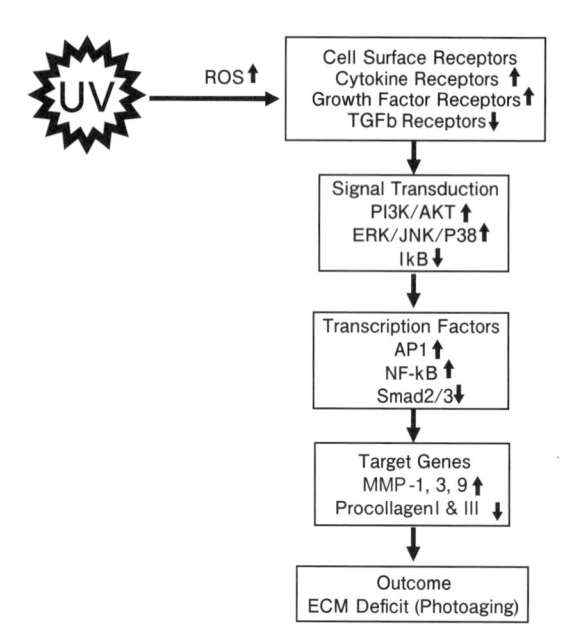

図6.3 UVBにより表皮角化細胞は表皮成長因子受容体（EGFR）やサイトカイン受容体が2量体を形成，活性化される．その結果，生成・放出される因子（IL-1α，IL-6など）が真皮線維芽細胞を刺激し，MAPkinase の活性化により MMPs（matrix metalloproteinase）の mRNA 蛋白レベルを亢め，活性化し，コラーゲンや弾性線維を分解する[6]．

タン硫酸は逆に増加する（しわ）．

（3） 色調の変化

表皮基底層の色素細胞の数は加齢とともに減少する．メラニンを受け取れなくなる角化細胞数が局所的に増えると老人性白斑となり，逆にメラニンを多数生成する色素細胞があれば老人性色素斑となる．しかし，一般的には色素増多による斑だけではなく，角化細胞も局所的に増殖し，軽く盛り上がった褐色～黒色の老人性疣贅となる．真皮血管の増生による老人性血管腫（赤色）や，血管が破れるための紫斑も好発する．

（4） 軟毛化，脱毛，白毛

壮年性脱毛では，30歳前後から頭髪が細くなり，前頭部より特異な脱毛化が始まる．一般には50歳頃から軟毛化が始まり，脱毛と進む．腋毛や陰毛も加齢とともに減少する．

白毛は，男性では30歳前後から，女性では40歳頃から始まる．毛母色素細胞の機能低下や，幹細胞の減少・消失のためと考えられる．眉毛，耳毛，鼻毛は加齢とともに伸長性が高まり，硬毛化する．眉毛はしばしば長くなる．

（5） 爪の変化

加齢とともに爪甲の伸びが遅くなる．特に，指爪では縦溝や縦線が50歳頃から明らかになってくる．

（6） 汗腺の変化

老化皮膚ではエクリン汗腺の分泌部が萎縮し，汗の分泌量が減少する（老人性乾皮症の原因ともなる）．アポクリン腺の機能も低下する．

（7） 皮脂腺の変化

脂腺は，新生児では母体のホルモンの影響で活発に皮脂が分泌されるが，一般に乳児～小児期には脂腺は小さい．思春期頃には増大し，20歳代で最大となる．その後，加齢とともに脂腺は縮小する．男性では皮脂の分泌の減少は著しくないが，女性では顕著である．

b. 老人に好発する皮膚疾患

（1） 老人性乾皮症（皮脂欠乏性皮膚炎）

65歳以上の日本人では，90％で皮膚は乾燥し，しばしば乾皮症状を呈する．四肢，特に下腿伸側や臀部皮膚に好発する．一般に，空気が乾燥しはじめる10月頃から毎年再発する傾向が強い．皮疹部は，はじめは紅斑など肉眼的な炎症症状はないが，粃糠様鱗屑や，魚の鱗のような乾燥局面を呈する．かゆみを伴うため，搔破により湿疹化する．治療は，炎症を除くためにステロイドホルモン（軟膏）を数日～10日間塗布し，さらに保湿剤（セラミド，ヒルドイド，ウレア）を重ね塗りするが，炎症消失後は保湿剤のみを毎日塗布するだけでよい．かゆみが強い期間中は抗ヒスタミン剤，抗アレルギー剤の内服が必要である．

（2） 脂漏性角化症

個人差はかなりあるが，早ければ30歳代から，主に慢性に日光を浴びる顔や手背に発症する．また，海水浴などで強い日焼けをした後，背部や肩に20歳過ぎに出ることもある．いずれにしても，光老化症状であるが，体幹にも発症する．皮疹は小さな米粒大からソラマメ大のものまで多様．表面はいぼ様にざらざらしているのが特徴である（図6.4）．角化細胞の上方への増殖であり，時にはボタンをくっつけたように見える．笹の葉様の形の皮疹が，体幹部に1～2か月で多発するとLeser-Trélat徴候と呼ばれ，内臓悪性腫瘍の発症が考えられる．

年間太陽紫外線量と皮膚腫瘍発生との関係を求めた疫学調査では，本州兵庫県加西市と沖縄県伊江村の日光角化症の罹患率の比較で，太陽紫外線が約2倍の伊江村は人口10万人に対し約550人，加西市は120人であり，4.5倍の差があるが，い

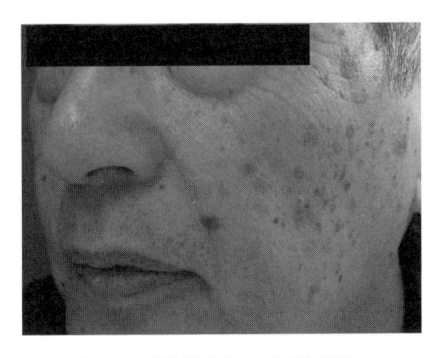

図6.4 脂漏性角化症（口絵参照）
67歳男性の顔面に多発している脂漏性角化症を示す．皮疹状でおおむね扁平に隆起し，触れてややざらざらすることもある．色調は淡褐色～黒褐色．

表 6.1 脂漏性角化症の保有数と日光角化症有病率の関係

(A) 加西市

年度	脂漏性角化腫保有数	受診者数	日光角化腫患者数	有病率
1994	0-5	2967	5	86.6
	6≦	1031	19	496.0
1995	0-5	969	1	54.3
	6≦	482	7	507.1
1996	0-5	2874	3	75.4
	6≦	1015	9	199.2
1997	0-5	2812	3	80.1
	6≦	1367	8	141.6
1998	0-5	2635	3	85.5
	6≦	1364	8	161.8
1999	0-5	2474	4	90.3
	6≦	969	2	106.9
2000	0-5	2402	2	43.1
	6≦	980	7	270.2
2001	0-5	2004	3	70.7
	6≦	686	4	275.3
2002	0-5	1695	1	59.0
	6≦	494	3	607.3
合計	0-5	20832	25	64.2[a]
	6≦	8388	71	307.3[b]

(B) 伊江村

年度	脂漏性角化腫保有数	受診者数	日光角化腫患者数	有病率
1994	0-5	798	5	218.2
	6≦	216	19	2532.1
1995	0-5	721	7	311.3
	6≦	314	24	2551.1
1996	0-5	694	8	328.6
	6≦	302	12	1181.7
1997	0-5	876	7	266.7
	6≦	323	13	1345.9
1998	0-5	895	7	256.2
	6≦	347	13	1269.3
1999	0-5	959	6	232.0
	6≦	354	11	1152.4
2000	0-5	911	6	244.3
	6≦	351	11	1162.3
2001	0-5	1014	3	153.2
	6≦	209	7	1734.7
2002	0-5	354	4	565.0
	6≦	96	3	1562.5
合計	0-5	6327	45	294.6[c]
	6≦	2165	100	1719.2[d]

a vs b, c vs d；毎年，両地点とも脂漏性角化腫多発群（6個以上）が非多発群（5個以下）に比べて，日光角化症有病率が有意に高かった．

ずれの地域においても脂漏性角化症を多発している人に前がん症の罹患率が統計的にも有意に高いことが明らかにされている．脂漏性角化症は良性ではあるが，悪性腫瘍が生じやすい体質を示唆している（表6.1）．

（3）老人性面皰

若い頃から太陽紫外線を浴びることが多い職業人の顔面に好発する．毛囊一致性の黒色小丘疹である．一般に紅斑などの炎症はみられない．深いしわを有する人に好発すると，Favre-Racouchot（ファブル-ラクショ）症候群と呼ばれている．

（4）日光角化症と悪性腫瘍

1985年頃から，つまり日本人の高齢化が著しくなりはじめた頃より，高齢者の顔面に好発する前がん症，日光角化症患者が急増してきた．1970年代と80年代の患者数を比較すると明らかに80年代で増加していた．1990～2000年の疫学調査で，日本人でも人口10万人に約120人の新患があることが判明した．本症の一部は有棘細胞がんに発展することから本症の予防と早期発見が望ま

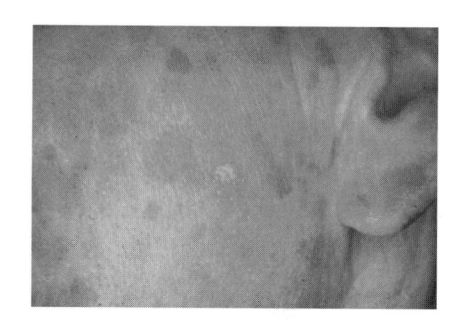

図6.5 日光角化症
70歳代の男性の左耳前部にみられる厚い鱗屑を付着した角化性小局面を示す．その他，顔面には淡褐色の小色素斑（日光性黒子）もみられる．

れる．皮疹は，やや萎縮した，時に軽度の紅斑を伴う局面に鱗屑が認められる（図6.5）．老人性疣贅とは異なり，表面はあまり疣状ではない．男性では65歳以降，女性では70歳以降に好発する．近年，日本人に好発する悪性腫瘍は基底細胞がんである．次いで有棘細胞がんが日光曝露皮膚に発生する．致死率の高いメラノーマは罹患率は低く，発症部位は太陽紫外線と関係がない足底に好発す

（5） 老人性脂腺肥大

老人の顔面に生じる直径2～3 mmの黄色調を帯びた，中央の軽度陥凹した丘疹である．皮脂腺の増殖により生じるが，一般に次々と多発してくる．自覚症状はない．適切な治療法もない．

（6） 日光性色素斑（老人性色素斑）

顔や手背など，日光曝露皮膚に生じる．褐色～黒褐色の小色素斑である．表面は平滑で隆起はない．レーザー光線やIPLが有効である．予防的には遮光が重要である．いわゆる美白剤にも多少は効果を期待できる．本症の特殊型，あるいは別症として光線性花弁状色素斑と呼ばれ，20歳頃，強い日焼けの後，肩や背中に花弁状の色素斑が多発する．

（7） 老人性白斑

顔面には少なく，主に体幹や四肢に発症する．直径3～5 mmくらいの類円形の小さい白斑である．色素細胞の減少，消失，あるいは機能低下のためであり，一般に治療法はない．

（8） 老人性紫斑

主に前腕などに，外的・物理的要因により発症する．老人皮膚では，血管は脆く周辺の結合織も粗であり，少しの外力で出血しやすいために生じる．地図状の紫色斑で，自覚症状はない．放置しても約2週間で消失する．しかし，表皮・真皮の萎縮が存在するので，あちこちに次々と生じやすい．

（9） 老人性血管腫

主として体幹に，米粒大までの鮮紅色，半球状に隆起した，表面滑らかな小丘疹である．一般に散在性にみられる．治療せず放置することが多いが，レーザー治療や凍結治療が有効である．

（10） 帯状疱疹

加齢による免疫能の低下のために発症する．個疹は多くは中心に臍をもつ小水疱である．それらが片側の神経分布領域に一致し，集簇性に多発する．痛みが先行し，背部痛や腰痛を訴え整形外科を受診することも多い．高齢者では，小水疱はしばしば深い潰瘍となるので早期の抗ウイルス剤投与による治療が必要である．時にはウイルスが血中に入るため，散布疹が全身皮膚にみられる（汎発性帯状疱疹）．

（11） アクロコルドン（skin tag）

頸部，腋や股間部などに発症する有茎性，表面平滑な小丘疹で，一般に多発する．結合織が増殖した良性腫瘍であり，レーザー光線や凍結，あるいはハイフリケーター処理で完全に除去できる．

（12） クスミ

一般の皮膚科の教科書には病名としては記載がない．従来，皮膚疾患とは考えられていないが，美容的見地からは問題となる．表皮角層のターンオーバーの遅延に伴い，メラニン色素が多く皮膚に残るためと考えられている．ケミカルピールやIPLでクスミを除くことができる．

（13） 胼胝腫，鶏眼

胼胝腫は，足底の類円形，触れて硬く，圧痛を伴う角化性局面を特色とする．特に第1趾や5趾の基部近くに好発する．真皮や皮下脂肪織の萎縮により，体重などの物理的刺激により表皮角化細胞の角層が異常に厚くなった状態である．鶏眼では，中心部が透明感のある角質となり，深く真皮側にまで成長するため，真皮を刺激し，痛みが強いと考えられる．体重が角層の多くなっている局所にかからないよう，病変皮膚周辺にはリング状にクッションとなるものをあてる．また，スピール膏を7～10日間塗布し，角層を化学的に柔らかくさせて削りとる治療が一般的である．

4） 早老症と光早老症

皮膚の老化症状や光老化症状が一般健常ヒトより早期に現れる疾患の原因遺伝子が，次々と明らかになってきている．ここでは代表的な早老症と光早老症をいくつか取り挙げ，それらの関連遺伝子，および臨床症状について概説する．

a． ウェルナー症候群（Werner syndrome）

常染色体劣性遺伝病であり，原因遺伝子（WRN）は第8染色体（8p12）に存在する．WRNはゲノム維持機構に関与するDNAヘリケースであり，細胞の増殖と分化に必須の複製・修復・組み換

え・転写などである役割を担っていると考えられる．

本症は，WRN に変異が存在するため，思春期頃から 30 歳代にかけて老化症状，つまり白髪，脱毛，皮膚萎縮と硬化，嗄声，白内障，さらには糖尿病（インスリン非依存型）や骨粗鬆症が発症する．平均寿命は 40〜50 歳と短い．死因には心筋梗塞や脳梗塞など，動脈硬化性疾患が多い．

b. ロスムンド-トムソン症候群（Rothmund-Thomson syndrome; RTS）

常染色体劣性遺伝病である．本症の原因遺伝子 RTS（RECQL4）は第 8 染色体（8q24）に位置する．ヘリケース病のひとつである．

本症では，発育不全で小人症や低身長になることが多い．皮膚の異常は乳児期に出現し，顔面の紅斑，皮膚萎縮や色素沈着が成長とともに著明となる．骨格異常としては鞍鼻が特徴的である．白内障も好発する．

c. 色素性乾皮症（xeroderma pigmentosum; XP）

紫外線により生じる DNA 損傷，シクロブタン型ピリミジン 2 量体や（6-4）光生成物を除去修復する機構に必須の遺伝子産物として，XPA〜G の 7 種が知られている．このうち XPB, XPD（ERCC2）は RecQ タイプとは異なった遺伝タイプのヘリケース活性をもっている．

日本人に多い XPA 遺伝子は第 9 染色体（9q34-1）に座位している．XPA 蛋白質は損傷 DNA に結合し，修復を効率よく実行するための損傷部分の開裂に不可欠の蛋白質であり，TFIIH, RPA, ERCC1 と XPG と共同的に働く．XPA 患者は太陽紫外線に著しく過敏性を示す．数分間の太陽光曝露で強い日焼け（紅斑：サンバーン）を生じる．生後数か月後には，日焼けした皮膚に日光性色素斑（老人性黒子）が多発する（図 6.6）．さらに，1〜2 歳頃から顔や手背などに脂漏性角化症（老人性疣贅）が生じ，早ければ 4 歳頃に皮膚悪性腫瘍が発症する．乳幼児期から精神発達遅延があり，IQ は低い．小児期に歩行障害が生じ，多くは 20 歳までに嚥下障害など老人性徴候により死亡する．しかし，脱毛や糖尿病などの早老症状の発症率は高くない．

XPD 群は，日本人では比較的まれであり，XPA よりも日光過敏性は軽い．神経症状も XPA より軽いが，サンバーンは著しく強く，黒子や老人性黒子が多発する．また，硫黄欠乏性毛髪発育異常症（trichothiodystrophy; TTD）は XPD 遺伝子に変異をもつ常染色体劣性遺伝病である．TTD の患者は脆い毛が特徴的であり，爪甲も低形成を示す．本症では，システインなどイオウを含むアミノ酸量の低値（正常人の約 50％以下）を特色とし，精神・知能の発育遅延がみられる．白内障や不妊もみられる．

d. コケイン症候群（Cockayne's syndrome; CS）

CS は A と B の 2 群があるが，B 群がヘリケース活性を有する．精神発達遅延がみられ，小人症である．白髪はあまり著明ではない．毛細血管拡張がみられ，皮膚は萎縮し，サンバーンを起こしやすいが，小色素斑はあまり著しくない．生殖機能不全がみられる．

〔市橋正光〕

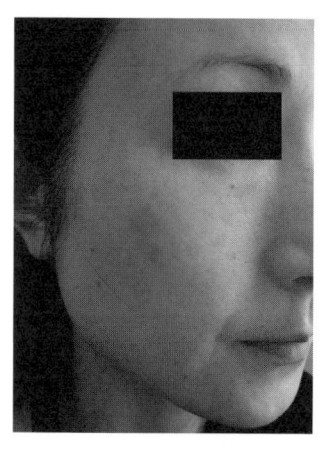

図 6.6 日光性黒子（口絵参照）
37 歳女性の左頰部に生じた小色素斑．約 2 年前より発生，次第に大きくなり色調も黒褐色調となってきた．

文献

1) D.A. シンクレア, L. ガランテ：「長生き遺伝子」の秘密を探る．日経サイエンス **36**: 30-38, 2006
2) Kurosu H, Yamamoto M, Clark JD, Pastor JV, Nandi A,

Gurnani P, McGuinness OP, Chikuda H, Yamaguchi M, Kawaguchi H, Shimomura I, Takayama Y, Herz J, Kahn CR, Rosenblatt KP, Kuro-o M: Suppression of aging in mice by the hormone Klotho. *Science* **309**: 1829-1833, 2005

3) 市橋正光: 光老化とサンケアの科学. 皮膚の光老化とサンケアの科学（市橋正光編著）, pp3-21, フレグランスジャーナル社, 東京, 2002

4) de Boer J, Andressoo JO, de Wit J, Huijmans J, Beems RB, van Steeg H, Weeda G, van der Horst GT, van Leeuwen W, Themmen AP, Meradji M, Hoeijmakers JH: Premature aging in mice deficient in DNA repair and transcription. *Science* **296**: 1276-1279, 2002

5) Godar DE: Light and death: Photons and apoptosis. *J Invest Dermatol sym Proc* **4**: 17-23, 1999

6) Xu Y, Fisher GJ: Ultraviolet (UV) light irradiation induced signal transduction in skin photoaging. *J Dermatol Sci Suppl* **1**: S1-S8, 2005

7 ヒトと動物の比較

動物といった場合，動物界の生物全体を意味することもあれば，哺乳類に限定している場合もある．人を含めている場合や除外している場合も多い．日常，鳥は鳥，魚は魚とひとまとめにして考えてしまう傾向があるが，鳥類や魚類は哺乳類と同列の分類単位であることを考えれば，鳥や魚にはゾウ，クジラ，ネズミほどの違いがあるのは当然である．さらにイヌといっても成犬の体重が2～3 kgの品種もあれば80 kg以上の品種も存在している．しかし，ここではある程度動物を限定し，人との比較を考慮して皮膚の共通する基本的な構造や機能について紹介する．

1) 哺乳動物の皮膚

人も哺乳類であるので当然ながら構造・機能ともに類似している．一般的な構造を図7.1に示す．皮膚は一般に背側が厚く，腹部にかけて薄くなる．頭部，背部，尾根部は厚く，腋窩，鼠径部，肛門周囲などは薄い．ヒトと最も異なる点は体表のほぼ全域が被毛に覆われていることである．また耳介（耳翼），眼瞼，口唇，包皮，陰嚢，肉球，鼻鏡（鼻平面），爪（蹄，鉤など），など皮膚領域によって動物種ごとに差異がみられる．例えば犬や猫の陰嚢の皮膚は厚く，表皮は肥厚し毛包構造に乏しく，色素沈着が認められ，表皮直下に筋層が存在する．また肉球部の皮膚は著しく厚くなっており，角質層が厚く，真皮には特徴的なエクリン腺が認められる．鼻部では角質層が肥厚し毛包構造がなく，真皮での色素沈着が顕著である．

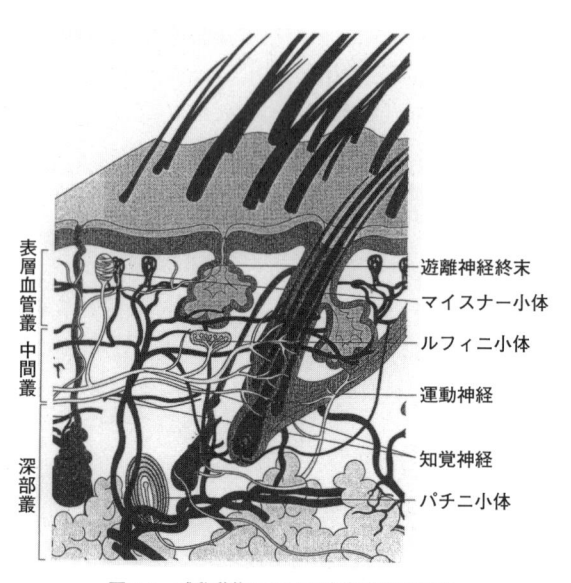

図7.1 哺乳動物における皮膚構造の概略
（『小動物の皮膚病マニュアル第2版』学窓社，2005）[2]

a. 表皮

イヌでは普通の体表における表皮は3～4層で，厚さは8～12 μmでヒトやブタと比べて非常に薄い．報告されている表皮全体の厚さは，イヌ12～15 μm，ウマ30～95 μm，ウシ16～145 μm，ヒツジ27～42 μm，ヤギ20～40 μmである（表皮の厚さは，測定部位によるのか報告によってまちまちである）．

表皮の構造は，基底層，有棘層，顆粒層，角質層で重層扁平上皮である表皮細胞（ケラチノサイト）が主体を占めている．ケラチノサイトが約85％，ランゲルハンス細胞が約5～8％，メラノサイトが約5％，メルケル細胞が約3～5％である．

（1）角質層

表皮の最外層で外部環境に直接接触している緻

密な層（図 7.2 A）で，扁平化した多面体の細胞で構成されている．主に集合したケラチン束と原形質膜におきかわった角質殻中のフィラグリンが認められる．エンベロープ蛋白（インヴォルクリン，シスタチン A，ロリクリン，トリコヒアリン，フィラグリン）からなる内側の蛋白部分が架橋されエンベロープになっている．コーニファイドエンベロープの外側脂質部分はその内側部分と共有結合しているヒドロキシセラミドの連続的な層である．

角質層細胞は皮膚の表面から連続的に脱落する．角質層表面には細胞間腔には汗と皮脂が浸透している（図 7.2 B）．正常な皮膚では細胞の脱落と増殖分化との均衡がとれている．

（2） 顆粒層

顆粒層の細胞には紡錘形のケアトヒアリン顆粒がみられる．顆粒のプロフィラグリンがフィラグリンへと脱リン酸化されるときに，ケラチン束の集合に巻き込まれる．脂質および加水分解酵素を含むラメラ小体は細胞間腔に押し出され，そこでコーニファイドセルエンベロープおよび細胞間ラメラの外層を形成するために再構成され，障壁機能を果たしている．

（3） 有棘層

有棘層は表皮の大部分を占めており，表皮に向って移動する間に多面体の角質化細胞から構成されている．デスモソーム（細胞と細胞を接着させる細胞間橋）が細胞間の接着を強固にし，細胞間伝達を可能にしている．デスモソームは膜貫通タンパク（デスモグレイン 1, 2, 3 およびデスモコリン）および円板蛋白（プラコグロビン，プラコフィリン，デスモプラキン，デスモカルミンおよび中間径フィラメント関連蛋白）から構成されており，これらの分子は隣接細胞の対応分子と接着結合している．細胞の移動過程中にケラチンおよび角化殻の形成が進行する．この層で中間径フィラメントが形成され，フィラメントは集合してケラチンの束になる．有棘層の角質化細胞もラメラ小体を合成する．成長因子，インターロイキン，アラキドン酸およびその代謝物，ビタミン D_3，カルシウムおよびレチノイドによって調節されている．

（4） 基底層

基底層の角質化細胞は密に詰まった円柱細胞である．少数のより原始的な細胞から娘細胞が産生され，この娘角質細胞が分化，成熟しつつ徐々に外側に移動する．角質化細胞の細胞骨格はアクチンフィラメント，ケラチン中間径フィラメントおよび微小管からなり，細胞に構造的な力を与えている．角質化細胞は炎症性，抗炎症性のサイトカインおよびインターフェロンを産生し，食細胞機能もみられる．

（5） 常在性の細胞

表皮内の常在性および通過性の細胞が皮膚の防衛機能を増強している．

ランゲルハンス細胞は食細胞で，生来の抗原を処理して無感作 T 細胞に抗原を提示する．

メラニン細胞はメラニン産生性樹状細胞で主に基底細胞層にみられる．哺乳動物のメラニン細胞はユーメラニンとフェオメラニンを産生し，迷彩機能にも関与している．

メルケル細胞は基底細胞層の中あるいはその直

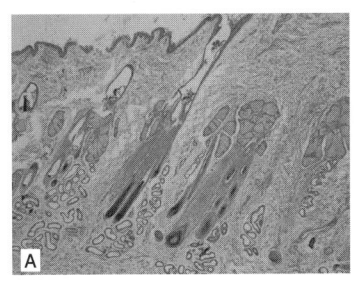

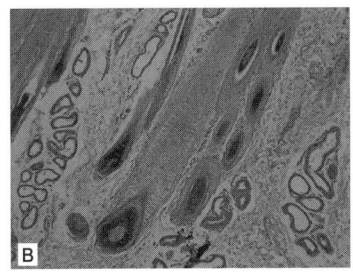

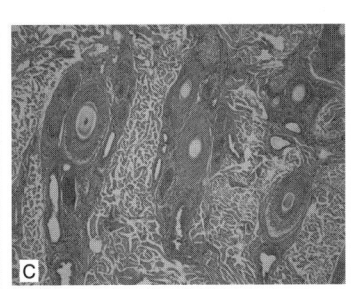

図 7.2
(A) 犬の皮膚組織，HE 染色．(B) 犬の皮膚組織（A の拡大図），HE 染色．(C) 犬の皮膚，HE 染色（すべて賀川由美子博士による）．

下にある感応遅延型の1型機械受容器である．この細胞は主にタイロトリッチ・パッドおよび毛上皮の中に現れ，接触刺激に対して反応する．

b. 真皮表皮結合

真皮表皮結合は表皮と真皮の間の境界面で基底細胞の基底面の形質膜と基底膜から構成され真皮と表皮を強固に接着させている．基底膜は透明板，緻密板および線維細網板に細分される．

透明板（基底層の角質化細胞は透明層）では固定フィラメント蛋白に，主にヘミデスモソームが，固く接着している．細胞接着はプラーク蛋白（水疱性類天疱瘡抗原1型）と膜貫通蛋白（水疱性類天疱2型および$α6β4$インテグリン）から形成されている．角質化細胞の基底面に沿って巣状に接着し，細胞移動時に接着を媒介している．

緻密板はⅣ型コラーゲン，ラミニン，ニドゲンおよびパーレカンからなる緻密な網目で，分子通過を制限している．

線維細網板はⅦ型コラーゲンからなる固定線維で形成され，真皮表面にある固定プラークの上に差し込まれている．

c. 真　皮

皮膚の主要な構造的構成要素で，表皮とその付属器を維持し，支持構造および分泌作用のマトリクスである（図7.2 C）．結合組織，血管とリンパ管，神経と受容器，およびその他細胞が認められる体温調節および感覚また体の水分貯蔵にも重大な役割を果たしている．

（1）　結合組織

結合組織マトリクスは主に膠原線維（コラーゲン）および弾性線維（エラスチン）で，コラーゲンの束がエラスチン線維で縁どられ，ひとつの凝集型になっている．非線維性構成成分はプロテオグリカン基質および一定の糖蛋白である．表層真皮は微細な不規則に分布した，疎性コラーゲン線維および微細なエラスチン線維の網目である．より深部ではコラーゲンはより粗大でより濃密であり，線維が皮膚表面と平行に走行している（エラスチン線維もより粗大であるが数は少ない）．

コラーゲンは真皮の約80%を占めている主要な細胞外マトリクス蛋白で，張力と弾性をつかさどり，細胞移動，接着および走化性にも関与している．これらは皮膚の線維芽細胞から分泌される．

エラスチン線維は真皮の全域に網目を形成し，毛包根鞘中血管やリンパ管の壁にも存在する．

線維芽細胞（ファイブロブラスト）からグルコサミノグリカンおよびプロテオグリカンが分泌され，基質を形成し，粘性のゾル-ゲルで，他の真皮構成要素を取り囲み支持している．

（2）　血液供給とリンパ液排出

ⅰ）血液供給　　皮膚は体温調節および血液動態学における役割を保持し，血液分布がよく発達している．皮膚の動脈は皮下織を上昇し3種の網目を形成するように枝分かれし，栄養や酸素を供給している．

① 真皮の基底部で，毛乳頭および汗腺に供給
② 毛皮の峡部の位置で，脂腺，立毛筋および毛包中央部に供給
③ 皮膚の直下（表層血管叢）で，表在性の毛細血管網目に上行し，血管の存在しない表皮に供給

皮膚を流れる静脈は動脈と平行に走行し，動静脈吻合により毛細血管床を迂回し，真皮深部に集中している．その形には複雑な球状体から単純なコイル状の構造までまちまちである．毛細血管中の血流は収縮性で，紡錘形の周皮細胞によって調節されている．

ⅱ）リンパ液排出　　リンパ管は組織液の排出路である．組織液は毛包単位の構成要素と関連し，真皮のより表層部にある毛細リンパ管網に集められる．またリンパ液の流れに従って，細胞がリンパ節に流入する．

（3）　神　経

神経分布の一般的な様相は血管のそれに類似し，おおむね互いに平行している．神経叢は表皮の直下に存在し，遊離神経終末も表皮自体を貫通している．神経網は毛包，汗腺，脂腺，立毛筋と関連している．機械的受容器中に，パチニ小体様の被包性の神経終末が認められる．

（4） 細胞性構成要素

これらの腺性，筋性，神経性および脈管性の組織に加えて，多種類の細胞が正常な真皮中に存在している．これらの細胞は直接接触と溶解性伝達物質によって真皮マトリクスとそのほかの表皮および真皮中の細胞性成分との間で相互作用を示している．

線維芽細胞は線維性および非線維性の両方の結合組織マトリクス蛋白の合成と分解を担っている間葉系細胞で多数の成分を分泌している．

肥満細胞（マストセル）は真皮の至るところで（まれに表皮中），特に表層の血管叢および表皮付属器と関連して認められる．イヌの皮膚ではトリプターゼ（T），キマーゼ（C）または両方（TC）を含有するものがみられるが，TC肥満細胞は正常なイヌの皮膚肥満細胞の60％を占めている．

樹状細胞としてはメラニン細胞および表層真皮血管の血管周囲にはしばしば存在する抗原提示樹状細胞が認められる．

d. 被毛およびその付属構造

被毛は哺乳動物に特徴的で，生体の保護機能を果たしている．被毛は物理的，微生物学的および化学的障壁となり，また迷彩および動物間の情報伝達の助けとなっている．被毛の長さと密度は毛色と光沢とともに温度調節の役割を果たしている．

（1） 毛包の構造および機能

毛包で一定の成長周期で被毛が生育するが，その成長周期は内因性および外因性要因に影響されている．毛包は一定の成長周期で，生えかわりや失われた被毛を補うように被毛を生産している．犬や猫などの被毛は春と秋を頂点としてモザイク様式で生えかわり，その換毛は光周期，温度および栄養状態の影響を受けている．他の換毛様式として季節型および波状型がある．

毛包は3部分に分かれ，漏斗部，峡部および下部である．第一次毛（主毛，上毛）を中心に複数の細くて短い第二次毛（副毛，下毛）が存在する．第一次毛包はそれぞれ立毛筋，汗腺および脂腺の各1個と連結して，1毛包単位を形成している．

イヌやネコにみられる毛群は，1本の第一次毛がより小さな数本の第二次毛と連合した連合毛包であるとされ，全体が同一の開口部を通して表皮から出ている．毛周期は発育（成長）期，退縮（退行）期，休止期に大別される．1か所の皮膚に各時期の毛包が混在している．毛周期は種や品種によってまちまちである．複合毛包では太くて長い直毛である．第一次毛と第二次毛の比率によって，哺乳動物の異なった種や品種にみられる被毛の型の違いが生じている．複合毛包は通常3個の複合毛包からなる毛包単位としてまとまっている．

また被毛以外に特殊化した触毛（触角毛，洞毛）がみられる．触毛は感覚に深く関係している剛毛で，感覚刺激の受容可能な構造がみられる．顔面神経枝に支配されており，この神経支配領域にのみ分布している．触毛では被毛と異なり毛乳頭のみならず毛包にも神経が分布している．毛包周囲の毛細血管はよく発達しており洞を形成している．

感覚毛は頬髭として知られ，また猫の手根掌球にもみられる．これらは，血液を入れた内皮洞に関連しパチニ小体と緊密に適合している．これらは感応遅延型機械受容器として機能している．脂腺の高さで神経血管複合体がみられ，タイロトリッチ・パッドと密接に関連して皮膚表面全体に分散している．

（2） 脂　　腺

脂腺は単純な腺房腺で直接皮膚の表面または毛包の漏斗部内に開口しており，自由脂腺と毛脂腺として区別される．これらの腺の大きさや分布密度は部位によって異なっている．これらは粘膜皮膚接合部および趾間部，頸背部，臀部および尾部，および顎部に多いが，鼻平面および肉球には存在していない．外分泌腺の型と部位を表7.1に示す．

皮脂は保護的および行動を左右する役割を果たしている．皮脂は汗と結合して蝋状の懸濁液となり，微生物に対する防護壁にもなっている．皮膚はワックスエステルに富み，皮膚および被毛の表面を覆い，水濡れを抑制し，被毛に光沢を与えるとともに熱の反射にも補助的に作用している．特殊化した脂腺からはフェロモンが産生され，行動

表7.1 哺乳動物における皮膚外分泌腺の存在と分布[2]

部位	特殊化した皮膚外分泌腺	型	動物種
皮膚	無毛腺／毛上腺	汗	イヌ, ネコ, ウシ, ウマ, ブタ, ヒト
	自由皮脂腺および毛脂腺	皮脂	同上
眼瞼	睫毛腺	汗	同上
	瞼板腺	皮脂	同上
	ツァイス腺（睫毛）	皮脂	同上
耳	耳垢腺	汗	同上
会陰	肝様（耳垢）	皮脂	イヌ
	肛門腺	複合	ネコ, イヌ
尾	尾腺	皮脂	ネコ, イヌ
包皮	包皮腺	汗	イヌ, ネコ, ウシ, ウマ, ブタ, ヒト
鼻口部	鼻唇腺	粘液-漿液	ウシ, ヒツジ, ヤギ, ブタ
肉球	無毛腺	汗	ネコ, イヌ

が誘起される．動物においては特異的な臭いのもとになっている（例えばフェレットのジャコウ臭など）．皮脂は脂腺中に貯蔵されているが，その産生は内分泌因子などによって制御されている．概して，男性ホルモンは有糸分裂および皮脂産生を亢進させて腺の活動を刺激するが，発情ホルモンおよびグルココルチコイドは抑制効果を示す傾向にある．

（3）汗腺

汗腺は皮膚の単純なまたはとぐろを巻いた管状腺で，導管が漏斗部に開口するものをアポクリン腺（毛上腺），直接皮膚表面に開くものをエクリン腺（無毛腺）と称している．ある種の動物には匂いに特殊化した腺がみられる．

汗は普遍的な機能を示さないが，皮膚および眼瞼や肉球のような特殊化した構造を保護し，皮膚の柔軟性を保ち，また免疫グロブリン，サイトカイン，鉄結合タンパクおよび塩化ナトリウムのような無機イオンによって微生物に対する防御作用を担っている．汗はイヌやネコでは体温調節に重要な役割を果たしていない．汗の分泌様式は動物種によってまちまちである．イヌ，ネコ，ウシ，ヒツジおよびヤギのような動物種においては交感神経が汗の分泌活動を制御している．ネコやイヌの肉球およびウマにおける発汗は汗腺に隣接する線維細胞鞘中に存在する交感神経終末から産生されるアセチルコリンやカテコラミンによる直接的な制御が示唆されている．

そのほか特殊を腺としてイヌ，ネコなどの肛門周囲腺，ウサギの顎下腺，鼠径腺などがある．

2）鳥類の皮膚

鳥類の種類がきわめて多く，大きさ，習性，移動手段など様々な違いがあり著しく異なっている．

皮膚は，哺乳類と比較して薄く，繊細で骨格とも接している．鳥類の皮膚も表皮，真皮，皮下織から構成されている．表皮は，角皮層，中間層および基底層の3層から構成され，表面が死んだ角質層で深部が生きている細胞層で，全部でわずか10個の細胞の厚さである．生きている細胞層は移行層（主にケラチンおよびケラチンとの結合物質），中間層および基底層（真皮に隣接）である．

真皮は表層と深層に分けられるが，深層の厚さは部位によって異なる．例えば顔面は羽を欠いており厚い．繁殖期や季節に影響され，厚さや血管分布も変化する．皮下織が特に薄いのが特徴である．

皮膚には，尾腺，耳道の全分泌腺を除いてほかの腺はない．2葉からなる尾腺は，尾の中心にある主翼羽の羽軸の基部あるいは停止部の背側に位置している．腺の大きさや位置は様々で，腺がない鳥もいる（平胸類の鳥類，ハト，ボウシインコ類）．腺は腹側に向かって2本以上の管から油性の皮脂を分泌する．油脂は羽毛に拡がり，羽毛に防水能と耐久性を与えている．外耳道は，外側の外眼角の尾方側面に位置し，大部分が脱落した細

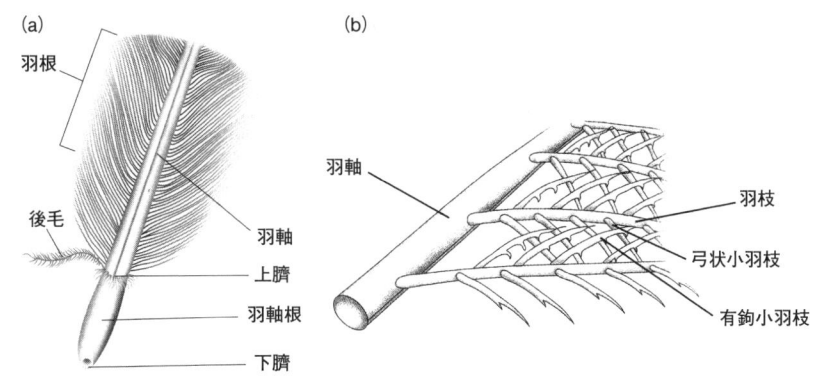

図 7.3 （a）羽毛局部[2]，（b）主翼羽の羽枝
（『小動物の皮膚病マニュアル第 2 版』学窓社，2005）[2]

胞からなる蝋状物質を分泌している．

抱卵斑は羽毛が抜けて血液供給量が増えた浮腫状の変化である（孵卵期間中は適温に維持）．

羽の解剖図の詳細を図 7.3 に示す．羽は羽域と呼ばれる軌線の間にある．

羽には種々の種類がある．

① **大羽**（輪郭の羽）：翼，尾羽，体羽．翼は第 1 翼羽（主翼羽），第 2 翼羽（副翼羽）に分けられる．第 1 翼羽は，それぞれの翼の外側の中手骨骨膜に接続しており，前方方向への飛行の役割を果たしている．第 2 翼羽は，尺骨の骨膜から派生し，飛行の際，浮上に役立っている．典型的な 12 本の尾羽があり，外側から内側に向かって左右対称に番号がつけられている．

② **雨よけ羽**：翼羽（飛翔羽）の基部を覆う羽．

③ **覆羽**（半羽毛）：長い羽軸があり，羽軸に沿って全体に羽がある．大羽の軌線に沿っているか，自身で配列している．断熱性を補助している．

④ **綿羽**：小さなふわふわの羽で羽軸が短い（羽軸がない鳥もいる）．保温性を維持するための下毛として存在する．

⑤ **粉綿羽**：羽をつくろうための物質や防水物質として，羽全体に拡散する粉状物を産生するために破壊する特殊な綿羽（粉綿羽の有無は重要）．

⑥ **そのほか**：後羽，糸状羽（細かい毛状羽），剛毛（硬く，通常羽枝をもたない）など．

羽の彩色はメラニン，カロチノイド，ポルフィリンの各色素による．

新しい羽の発育は皮膚乳頭状突起から始まる．新しい羽柄と羽軸が成長すると，中胚葉の遊離し神経膠で満たされ，軸上が動脈と静脈で覆われる．この時期の羽は筆毛である（外傷を受けると出血）．羽が成熟してくると，血管が変化して臍部に再び吸収される．羽軸は透明に見えるまで吸収される．それぞれの羽の形態は発育の過程で定まり，その後磨耗以外の変化はない．

成長した羽はすべて定期的に抜けかわる．換羽は日照時間の変化に刺激され，特に繁殖期の後に起こる．古い羽毛が脱落すると新しい羽の発育はより促進される．孵化時の綿毛は最初の換羽期に失われる．鳥の多くは 1 年に 2 回（夏と冬）換羽するが，鷲などでは 2～3 年に 1 回である．

3）爬虫類の皮膚

爬虫類の外皮は表皮と真皮から構成されている．表皮は表在世の角質層と深部の胚芽層で 2 層の第一次細胞層からなっている．角質層は，6～8 層の細胞層で，外部との隔壁である．カメ（水生カメ，陸生ガメ，テラピン）の角質化した真皮層は，角鱗へと変化する．胚芽層は，最終的に角質へと分裂する細胞を産生している．爬虫類の皮膚損傷は治癒するのに 4～6 週間かかる．

爬虫類の皮膚は典型的には乾燥して鱗状である．鱗は，大きさ，形，感触など爬虫類の種類によって多様である．鱗の表面は滑らかであるが，中心部に向かって隆起する竜骨がみられる．相対

的に腺組織が多く，部位ごとに発達している．その腺の作用によって相手を引きつけたり，縄張をつくったり，敵に対抗したりする．

色素細胞（色素保有細胞とメラニン細胞）が真皮に存在し，その種類によっては，形や大きさを変えることによって体の色調が変化する．真皮は厚い結合組織によって保護されている．外皮構造の特徴は，骨皮あるいは骨板で，それらが外皮下に拡がる軟部組織構造を保護している．クロコダイル類では背側面に何層かの骨皮質がある．カメのような動物の骨皮は，肋骨や脊髄，骨盤，環状骨，甲羅の形態などの組み合わせである．骨皮は，代謝活性の活発な組織である．

脱皮すなわち皮膚が剥がれることや外皮が抜けかわるのは一般的なことである．カメ類やクロコダイル類では表皮が継続的に抜けるが，鱗のあるもの（トカゲやヘビ）では表皮は周期的に抜けかわっている．水生のカメ類は周期的に甲殻（甲羅の表面）や腹甲（甲羅の腹側面）から鱗片が剥げ落ちる．ヘビでは通常規則的に表皮が体全体として抜けかわるが，大型のヘビ（2 m以上）ではばらばらに抜けかわる．

脱皮は，年齢や性別，種類，大きさ，栄養状態，寄生虫，皮膚の病変，神経系の疾患，環境，内分泌系などに影響される．例えば，若い爬虫類の脱皮は1～2週間ごとであるが，成長した爬虫類は1年に2～4回である．脱皮は内分泌ホルモンによって制御されている．

ヘビにおける脱皮の過程は約14日で，脱皮が近づくと食欲が落ち，接触を避けるようになる．この間にさわると，下に新生されてくる表皮を傷つけることになる．脱皮前の約14日間は，ヘビの色はくすんだ感じ（灰色かかった色）に見える．リンパ液と酵素に関連した色で，古い皮膚と新しい皮膚の層の間を埋めている．ヘビが嘴状突起を硬い表面にこすりつけ，脱皮を容易に進めることになる．

4） 両生類の皮膚

両生類の皮膚はケラチン層および粘液で覆われているが，著しく薄く保護力は比較的弱い．表皮はわずかな厚みの細胞層しかない．

その種類，自然環境，生活環のそれぞれの周期などによって，外皮は大きく異なっている．表皮の厚さ，角化の程度，皮膚結合組織の密度は，種類によって様々で，一般的に生息環境と関連している．水生の種類では薄く，表皮は角化していないのに対し，陸生のものは外皮は比較的厚く角化の程度も大きい．低酸素状態の環境中のものでは表皮に毛細血管が存在し，皮膚を可動させて表面面積を広くしている．

表皮は，表面の角質層，中間層（通常3～8層の細胞層），と単層の胚芽層とから構成されている．角質層は単細胞層で，多くは角質化している．変態時に顕著な表皮変化が発現する．

成長した両生類の角質層は定期的に剥離し，通常脱落直後に，動物に食べられる．脱皮は約数分間で終了する．脱皮期は，種類や年齢，身体的状態，周囲環境温度などによって，1日から数週間と様々である．脱皮にはホルモンが関与している．夏眠する種類では，複数の殻の皮膚を保護皮膜で覆っている．

真皮は2層からなる．外側の層は，海綿体層で小孔のある結合組織で，粘液腺，奨液性（顆粒）の腺，色素細胞がみられる．緻密層は直下に位置しコラーゲンが優勢である．粘液腺はこの層に放出されていることもある．緻密層と真皮下結合組織の間に微妙な変化がある．カエルやヒキガエルでは，外皮背側は下の組織との接着はゆるく，真皮下にリンパ液腔がみられる．カエルやヒキガエルの皮膚は少量の骨様の構造が含まれているが，そのほかの種類では，皮膚に大型の血管が新生されている骨板があるが，通常は背側面にある．

粘液は粘液腺や通常の上皮細胞から分泌され，皮膚の酸素の透過を維持し，水中生活を支えている．

不溶性蛋白が表皮表層にみられ，水分のホメオスタシスに関与している．多くのカエルやヒキガエルの種類では真皮は第3層（緻密層と海綿体層の間のムコ多糖体の層）で，陸上での乾燥を防ぐためと考えられている．

両生類の皮膚は，病原の侵略に対する直接の物理的障壁としてはあまり役立っていない．しかし粘液層は，細菌の増殖を防御すると考えられている．多くの両生類の漿液腺の分泌物はリゾチーム，塩基性蛋白（マガイニンなど）免疫グロブリンを含んでおり，抗菌的である．正常な皮膚の常在菌は動物の腸内細菌と同様に病原菌の増殖を防ぐ役割を果たしている．

5) 魚類の皮膚

魚の皮膚は表面の粘液性クチクラ層，真皮，皮下織に分類される（図7.4）．

表皮は真皮を覆っている．表皮層は主に表皮細胞（マルピギー細胞）から構成されている．表皮層中は活性があり，分裂する．表皮層中には粘液を分泌する杯細胞があり，棍棒状細胞が表皮中にみられる種類がある．この細胞は皮膚損傷時に強力な警告物質を分泌する．

表皮クチクラ層は杯細胞から分泌された粘液が脱落上皮細胞と結合して形成される．この粘液には免疫グロブリンと溶菌酵素が含まれており，生態防御作用がある．

真皮は2層で，下層は密なコラーゲン線維とレチクリン線維の混合物で表皮層の支持体である．真皮には色素細胞があり，種によっては環境変化や繁殖期に体色が変化する．真皮の上層に鱗がある．鱗の大きさ，形，カルシウム沈着の程度，柔軟性などは種により様々である．一般に，鱗の脱落は表面的よりも真皮にまで至る損傷による．

皮下織は真皮と皮下筋層の間にある脂肪層である．

皮膚は運動によって発熱がみられるが，体温調整機能はなく，一般に周囲の水温と同じになる（低温では魚の代謝は遅くなる）．

通常皮膚の物理的強度はあまり必要ではないが，サメやエイなどの軟骨魚類では外皮が強く丈夫である．

外部環境と体組織の間にある魚の皮膚は不透過性の防壁となっている．海水魚，淡水魚ともに浸透圧の影響を著しく受けており，皮膚の損傷が起こった場合表皮局部の破壊だけでなく魚全体の浸透圧や電解質均衡の問題にもなる．

動物の皮膚が問題になる理由は，ひとつには動物とヒトとを比較することで理解をより深め，皮膚科学の発展に寄与することが挙げられる．動物の皮膚病においても，皮膚を疾病の座として起こる病変もまた多彩である．したがって，その病理発生の背後にあるなぞを追究するために比較皮膚科学的視点はきわめて重要であると考えられる．

〔長谷川篤彦〕

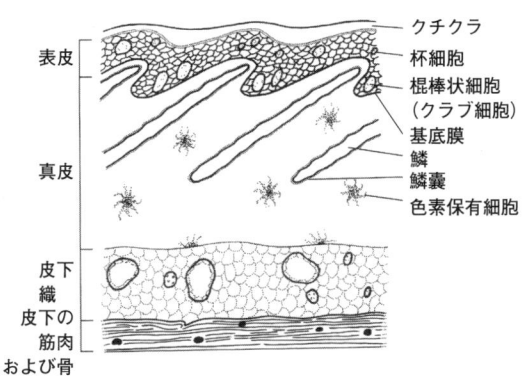

図7.4 魚における外皮構造の概略
（『小動物の皮膚病マニュアル第2版』学窓社，2005）[2]

文　献

1) 日本獣医内科学アカデミー編: 獣医内科学, 文永堂出版, 東京, 2005.
2) 長谷川篤彦監修: 小動物の皮膚病マニュアル, 第2版, 学窓社, 東京, 2005（Foster AP, Foil CS: BSAVA Manual of Small Animal Dermatology, 2nd edition, 2003）
3) 長谷川篤彦監訳: サウンダース獣医診療マニュアル, 文永堂出版, 東京, 1997（Birchard SJ, Sherding RG: Saunders Manual of Small Animal Practice, 1994）

8 皮膚症状の診断

8.1 視診と触診

　皮膚に現れる症状は，内臓病変と異なり，実際に外側から見えるし，さわることもできる．近年頻用される画像診断などを利用せずとも直接さわって特徴をつかみうる．

　皮膚の症状を，様々な用語で言い表す．体のどの部位に，どのような症状のものがいくつ，どのような配列・分布であるか，さらにその症状の大きさ・色・形・硬さなどを言い表す必要がある．

　皮膚に出現したものを発疹という．発疹のうち，皮膚にまず最初に出現してくる現象を原発疹という．この原発疹から変じて生じてくる症状を続発疹という．

　発疹をさわって観察することを触診というが，病変の大きさ，硬いかやわらかいか，でこぼこか滑らかかなど発疹の特徴をつかむに必要な要素である．

a. 原発疹

　① **斑**：皮膚の表面から隆起または陥凹していない色調の変化を斑という．真皮の血管が増殖したり，局所の血流量が増加すると，赤い斑，すなわち紅斑が出現する．血管壁から血液が漏出するとヘモグロビン，時間の経過でヘモジデリンの色，すなわち紫斑になる．紅斑は硝子圧で消退するが，紫斑は血液の漏出のため消失しない．

　物質が沈着すると色素斑を呈するが，メラニンによる斑は褐色斑，メラニンの逸脱で白斑となる．

　② **丘疹，結節，腫瘤**：皮膚表面から隆起していて，充実性で小さいもの（えんどう豆くらいまで）を丘疹，それより大きいものを結節，3 cm くらいからは腫瘤という．結節ないし腫瘤はおおむね腫瘍状に細胞増殖によって形成されている場合が多い．

　③ **水疱，膿疱，血疱，囊腫**：皮膚表面から隆起し，かつ内容物を入れている病変で，浸出液の場合を水疱，膿の場合を膿疱，血液では血疱といい，粉瘤のように角質物質など充実性の場合は囊腫という．

　④ **膨疹**：蕁麻疹で生じる．限局性の浮腫で，数時間ないし 1 日くらいで消失する．

b. 続発疹

　① **びらんと潰瘍**：びらんは表皮の基底層のレベルで，潰瘍は真皮以下のレベルにまで及ぶ欠損である．びらんは上皮化が早く，後も残さないが，潰瘍は障害の深さによって瘢痕治癒する．

　② **亀裂**：表皮からさらに真皮まで達する深く幅の狭い傷である．

　③ **鱗屑**：角層が剥がれ落ちる状態を落屑といい，剥がれる角層を鱗屑という．

　④ **痂皮**：浸出液，膿，鱗屑などが固着したもので，びらんや潰瘍面に付着している．

　⑤ **胼胝と鶏眼**：限局性に角層が肥厚したもの

が胼胝であるが，肥厚した部分が深く真皮へ食い込み侵入した状態を鶏眼という．すなわち，俗に言われる，たことうおのめである．

⑥ **瘢　痕**：創傷治癒後に結合組織の肉芽腫とそれを覆う表皮からなるもので，隆起した状態は肥厚性瘢痕，陥凹しているものは萎縮性瘢痕という．

皮膚病変を言い表すには，いつからその病変が，体のどの部位に，どのように出現したか，そしてその病変の個疹はどのような種類のもので，色，形，大きさ，硬さ，数，分布状態，自覚症状，さらにその経過などが必要である． 〔**日野治子**〕

8.2 皮膚科の検査

1) 皮膚の理学的検査

a. 硝子圧法

透明なプラスチックの舌状の板または硝子板で皮疹を圧迫してみると，紅斑は血管内の血液が排除されるため，退色するが，紫斑は血球成分が血管外へ漏出したものであるため退色しない．尋常性狼瘡では硝子圧で黄色の小結節がみられ，診断に有用である．

b. 皮膚描記法

先端が鋭利でない棒・ゾンデ・爪先などで皮膚をこすると，その部位がまず潮紅し，次第に膨隆する．これを皮膚描記症という．蕁麻疹の一型としてみられるが，正常人でもしばしば生じる．擦ったあとが一時的に白色になる場合は白色描記症といい，アトピー性皮膚炎でみられる．

なお，肥満細胞症では色素斑を擦過すると，肥満細胞が脱顆粒し，その部位が局所的に膨隆する．これを Darier sign 陽性という．

c. 知覚試験

ハンセン病や神経障害を伴う疾患で知覚解離を調べるために行う．触覚，痛覚，温冷覚などを確認する．痛覚には消毒済みの針や先の尖ったもので突いてみる．触覚は筆の穂先でそっとなでる．温冷覚は試験管に熱傷を起こさぬ程度の温湯または氷水を入れて検査する．

d. 針反応

Behçet（ベーチェット）病で，針で突いたり注射した24〜48時間後，その部位に紅斑・丘疹時には小膿疱が出現する．Behçet病の病状の活性が高まっているときに生じやすい．

e. ダーモスコピーによる検査

ダーモスコピーはダーモスコープを使って皮膚病変を観察することである．

（1）ダーモスコープとは

皮膚に出現する病変を裸眼で観察すると，皮膚表面の乱反射でごく表面しかみることはできない．しかし，乱反射を抑制する操作，実際にはエコーゼリーを用いて，ダーモスコープで観察すると，角層・表皮有棘層を通して乳頭層の変化までもみることができる．すなわち皮疹を拡大して詳細にみるための機器である．

各疾患の特徴を知っておけば鑑別ができる場合が少なくない．

（2）ダーモスコープの種類

ダーモスコープは観察のみのもの，デジタルカメラと接続されていて，保存しうるもの，モニタで患者とともにみることができるものなど種々の

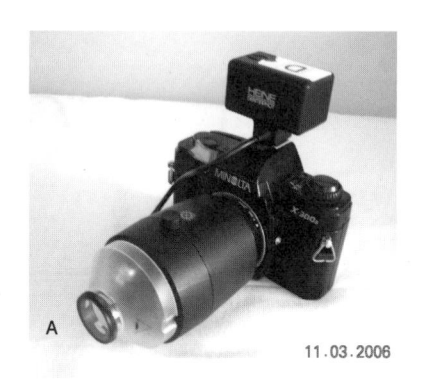

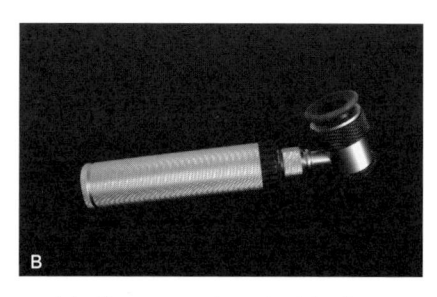

図8.1 （A）ダーモスコープカメラ，（B）ダーモスコープ

機種がある.観察のみのものにしても,ポケットサイズからいろいろつくられているため,その用途・目的にあわせて選択すればよい(図8.1).

(3) ダーモスコープを使う

ダーモスコピーは皮膚病変を拡大してみることによって,その疾患の特徴をとらえ,診断をつける,そして非観血的に診断しうることが重要なポイントである.

最も重要な点は,褐色ないし黒色の色素沈着を伴う病変をみて,悪性黒色腫とほかの病変を鑑別することである.

i) メラノサイトの病変

① **掌蹠色素病変**:掌蹠の色素病変は皮丘と皮溝のどこに,どのような形式であるかに注目する.

- 皮溝平行型(parallel furrow pattern):線状に平行にある場合は組織所見としては皮溝部表皮突起にメラノサイトの増殖があると推測される(図8.2).
- 線維状型(fibrillar pattern):皮溝を横切る刷毛で掃いたような色素沈着である.
- 格子型(lattice-like pattern):皮溝に一致して色素沈着がみられ,それに直角に色素沈着が格子様に交叉する.

掌蹠の色素斑で,色素細胞性の母斑は皮溝優位の色素沈着が多いが,悪性黒色腫は皮丘優位である場合が多い.

② **非掌蹠(生毛部)の色素性母斑**:母斑細胞の細胞巣のレベルによって,色素網状型(pigment network),色素小球型(dots or globules)(図8.3),線条(streaks),均一青色色素沈着(homogeneous blue pigmentation)などの型を示す.

③ **生毛部の悪性黒色腫**:色素網状型(pigment network),色素小球型(dots or globules),線条(streaks),均一青色色素沈着(homogeneous blue pigmentation)などの型が混在していたり,これらに分類できない性状を示す.表皮の肥厚・真皮で腫瘍細胞の増殖などから,いわゆる青白色のベール状(blue-whitish veil)がみられれば,

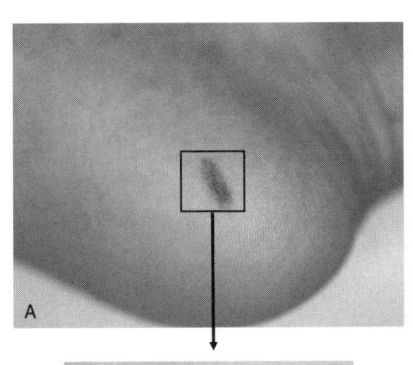

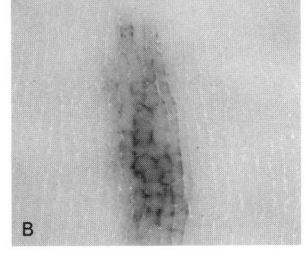

図8.2 (A)足底母斑,(B)ダーモスコープ所見(口絵参照)

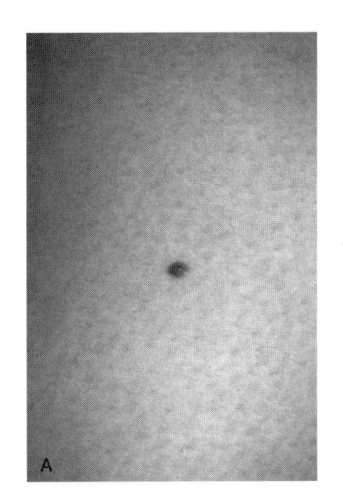

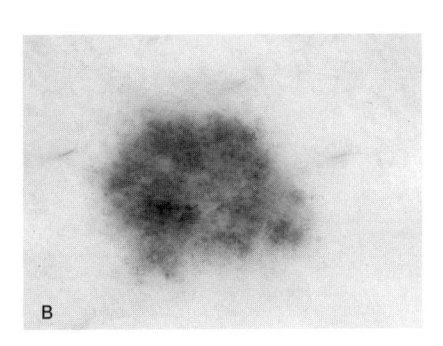

図8.3 (A)大腿部の色素性母斑,(B)ダーモスコープ所見(口絵参照)

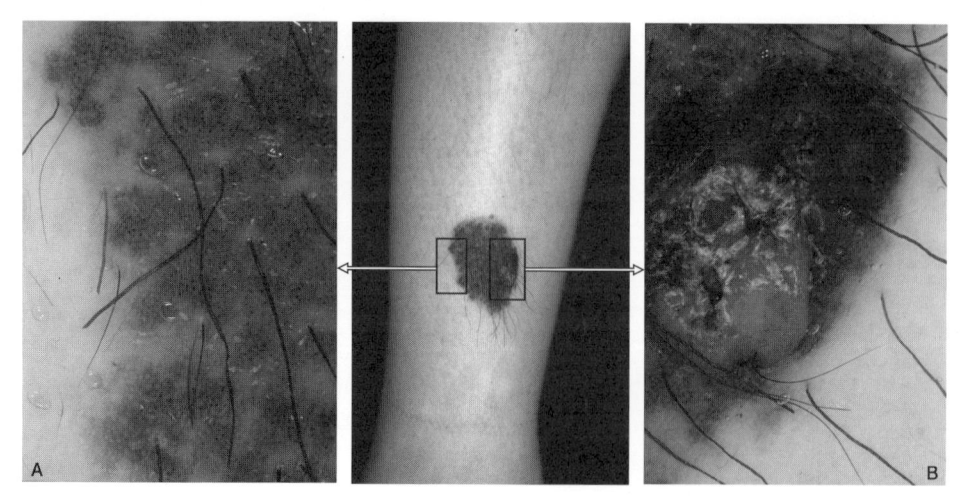

図 8.4 先天性母斑に生じたメラノーマ（口絵参照）
（A）母斑部分のダーモスコープ所見，（B）メラノーマ部分のダーモスコープ所見.

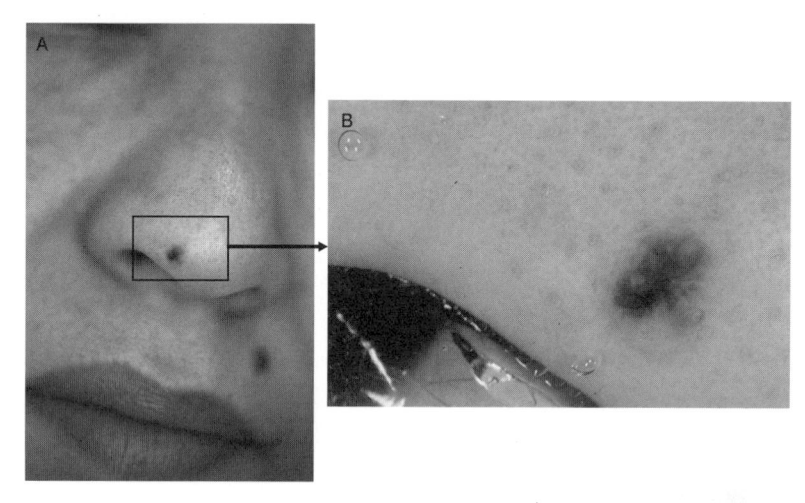

図 8.5 基底細胞癌（口絵参照）
（A）臨床症状，（B）ダーモスコープ所見.

悪性黒色腫を疑う（図 8.4）.
　ii）基底細胞癌　黒色小球状色素斑が集簇する．辺縁の白色構造，毛細血管拡張などがみられる（図 8.5, 図 8.6）.
　iii）血管腫　カメラを押し付けたため中の血液が排除され，いくつかの管空からなっている（図 8.7）.
　黒色の色調が濃い場合の脂漏性角化症，爪甲下の病変などがダーモスコピーの観察によって悪性黒色腫との鑑別が可能になる．また，色素病変のみならず小さな病変をダーモスコピーで観察すると，各々の特徴が微細な部分まで見つけられる．

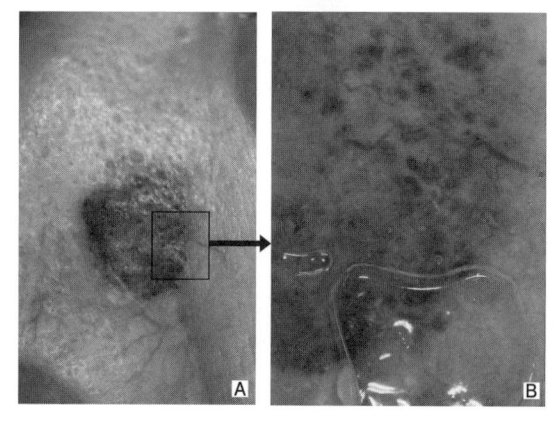

図 8.6　（A）基底細胞癌，（B）ダーモスコープ所見（口絵参照）

f. 超音波検査

ヒトの耳で聞こえる範囲の音波は20～2万Hz（20 kHz）とされ，これより高い周波数の音波で，ヒトが聞くことを目的としない音を「超音波」と呼ぶ．医療用，特に診断には周波数が1 MHz（1000 kHz）以上の超音波が用いられ，皮膚科領域のように対象物が比較的浅い部位にある場合は，通常7.5～12 MHzが用いられる[1]．

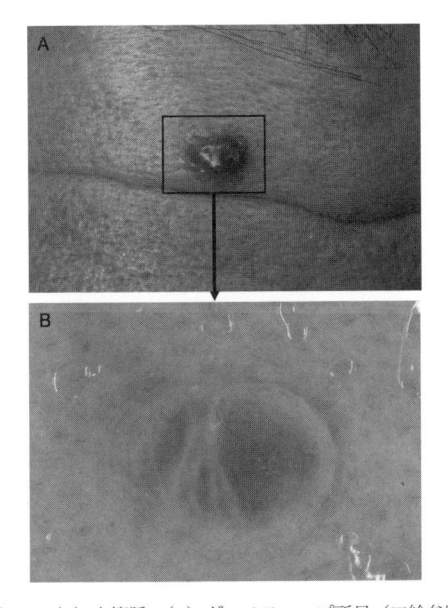

図8.7 （A）血管腫，（B）ダーモスコープ所見（口絵参照）

自験例のうち，日常よく経験する疾患を供覧する．

（1） 粉瘤（atheroma）

臨床的にはドーム状に隆起した皮内から皮下にかけての結節である．中に悪臭のある粥状内容物を入れている．組織は表皮嚢腫で，角質物質が内容物としてみられる（図8.8）．

超音波所見：類円形を呈し，境界明瞭で，後方エコーは増強され，外側陰影が出現する．内部には，弱い点状エコーがほぼ均一に出現することが多いが，時に細かいさざ波状を呈する場合がある．

（2） 脂肪腫（lipoma）

脂肪腫は，全身の至るところに発生しうる弾性軟の境界明瞭な腫瘤である．組織所見は，皮下の，薄い結合組織の被膜に包まれた十分に成熟した脂肪細胞の増殖による腫瘍である（図8.9）．

超音波所見：一般的には比較的境界明瞭な高エコー域，または低エコー域として描出され，内部は線状エコーが出現して，不均一になることが多い．また，後方エコーは増強も減弱もしない．

（3） 毛母腫（pilomatrixoma, pilomatricoma），石灰化上皮腫（calcifying epithelioma）

幼少児の顔面・四肢近位部に好発する皮内ない

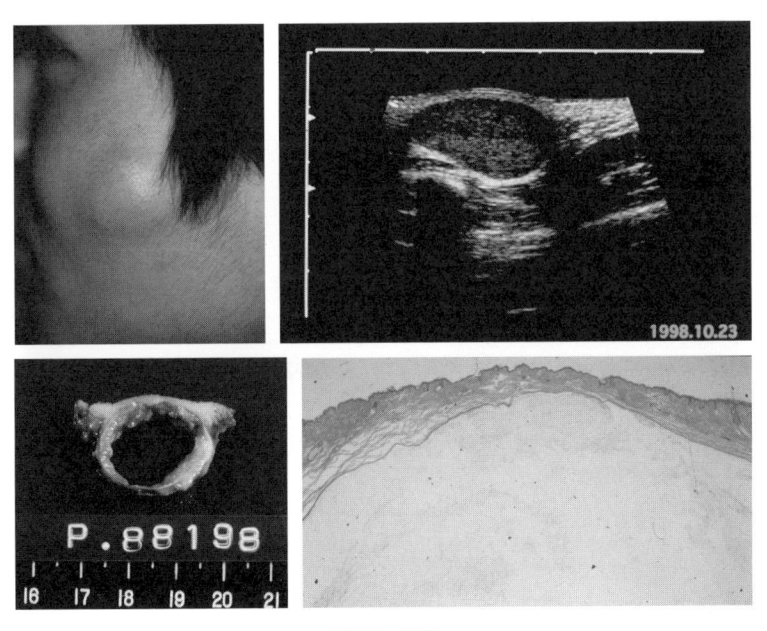

図8.8 粉瘤

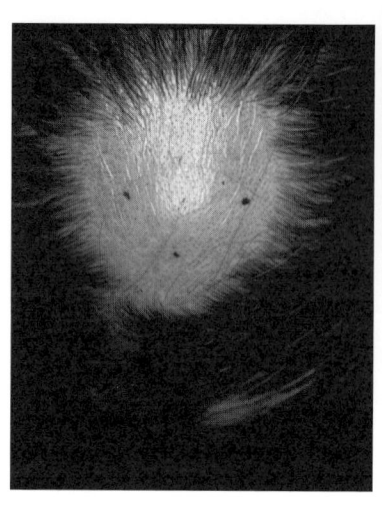

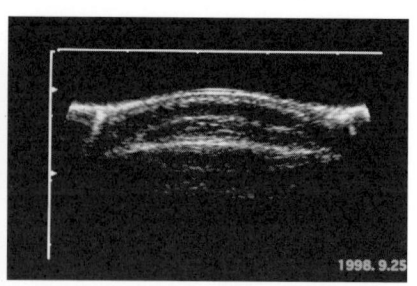

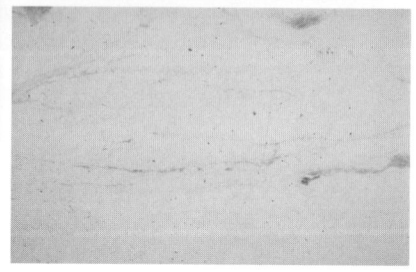

図 8.9　頭部の脂肪腫

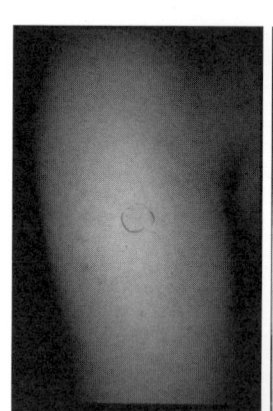

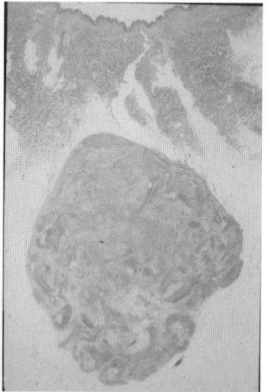

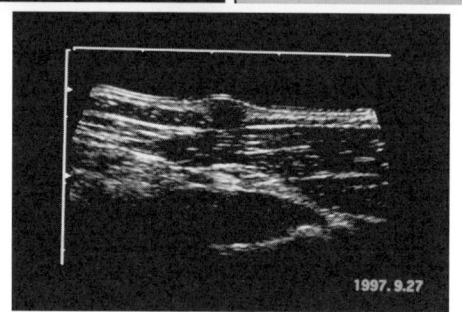

図 8.10　毛母腫

し皮下の結節で，多くは単発ながらまれに多発する．触診では硬く，でこぼこのある特徴的な腫瘍である．表面は健常皮膚色ないし時に透明感を帯びた浮腫状または水疱様を呈することもある（図8.10）．

組織所見は，真皮内または皮下に発生する周囲の結合組織とは明瞭に境された腫瘍塊で，basaloid cell, shadow cell の 2 種類の細胞で構成されている．周囲に異物肉芽腫反応がみられたり，石灰化やまれに骨化を合併することがある．

超音波所見：真皮内にその腫瘍に応じた形の像が得られる．すなわち丸い形，でこぼこの形などであるが，いずれも周囲とは明瞭に境され，後方エコーは減弱することが多く，増強することはない．内部は微慢性に低エコーで，石灰化や骨化を伴う場合はこれに対応して，高エコーが描出される．

2）病原体の検出

a. Wood 灯検査

Wood light（365 nm）で照らすと，癜風では橙色，紅色陰癬では赤色，ポルフィリン症では紅色を呈する．

b. 培　養

膿痂疹・癤・癰・蜂窩織炎などの細菌感染症では原因菌の検索や抗菌薬の感受性を調べるために菌の培養をする．真菌を感染原因として検索したり，使用中の抗真菌薬の効果をみるために真菌培

養をする．ウイルスに関しては専門の施設に限られるものの，原因を究明するために培養をする．

c. 真菌直接鏡検

皮膚浅在性真菌症では，病変部から採取した試料を顕微鏡下に観察して菌要素を見いだせば診断できる．皮膚の表皮角層に存在することから，体部白癬では病変の辺縁の丘疹や落屑，足白癬では水疱の天蓋，辺縁や皺の鱗屑をメスやハサミで採取し，スライドグラスに乗せ，10〜30％のKOH液を滴下し，カバーグラスで覆った後，顕微鏡で観察する．爪甲白癬では白濁した脆い爪の破片を試料にする．頭部白癬やケルズス禿瘡では毛の根部に近い部位を観察するが，毛の外側に寄生しているか毛内に寄生しているかをみるため，カバーグラスの上から押しつぶしてはならない．カンジダ症も同様に行って，仮性菌糸と丸い分芽胞子がみられる．癜風はメスで鱗屑を軽くこそげとって観察すると，ウインナソーセージ様の菌糸がみられる．

d. PCR

polymerase chain reactionは病原体の遺伝子の検出によって原因病原体を特定するのに用いる．病原体に特異的な塩基配列の一定部位のDNAを増幅し決定するため，ごく微量の試料からも検出できる．

3) 組織検査

a. 病理組織学的検査

皮膚科では光学顕微鏡（以下光顕）による病理組織検査は必要欠くべからざる検査方法である．

病理標本は生検・手術などで入手した皮膚組織片を固定，包埋，染色，切片製作の後，通常はヘマトキシリンとエオジンで染色，カバーグラスをかけて，光顕で観察する．細胞質は好酸性のエオジンで淡紅色に，細胞の核は好塩基性のヘマトキシリンで紫色に染色される．真皮の膠原線維はエオジンで紅色に染色されるが，弾性線維は判別できず，elastica-van Gieson染色などをする必要

がある．このほかに頻用される染色として，メラニンにはFontana-Masson染色，肥満細胞にはtoluidine-blue，沈着物や代謝物ではグリコーゲンはPAS染色，アミロイドはCongo red，ムチンはAlucian blueなどである．

皮膚の組織構造（図8.11）は，表皮，真皮，皮下脂肪組織からなる．表皮は真皮と接する基底細胞，その基底細胞が分裂して有棘細胞へ移行していき，顆粒細胞，角質細胞へ変化していく．それぞれ基底層，有棘層，顆粒層，角層と呼ぶ．基底層近辺にはメラノサイト，ランゲルハンス細胞，部位によってはメルケル細胞が混在している．角層は角質細胞が約10層積みかさなり，その細胞間は脂質で満たされ，体内の水分保持，体外からの有害物質を防御するバリア機能をもっている．真皮は膠原線維，弾性線維，線維間物質からなる結合組織の中に，動脈・静脈・リンパ管などの脈管や神経のネットワークに加え，線維芽細胞，肥満細胞，組織球などの細胞が存在する．真皮の深部は皮下脂肪組織と移行していく．

皮膚には，毛と毛包，汗腺，皮脂腺，立毛筋，爪などの皮膚付属器があり，これらの正常組織所

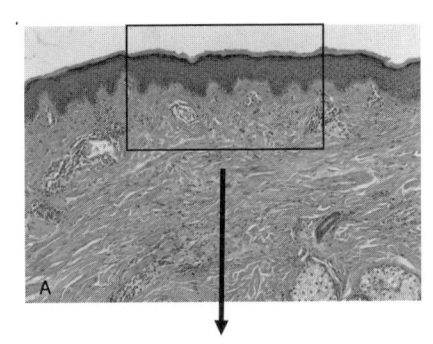

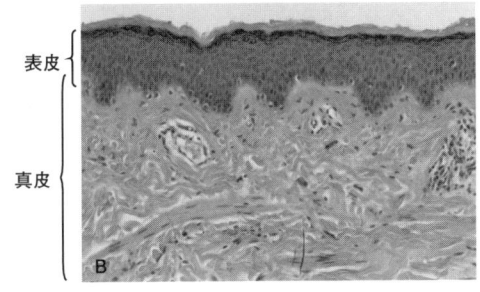

図8.11 皮膚の組織所見
ヘマトキシリン-エオジン染色．（A）弱拡大，（B）強拡大．

見を知っておくことは異常病理組織との比較時に必要である．正常の所見であるべきところに，構造の乱れ・細胞の異型性・核分裂・炎症を示す細胞浸潤の程度，好中球の出現の有無，沈着物の有無，増殖している細胞があれば，どのような種類の細胞がどのような分化傾向を示しているかなどに留意して観察する．

通常の組織検査法のほか，自己免疫性疾患では，蛍光抗体直接法によって自己抗体の沈着の有無をみる．また近年は，疾患によって，モノクローナル抗体による免疫組織化学で細胞の特異性を規定しうるようになった．

b. 電子顕微鏡による検査

角化症，水疱症，結合織疾患などでは，光顕だけでなく超微細構造のレベルによってようやく診断できる疾患がある[2]．

電子顕微鏡（電顕）には透過型と走査型がある．前者は薄く切った組織片を透過した電子線に影を描かせ，その影を蛍光板上に像を結ばせて観察する．後者は試料に電子をぶつけ，表面から反射する電子線を拾う．透過型電顕が試料の中，走査型電顕が外側を観察できる．

透過型電顕では採取した皮膚片を固定後，エポキシ樹脂のブロックに包埋し，ウルトラミクロトームで薄切する．酢酸ウラニルとクエン酸鉛の

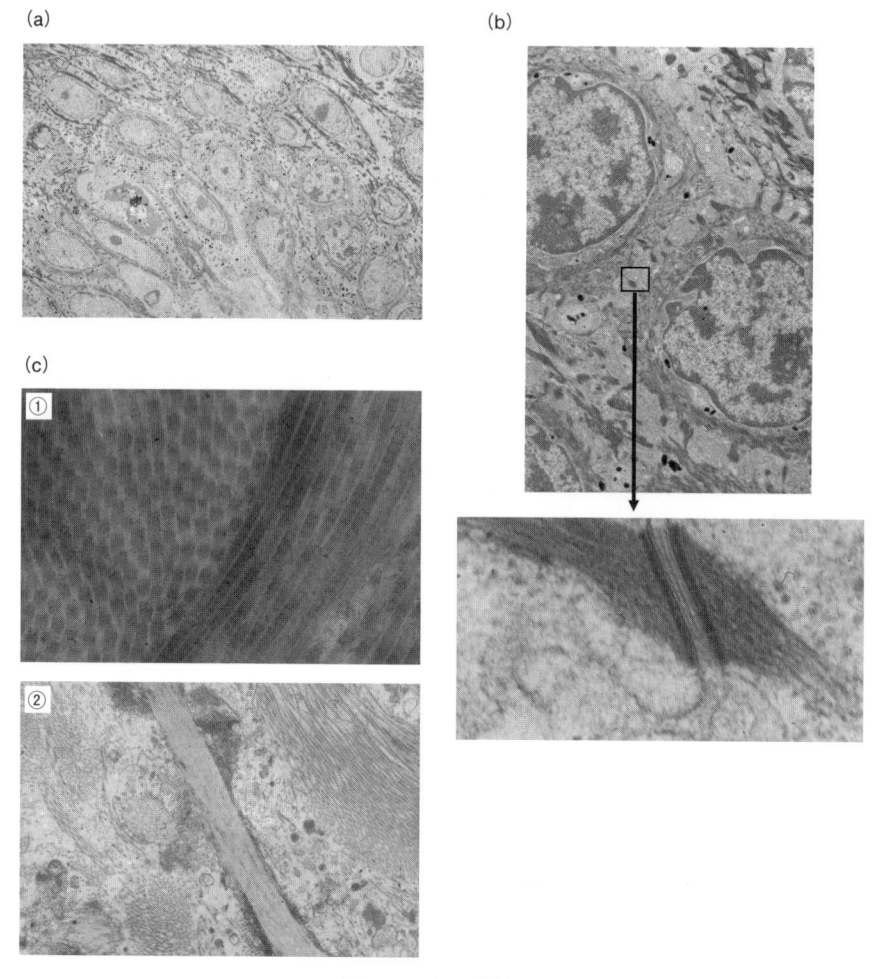

図 8.12 電子顕微鏡所見
(a) 弱拡大（表皮 3000×）
(b) 強拡大（表皮有棘細胞 5000×，デスモソーム 25000×）
(c) 真皮の成分（① 膠原線維，② 弾性線維）

二重金属染色後，電顕で観察する．

正常皮膚の所見では（図8.12），表皮最下層の基底細胞は大きな核と広い細胞質をもっている．核の中には核小体，核膜に近い辺縁にはヘテロクロマチンがみられる．細胞質内にトノフィラメントが細胞の縦軸に一致して縦に流れるように豊富に存在している．有棘層の細胞間には接着器官としてデスモソームが形成されている．上層へ行くに従い，細胞は次第に厚みが少なくなり，顆粒層ではさらに扁平化していく．

真皮の結合組織は，膠原線維，弾性線維，その間を埋める基質からなる．膠原線維は，最も多く存在する線維で，主に線維芽細胞で形成され，分泌される．光顕で200～600 nmの太い線維に見え，網状層で太く，うねっている．電顕では，膠原線維束は，細い膠原細線維の束からなる．弾性線維の多くは線維芽細胞，一部は平滑筋で合成され，細胞外へ分泌される．加齢，日光曝露，病的状態などで均質無構造物質部は減少，空胞化，細顆粒化し，微細線維も細くなり，減少する．

最も一般的な透過型電顕のほかに超微細構造を検索する方法として，免疫電顕，走査型電顕，フリーズ・フラクチャー，位相差顕微鏡などがある．免疫電顕法は抗原抗体反応を利用して，特定の抗原物質の局在部位やモノクローナル抗体の反応部位を超微細構造レベルで検索する方法である．

以上，皮膚科の診断に関する最も基本事項で，皮膚病変の診断や記載に必要な常識的な事柄の簡単な解説をした．　　　　　　　　　　〔日野治子〕

文　　献

1) 日野治子・竹原靖明・山田清勝: 皮膚病変の超音波診断——最近の進歩と有用性. 皮膚病診療 **24**(2): 197-204, 2002
2) 日野治子: 診断に必要な電顕. 皮膚科の臨床 **48**(10)特46: 1443-1447, 2006

4）皮膚アレルギー検査

皮膚アレルギー検査には大きく分けて，即時型（I型）アレルギーを検査するプリックテスト，掻破試験（スクラッチテスト）および皮内反応と，遅延型（IV型）アレルギーを検査する貼布試験（パッチテスト）がある．いずれも検査方法や結果の解釈を正しく行うことができれば日常診療の中で安全に行える有用な検査である．

a．貼布試験（パッチテスト）

貼布試験はIV型アレルギーであるアレルギー性接触皮膚炎ならびに薬疹の原因を確定する目的で施行される．原因と考えられる化学物質を適切な濃度と基剤で希釈し，標準化された方法で貼布し判定しなければ正確な結果は得られない．抗原に関する豊富な知識と確実な手技，判断力が必要となるために，貼布試験を習得するには訓練が必要である[1,2]．

（1）貼布試験の方法

背部の皮膚病変のない皮膚に疑わしい製品や抗原を閉鎖貼布する．48時間後に貼布試験ユニットを除去し，その1時間後に48時間後判定を行う．以降，72時間後，1週間後に判定する．貼布試験はScanpor® tape（Norgesplaster, Norway）上にFinn Chamber®（Epitest, Finland）がついたユニット®（図8.13）のほか，パッチテスター「トリイ」（鳥居薬品，東京）などを用いて行う．

（2）抗原の入手方法

代表的な貼布試験用抗原は本邦では鳥居薬品からスタンダードと金属シリーズが販売されている．海外では数社から販売されている（Brial (Germany), Trolab (Germany), Chemotechnique Diagnostics (Sweden) など）．

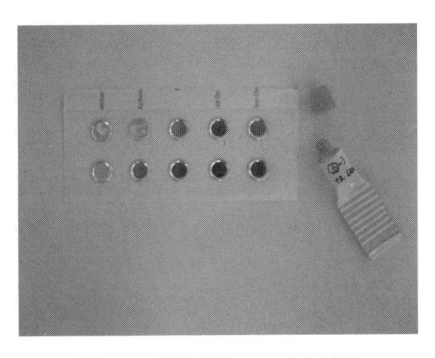

図8.13 貼布試験ユニットと抗原

（3） 各抗原の希釈と貼布方法

化粧品の中で石けん，シャンプーなどの洗浄剤は1％水溶液に希釈して閉鎖貼布し，パーマ液やヘアダイはオープンテストする．外用剤の中で，ゲル基剤のものはオープンテストする．点眼液はそのまま貼布すると経皮吸収が低く偽陰性になる場合があるので，掻破貼布試験を行う．農薬などは使用濃度かその10倍希釈で貼布する．詳しくは文献[1]を参照していただきたい．

（4） 判定基準

アレルギーの判定は国際接触皮膚炎研究班（International Contact Dermatitis Research Group; ICDRG）基準で行う．すなわち72時間後あるいはそれ以後に浸潤を触れる紅斑，丘疹があれば陽性とする（表8.1）．判定には刺激反応を鑑別することが必要であり，陽性反応と臨床経過との関連性を評価して，原因物質や抗原を決定する．

b. プリックテスト

プリックテストは特異IgE抗体の関与した即時型アレルギー（蕁麻疹，アナフィラキシー）の診断に用いる検査方法のひとつである（図8.14）．その利点は水溶性抗原に高い感度を示し，検査によるショックの危険性は皮内試験に比べてきわめて低く，prick-prick methodで新鮮な果物や魚介類などを簡単に検査することができることである[2-4]．

（1） 必要な器具

プリックランセット（EWO CARE AB, Sweden），滅菌生理食塩水，二塩酸ヒスタミン（10 mg/ml），抗原（果物，卵など），消毒綿，判定板，ティッシュペーパー，シールなどである．

（2） 手 技

前腕屈側を用い，各抗原の間は3 cm離し，肘から3 cm，手首から5 cm離す．試験を行う部位に抗原名を記入したシールを貼り，抗原を1滴置く．その上を垂直にプリックランセットで刺す．ランセットは各抗原ごとに消毒綿で拭き，抗原が混ざらないようにする．消毒綿にアレルギーを呈する場合は蒸留水を用いる．穿刺後抗原をティッシュペーパーで拭きとる．新鮮な材料を検査に用いる場合はprick-prick methodで行う．果物などに針を刺して，その針で皮膚を刺す．

（3） 判 定

15分後膨疹の直径を測定し，陽性コントロールと陰性コントロールのものと比較し，ヒスタミンの1/2を2＋，同等を3＋，2倍以上を4＋，生食より大きく，1/2より小さいものは1＋とする．2＋以上を陽性と判定する．

表8.1 貼布試験判定基準（国際接触皮膚炎研究班：ICDRG基準）

ICDRG基準	反 応
	アレルギーの判定に適している
－	反応なし
＋？	紅斑のみ
＋	紅斑＋浸潤，丘疹
＋＋	紅斑＋浸潤＋丘疹＋小水疱
＋＋＋	大水疱
IR	刺激反応
NT	施行せず

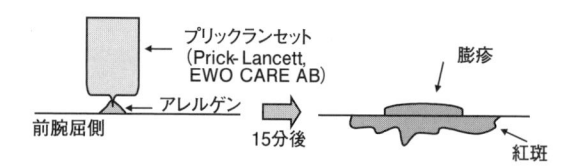

図8.14 プリックテストのメカニズム
1) 皮膚表層に点状に傷をつけて，ごく少量のアレルゲンを入れる．
2) 皮膚表層に入ったアレルゲンが浸透し，肥満細胞の高親和性IgEレセプター（FcεRI）に結合したIgE抗体に架橋されると脱顆粒を起こしヒスタミンが放出される．
3) 15分以内にwheal and flare reactionが生じ，膨疹の大きさで判定する．

c. 掻破試験（スクラッチテスト）

掻破試験は患者の前腕屈側にペンでマーキングした後，プリックランセットないしは細い注射針（23 G）で皮膚を出血しない程度に5 mmの線状の傷をつける．判定はプリックテストと同様である．掻破試験は，吸収される抗原量が増えるため，プリックテストに比べ感度が上がると考えられるが，傷をつける程度によっては刺激反応を生じやすくなるため，結果の評価や検査を行う者の技術などに注意を要する．注意点としては，いずれの検査もアナフィラキシーショックを誘発する可能

性があるため,症例によっては点滴ルートを確保し,緊急時にはアドレナリン（adrenaline）の筋肉注射などの救命処置を行えるよう準備を行っておく必要がある.

d. 皮内反応

アトピー性皮膚炎,花粉症,気管支喘息などのアトピー性疾患における抗原は,ハウスダスト,花粉類,食品類,イヌやネコなどの表皮類,綿などの雑類,アスペルギルス,カンジダなどの真菌類などが皮内テスト用抗原として市販されている.もし,市販されていない抗原を調整して検査に用いる場合は,最終的には健常者の対照をおいて,刺激性がないことを確認して,慎重に実施するべきである.0.01 ml の目盛がついている注射器に 26 G の皮内針をつけたものを皮内テスト用注射器として用い,抗原液 0.02 ml を前腕屈側の皮内に注射する.対照液として生食を用いる.判定は 15 分後に膨疹と発赤の長径と短径を測定し,膨疹（長径×短径）/発赤（長径×短径）として記載し,膨疹が 9 mm 以上,発赤が 21 mm 以上を陽性とする.

〔松永佳世子〕

文　献

1) 松永佳世子: 原因物質の特定は皮疹・問診・パッチテストで. *J Visual Dermatol* **1**: 410-421, 2002
2) 矢上晶子・松永佳世子: アレルギー性皮膚疾患の検査. 臨床検査 **50**: 868-874, 2006
3) Malling HJ: Skin prick testing and the use of histamine references. *Allergy* **39**: 596-601, 1984
4) 矢上晶子・矢上　健・松永佳世子: 口腔アレルギー症候群. *MB Derma* **108**: 32-37, 2005

9 皮膚の主な病気

9.1 かゆみ

「かゆみ」とは，皮膚と，皮膚に隣接する一部の粘膜に生じる「引っ掻きたくなるような欲求を起こす感覚」と定義される．皮膚表層に存在する虫や異物を，掻くことにより除去するための生体防御感覚であると考えられている．皮膚科領域では数多くの疾患の愁訴となるが，種々の内科的疾患においても，皮膚病変を伴わずにかゆみを訴える場合があり，皮膚瘙痒症といわれている（表9.1）．アトピー性皮膚炎，血液透析や肝胆道系疾患に伴う皮膚瘙痒症などでは慢性的に持続するかゆみが集中力の低下や睡眠の障害を引き起こし，患者の QOL を大いに損ねる．またかゆみによる掻破が皮膚病変の悪化や遷延化を招くことから，かゆみの制御は臨床上きわめて重要な課題である．

1) かゆみの機序

a. かゆみの末梢性機序

かゆみの受容器は表皮内や，表皮直下の真皮に分布する一次感覚ニューロンの自由神経終末である．皮膚疾患に生じるかゆみは，炎症に伴って産生されるメディエーターや，マスト細胞の脱顆粒により遊離されるヒスタミンをはじめとするかゆみのメディエーターが神経終末の受容体と結合して，活動電位として生じる．かゆみは生理的な状況でも経験される．皮表から加わる様々な物理，化学的刺激がかゆみ受容器に直接的に作用するか，あるいは疾患と同様にかゆみのメディエーターの作用を介して生じると考えられる．かゆみ

表9.1 かゆみを伴う疾患

皮膚疾患	アトピー性皮膚炎，湿疹・皮膚炎，蕁麻疹，痒疹，乾皮症，虫刺症，疥癬，真菌症，皮膚瘙痒症，扁平苔癬，乾癬，水疱症，肥厚性瘢痕，薬疹など
内科的疾患	
肝・胆道疾患	原発性胆汁性肝硬変，胆汁うっ滞症，肝硬変など
腎疾患	慢性腎不全，血液透析
内分泌・代謝疾患	糖尿病，甲状腺機能異常など
血液疾患	真性多血症，鉄欠乏性貧血など
悪性腫瘍	悪性リンパ腫，消化器癌など
神経疾患	多発性硬化症，脳腫瘍など
その他	AIDS，妊娠，薬剤など

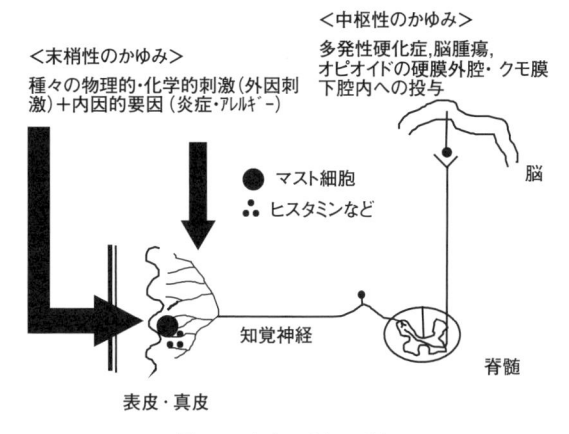

図 9.1 瘙痒のメカニズム

表 9.2　かゆみのメディエーター

生体アミン類	ヒスタミン，セロトニン
蛋白分解酵素	トリプターゼ，キマーゼ，パパイン，カリクレイン
神経ペプチド	サブスタンス P，エンドセリン，VIP，ニューロテンシン，セクレチン，ブラジキニン
アラキドン酸代謝物	プロスタグランジン E2
サイトカイン	インターロイキン 2, 31 TNF-α
オピオイド	βエンドルフィン，エンケファリン類
好酸球関連物質	MBP，ECP
その他	PAF，胆汁酸，一酸化窒素

VIP: vasoactive intestinal polypeptide, TNF-α: tumor necrosis factor α, MBP: major basic protein, ECP: eosinophil cationic protein, PAF: platelet activating factor.

の活動電位は，感覚ニューロンの中でも最も細く，伝達速度の遅い C 線維を伝わり，脊髄，脊髄視床路を経て視床から大脳皮質に達してかゆみとして知覚される（図 9.1）．

老人性乾皮症，アトピー性皮膚炎，慢性腎不全では乾燥皮膚（ドライスキン）の存在がかゆみを助長している．ドライスキンでは感覚神経線維が増加して表皮内に伸長していることが明らかになっており，かゆみの発症閾値の低下に関与していると推測される．

b. 中枢性に生じるかゆみ

皮膚への刺激が加わらない，すなわち感覚神経の一次ニューロンの発火を介さずに生じる中枢性のかゆみが存在する．手術後の鎮痛のために，モルヒネなどのオピオイドμ受容体作動薬が，硬膜外腔やクモ膜下腔に投与されたときの副作用としてかゆみが生じる．これらの薬剤が経口投与される場合よりもかゆみの発生率が高く，ヒスタミン H1 受容体拮抗薬（いわゆる抗ヒスタミン薬）は無効で，ナロキソンなどのオピオイドμ受容体拮抗薬によって抑制される．また多発性硬化症や脳腫瘍などの中枢神経系疾患の随伴症状としてかゆみが生じることがある．肝硬変や慢性腎不全による皮膚瘙痒症においても，オピオイドμ受容体拮抗薬が効果を示すことや，血中の内因性オピオイドペプチドの濃度が上昇していることが報告されており，これらのかゆみにも中枢性の因子が関与していることが想定されている．

c. かゆみのメディエーター（表 9.2）

（1） ヒスタミン

かゆみ受容器においてかゆみを起こす物質として多種の生理活性物質が知られている．ヒスタミンは代表的な起痒物質であり，マスト細胞で合成され顆粒内に蓄えられており，種々の刺激により遊離，放出される．真皮内の血管の H1 受容体と結合して，血管拡張作用による紅斑と，血管の透過性の亢進による浮腫を引き起こす．また C 線維神経終末の H1 受容体と結合してかゆみを生じる．

従来，かゆみを特異的に伝達する C 線維が同定されず，痛みを伝える神経と同一かどうかが議論になっていたが，1997 年に Schmelz らはマイクロニューログラフィの記録時にマーキング法を組み合わせて，ヒスタミンに特異的に反応する C 線維の存在を突き止めた．マイクロニューログラフィ法は，経皮的に微小電極を刺入して目的とする神経の活動を記録する方法で 1960 年代から行われていた．彼らは，受容野に一定の間隔で電気刺激を繰り返し与え，伝導速度に応じた複数の C 線維の誘発電位を導出し，その合間に圧，熱，化学物質による刺激を加えた．それらの刺激に反応する C 線維は，不応期のためにしばらくの間繰り返し加えられる電気刺激に反応できず，時間経過とともに反応性が回復してくる．マーキング法

といわれるこの方法によりC線維の1本1本の線維を同定することが可能となった．こうして見つけられたヒスタミンに特異的に反応するC線維は，機械的刺激に対する閾値が高く反応性が不良で，通常のC線維より伝導速度がさらに遅く，受容野が広いという性質をもつことが明らかとなった．

他に表9.2に示す物質がかゆみのメディエーターとして知られ，ヒトに皮内投与したときにかゆみを生じるが，ヒスタミンほど強いかゆみを引き起こさない．サブスタンスP，蛋白分解酵素，vasoactive intestinal polypeptide (VIP)，血小板活性化因子 (platelet activating factor; PAF) などは，抗ヒスタミン薬の投与下ではかゆみの発現が抑制されることから，マスト細胞からヒスタミンの遊離を促進することによりかゆみを誘発するとされている．

（2）蛋白分解酵素

トリプターゼ，キマーゼなどの蛋白分解酵素は，古くから起痒物質として知られている．かゆみが生じる機序として，マスト細胞の脱顆粒を介する作用，蛋白分解作用による神経線維の活性化による作用，産生されたペプチドやアミノ酸による作用が想定されている．近年，感覚神経終末にトリプターゼにより活性化される特異的な受容体 (proteinase activated receptor-2; PAR-2) がみつかり，サブスタンスPの神経終末からの遊離を引き起こして神経原性炎症に関与すると考えられている．また，PAR-2の活性化が直接かゆみを起こす可能性も示唆されている．パパインやカリクレインの皮内投与は灼熱感を伴うかゆみを生じ，これはヒスタミンの遊離を介するものではないとされる．

（3）サブスタンスP (SP)

SPは一次感覚ニューロンで産生され脊髄，脳へと輸送されて痛みを伝達するが，より多くの量が軸索反射を介して末梢の神経終末から分泌され，かゆみや神経原性炎症の発現に関与する．ヒトへの皮内投与試験からは10^{-7} mol/l以上の濃度で紅斑，浮腫とともにかゆみを生じ，抗ヒスタミン薬で拮抗されることより，マスト細胞から遊離されたヒスタミンの作用によると考えられている．しかしさらに低い濃度のSPの皮内注射にて生じた膨疹や紅斑が抗ヒスタミン薬により抑制されないという報告もある．マウスにおけるSP誘発性のかゆみ反応が抗ヒスタミン薬で抑制されないことや，マスト細胞欠損マウスでもSPによりかゆみが惹起されることから考えても，ヒトでもSPが神経終末のNK1受容体に直接作用してかゆみを起こす可能性も否定できない．

（4）サイトカイン

サイトカインの中で，ヒトの皮内に投与して明らかにかゆみを誘発するのはインターロイキン2 (IL-2) のみであるが，近年IL-31もかゆみのメディエーターとして注目されている．IL-2によるかゆみは，強くないが長時間持続する特徴がある．IL-1, IL-8, TNF-αの皮内投与では明らかなかゆみの発現は認められていない．

（5）プロスタグランジンE_2 (PGE$_2$)

PGE$_2$はかゆみを誘発しないが，ヒスタミンやセロトニンによるかゆみを増強する作用があるとされていた．しかしSchmelzらのマイクロニューログラフィを用いた検討では，ヒスタミンに特異的に反応する神経がPGE$_2$にも反応することがわかり，PGE$_2$自体がかゆみを起こす可能性も示唆されている．

（6）セロトニン (5-hydroxytryptamine; 5HT)

セロトニンもヒスタミンに反応するかゆみのC線維を刺激することが示された．皮内投与で弱いかゆみを誘発することは以前より知られている．真性赤血球増加症のかゆみには抗ヒスタミン薬が奏効しないが5-HT$_2$受容体遮断薬が有効であるとされる．ヒトではセロトニンはマスト細胞には存在せず，本症のかゆみは血小板由来のセロトニンが原因と考えられている．また肝胆道系疾患，慢性腎不全，硬膜外オピオイドのかゆみに5-HT$_3$受容体拮抗薬が有効であるとする報告がある．これらの病態のかゆみには中枢神経系のセロトニンが関与することが推測されている．

（7）モルヒネ

モルヒネにはヒスタミン遊離作用があるが，それとは別に，硬膜外腔やクモ膜下腔などの中枢神

経系に投与したときにかゆみを誘発する作用があり，かゆみの中枢性のメディエーターであると考えられている．モルヒネが中枢神経系のオピオイドμ受容体に結合してかゆみを発現するという考えと，かゆみに対する抑制系として機能している疼痛伝達性ニューロンの活動を抑制するからかゆみが生じるという考えがある．

（8） そのほかのメディエーター

アセチルコリンやブラジキニンは健常人における発痛物質であるが，アトピー性皮膚炎患者では皮内投与によりかゆみを生じる．健常人には痛み刺激となる機械的，電気的，化学的刺激がアトピー性皮膚炎患者ではかゆみを誘発することが生駒らにより明らかにされており，かゆみに対して過敏な状態では，本来かゆみを起こさない種々の炎症性のメディエーターによりかゆみが誘発されることが示唆され，今後の詳細な検討が望まれる．

2） かゆみの治療法 （表9.3）

a． 治療の概要

かゆみの治療の原則は，原疾患の正しい診断に基づく治療にあり，原疾患の治療が同時にかゆみの治療となる．皮膚科の日常的診療で最も頻度の高い湿疹・皮膚炎群では，ステロイド外用薬による抗炎症治療が中心となる．かゆみが強いときには，補助的に抗ヒスタミン薬やヒスタミン H1 受容体拮抗作用のある抗アレルギー薬の内服を併用する．同時に皮膚炎を増強する悪化因子をみつけて回避する．またアレルギー性接触皮膚炎などのアレルギーの関与する疾患では，アレルゲンの検索と除去に努める．蕁麻疹では，抗ヒスタミン薬やヒスタミン H1 受容体拮抗作用をもつ抗アレルギー薬の内服が奏効する．

アトピー性皮膚炎のように疾患の原因やかゆみのメカニズムが十分に解明されていない疾患で慢性に経過するもの，肝胆道系疾患や慢性腎不全に伴う皮膚瘙痒症のように原疾患の根治が難しい疾患では，原疾患の治療と並行して対症療法的にかゆみの治療を行う必要がある．かゆみを標的とした治療法には，かゆみのメディエーターの働きを阻止する方法，炎症や免疫反応を抑制する方法，かゆみに対する感受性を低下させる方法，かゆみの増悪因子を回避する方法，かゆみに対する抑制系を賦活化する方法などがある．

表9.3 かゆみの治療法

内服療法	抗ヒスタミン薬，抗アレルギー薬，副腎皮質ステロイド，シクロスポリン，睡眠導入薬，抗不安薬，抗うつ薬，オピオイドμ受容体拮抗薬*
外用療法	ステロイド外用薬，タクロリムス軟膏，保湿外用薬（尿素製剤，ヘパリン類似物質），白色ワセリン，メントール，カプサイシン軟膏，抗ヒスタミン外用薬，クロタミトン軟膏，活性型ビタミンD_3軟膏，局所麻酔外用薬
理学療法	紫外線療法（UVA, UVB, PUVA），冷庵法，温熱療法，凍結療法（液体窒素など），経皮的神経電気刺激法（TENS），鍼療法，cutaneous field stimulation
その他	かゆみ増強因子の回避（環境整備など），搔破対策（手袋，防護パジャマなど），心身医学的アプローチ（行動療法，心のケア）
中枢作動薬の静脈内投与	オピオイドμ受容体拮抗薬（ナロキソン），静脈麻酔薬（プロポフォール），セロトニン$5HT_3$受容体拮抗薬（オンダンセトロン）

*ナルメフェン，ナルトレキソン（日本では発売されていない）

b. 薬物治療（内服・外用を含む）

（1） 抗ヒスタミン薬，抗アレルギー薬

抗ヒスタミン薬は末梢の感覚神経終末や血管壁に存在するヒスタミン H1 受容体とヒスタミンとの結合を競合的に阻害することにより，ヒスタミンが H1 受容体を介して発現する作用を抑制する．抗アレルギー薬はマスト細胞からのケミカルメディエーターの産生・遊離抑制やメディエーターの薬理作用に対する拮抗作用を有する．ヒスタミン H1 受容体拮抗作用を併せもつものともたないものがあるが，かゆみの治療薬としては前者が主に用いられている．従来抗ヒスタミン薬には眠気を誘発する副作用があったが，近年導入された抗アレルギー薬では，脳内への移行が少なくて眠気を催さないものや1日に1回の内服でよいものがあり，服薬コンプライアンスが向上している．ちなみに海外ではこれらは第二世代の抗ヒスタミン薬と呼ばれている．

蕁麻疹に対してはこれらの単独投与が約8割の患者で奏効することに比べ，アトピー性皮膚炎のかゆみに対しては効果の感じられない症例も多い．最近本邦で行われたフェキソフェナジンの多施設臨床試験では，二重盲検並行法によりアトピー性皮膚炎のかゆみに対する有効性が有意差をもって示された．同時に投与されるステロイド外用薬の作用のために日常の臨床では抗ヒスタミン薬，抗アレルギー薬の効果がマスクされていてわかりにくい可能性がある．また本症のかゆみには，トリプターゼなどのヒスタミン以外のメディエーターやドライスキン，さらには中枢神経系因子の関与も考えられるために，十分な止痒効果が発揮されないのかもしれない．胆道閉塞性疾患や慢性腎不全による皮膚瘙痒症のかゆみも抗ヒスタミン薬，抗アレルギー薬があまり奏効しないとされている．

抗ヒスタミン外用薬もかゆみ止めとして使われているが，内服に比べて効果が十分でなく，かつ経皮感作の懸念から，皮膚科領域における使用頻度は高くない．

（2） 免疫抑制薬

ステロイドは，種々のサイトカインの産生抑制，リポコルチンを介したフォスフォリパーゼ A_2 の抑制，シクロオキシゲナーゼ-2 の発現の抑制などからなる強力な抗炎症効果を発揮することにより，炎症性皮膚疾患の炎症を鎮静化し，結果的にかゆみを抑制する．

主に臓器移植における拒絶反応の抑制に使用されてきたシクロスポリンやタクロリムスは，Tリンパ球の細胞周期を阻害し IL-2 などの起炎性サイトカインの産生を抑制する．優れた抗炎症作用を有し，シクロスポリンの内服は皮膚科領域では重症の乾癬に適応がある．アトピー性皮膚炎のかゆみに対しても顕著な効果がある．タクロリムスは分子量が約 800 と，シクロスポリンよりも小さいために病変部からの経皮吸収が可能となり，本邦で開発されたタクロリムス軟膏はアトピー性皮膚炎の外用薬としての高い有用性が評価されている．両剤ともに皮膚の神経系への直接作用があることを示唆する報告もある．

（3） 睡眠導入薬

かゆみが強くなると入眠障害や中途覚醒からなる睡眠障害をきたすことが経験される．かゆみ刺激は睡眠中でも搔破となって現れ，かゆみだけでなく搔破の行為自体が覚醒刺激となってしまい，睡眠障害をさらに助長する．かゆみによる不眠に対して睡眠導入薬がしばしば処方される．不眠を訴えるアトピー性皮膚炎患者の睡眠をブロチゾラムが改善し，かゆみも軽減したことを示す報告がある．抗ヒスタミン薬や抗アレルギー薬の中で眠気を誘発する薬剤が好んで就寝前に投与されることもあり，アトピー性皮膚炎などの湿疹・皮膚炎群の夜間のかゆみに対する抗ヒスタミン薬の止痒効果は鎮静作用によるとする報告もあるが，十分な検討はなされていない．

（4） オピオイド関連薬，向精神薬など

オピオイド μ 受容体拮抗作用のあるナロキソンは，硬膜外腔やクモ膜下腔に投与されたモルヒネによるかゆみを抑えるだけでなく，肝胆道系疾患や慢性腎不全による皮膚瘙痒症のかゆみにも奏効すると報告されている．オピオイド受容体には μ, κ, δ, ORL 受容体の4種が存在することが明らかにされている．κ 受容体はかゆみに対しては μ

受容体と拮抗的に作用し，κ受容体作動薬には止痒効果があることが動物実験で示されている．現在，国内外で透析患者のかゆみに対して臨床試験が行われており，将来の臨床への導入が期待されている．

他には静脈麻酔薬のプロポフォールに硬膜外モルヒネと肝胆道系疾患の瘙痒に対する抑制効果があることや，セロトニン5HT$_3$拮抗薬であるオンダンセトロンに肝胆道系疾患や慢性腎不全のかゆみを抑えることを示す報告があるが，追試された比較試験では有意差が出ていない．抗不安薬，抗うつ薬，抗精神病薬といった向精神薬の中にもかゆみに有効なものの報告があるが，多数例での比較試験の報告はまだなく，今後の検討課題であると思われる．

（5） そのほかの外用薬

ドライスキンはかゆみを助長することから，保湿を目的とした外用薬にはかゆみを抑制する効果が期待できる．尿素製剤やヘパリン類似物質には角層の水分量を増加させる効果がある．白色ワセリンなどの油脂製剤には表皮の表面に油膜を形成して水分喪失を防ぐ効果がある．これらの保湿外用薬は皮脂減少性皮膚炎などの乾燥皮膚によるかゆみに奏効する．

メントールには冷感を引き起こすことによりかゆみを抑える効果がある．メントールの外用により実際に皮膚温が下降することはないが，冷覚を伝達するAδ線維の刺激がC線維によるかゆみの伝達を遮断する機序が考えられている．近年冷刺激受容体遺伝子がクローニングされ，冷刺激とメントールに感受性をもつCMR1（cold and menthol-sensitive receptor 1），TRPM8（transient receptor potential melastatine family member 8）チャネルを活性化することが明らかとなった．

カプサイシンには知覚神経終末におけるサブスタンスPの遊離を促進する作用がある．カプサイシンの繰り返しの塗布によりサブスタンスPが枯渇することにより鎮痛や止痒効果を発揮すると考えられている．一般に0.025〜0.075%の軟膏が院内製剤として調製されている．慢性腎不全の皮膚瘙痒症やそのほかの皮膚疾患のかゆみに対して用いられているが，炎症性皮膚疾患では灼熱感や刺激感が強くて使えない場合もある．

c. 理学療法
（1） 冷罨法と温熱療法

一般に皮膚温の上昇がかゆみを増強するのに対し，低下はかゆみを抑制する．機序として低温によるマスト細胞の脱顆粒の抑制や，冷覚を伝導するAδ線維による脊髄レベルでのかゆみ感覚の抑制が考えられる．かゆい部位を冷水，冷たいタオル，氷囊や保冷パックで冷やすことによりかゆみの感覚は治まるが効果は一過性である．逆に45℃近くまで皮膚温を上昇させるとかゆみが抑制される場合もあり，この温熱効果を利用して使い捨てカイロを貼布することによりかゆみを鎮める方法が報告されている．

（2） 紫外線療法

長波長紫外線（UVA：320〜400 nm）と中波長紫外線（UVB：290〜320 nm）の照射が紫外線治療として行われる．紫外線感作物質である8-メトキシソラレンの内服または外用後にUVAを照射するPUVA療法（ソラレン光化学療法）は痒疹病変のかゆみに奏効する．PUVAとUVB療法は尋常性乾癬，菌状息肉症，結節性痒疹，アトピー性皮膚炎，透析瘙痒症などのかゆみに有効で，作用機序は十分解明されていないが，ランゲルハンス細胞の障害，T細胞の浸潤抑制，細胞性免疫の抑制，サイトカインの産生抑制，マスト細胞の減少，マスト細胞からのメディエーター遊離抑制，末梢神経系への直接作用やサブスタンスPとその受容体の発現の抑制作用などが示唆されている．近年，中波長領域の中でも特に311±2 nmの非常に幅の狭い波長のみを照射するナローバンド（narrow band）UVB（NB-UVB）療法が注目されている．従来のUVBや長波紫外線療法よりも，乾癬や白斑などの皮膚疾患への効果に優れており，日焼けなどの副作用も少ないため普及しつつある．透析瘙痒症などのかゆみに対してもその効果が期待される．

d. 生活指導と心身医学的アプローチ

かゆみの増悪因子を把握して回避するように努めることも重要である．具体的には，皮膚温の上昇を避けるために室温や風呂の湯の温度を低めに設定する．辛い刺激物の摂食を避ける，衣類や寝具についてはチクチクする素材を避ける，汗やよごれを放置しない，入浴中にごしごし洗わない，適切なスキンケアを身につけるといったことを実践させる．本来かゆいところを搔く行為はかゆみを鎮めるきわめて有効な手段であるが，搔きすぎにより皮膚の炎症が悪化してさらにかゆみが増すという悪循環が生じるため，むやみに搔かないように指導したり，就寝時に搔破防止用の手袋や防護パジャマを使用する．

ストレスなどの心理的な要因はかゆみを増強し，また習慣化した搔破行動につながりやすい．身体的治療に加え，搔破癖を是正するための行動療法を始めとする心身医学的なアプローチも重要である．かゆみのつらさは痛みと比べ，他者にはわかりにくく正しく伝わらないことも多いので，診療にあたっては共感する態度で臨み，患者の訴えによく耳を傾けて丁寧に対応することが大切である．

〔江畑俊哉〕

文　献

1) 宮地良樹・生駒晃彦編: かゆみ最前線, メディカルレビュー社, 東京, 2006
2) Yosipovitch G, Greaves MW, Fleischer AB, McGlone F: Itch-Basic Mechanisms and Therapy, Marcel Dekker, New York, 2004

9.2 湿疹・皮膚炎

1) アトピー性皮膚炎

a. アトピー性皮膚炎とは

アトピー性皮膚炎という病名は1933年，アメリカの著名な皮膚科医サルツバーガーが湿疹を分類しようとした際に用いたのがはじまりである．「アトピー」という言葉は，ラテン語で「奇妙な」「とらえどころのない」「そのほかの」などの意味をもつが，サルツバーガーは遺伝的素因とアレルギーがかかわっているが，詳細のわからない湿疹を「アトピー性皮膚炎」と名づけたのである．日本皮膚科学会が作成した「アトピー性皮膚炎診断基準」によれば，アトピー性皮膚炎には以下のような特徴がある[1]．

① かゆみがあること
② アトピー性皮膚炎を引き起こす遺伝的な体質がある人に幼少時に発症し，成長するに従って各年齢層に特徴的な症状を示しながらだんだんとよくなっていくこと
③ 慢性・反復性の経過をたどること

アトピー性皮膚炎は乳児では2か月以上，そのほかの年齢層では6か月以上症状が続くものとされている．したがって，すぐに治ってしまう湿疹はアトピー性皮膚炎ではない．病歴，臨床所見から診断は比較的容易であるが，接触皮膚炎，脂漏性皮膚炎，単純性痒疹，疥癬，汗疹，魚鱗癬，皮脂欠乏性湿疹などを除外する必要がある．

アトピー性皮膚炎は気管支喘息，アレルギー性鼻炎，アレルギー性結膜炎などとともにアトピー性疾患のひとつととらえられている．アトピー性皮膚炎では血清中のIgE抗体が増加しており，ダニやハウスダストなどのアレルゲンに対する特異IgE抗体価が高い例が多いという免疫学的な異常が存在する．しかし，これらの異常はI型アレルギー反応（即時型アレルギー）に属し，皮膚疾患としては蕁麻疹がこれにあたる．したがってアトピー性皮膚炎はI型アレルギーのみでは説明できず，IV型アレルギー（遅延型アレルギー）の関与も想定されているが，詳しくはまだよくわかっていない．最近では非免疫学的異常が注目されている．アトピー性皮膚炎患者の皮膚はセラミドが生まれつき減少しており，そのため皮膚の水分が失われて乾燥した皮膚となり，外部からの刺激に弱く容易に皮膚の炎症，すなわち湿疹を生じやすいということがわかってきた．つまり，皮膚のバリア機能が低下していることが発症の重要な因子となっており，アトピー性皮膚炎では細菌やウイルスの感染症を合併しやすいこともそれを裏づけている．こういった異常は遺伝的に規定されており，アトピー性皮膚炎の患者は既往歴や家族歴にほかのアトピー性疾患を有することが多いことからも遺伝的素因が関与していることには異論がない．ここにさらにアレルゲンや皮膚に対する機械的刺激などの環境要因が加わって病気の発症へつながっていくものと考えられている（図9.2）．

b. アトピー性皮膚炎の臨床症状

アトピー性皮膚炎は乳児期から幼少児期にかけて発症する例が大多数で，2歳までに発症する例が80％以上を占めるといわれている．乳児期には乳児湿疹として顔面，頭部を主体に紅斑，鱗屑，

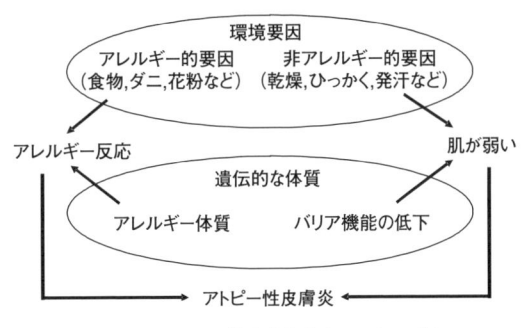

図9.2 アトピー性皮膚炎発症のメカニズム

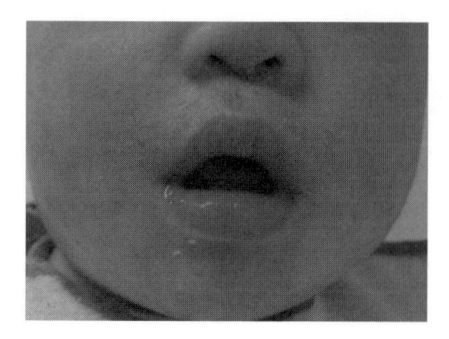

図 9.3 離乳期の乳児にみられる口囲の湿疹変化（口絵参照）

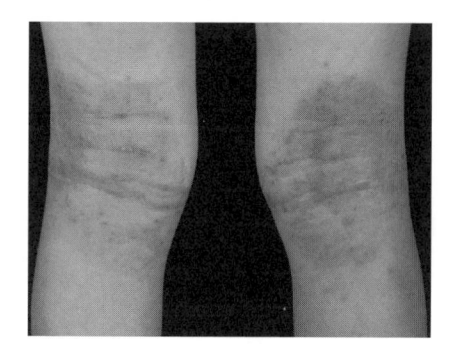

図 9.4 膝窩の苔癬化局面（口絵参照）

痂皮を認める（図 9.3）．小児期になると皮疹は乾燥傾向を示すようになり，眼囲，口囲，肘窩や膝窩などの関節屈側にかさかさとした湿疹病変が主体となる．一般にかゆみが強いため患部を搔破し，その結果次第に皮膚が肥厚し苔癬化局面という難治性の病変を形成するに至る（図 9.4）．小児では頰部に円形の白っぽい局面を生じることがあり，俗にハタケと呼ばれているが，これはアトピー性皮膚炎の一症状と考えられている．従来，アトピー性皮膚炎は乳児期，幼児期，思春期を経るに従って軽快傾向を示すといわれてきた．これは，成長するとともに皮膚が強くなって，刺激に対して抵抗性をもつようになるからである．しかしながら最近では成人になっても症状を持続させている患者が増えている．顔面に難治性の発赤を有したり，頸部を主体に色素沈着が著明であったり，全身にかゆみの強い痒疹という小結節が多発したりする症例の存在が注目されている．

c. アトピー性皮膚炎の合併症

アトピー性皮膚炎では伝染性膿痂疹（とびひ）をはじめとする細菌感染症や尋常性疣贅，伝染性軟属腫（みずいぼ），単純ヘルペス，カポジ水痘様発疹症などのウイルス感染症を合併することが多いことが知られている．これらの合併症はステロイド外用で悪化するので治療上注意が必要である．また，アトピー性皮膚炎で顔面，特に眼周囲の皮膚症状が強い場合，白内障の合併がみられることがあり，従来これがステロイド剤の外用による副作用の場合もあるといわれてきた．しかしながら最近では，眼周囲の強いかゆみによりこすったりたたいたりする眼球に歪みをきたすような機械的な要因により白内障や網膜剝離などが生じることが明らかになっている．

d. アトピー性皮膚炎で行う検査

アトピー性皮膚炎は病歴と臨床症状から診断が可能であり，検査は診断の補助的な意味あいで行うものであり，診断名，治療方針を左右するものではない．アトピー性皮膚炎での血液検査は，白血球数，好酸球数，一般生化学検査のほかに，アレルギーに関連してIgE抗体やRAST（radioallergosorbent test）を調べるのが一般的である．好酸球数とLDH（乳酸脱水素酵素）はアトピー性皮膚炎の病勢をよく反映しており，症状が悪化すると数値が上昇する．したがって，現在の病勢を確認する意味あいで検査することが多い．しかし，アトピー性皮膚炎患者の約2割は血清IgE値が正常範囲であり，RASTもダニ・ハウスダストなどに反応が出るケースは多いものの，全員が陽性というわけではない．この2つの検査はあくまでもアトピー素因があるかどうか調べるものであり，検査の結果からただちにアトピー性皮膚炎と診断できるわけではない．ただ，RASTで陽性であれば，その物質がアトピー性皮膚炎を悪化させる可能性があるので，日常生活での注意が必要となる．小児では消化管が未発達なため，食物が十分に消化されない状態で体内に吸収される結果，食物の3大アレルゲンである卵・牛乳・大豆を中心とした食物に対するRASTが陽性となる割合が高くなる．しかし，アトピー性皮膚炎で食物が原因となるケースはごく一部であり，RAST陽性イ

コール食物アレルギーありと即断するのは禁物である．年齢とともに消化管が発達してくると，食物に対する抗体陽性率は低くなってく一方で吸入抗原であるダニ，ハウスダストなどに対する陽性率が上昇してくる．

e．アトピー性皮膚炎の治療
(1) 治療ガイドラインについて

アトピー性皮膚炎の治療ガイドラインには1999年に厚生科学研究班により発表され，毎年改訂されてきた「アトピー性皮膚炎治療ガイドライン2005」(http://www.jaanet.org/medical/images/skin2005_medical.pdf)と，日本皮膚科学会より発表され2004年に改訂が加えられた「日本皮膚科学会アトピー性皮膚炎治療ガイドライン2004改訂版」[2]の2つがあるが，その性格はやや異なっている．前者は一般臨床医を広く対象としたものであり，経過中の注意事項としてこの治療ガイドラインに従って1か月程度治療しても皮疹の改善がみられない場合は，専門の医師または施設への紹介を考慮すると記載している．その治療ガイドラインの概要として原因・悪化因子の検索・対策，スキンケア，薬物療法の3つを適切に組み合わせて行うとしており，スキンケアの実際についても具体的に述べている．後者は皮膚科専門医を対象としたもので，アトピー性皮膚炎の治療の根幹は外用療法であり，全身療法は補助的療法であると明言している．さらに「個々の皮疹の重症度」に応じて外用療法を選択すべきであるとして，それぞれの皮疹に対しどのランクのステロイド外用剤を用いるべきか細かく述べているが，その重症度の判定に高度の専門性が要求される．

このようにこの2つの治療ガイドラインはやや性格を異にするが，その薬物療法の基本は同じく外用療法である．外用療法はステロイド外用剤が主体となり，タクロリムス軟膏や保湿剤を併用する．また，かゆみはアトピー性皮膚炎には必発であるが，病像の形成に大きく関与している．かゆみにより皮膚を掻破する（ひっかく）と傷ついた皮膚はバリア機能が低下し，皮膚の炎症が進行して湿疹が悪化しさらにかゆみが増すという悪循環に陥る．したがって瘙痒を抑え，掻破を防ぐことも皮疹を悪化させないために大切であり，抗アレルギー薬，抗ヒスタミン薬などの内服療法も併用することも多い．

(2) 薬剤選択のポイント
i) ステロイド外用剤

ステロイド外用剤は薬効の強さにより5つのランクに分類されているが，副作用を生じないよう上手に使い分けることが要求される．ステロイド外用剤の使用方法の基本は上記のガイドラインに述べられているが，ステロイド外用剤の経皮吸収は患者の年齢，部位，病変の性状によっても異なるので，これらを使いこなすには熟練を要する．一般に顔面や陰股部皮膚の経皮吸収はほかの部位に比して多いため局所的副作用が出現しやすく弱めのランクのステロイド外用剤を選択する必要がある．幼少児は皮膚吸収性が高く局所的，全身的副作用が生じやすいといわれている．乳児期（2歳以下）では原則として成人より1ランク弱めのステロイド外用剤を用いるが口囲，頬部の難治性皮疹に対してはstrongクラスのものを用いてもよい．幼児期（3～6歳）では原則として成人と同じか1ランク弱めのステロイド外用剤を用いるようにするが苔癬化の強い皮疹にはvery strongクラスのものを用いる．学童期以降（7歳以上）では原則として成人と同じ使い方でよい．現在のステロイド外用剤の多くはアンテドラッグといって血中などに入ると分解されて効力を失う構造になっており，通常の使用方法で全身的副作用が出現することはまずなく，したがって局所性副作用に熟知しておく必要がある（表9.4）．ステロイド外用剤の用い方としては，炎症が急性のうちに十分に行うべきであり，炎症の抑制が不十分なうちに外用を急に中止すると

表9.4 ステロイド外用剤の主な局所性副作用

・皮膚萎縮	・ステロイド痤瘡
・毛細血管拡張	・にきびダニ痤瘡
・ステロイド紫斑	・酒皶様皮膚炎
・ステロイド潮紅	・口囲皮膚炎
・皮膚萎縮線条	・乾皮症
・多毛症	・感染症
・色素脱失	

Th1タイプサイトカインのリバウンドが起き，さらに強い炎症が起こってしまうとされている．また，慢性の病変部に弱いステロイドを漫然と使用すべきでない．

　ステロイド外用剤をほかの外用剤と混合して使用する例は多く，あるアンケートによれば皮膚科医の70％以上が混合調剤を行っているという．その主な目的はステロイドを希釈することにより薬効をよりマイルドにする，保湿剤と混合することにより重ね塗りの手間を省きコンプライアンスの向上を図る，の2点にある．しかしながらステロイドを希釈しても薬効は落ちず，保湿剤と混合するとかえってステロイドの経皮吸収量が増加するというデータも示されており，希釈すれば薬効が落ちると考えるのは早計である．また，配合変化による安定性の問題や細菌汚染などからも，安易な混合はするべきではないと考える．

　ii）タクロリムス軟膏　タクロリムスは筑波山麓の土壌より分離された放線菌 *Streptomyces tsukubaenesis* が産生するマクロライド骨格を有する化合物で，カルシニューリン阻害剤としてT細胞の活性化に伴うインターロイキン（IL）-2，-3，-4，-5，インターフェロン（IFN）-γなどのサイトカイン遺伝子の転写を阻害する．0.1％軟膏製剤が成人（16歳以上）用として1999年11月に本邦で世界に先駆けて発売され，2003年12月に0.03％製剤が小児用（2歳以上16歳未満）として製造承認された．タクロリムス軟膏にはステロイド外用剤にみられる皮膚萎縮，毛細血管拡張などの副作用がなく，顔面，頸部の症状，特に紅斑などの急性症状に著効を示す．体幹，四肢にはstrongクラスのステロイド外用剤と同等の効果を示す．一方，特有の刺激感（熱感，ほてりなど）があり，びらんや掻破痕がある部位には使用禁忌であり，PUVA療法などの紫外線療法との併用は不可である．また，ステロイド外用剤と同様，細菌，ウイルス感染，痤瘡を生じることがある．とくに刺激感については60〜80％の症例に出現し，あらかじめよく説明しておかないと患者はその症状に驚いて使用を中止してしまうのでインフォームド・コンセントを十分に行う必要がある．

表9.5　タクロリムス軟膏のよい適応
1）顔面・頸部に皮疹を有する場合
2）ステロイド外用剤の局所的副作用を有する場合
3）ステロイド外用剤の局所的副作用出現が危惧される場合
4）ステロイド外用剤でコントロールが困難な場合
5）ステロイド外用剤忌避の場合

約70％は3日以内に消失し，長くても2週間でほとんどは収束する．刺激感が強いときは冷庵法が有効であり，氷嚢などで冷やすとよい．入浴直後の使用は避けるよう指導し，またほてりが強い場合はステロイド外用剤を数日使用してからタクロリムス軟膏に切り替えるなどの工夫が必要である．タクロリムス軟膏のよい適応を表9.5に示す．

　iii）保湿剤　アトピー性皮膚炎のスキンケアのために保湿剤は欠かせない．一般に保湿剤は大きく2つに分けられる．ひとつは吸水性，吸湿性をもつ成分が配合され，それにより保湿を図るもので，尿素，ヘパリン類似物質，セラミド，水溶性コラーゲン，ヒアルロン酸，アミノ酸などを含有するものである．もうひとつは油性成分を配合し，その皮膜を角質表面につくることにより水分の蒸散を抑えるもので，ワセリンやオリーブ油などがこれにあたる．それぞれに長所，短所があるので，その性質をよく理解した上で選択すべきである．尿素含有のものは刺激性があるので，特に乳児には避けた方が無難である．処方医薬品は限られているが，一般の市販品でもその効果に大きな差はなく，患者の好みに応じて選択すればよいであろう．

　iv）抗アレルギー薬，抗ヒスタミン薬　「日本皮膚科学会アトピー性皮膚炎治療ガイドライン2004改訂版」では全身療法の項で，「アトピー性皮膚炎は自覚症状としては瘙痒を伴うことが特徴であり，その苦痛の軽減とかゆみによる掻破のための悪化を予防する目的で抗ヒスタミン作用を有する薬剤を使用する．抗アレルギー薬の有するケミカルメディエーター遊離抑制作用などいわゆる抗アレルギー作用は，外用療法の補助療法としての効果を期待するものであり，単独でアトピー性皮膚炎の炎症を抑制しうるものではない」と，これら抗アレルギー薬・抗ヒスタミン薬は外用療法

の補助療法であることを明記している．すなわち，瘙痒を軽減するために抗ヒスタミン薬を用いるが，治療に必須のものではない．抗ヒスタミン作用のない抗アレルギー薬としてアトピー性皮膚炎に適応のある薬剤にはトラニラスト，トシル酸スプラタストがあるが，mild クラスステロイド単独外用療法への上乗せ効果が臨床試験にて立証されている．これら抗ヒスタミン作用を有さない抗アレルギー薬と抗ヒスタミン薬を併用することはしばしば行われる．抗ヒスタミン薬の副作用で問題となるのは眠気であるが，最近の非鎮静性抗ヒスタミン薬では眠気はかなり少なくなっている．

f. 生活指導
（1） 病気について

残念ながらアトピー性皮膚炎を完治させる根本的な治療法はいまだ存在しない．しかしだからといって悲観する必要はない．治療のゴールは治すことではなく，コントロールすることである．アトピー性皮膚炎と完全に決別することは不可能だが，逆にその必要もないという点を患者に受け入れてもらい，100％病気を押さえ込もうとするのではなく，病気とうまくつきあっていって社会生活を営むのに支障のない範囲で皮膚炎をコントロールするよう指導する．幸い，アトピー性皮膚炎は成長するに従い軽快しやがて自然寛解することもありうる疾患であるので，特に小児においては初期のうちから適切な治療をして皮膚をよい状態に保ち，難治化させないことが大切である．

（2） 薬について

ステロイド外用療法の受容には十分なインフォームド・コンセントが必要である．ある調査によればステロイド外用剤に対する不安をもつ患者は7割に上り，またステロイド外用剤の副作用については内服薬による副作用と混同するなど誤った知識が多いことがわかっている．ステロイド外用治療の受容には医師の説明の度合いにより差があり，小児患者の治療において，ステロイド外用のコンプライアンス向上には母親のステロイド外用剤に対する不安感はあまり影響せず，医師患者間の人間関係の確立の方が大切であるとい う．ステロイド外用剤の副作用について十分に説明し，患者の不安感を取り除くことが重要である．近年ステロイド外用剤が無効であると安易に判断されるケースがあるが，これらは症状の重症度に応じたランクのステロイド外用剤が用いられていなかったり，十分なインフォームド・コンセントを受けていなかったりしたために外用がしっかりなされず，症状の改善が不完全なうちに使用を中止してしまったケースがほとんどである．

（3） 日常生活について

日常生活では皮膚をよい状態に保つためのスキンケアが必要である．「日本皮膚科学会アトピー性皮膚炎治療ガイドライン2004改訂版」では皮膚生理学的異常に対する外用療法として「乾燥およびバリア機能の低下を補完し，炎症の再燃を予防する目的で，ステロイドあるいはタクロリムスを含まない外用剤でのスキンケアを行う必要がある」と述べている．厚生科学研究班の「アトピー性皮膚炎治療ガイドライン2005」でも，前述したように治療の3本柱のひとつとしてスキンケアを挙げており，その実際についても，具体的に述べている．

アトピー性皮膚炎におけるスキンケアの基本は，皮膚を清潔に保つことと乾燥を防ぐことの2点である．清潔に保つためにはまず入浴が大切である．石けんを使って皮脂膜に紛れ込んだ汗や汚れを洗い落とすが，強くこするのは禁物で，ナイロンタオルの使用は避け，木綿の柔らかいタオルを用いるようにする．垢こすりのように角質まで落とす必要はない．特に湿疹の部位は，石けんを泡立てて手でやさしく洗うようにするとよい．石けんやシャンプーは洗浄力の強すぎるものを避け，低刺激性のものが好ましいが，皮膚表面の汚れが落ちない場合は普通の石けんを用いてもよい．使用後よく洗い流すことが肝心で，特に後頸部はシャンプーが残りやすいことに留意する．また，これらの洗浄剤自体が製品によっては悪化因子になっていることがあるので注意を要する．湯の温度は熱すぎるとかゆみがひどくなるため40℃程度のぬるめがよく，また長湯も保湿因子が流れ出てしまうので避けるべきである．入浴剤・

沐浴剤は保湿作用をもつものが一般的には勧められる．入浴後にほてりやかゆみを感じさせるものは用いない方がよく，また硫黄分を含む入浴剤は角質剥離作用があり逆効果となるので避けるようにする．

乾燥に対するスキンケアでは，いわゆるドライスキンではアレルゲンや微生物などの侵入が容易となるため，スキンケアによりバリア機能を回復することが大切である．清潔に保つためのスキンケアを過度に行うと，皮脂，セラミドなどの角質細胞間脂質，尿素やアミノ酸などの天然保湿因子などを失ってしまうために乾燥を助長しかねない．この2つのスキンケアは相反する面があるわけであるが，入浴後，まだ皮膚の角層に水分が残っているうちに保湿剤を丁寧に塗って水分を閉じこめるようにするのがよいとされている．

また精神的ストレスが皮膚をひっかく原因にもなるので，患者の社会的，家庭的背景をも考慮して診療に当たることが大切である．

2）接触皮膚炎

a. 接触皮膚炎とは

接触皮膚炎とはいわゆる「かぶれ」のことで，皮膚刺激物質が直接皮膚を傷害する刺激性接触皮膚炎とアレルゲンが付着して遅延型アレルギー反応により発症するアレルギー性接触皮膚炎がある．前者は刺激物質が皮膚に付着すれば誰にでも生じうるのに対し，後者はアレルゲンに感作（アレルギー反応をもつようになること）された者にのみ生じるもので，その原因物質は金属，植物，医薬品，化粧品，染髪料など多岐にわたる（表9.6）．

b. アレルギー性接触皮膚炎の起こるしくみ

Ⅳ型アレルギー反応である接触アレルギーが想定されている．アレルゲンは通常分子量1000以下の物質で免疫学的にはハプテンと呼ばれる．ハプテンは表皮内に浸透しながら蛋白質と結合して完全抗原となり，ランゲルハンス細胞あるいはマクロファージに捕獲される．これらの細胞はTリンパ球に抗原提示し，さらに所属リンパ節内で別のTリンパ球に情報伝達され，接触アレルギー反応を引き起こすTリンパ球，すなわちエフェクターTリンパ球が誘導される．再度ハプテンが経皮的に侵入し蛋白と結合するとこれを抗原としてランゲルハンス細胞またはマクロファージがエフェクターTリンパ球に抗原を提供し，Tリンパ球がTNF-αやIL-2をはじめとする種々のリンホカインを産生し，これらが表皮を傷害して海綿状態と呼ばれる組織変化を起こし，この反応がさらに進行すると表皮内水疱が形成され湿疹の状態となる．

c. 接触皮膚炎の臨床症状および診断

臨床像，病歴より診断は比較的容易である．しかし，患者自身が原因物質の存在に気づいていないことがよくあるので，問診には特に注意する必要がある．症状の出現時期と経過，生活環境，職業，趣味など患者の行動を詳細に聴取し，原因物質を絞り込んでいく．

パッチテストは必ずしも必要というわけではなく，臨床像と病歴の確認があれば診断には十分である．特にウルシオールのような強感作物質のパッチテストはテスト自体による感作成立の危険性があるのでなるべく避けるべきである．以下に代表的なアレルギー性接触皮膚炎について概説する．

（1）植　物

植物ではウルシやギンナン，マンゴー，サクラソウなどによる接触皮膚炎が有名である．

表9.6 代表的なアレルギー性接触皮膚炎の原因物質

清水らの報告[3]：	
・ゴム	・化粧品
・毛染め	・装身具
・外用剤	・植物
久保の報告[4]：	
・植物	・頭髪用品
・金属製品	・化粧品
・湿布剤	・外用剤
・接着テープ	・ゴム手袋
・海産物	・洗剤
・歯磨	

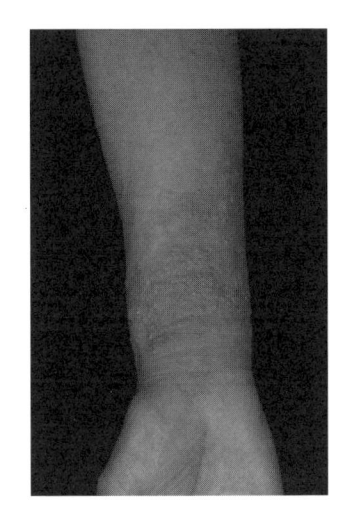

図 9.5 ウルシによる前腕部の接触皮膚炎
水疱形成が著しい．

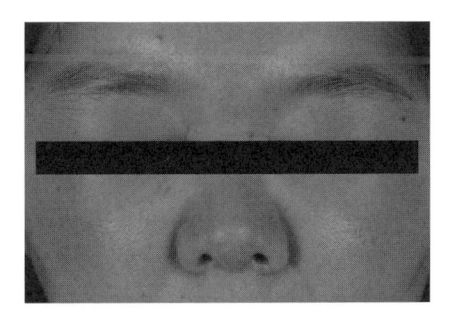

図 9.6 顔面のギンナン皮膚炎（口絵参照）
眼瞼の浮腫が著明である．

ウルシ科の植物にはウルシ，ヤマウルシ，ツタウルシ，ハゼノキなどがあるが，顔面，前腕などの露出部位が好発部位である．浮腫の著明な不整形の紅斑上に水疱を形成するのが特徴的で，急性炎症反応が強い（図9.5）．ウルシの抗原物質はウルシオールで，イチョウ葉，ギンナン果肉に含まれる抗原とは交叉反応を起こすことが知られている．なお，ウルシは重合すると抗原性が失われ，完全に硬化した漆器は接触皮膚炎の原因とはなりえない．

イチョウ葉とギンナン果肉にはヒドロギンゴールをはじめとする数種の抗原物質が含有されている．ギンナンは果肉を取り除く作業をした際に直接接触した手指は角層が厚いため軽度の皮疹にとどまるものの，二次的に接触した顔面や男性では陰茎に著明な浮腫性紅斑を生じるのが特徴である（図9.6）．ウルシに比べ，水疱形成をみることは少ない．ウルシによる接触皮膚炎とは臨床像，季節の違い，病歴より鑑別は容易である．なお，食する果実の部位には抗原は含まれておらず，食してもなんら問題はない．イチョウ葉による接触皮膚炎はみることが少ない．

マンゴー皮膚炎は食した翌日に口囲に小水疱と浮腫性紅斑を生じ，やや遅れて顔面全体に拡がることが多い．マンゴーはウルシ科の植物であり，その抗原はカルドールでウルシオール，ヒドロギンゴールと交叉反応を示すため，マンゴー皮膚炎患者の多くはウルシ皮膚炎やギンナン皮膚炎の既往を有している．カルドールは果皮の部分に多く含まれているが，果肉にも少量存在するので果皮を取り除いても発症しないとは限らない．果皮を取り除いた手指にも皮疹を生じることがある．

セイヨウサクラソウ，なかでもプリムラ・オブコニカによる皮膚炎では手入れの際に接触する手指や前腕に線状不整形の浮腫性紅斑と小水疱を形成するが，二次的に接触する顔面にも軽度の紅斑を生じることがある．しばしば色素沈着を残すことがあるので注意が必要である．抗原物質はプリミンである．キクによる接触皮膚炎はほかの植物皮膚炎が急性炎症反応を主体とするのと異なり，露出部を主体に苔癬化を伴う慢性皮膚炎の像を呈するのが特徴的である．一般人にはまれでキク栽培者や生花業者にみられる．抗原物質はヘレニンである．プリミン，ヘレニンにはウルシオールなどとの交叉反応はない．

（2） 金 属

接触アレルギーを起こしうる金属としてはニッケル，コバルト，クロム，水銀，金などが知られている．これら金属による皮膚炎の中ではニッケル皮膚炎の頻度が圧倒的に高いが，その理由はニッケルがメッキとして金属装飾品に多用されるほかに，種々の合金にも含まれ，日常生活の中でニッケルに接触する機会が非常に多いからである．ニッケルは，汗に含まれる塩化物イオンの作用で溶け出して皮膚に吸収され，接触皮膚炎を起こす．ただし例外的にステンレススチールに含まれるニッケルは溶出しないので皮膚炎を起こさな

い．コバルトはニッケルと化学的に近縁関係にある金属であり，ニッケルメッキなどに微量のコバルトが含まれており，ニッケル皮膚炎の患者の半数以上でコバルトにも感作されているという．

最近ではピアス型イヤリングの流行により，耳垂が金属による接触性皮膚炎の好発部位となっている．ニッケルメッキをしたピアスの場合，金属が直接皮膚組織に接し組織液にさらされるため，皮膚に高濃度のニッケルが溶出し，感作が成立しやすい．したがって，通常のイヤリングよりピアス型イヤリングの方がよりニッケル皮膚炎を起こしやすい（図9.7）．ニッケルによる接触皮膚炎はピアスの他，眼鏡，ネックレス，指輪，ジーンズの金属ボタン（図9.8）などでもみられる．

ピアス型イヤリングによる金皮膚炎も増えている．そもそも金は非常に溶けにくい物質で，指輪，ネックレスなどの一般的な金製アクセサリーから汗で溶出される金の量はきわめて微量であり，感作の成立に必要な抗原量が経皮吸収の過程を経て真皮に達しないため，金によるアレルギーは起こりにくいものと考えられていた．しかしピアスでは直接真皮に接するため，ごく少量の溶出量でも感作を成立させるのだろうと考えられている．塩化金を用いた動物感作試験によれば，金の感作能の強さはニッケルと同程度またはそれよりやや強いとされている．ピアスによる金皮膚炎は装着後，通常1～3か月の間に発症し，穴をあけた部分を中心に紅斑，浮腫，小水疱などの急性皮膚炎像を呈する．皮膚炎が起きた後も続けてピアスを装着しつづけた場合に，しこりを生じることがよくあり，金によるピアス皮膚炎の特徴とされている．この結節病変はピアスの装着を中止しても容易には消退せず，長年にわたって存続することがあり，ときには外科的切除が必要なこともある．

クロム皮膚炎の原因は六価クロムで，革のなめしに使うため，皮革製品でまれにみられることがある．水銀皮膚炎の頻度は，最近では水銀化合物の使用が規制されたため減少しているが，破損した体温計の水銀蒸気を吸引して全身性接触皮膚炎を生じる場合がある．

（3）外用剤，消毒剤

非ステロイド外用剤はその特性のためアトピー性皮膚炎などで顔面に好んで用いられる傾向にあるが，接触皮膚炎はまれではなく，特にブフェキサマクによるものが多い．

抗真菌剤では近年繁用されているイミダゾール系薬剤の多くが感作能を有している．足白癬の場合，抗真菌剤を外用中に接触皮膚炎を合併しても足白癬の悪化と判断され外用が継続され，症状がさらに悪化することがあるので注意が必要である（図9.9）．

点眼薬でも時に接触皮膚炎がみられる．最近では抗アレルギー剤であるアンレキサノクスやフマル酸ケトチフェンなどがアレルギー性結膜炎の点眼液として頻用されているが，これらの薬剤による接触皮膚炎が増加している．これらの点眼液を使用している症例ではもともと眼瞼炎を伴うこともあり，点眼液による接触皮膚炎が原病の悪化と

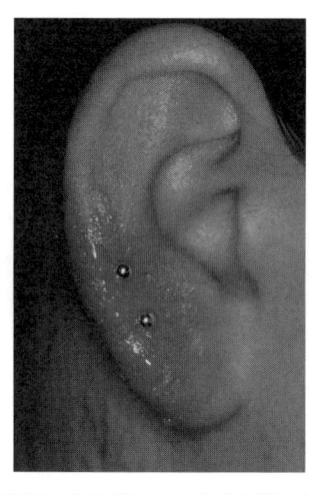

図9.7 ピアスによる耳朶のニッケル皮膚炎（口絵参照）

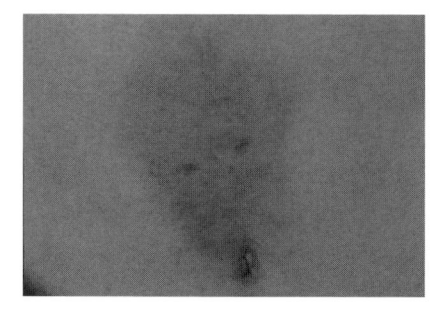

図9.8 ジーンズの金属ボタンによるニッケル皮膚炎（口絵参照）

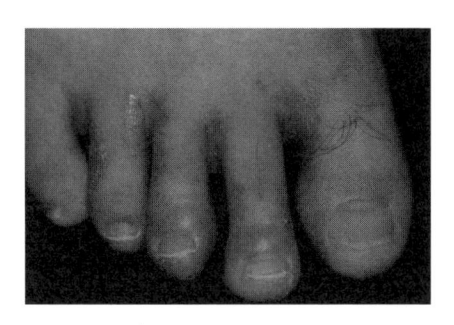

図 9.9 ビホナゾールによる足趾の接触皮膚炎（口絵参照）

とらえられ発見が遅れることもあり，注意を要する．そのほかの点眼液では散瞳剤である塩酸フェニレフリンによる接触皮膚炎があり，頻回の散瞳検査を受けている間に感作されるといわれている．また，防腐剤である塩化ベンザルコニウムによる接触皮膚炎の報告もある．消毒剤ではチメロサール（マーゾニン）による接触皮膚炎が代表的である．

（4）ヘアダイ

染髪を行った1ないし2日後に多量の浸出液を伴う湿潤性急性炎症を生じ強い瘙痒を伴う．被髪頭部に強い症状をみることもあるが，多くは髪際部に強く症状が現れる．浮腫性紅斑と小水疱が主体である．また，染毛後の洗浄が十分でないため流れた染毛剤の付着が原因となって，項部，耳介，耳介後部にかえって強い症状がみられることもある．顔面に症状が現れることもまれではなく，特に眼瞼は好発部位で紅斑と強い浮腫を生じる．ヘアダイ皮膚炎の原因物質はパラフェニレンジアミン（PPDA）でありその感作能は強く，染髪に従事する理容師，美容師でPPDAに感作されている者の頻度は決して低くはない．PPDAによるパッチテストはすでに感作された者では強陽性となり色素沈着を生じることがある．また，パッチテスト自体で感作が成立する危険性も高く，パッチテストは安易に施行すべきではない．

（5）セメント

職業性接触皮膚炎の代表的なものである．長期にわたる接触を繰り返すため慢性の接触皮膚炎の像を呈し，手掌では角化が著明となり亀裂を生じる．原因はセメントに含まれる六価クロムイオンである．セメントによる皮膚障害は，これ以外に練ったセメントの強アルカリによる化学熱傷もあるので鑑別に注意を要する．

d. 接触皮膚炎の治療

接触皮膚炎は接触源が絶たれれば完治しうる疾患であるが，急性炎症反応を速やかに取り除くには very strong クラス以上のステロイド外用剤が第一選択となる．顔面でも very strong クラスのステロイド外用剤を1週間程度使用しても何ら問題はない．原則1日2回外用とする．皮疹が広範囲にわたり，浮腫などの症状が強い場合は短期間ステロイド内服を行うこともある．プレドニゾロン換算で20 mg/日前後を3日間程度使用する．かゆみに対しては抗アレルギー薬，抗ヒスタミン薬の内服を行う．

3）皮脂欠乏性湿疹

a. 皮脂欠乏性湿疹とは

下腿の伸側や側腹部，腰部などにできやすい乾燥性の湿疹で見た目の皮膚症状の割には瘙痒が強い．主に老人にみられるが30歳代から発症することもある．冬期に悪化し，夏期に軽快する．臨床的には鱗屑を伴う紅斑局面と搔破痕が特徴的である．

b. 皮脂欠乏性湿疹の起こるしくみ

皮膚の外層には角層があり，その上を皮膚から分泌される皮脂膜が覆っている．皮脂膜が水分の蒸発を抑えるために角層には適度な水分が保たれているが，老人では皮脂の分泌が低下するために皮脂膜が壊れ，角層の水分が失われて皮膚の表面が乾燥してくる．角層には皮脂膜以外にも角質細胞間脂質，天然保湿因子があり，皮膚の潤いや水分を保つと同時に，外的物質の侵入を防ぐバリア機能を維持しているが，高齢者では皮脂のみならず，セラミドをはじめとする角質細胞間脂質や天然保湿因子の主成分であるアミノ酸の合成量も低下する．その結果水分を保持できなくなり，皮膚が乾燥してバリア機能が低下する．その結果，正

常な皮膚では問題にならない程度の刺激でも炎症を起こしやすく，また皮膚の乾燥は瘙痒の閾値を低下させるため，搔破により皮膚に湿疹性の変化をもたらし，皮脂欠乏性湿疹を生じることとなる．最近では，かゆみを感知する知覚神経線維末端は正常では表皮真皮接合部に止まるが，乾皮症では表皮内まで侵入してくるため，通常では問題にならない程度の外的刺激に反応して，かゆみが生じやすくなると考えられている．

c. 皮脂欠乏性湿疹の臨床症状および診断

下腿の伸側に好発するが，大腿，側腹部，腰部などにもみられることがあり，皮膚症状の割には瘙痒が強い．皮膚は乾燥し細かい鱗屑が付着しひび割れた状態を呈し，搔破痕を混じることが多い．しばしば下腿では孤立性に貨幣大程度の局面をみることがあるが，貨幣状湿疹と異なり，通常湿潤性の病変をつくることはない（図9.10）．冬季には空気が乾燥し角層からの水分の蒸発が盛んになり，皮膚の乾燥を助長するためこの時期に皮脂欠乏性湿疹は悪化し，春から夏になると症状は軽快する傾向がある．また，過度の暖房は乾燥を促進するため，症状を悪化させる．

d. 皮脂欠乏性湿疹の治療

まずは保湿剤の外用が中心となる．保湿剤には尿素，ヘパリン類似物質，セラミド，ヒアルロン酸，ワセリン，オリーブ油などがあるが，1e (2-iii) 項（p.80）で述べたようにそれぞれに長所，短所があるのでその性質をよく理解した上で選択すべきである．湿疹変化をきたした場合はステロイド外用剤を用いるが，その強さのランクはmildないしstrongクラスのもので通常十分である．その際の基剤は刺激が少なく，保湿効果も期待できる軟膏がよい．

抗ヒスタミン薬の内服については皮脂欠乏性湿疹に伴う瘙痒に対する効果について疑問視する考えもあるが，実際には有効であることはよく経験されるので，強い瘙痒を訴える場合は抗ヒスタミン薬の内服を併用する．そのほか，クエン酸タンドスピロンなどの抗不安薬も瘙痒に有効なことがある．

e. 生活指導

石けんには脱脂作用があり，皮脂欠乏状態に悪影響を与え症状を悪化させるため，石けんやシャンプーを使用するときは洗浄力の強いものは避け，入浴時にはその使用を控えめにする．またナイロンタオルは避け木綿製のタオルで洗うように指導する．湯温が熱いとかゆみが増し搔破をきたすため，入浴の際高い温度の湯は避け，ぬるめの湯とする．保湿剤の外用は入浴後角層に水分が残っている間に行うと水分を閉じこめるのでよいとされる．加湿器などを用いて室内の湿度を適切に保つ，肌着は刺激の少ない木綿製とする，常に爪を短く切っておく，などの指導を行う．

保湿作用のある市販入浴剤の使用も効果的であるが，これらの入浴剤はその潤滑作用のため，風呂場の床が滑りやすくなり転倒の危険があることに注意する必要がある．アルコールや香辛料の摂取は瘙痒を増強させるので控えるよう指導する．

〔五十嵐敦之〕

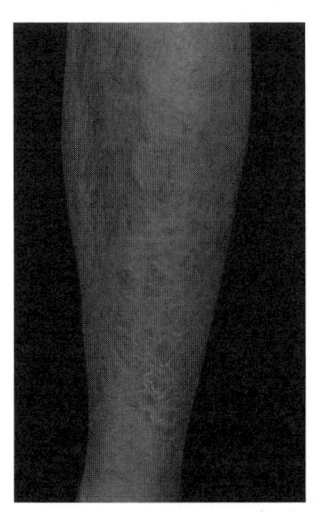

図9.10 下腿前面の皮脂欠乏性湿疹（口絵参照）

文　献

1) 日本皮膚科学会: 日本皮膚科学会「アトピー性皮膚炎診断基準」について. 日皮会誌 **104**: 68-69, 1994
2) 日本皮膚科学会: 日本皮膚科学会アトピー性皮膚炎治療ガイドライン2004改訂版. 日皮会誌 **114**: 135-142,

2004
3) 清水正之ほか:臨床症状を中心として.皮膚臨床 **30**(特 28): 767-786, 1988

4) 久保容二郎: 1皮膚科診療所における接触皮膚炎とパッチテスト.皮膚 **35**(増刊第16号): 15-20, 1993

9.3 蕁麻疹類

1) 蕁麻疹

a. 蕁麻疹とは

蕁麻疹とは一過性に出現する，皮膚の発赤を伴う限局性の浮腫と定義されており，通常かゆみを伴う．したがって，かゆいだけで皮膚に何の変化もみられないものは蕁麻疹ではなく，皮膚瘙痒症として取り扱われる．蕁麻疹の皮膚の組織を顕微鏡的に観察すると真皮の浮腫と毛細血管の拡張がみられる．通常，発疹の出没が1か月以上続くものを慢性蕁麻疹，1か月以内に出没がみられなくなるものを急性蕁麻疹と呼んで区別している．蕁麻疹は一生の間に5人に1人が罹患するといわれているほどありふれた疾患であるが，その発生機序は多岐にわたり，原因を特定するのは困難である．

b. 蕁麻疹の起こるしくみ

皮膚には肥満細胞（マスト細胞）という細胞が存在し，その中にヒスタミンという化学物質が蓄えられている．原因により異なるが，何らかの刺激がこの肥満細胞に加わるとヒスタミンが細胞外に放出される．ヒスタミンは皮膚の毛細血管を形づくる血管内皮細胞の表面に結合し，その後反応性に血管内皮細胞は収縮する．すると細胞と細胞の間に隙間ができ（この隙間は赤血球が通り抜けられるほど広くはなく，したがって内出血を起こすということはない），血管内の蛋白や血漿成分が血管外に漏れることになる．結果的に皮膚に浮腫が起こり，盛り上がって蕁麻疹となるわけである．最近ではヒスタミン以外に種々の化学伝達物質が蕁麻疹の発症に複雑に関与していることがわかってきた．

c. 蕁麻疹の原因

先に述べたように肥満細胞からヒスタミンを放出させるきっかけが蕁麻疹の原因となるわけであるが，それには表9.7のごとく種々のものが考えられる．肥満細胞の表面にはIgEという免疫グロブリンの一種が付着している．このIgEと特異的に結合する抗原が体内に入ると反応を起こして蕁麻疹を生じる．このような抗原を特にアレルゲンと呼んでいるが，多種多様のものがあり，このようにⅠ型アレルギー機序で起こる蕁麻疹をアレルギー性蕁麻疹という．しかしながらこの機序による蕁麻疹の頻度は決して高くはない．

また，ヒスタミンなどの化学伝達物質を多く含む食品は仮性アレルゲンと呼ばれ，やはり蕁麻疹の原因となる．タケノコ，サトイモ，ソバ，ナス，ホウレンソウ，サバ，アサリなどに多く含まれているとされている．

実際には蕁麻疹の原因を特定するのは容易ではなく，8割以上の症例ではその原因を明らかにするのは困難であるとされ，特発性蕁麻疹と呼ばれる．

このほか，圧迫，摩擦などが原因の機械的蕁麻

表9.7　蕁麻疹の原因

食品	魚介類，牛乳，卵，ダイズ，コムギ，果物・野菜類など
薬剤	抗生物質，アスピリン，非ステロイド系消炎鎮痛剤，降圧剤など
食品添加物斑	サリチル酸誘導体，タール系アゾ色素，安息香酸誘導体など
吸入抗原	花粉，羽毛，塵埃，カビ，香料など
病巣感染	扁桃炎，副鼻腔炎，齲歯，ピロリ菌，C型肝炎など
内臓疾患	リンパ増殖性腫瘍，全身性エリテマトーデス，関節リウマチ，甲状腺疾患など
物理的刺激	機械的刺激，寒冷，温熱，日光，圧迫，振動など
心因性	

疹，寒気，冷水にさらされたときに生じる寒冷蕁麻疹，温熱により生じる温熱蕁麻疹，日光照射部位に生じる日光蕁麻疹，発汗，精神的緊張などにより生じるコリン性蕁麻疹，皮膚の表面より進入した化学物質により生じる接触蕁麻疹などがある．また，内科的疾患に伴って蕁麻疹が出現することもある．

d. 蕁麻疹の症状

蕁麻疹はかゆみとともに突然出現し，皮膚が赤く盛り上がってくるが，数時間後にはあとかたもなく消えてしまう（図9.11）．かゆみのためにひっかくとそのところがみみず腫れのようになる．これを皮膚描記症というが，蕁麻疹の診断に役立つ所見である．重症の場合は発熱や喘息様症状，さらに気道粘膜の浮腫による呼吸困難，まれにショック症状を呈することもあるが，急性蕁麻疹に多く，慢性蕁麻疹ではその可能性は低い．慢性の蕁麻疹の場合は1日のうちに症状が出やすい時間が決まっていることが多く，特に入浴後や就寝後など，体が暖まってくる頃，精神的緊張がとけた頃に出ることが多いようである．一般にアルコールの摂取は蕁麻疹を悪化させることが多く，

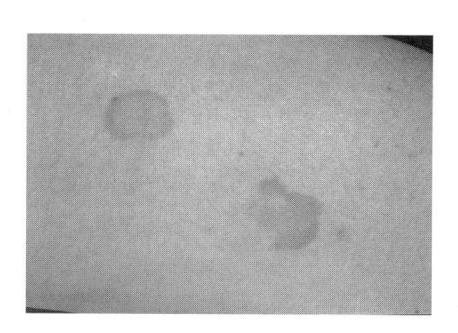

図9.11 蕁麻疹の臨床像（口絵参照）

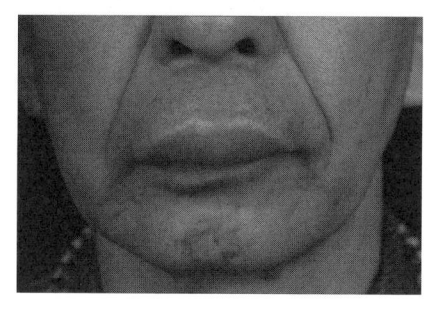

図9.12 口唇の血管性浮腫

また睡眠不足，疲労，精神的ストレスなどでも蕁麻疹は悪化する．

蕁麻疹の特殊な病態である血管性浮腫とは，深部の皮下組織の浮腫で，顔面，特に口唇，眼瞼に生じやすく，皮疹は2,3日持続し，かゆみはないことが多い（図9.12）．クインケ浮腫とも呼ばれる．

e. 蕁麻疹の治療

一般的治療としては原因の除去が最も効果的ということになる．食物性の蕁麻疹では原因となる食品が明らかな場合はそれを避けるようにすればよいが，特に慢性蕁麻疹では前述のごとく原因の特定は難しく，その除去は実際的に困難である．したがって内服薬による治療が主体となるが，従来より蕁麻疹には抗ヒスタミン薬が使用されてきた．抗ヒスタミン薬の作用機序は，ヒスタミンが毛細血管の血管内皮細胞に結合するのを競合的に抑え，結果的に血管の透過性が高まるのを防ぐというものである．

最近では，抗ヒスタミン薬にかわって抗アレルギー薬が登場し，蕁麻疹に使用されることが多くなってきた．抗アレルギー薬は抗ヒスタミン薬のもつ作用に加えて，ヒスタミンが肥満細胞から放出されるのを防ぐなどの作用を併せもっており，蕁麻疹に対してより効果的と考えられている．これらの薬剤は現在ではかなりの種類に上る．症状に応じて単独もしくは数種類併用して用いるが，薬の有効性には個人差があるので，個々の患者に適した薬剤をはやくみつける必要がある．これらの薬の主な副作用は眠気で，これもかなり個人差がある．

また，特殊な例を除いて血液検査に異常がみつかることはまれであり，原因検索のためにむやみにアレルギー検査を行うべきではない．

2005年に蕁麻疹・血管性浮腫の治療ガイドラインが日本皮膚科学会により作成され，蕁麻疹の診断・治療手順に一定の指針が示されたが，そこには抗ヒスタミン薬の効果が不十分である場合はH_2ブロッカー，漢方薬，抗不安薬，抗ロイコトリエン拮抗薬，ジアフェニルスルホン，トラネキ

サム酸などの補助的治療薬を用い，それでも十分な効果が得られない場合はステロイド内服，さらには免疫学的治療などの試行的治療を行うことと記されている[1]．

f. 蕁麻疹における日常生活上の注意点

慢性蕁麻疹は年余にわたり続くこともあり，なかなかやっかいであるが，病気と上手につきあっていく姿勢が大切である．人間の病気というものは高血圧症や糖尿病などの例を挙げるまでもなく根本的に治せる病気はごく一部であり，大部分がいかに対症的にコントロールできるかというものである．そのためには，月並みであるが1日の生活リズムを一定に保ち，睡眠を十分にとる，暴飲暴食を避けるなどの注意が必要である．アルコールは血管を拡張させる作用があり，また香辛料などの刺激物は発汗を促し，かゆみを増長させるので蕁麻疹にはよくない．また，肉体的，精神的な過労も蕁麻疹を悪化させる．日常生活を苦痛なく過ごすことのできるよう，摂生を守りまた適切な治療を受けることが大切といえる．

2) 皮膚瘙痒症・痒疹

a. 皮膚瘙痒症の病型

皮膚瘙痒症とは皮疹が認められずに瘙痒のみを訴える状態をいい，一般に汎発性，限局性，老人性の3型に分類される．

汎発性皮膚瘙痒症はほぼ全身の皮膚に瘙痒がみられるもので，種々の内臓疾患に起因することがあり，これら疾患の初発症状のこともあるので注意を要する．糖尿病，肝疾患，腎不全，痛風，甲状腺疾患，悪性リンパ腫，白血病，癌腫，薬剤中毒などを念頭において検査を進める必要がある．これらの疾患では末梢性のかゆみ以外に，オピオイドペプチドをメディエーターとした中枢性のかゆみの関与が想定されている．

日常診療上問題となるのは透析患者の強い瘙痒である．透析患者では角層内水分量低下のため皮膚が乾燥し，知覚神経のC線維が表皮内に侵入し，かゆみ刺激を受けやすい状態となっている．また，透析患者の血清中にはヒスタミン遊離促進物質が高濃度に存在するなどかゆみメディエーターの増加が指摘されている．さらに，血中オピオイドペプチド値が上昇しており中枢性のかゆみも大きく関与している．

限局性皮膚瘙痒症は外陰部，肛囲などが好発部位で痔，脱肛，前立腺肥大，蟯虫などに伴うことがある．

老人性皮膚瘙痒症は主に皮膚の乾燥によるもので側腹ないし腰部，大腿から下腿にかけて生じやすいが，搔破により容易に皮脂欠乏性湿疹に移行しうる．

b. 皮膚瘙痒症の治療

基礎疾患の検索とその治療が大切であるが，あわせて止痒目的の対症療法を行う．内服は抗アレルギー薬，抗ヒスタミン薬を用いるが効果が不十分の場合は系統の異なるものを2，3剤併用する．外用療法は乾皮症によるものは保湿剤を主体に用いるが二次的に湿疹化しているものには弱めのステロイド剤を外用する．頻回の入浴を避け，石けんの使用を控えめにさせる．しかしながら透析患者をはじめとする全身性瘙痒症にはこれらの治療は効果が十分とは言いがたく，カプサイシン軟膏，酸性クリームなども試みられている．最近では中枢性のかゆみに対して，オピオイド受容体の中でかゆみを抑制する方向に働くκ受容体の作動薬が治療に応用されつつある．

c. 痒疹

痒疹には種々の病型があるが，日常診療上よくみかけるのは四肢伸側に好発する結節性痒疹（図9.13）と，中高年者の体幹に多くみられる，湿疹性の苔癬化局面を伴う多彩な臨床症状を呈する多形慢性痒疹（図9.14），また小児にみられる小児ストロフルス（急性痒疹）などであろう．いずれも激しいかゆみがある．結節性痒疹は虫刺され，特にブヨ（ブユ）の刺傷に続発することが多く，搔破することにより皮疹が悪化する．小児から成人まで幅広くみられるが特に中年女性に多いとされる．多形慢性痒疹は中高年者にみられ，男性に

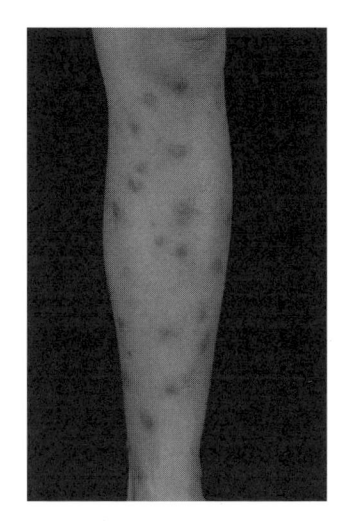

図 9.13 下腿の結節性痒疹

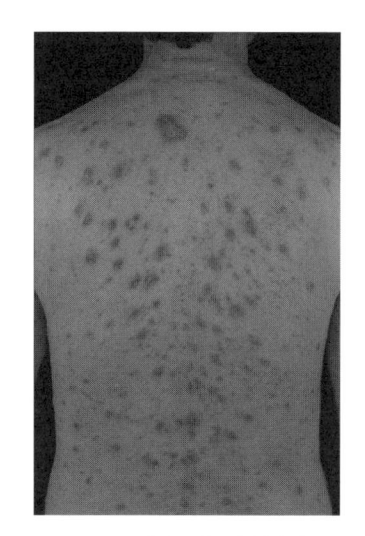

図 9.14 背部の多形慢性痒疹

多い傾向がある．小児ストロフルスは虫刺されの後に搔破を繰り返すことにより痒疹反応をきたすもので，5歳以下の小児に多く夏に好発する．アトピー素因のある者に多い傾向があり，個体の過敏性が関与するとされる．治療はかゆみを抑えることが治療上重要であるが，困難な場合も少なくない．内服は抗アレルギー薬，抗ヒスタミン薬を数種類併用し，また睡眠障害がある場合は睡眠薬やマイナートランキライザーを使用する．外用剤はステロイド外用剤を第一選択とするが，密封療法や局注も効果的である．また，日常生活上，衣類，寝具の清潔を保ち局所の湿度を適切にし，爪を短く保つなどの注意も必要である．

〔五十嵐敦之〕

文　献

1) 秀　道広ほか：蕁麻疹・血管性浮腫の治療ガイドライン．日皮会誌 **115**: 703-715, 2005

9.4 紫　斑

　皮膚の個疹として，皮膚の表面から盛り上がったり，えぐれたりしない，単に皮膚の表面の色調の変化を斑と呼ぶが，赤いものを紅斑，茶色・青・黒などをまとめて色素斑という．紫色で皮膚内に出血したことによって生じたものを紫斑という．例えば背景に血液疾患，特に出血傾向や凝固系の異常があると生じる可能性は大である．紫斑をみた場合は，打撲などの外傷はともかく，その背景に存在する疾患を探りだすことも大切である[1-4]．

1) 紫斑の特徴

a. 紫斑の病態
(1) 紫斑の大きさ
　紫斑（purpura）は，皮膚の真皮内，皮下，粘膜下への出血をいう．

　紫斑はその大きさから，小さいものを点状出血（petechia），それより大きいものを斑状出血（ecchymosis）と呼ぶ．さらに大きい斑を広範囲出血（suggillation）といい，出血量が多く皮内または皮下に血液が貯留したものを血腫（hematoma）という．

　i）点状紫斑　　点状紫斑はおおむねその大きさが 2 mm 前後のものをいう．真皮浅層の血管壁の異常，血小板減少・機能低下などでみられる．個疹としては点状紫斑で，これが集簇して局面を形成する場合が少なくない．血小板減少性紫斑，怒責性紫斑，異蛋白血症による紫斑，アナフィラクトイド紫斑，さらに慢性色素性紫斑などはこの点状紫斑からなる発疹で形成される．

　ii）斑状紫斑　　点状紫斑より大きい 1～2 cm 程度のもので，局面を呈する．血管周囲の結合組織の萎縮によって生じるが，打撲などの外傷，血小板減少症，Davis 紫斑でもみられる．

(2) 紫斑の色調
　出血直後は血液の色を反映して，皮膚の浅いところの出血では赤色調が強く，皮下組織の深いところの出血では青紫色調が強い．時間がたつと紫赤色から紫褐色，さらに黄色を帯びて消失していく．繰り返し生じるとヘモジデリンの沈着で褐色から黒褐色になる．

　紫斑は硝子圧で消退しないことが紅斑・毛細血管拡張との鑑別になる．紫斑は皮表の凹凸のない色調の変化のはずであるが，浸潤を触れる場合がある．この浸潤がある場合は，血管炎など血管の変化によって生じた紫斑で，palpable purpura という．皮内・皮下に炎症がない場合，出血，凝固系の破綻による出血によって形成された紫斑は多くの場合に浸潤を触れないため，nonpalpable purpura といわれる[1-4]．

b. 紫斑はなぜできるか
　紫斑が生じる原因としては，血小板・凝固系の異常・異常蛋白の出現などの血液自体に原因がある場合，血管炎や血管の壁に異常が生じた場合，血管内圧の亢進，血管周囲結合組織などの支持組織に異常が生じた場合，さらにこれらの同時に合併発生などがある．紫斑を生じる状態・疾患は（表9.8）のようなものが挙げられる．

(1) 出血傾向
　紫斑出現には出血傾向が増強する例が多い．血小板，血管，凝固・線溶系などのいずれかに破綻があれば出血傾向の出現，さらに紫斑の形成がみられる．

(2) 血小板の異常
　血小板数の異常，機能の異常などが生じた場合で，紫斑の成因としては，最も大きい要因である．先天性・後天性，さらにそれぞれ血小板の産生が低下する場合と血小板の破壊が亢進する場合とがある．

表 9.8 紫斑を生じる状態（文献 3 より改変）

血小板の異常	
血小板減少	
・血小板産生能の異常	骨髄異形成，代謝性（尿毒症，アルコール，薬剤性），感染症，白血病，骨髄腫，癌・悪性腫瘍，myelofibrosis
・血小板寿命の短縮	血小板異質抗体：新生児，輸血後，抗リンパ球グロブリン
・血小板自己抗体	特発性血小板減少性紫斑（ITP），骨髄移植
・感染症	
・薬剤	
・血小板の過度消費	播種性血管内凝固症候群（DIC），Kasabach-Merritt 症候群，輸血後溶血性反応，血栓性血小板減少性紫斑（TTP）
・脾腫	
血小板機能異常	
血小板血症	
血管性・血小板非減少性紫斑	
生理的原因	
血管内圧亢進	咳，嘔吐，うっ血
血管周囲支持組織の脆弱化	加齢，ステロイドによる萎縮，壊血病
中毒性	化学物質，薬剤
感染症	
全身疾患に伴う紫斑	
異蛋白血症性紫斑	高グロブリン血症性紫斑，マクログロブリン血症性紫斑，クリオグロブリン血症性紫斑，多発性骨髄腫・アミロイドーシス
そのほかの紫斑	慢性色素性紫斑，アナフィラクトイド紫斑，そのほか
繊維素誘解現象の異常	
そのほかの紫斑	
painful bruising syndrome	
単純性紫斑	
壊疽	
新生児紫斑	

（3） 凝固・線溶系の異常

血小板や血管の異常で生じる出血は易出血性があっても圧迫などで止血可能であるが，凝固系異常による出血は局所の対処で止血が困難な例が多い．筋肉内・関節内への出血もみられる場合も少なくない．

（4） 血管炎

血管炎の皮膚病変として紫斑がみられる．小動脈より末梢の血管が炎症の場であるときにみられる点状ないし斑状の紫斑で，浸潤を触知し，palpable purpura である．

最もよく知られている病態は，アナフィラクトイド紫斑（anaphylactoid purpura, Henoch-Schönlein purpura）である．

（5） 血管周囲支持組織の脆弱化

血管周囲支持組織の脆弱化によって紫斑がみられる．先天性疾患では Ehlers-Danlos 症候群，弾力線維性仮性黄色腫，先天性骨形成不全症などがある．後天性では老人性紫斑（図 9.15），ステ

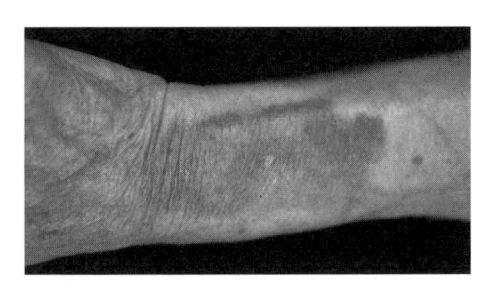

図 9.15 老人性紫斑（口絵参照）

ロイドによる皮膚の萎縮，壊血病などがある．周囲の結合組織の障害・萎縮によって血管から出血しやすくなる．ごく軽度の打撲などの外傷で斑状紫斑が容易に形成される．

c. 紫斑の診断

紫斑の診断には詳しい問診が必要である．

（1） 外傷の既往

その紫斑の出現前に打撲などの外傷の既往，本人が気づかないほどの外傷が紫斑をつくっている場合がある．またそれほどの軽微な外傷によって容易に紫斑が形成されやすい背景には，加齢による皮膚・結合組織の脆弱性，凝固系異常が存在する例がある．

（2） 家族歴と遺伝性

症状の発症時期はその疾患の性格を表す．紫斑の出現時期は，先天性か後天性の疾患か，血液疾患の特徴を示す場合がある．家族内に同様の症状がみられないからといって否定はできないが，家族内に同症発生があれば先天性の可能性を考える．

（3） 既往歴

過去を含め肝臓障害・肝疾患，SLEなど膠原病，ウイルスなど感染症，白血病など血液疾患の有無を問う．

（4） 検　査

紫斑の診断の確定に必要な検査としては，出血傾向および凝固系異常の検査が挙げられる．出血傾向はすなわち止血過程，①障害部の反応性血管壁収縮，②血小板粘着凝集による血栓形成，③その凝固，④さらにフィブリンが早期に分解され血栓の破壊が起き，再出血しないように血栓を安定化させる線溶の阻止作用，の過程の異常によって生じるため，表9.9のような内容を検査する．

2） 紫斑を生じる疾患

前述のように様々な条件下で皮膚に紫斑を生じる疾患には表9.8のようなものであるが，主な疾患でみられる症状を挙げる．

a. 血液そのものの異常による紫斑
（1） 血小板の異常による紫斑

i） 血小板数の減少　　血小板の減少は産生能の障害か，血小板の破壊が亢進することによって

表9.9　出血傾向の検査（文献5より改変）

出血時間	Duke法，SimplateⅡ法，Ivy法		血小板異常
	正常値：2～8分		減少症，機能異常症
	10分以上は異常		血管壁異常
			von Willebrand病，Ehlers-Danlos症候群
血小板数	正常値：15～40万/mm³		EDTA依存偽血小板減少症に注意
	5万/mm³以下：易出血性		自動測定機のみならず塗抹標本も必要
	1万/mm³以下：出血傾向大		
凝固系			
	フィブリノゲン（血液凝固第Ⅰ因子）		
	トロンビン時間法　正常値：200～400 mg/d*l*		
	プロトロンビン時間（PT）		
	外因性凝固系（第V, VII, X因子），プロトロンビン（第Ⅱ因子）の検査		
	正常対照（11～15秒）との差が2秒内外が正常		
	活性化部分トンボプラスチン時間（APTT）		
	内因性凝固系に関与する第VIII, IX, X, XI, XII因子の活性を検査		
	正常対照（30～45秒）より10秒以上延長は異常		
線溶系			
	FDP（プラスミンによって分解されるフィブリノゲン，フィブリンの分解産物）		
	DICで高値		

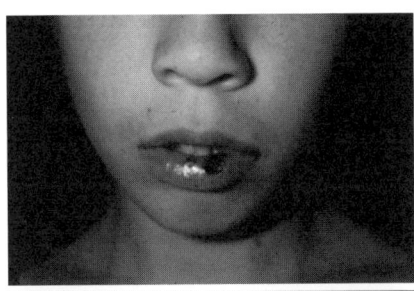

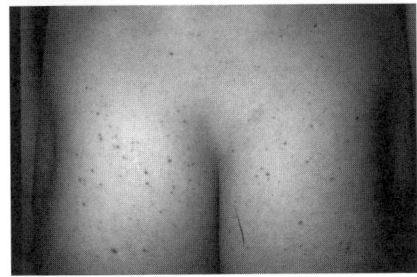

図9.16 特発性血小板減少性紫斑（口絵参照）

数が減少するかの2つに分けられる．

前者は巨核球の形成が悪化・抑制されることによる．これに属する疾患としては再生不良性貧血，悪性腫瘍の骨髄浸潤，薬剤性の紫斑がある．また，巨核球から血小板の産生が障害される．悪性貧血，発作性夜間血色素尿症，Wiskott-Aldrich症候群やMay-Hegglin異常症などは巨核球からの血小板産生が障害され生じる．

後者は特発性血小板減少性紫斑，薬剤の副作用，膠原病，リンパ腫，内分泌疾患などの免疫機序異常を伴う疾患群，感染症，脾臓機能亢進，低体温麻酔などであるが，TTP，DIC溶血，腫瘍など血小板消費の亢進でも血小板減少が生じる．

これらの中で特発性血小板減少性紫斑（idiopathic thrombocytopenic purpura; ITP）の臨床症状は，全身倦怠感，頭痛，発熱，感冒症状などの軽度の前駆症状を伴うこともあるが，おおむね突然紫斑が出現して気づくことが多い（図9.16）．点状ないし斑状の紫斑で，どこにでも出現する．ごく軽微な外的刺激で容易に形成される．皮膚，口腔粘膜，鼻粘膜，腎臓，消化管などからの出血で，症状としては皮膚の紫斑，鼻出血，血尿，下血，吐血，喀血，過多月経などとして現れる．重症例では頭蓋内出血などが生じることさえある．歯科で抜歯して血が止まらない，転んで怪我した

が血が止まらない，鼻血が止まらない，歯を磨いて出血が止まらない，などを主訴として各科を受診することが多い．血小板数の減少は10万/mm^{3}以下で血小板減少症とされるが，実際に紫斑は5万/mm^{3}以下で出現することが多い．血小板の寿命は短縮する．出血時間3分以上であるが，凝固系は正常である．

病因は抗血小板抗体による自己免疫反応によるとされる．小児に好発し，溶連菌などの上気道感染・ウイルス感染などに続発する感染アレルギーを誘因とする急性型，女性に好発し，長期間血小板減少が続く慢性型がある．

ii）血小板機能の異常 血小板数は正常範囲にあるにもかかわらず出血傾向を示す場合である．血小板無力症，von Willebrand病，尿毒症，アミロイドーシスを含めM蛋白血症，薬剤による場合などがある．

iii）血小板数の増多 血小板数の減少で紫斑が出現するが，逆に増多（thrombocythemia）でも紫斑が出現する．紫斑としては点状よりむしろ斑状紫斑が多い．血小板は背景に胃癌・肺癌・大腸癌など悪性腫瘍がある場合に反応性に増加する．長期消化管出血に基づく鉄欠乏性貧血でも血小板は増加する．また，ごくまれながら本態性血小板増多症があるが，慢性骨髄性白血病との鑑別を要する．

（2）血液凝固・線溶系の異常

止血という現象には，反応性血管壁収縮，血小板による血栓形成，凝固，線溶のいずれもが必要であるが，これらのいずれかの異常によって出血傾向が生じる．

血液凝固の異常には先天性と後天性がある．前者には血友病A（第VIII因子欠損），血友病B（第IX因子欠損）をはじめ，VIII, IX, XI, XII, プロカリクレイン（prokallikrein），高分子量キニノゲン（high molecular weight kininogen）などの先天性凝固因子欠損症，後者には抗凝固薬投与やビタミンK欠乏症などがある．

線溶系の異常には血栓溶解薬などプラスミノゲン活性化因子（plasminogen activator; PA）の増加，PAの含有が多い臓器の手術や損傷などでみ

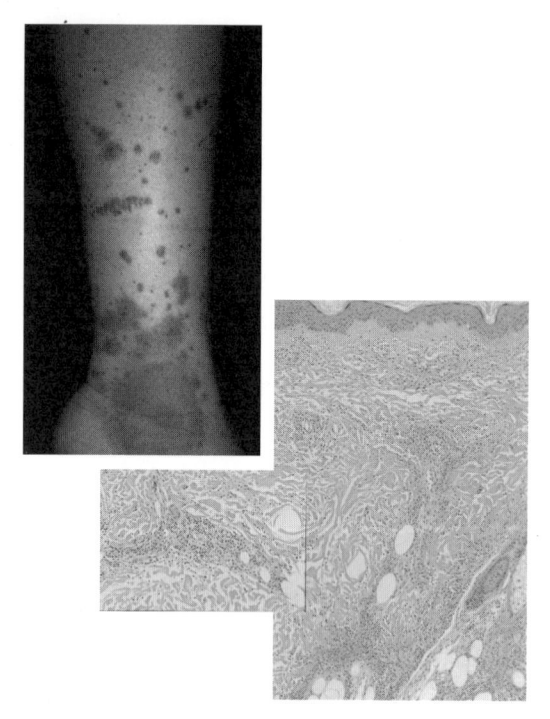

図9.17 アナフィラクトイド紫斑（口絵参照）

られる．

（3） 播種性血管内凝固症候群

播種性血管内凝固症候群（disseminated intravascular coagulation; DIC）は血小板，血管，凝固・線溶系など複合的に障害が生じる．血管内の組織因子が発現により，凝固系の活性化，続いてフィブリン血栓が形成される．

DICは感染症，悪性腫瘍，重篤な内臓疾患・血液疾患，広範囲かつ重症の熱傷・外傷や手術など様々な基礎疾患があり，それらに続発して生じることが多い．

皮膚症状としては点状・斑状の紫斑，皮下血腫，血疱，出血性壊死，さらに易出血性，止血困難な出血などである．

検査所見では血小板減少，フィブリノゲン減少，FDPおよびDダイマーの増加がみられ，PT，APTTではPTの延長がある．

b. 血管の異常による紫斑

血管壁の異常で紫斑が生じることはしばしば起こる．特に真皮浅層の小血管の障害で生じるが，最も代表的な疾患はアナフィラクトイド紫斑である（図9.17）．まず紫斑で発症することが多く，その皮膚病変は診断上重要である．

皮膚病変はごく初期は点状であるが，斑状となり，時に血疱を伴うことがある．組織は核破壊を伴う好中球の浸潤により血管壁の破壊，フィブリン様物質の沈着があり，壊死性血管炎を呈する．皮膚病変のほかに関節症状，消化器症状，腎症状などの合併もある．病因はIgA免疫複合体の関与がいわれている．組織所見で真皮浅層の壊死性血管炎がみられる．蛍光抗体法で血管周囲にIgA沈着を証明しうる．検査では白血球増多，血沈・CRPなど炎症反応は陽性，血清中IgA増多がみられるが，出血傾向を示す検査は正常範囲である．

c. そのほかの紫斑を呈する疾患
（1） 血漿蛋白異常症

血漿蛋白の異常によって血小板，凝固因子，血管壁などに障害が起きる．血液粘張度亢進（hyperviscosity syndrome）による血行障害，異常蛋白の沈着で血管壁の損傷，血管炎などが生じる．皮膚病変はリベド，紅斑，紫斑，レイノー症状などに続き，結節，潰瘍，壊死などが生じる．

i）クリオグロブリン血症 血漿中易熱性蛋白で，37℃以下で沈殿し，以上で溶解するクリオグロブリンが血漿中に出現する．基礎疾患がない本態性の場合，感染症，多発性骨髄腫などに背景に疾患がある場合がある．

ii）高ガンマグロブリン血症 多クローン性ガンマグロブリン血症でガンマグロブリンは2.0 g/dl以上である．基礎疾患がない特発性と膠原病，サルコイドーシス，肝硬変，感染症などの基礎疾患に伴う場合がある．紫斑は数週間で自然消退する．

iii）マクログロブリン血症 IgM単クローン性グロブリン血症で，1.0 g/dl以上である．凝固系が広く障害され，血小板減少，血小板第III因子減少，血液粘張度亢進，抗トロンビン作用などが生じる．

（2） 血管内圧亢進による紫斑

怒責性紫斑ともいう．強くカんだり，泣いたり，

嘔吐，せき込んだとき，分娩のいきみなどの際の血管内圧の亢進に伴って出現する．乳幼児や若い女性の顔，特に眼周囲，上胸部などに点状出血斑がみられる．

（3） 慢性色素性紫斑

慢性色素性紫斑（chronic pigmentary purpura）は血管皮膚炎（angiodermatitis）ともいわれる．個疹は点状紫斑で，繰り返し出現するたびに色素沈着が増強して暗褐色の局面を形成していく．

組織所見は真皮浅層の血管周囲の炎症性細胞浸潤と出血である．かつてはその臨床症状からSchamberg病，血管拡張性環状紫斑（Majocchi紫斑），色素性苔癬状皮膚炎（Gougerot-Blum syndrome），瘙痒性紫斑，黄色苔癬などに分けられていたが，実際は各々の鑑別は難しく，最近では慢性色素性紫斑や血管皮膚炎の呼称が一般的である．

（4） 単純性紫斑

原因不明の紫斑で，女性に好発する．点状ないし斑状の比較的小さな浅在性紫斑が播種状にみられる場合と，深在性で斑状，青紫色の紫斑が数個みられる場合がある．後者はDevis紫斑ともいう．単純性紫斑は全身的にも検査上でも異常はみつからない．

皮膚科の診療中に遭遇する紫斑について述べた．特に血小板異常を中心にその皮膚科的特徴と発症誘因についてごく主な疾患を挙げた．

〔日野治子〕

文　献

1) Taylor RE, Blatt PH: Clinical evaluation of the patient with bruising and bleeding. *J Am Aca Dermatol* **4**, 348-368, 1981
2) Piette WW: Hematologic diseases. Fitzpatrick's Dermatology in General Medicine, 6 th ed (Freedberg IM *et al.*(eds)), Chapter156, pp1523-1537, McGrow-Hill, New York, 2003
3) Cox NH, Piette WW: Purpura and microvascular occlusion. Rook/Wilkinson/Ebling Textbook of Dermatology 7 th ed (Burns T *et al.*(eds)), Chapter48, pp48.1-48.43, Blackwell Science Ltd, London, 2004
4) 日野治子: 皮膚科で診る紫斑. 血液フロンティア **14**(3): 345-353頁, 2004年
5) 矢冨　裕: 出血傾向の診断の手順―スクリーニング検査と特殊検査の使い分け. 内科 **72**: 1019-1022, 1993

9.5 物理的・化学的皮膚傷害

1）熱傷，凍瘡，凍傷

a. 熱傷
（1）病因・病態

熱傷では直接的な組織傷害に加え細胞傷害により各種の化学伝達物質やサイトカインの放出が起こり，局所の炎症や血管透過性の亢進により浮腫が引き起こされる．このため患部から滲出液が漏出し，体液の喪失が起こる．

局所の変化では，熱による傷害が軽度であれば表皮細胞のみが凝固壊死に陥り，中等度以上では表皮基底層以下までもが傷害され，漏出した体液が貯留して水疱を形成する．また45℃前後の低温でも長時間作用した場合(44℃では6時間以上)には皮膚傷害をきたし，低温熱傷を起こす．

（2）熱傷の重症度診断

熱傷の重症度はその深達度，面積によって決まる．受傷直後では深達度の判断が難しい場合もある．

i）深さの分類　熱傷は組織傷害の深さによって一般にⅠ度〜Ⅳ度に分けられる（表9.10）．

① **Ⅰ度熱傷**：臨床的には毛細血管の拡張が起こり，紅斑あるいはピンク色となり（図9.18（A）），軽度の疼痛を有するが，1〜数日で消失する．軽度の色素沈着を残すこともあるが，瘢痕を残すことはない．

② **Ⅱ度熱傷**：浅達性Ⅱ度熱傷（superficial dermal burn; SDB）と深達性Ⅱ度熱傷（deep dermal burn; DDB）とに分けられる．両者ともに紅斑を伴う水疱，あるいは水疱蓋がすでになくなったびらんを呈する．SDBでは，発症時には紅斑のみであっても時間をおいて水疱が形成されることもある（図9.18（A））．DDBでは水疱底は暗紫紅色調あるいは白色調であり，知覚鈍磨を伴う．水疱が破れているか，水疱蓋を通して創底が白く見えることが多い（図9.18（B））．SDBでは上皮化は早く，受傷後10日から15日で瘢痕を残さず治癒するが，DDBでは3〜4週間以上かけて瘢痕治癒する場合が多い．

③ **Ⅲ度熱傷**：臨床的に黒色，褐色あるいは白色を呈し（図9.18（C）），疼痛を感じない．多くは壊死組織の除去と植皮術などが必要となる．

④ **Ⅳ度熱傷**：皮下組織以下の筋肉や腱，骨にまで及ぶ非常に深い組織傷害であり，将来は機能的障害が問題となることが多い．

ii）受傷面積（図9.19）　受傷面積は全体表面積に占める割合（% of total body surface area; % TBSA）で算出する．一般的には手掌法や9の法則が用いられる．手掌法は患者の手掌および全指腹の面積を1% TBSAとする簡易法だが，やや正確性に欠ける．9の法則は成人例のみに適応し，

表9.10　熱傷の深達度と臨床的特徴

分類	臨床症状	経過
Ⅰ度熱傷	紅斑，有痛性	数日で瘢痕を残さず治癒
浅達性Ⅱ度熱傷	紅斑，水疱，有痛性 水疱底は圧迫にて発赤が消褪する	10〜15日で瘢痕を残さず治癒
深達性Ⅱ度熱傷	紅斑，紫斑〜白色，水疱 知覚鈍磨 水疱底は圧迫しても発赤が消褪しない	3〜4週間で瘢痕治癒または治癒しない
Ⅲ度熱傷	黒色，褐色または白色 水疱（−），無痛性	創周囲以外は治癒しない

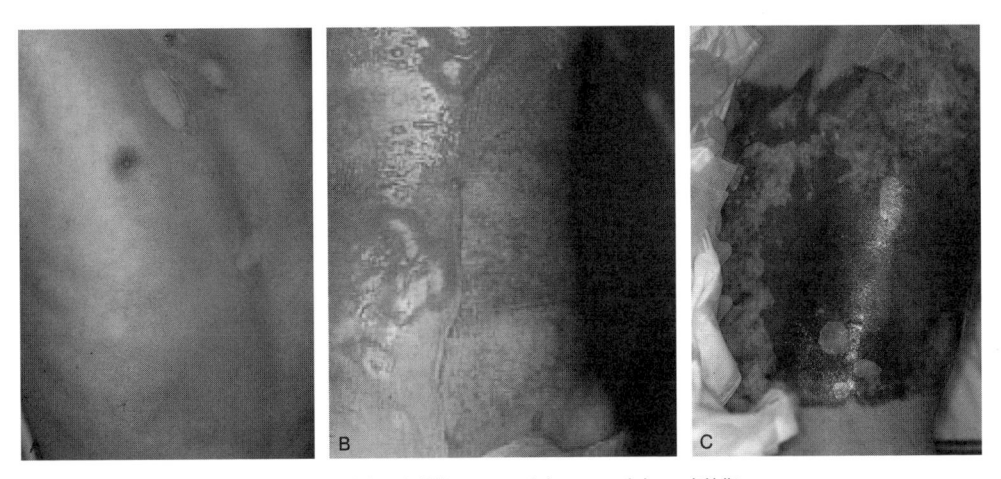

図 9.18 （A）I 度熱傷〜SDB，（B）DDB，（C）III 度熱傷

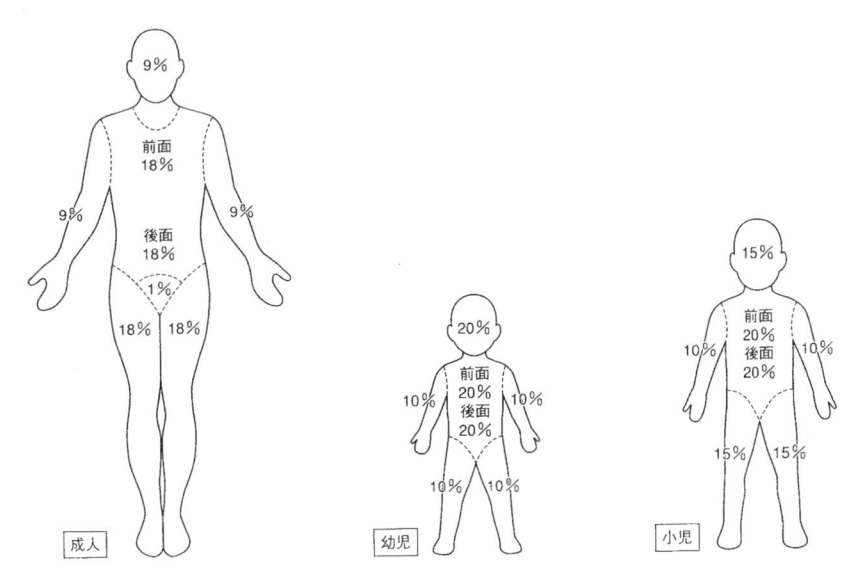

図 9.19 受傷面積の計算法：9 の法則（成人）および 5 の法則（小児，乳幼児）

小児や乳幼児では 5 の法則が用いる．

iii）熱傷の重症度判定基準 熱傷の重症度判定基準としては熱傷指数（burn index; BI），熱傷予後指数（prognostic burn index; PBI）がある．BI は「III 度熱傷面積（％）＋II 度熱傷面積（％）/2」で示され，簡便で緊急時に有用である．10〜15 以上は重症である．PBI は「熱傷指数＋年齢」であり，熱傷面積，深さ，年齢を考慮した指数で，100〜110 以上では生命予後が悪い．比較的正確に予後の判定が可能である．

重症度を判断する基準には Artz の基準やその改変されたものがあり（表 9.11），熱傷面積・深さ・合併症などによって分類し，どのような施設で治療すべきかを示している．

（3） 熱傷の治療の実際

熱傷はその深さや面積により臨床症状，経過が異なり，創面の状態に合わせた治療の選択が必要である．I 度熱傷では創面に対する処置はあまり必要ではなく，疼痛緩和や炎症反応抑制が主体となる．これに対し，II 度，III 度熱傷では，それぞれの創面に対応した保存的治療，植皮術を中心とした外科的治療などが必要となる．

i）I 度熱傷の治療 I 度熱傷では冷却が治療の主体であり，受傷直後より流水や冷水に浸し

表9.11 Moylan の基準（Artz の基準改変）

重症熱傷（総合病院あるいは熱傷センターで入院加療を必要とするもの）
II 度熱傷が 25% TBSA 以上
顔面，手，足の II～III 度熱傷
III 度熱傷が 10% TBSA 以上
気道熱傷
軟部組織の損傷を伴う
電撃症
中等度熱傷（一般病院で入院加療を必要とするもの）
II 度熱傷が 15～25% TBSA（小児では 10～20% TBSA）
III 度熱傷が 10% TBSA 未満（顔面，手，足の熱傷は除く）
軽症熱傷（外来治療でよいもの）
II 度熱傷が 15% TBSA 未満（小児では 10～20% TBSA 未満）
III 度熱傷が 2% TBSA 未満（顔面，手，足の熱傷は除く）

たタオルなどで 15～20 分程度冷却する．紅斑のみで水疱形成がない場合には副腎皮質ステロイド含有軟膏塗布を行ってもよい．

ⅱ）**SDB の治療**　I 度熱傷と同様に受傷直後から創面の冷却に加え，外用療法を行う．SDB のごく浅いびらんであれば，水溶性基材の抗生物質含有軟膏を用いてもよいが，創面が乾固，痂皮化してしまう場合には油性軟膏の方が適している．適切な局所処置にて感染を起こさずに加療されれば，2 週間以内に瘢痕形成なく上皮化が得られる．

また，SDB は感染の危険が少なく短期間で治癒しうるので創傷被覆材のよい適応である．II 度熱傷に使用できるのは真皮に至る創傷用の薄い被覆材のみである．

ⅲ）**DDB の治療**　DDB では治癒後に瘢痕や肥厚性瘢痕を形成する可能性が高い．また，創の状態に応じて治療法を変更していく必要がある．受傷後 2～3 日は滲出液が多いので抗生物質含有軟膏外用の上ガーゼを厚めに使用し，数日経過して滲出液が減少してきた状態で壊死組織がなければ，肉芽形成促進作用，上皮化促進作用のある薬剤に変更していく．

DDB では壊死組織が除去されてから SDB と同様の創傷被覆材を用いることができるが，壊死組織が存在したり滲出液が多いために短期間での交換を必要とする．使用期間や保険適応の問題もあるので注意する．

関節部などの機能的部位や広範囲の熱傷では治癒後に肥厚性瘢痕や瘢痕拘縮をきたす可能性があるので早期に植皮術を選択すべきである．熱傷早期では SDB と DDB の見極めが困難であり，2 週間経過して保存的療法で治癒しない場合に植皮術を考慮する．

ⅳ）**III 度熱傷の治療**　III 度熱傷では小範囲の熱傷を除き，保存的治療では治癒を得られない．壊死組織の除去，感染コントロールが最も重要であり，早期のデブリドマンや創処置により，感染を最小限に抑える必要がある．創面には厚い壊死組織が存在するので，浸透性のよいクリーム基材の軟膏であるスルファジアジン銀（ゲーベン®クリーム）を用いる．小範囲の場合を除くと，多くは手術の適応である．

（4）**重症熱傷の病態・治療**

広範囲熱傷では血管透過性の亢進が全身に及び，受傷後数時間から 48 時間の間には大量の体液の喪失，血漿成分の血管外漏出などから循環血液量減少性ショックが起こる．このため大量の輸液が必要である．48 時間以降は血管透過性の正常化に伴い循環血液量が回復し，利尿期（ショック離脱期）となる．その際，肺水腫が最も問題となる．

その後は感染が最も重要な問題となるため，全身管理に加えて壊死組織のデブリドマンが必須である．熱傷創面の感染が増悪する前，受傷後 5 日程度を目安に壊死組織のデブリドマン，植皮を行ってしまう早期手術が一般的であり，特に重症例では救命のために必要である．

また，気道熱傷が疑われる場合，70% TBSA 以上の広範囲熱傷の場合，一酸化炭素中毒による意識障害や全周性の胸郭 III 度熱傷により呼吸障害がある場合などは早期より気管内挿管による呼吸管理を必要とする．

（5）**肥厚性瘢痕の予防と治療**

治癒までに長期間を要した症例では，治癒後に瘢痕や肥厚性瘢痕をきたしやすい．関節部では瘢痕拘縮による機能障害をきたすこともある．これらを最小限に抑えるための治療として，圧迫固定，

シリコンゲルシート（エフシート®）貼付，ヘパリン類似物質含有軟膏や副腎皮質ステロイド軟膏外用，トラニラストの内服などを行う．

b．凍瘡

（1） 病因，病態

寒冷曝露による局所的な循環障害である．学童に多く成人期には通常生じにくくなるが，女性では30歳前後まで生じる場合もある．手指，足趾，鼻尖，頬部，耳介などの寒冷刺激を受けやすい肢端部に好発する．冬期を中心として晩秋から初春に至るまでみられる．

（2） 症状

手指足趾全体が紫藍色を呈して腫脹する樽柿型（T型）と，小紅斑，小丘疹が多発する多形滲出性紅斑様の症状を呈する多形紅斑型（M型）とがある．局所の循環不全を発生しやすい末端部に生じる淡紫紅色斑である（図9.20）．軽度の圧痛を伴い，暖めると痛痒を伴うことが多い．幼少児ではT型が多く，成人ではM型の症状を呈することが多い．時に水疱やびらんをきたすこともあるが，通常瘢痕を残さず治癒する．

（3） 治療

局所療法としてはユベラ軟膏®やヒルドイド軟膏®の外用，発赤・腫脹や痒みが強い場合にはstrongクラスの副腎皮質ステロイド軟膏の外用を行ってもよい．水疱形成や潰瘍を伴う場合には抗生物質含有軟膏や亜鉛華単軟膏などの外用を行う．ビタミンE内服，難治例ではプロスタンディンI₂誘導体（プロサイリン®），血小板凝集抑制剤（プレタール®，オパルモン®）の内服を行う併用することもある．毎年再発する場合には，秋からビタミンEの予防的内服や外用を行う方がよい．

（4） 生活指導

外出時には手袋や防止を着用するなどの寒冷回避対策をとらせる．循環改善のための手足のマッサージ実行，手足を濡れたまま放置しないなどの生活上の注意も必要である．

（5） 鑑別診断

凍瘡を有する成人患者には膠原病などの重篤な皮膚疾患が隠れている可能性がある．寒冷刺激が先行しない，冬季以外にも皮疹が出現している，成人期以降の発症，瘢痕形成，発熱，関節痛などの全身症状を伴っている，などの所見がある場合は凍瘡様皮疹を呈する基礎疾患を考える必要がある．全身性エリテマトーデスや凍瘡状エリテマトーデス，シェーグレン（Sjögren）症候群などの膠原病，クリオグロブリン血症などの疾患を疑って必要な検査を行う．

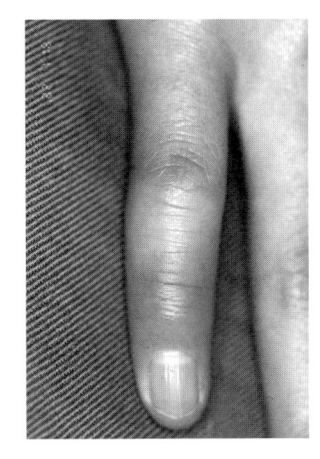

図9.20　手指のM型凍瘡（口絵参照）

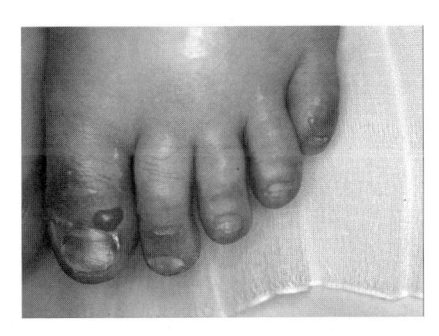

図9.21　スキー後に生じた足趾の凍傷（口絵参照）

c．凍傷

（1） 病因，病態

生体が氷点以下の低温にさらされると皮膚および皮下組織が凍結して局所および全身的病変が生じる．近年ではまれとなったが，寒冷地での登山・スポーツにおける遭難者，泥酔者やホームレスなどに発症することがある（図9.21）．組織の凍結は局所が−4℃以下に冷却された場合に起こり，環境温度のほか気化熱による冷却も重要な因子と

なるため，風速や湿度の影響も大きい．凍傷の分類は熱傷の分類に準じて行うが，発症初期には重症度の判定が困難なことが多い．

（2）治　療

ⅰ）初期治療　凍結状態で受診した場合には，創傷範囲や程度を最小限に抑えるための初期治療が求められる．急速解凍が重要であり，解凍後に再凍結すると傷害が悪化するので，急速解凍が可能な状況になるまでは解凍操作を避ける．また，マッサージなどの機械的刺激も組織を損傷させるので行わない．具体的には局所を40～42℃の温水に入れ，患部が完全に解凍するまで15分から30分温浴を行う．解凍されると患部の触覚，皮膚温，爪床の赤みが戻ってくる．ただし，低体温となっていればその治療を優先する．

ⅱ）局所治療　すでに解凍から時間が経過している場合には局所の保存的治療で経過をみて外科的治療の適応を判断する．解凍後の外用材の選択は熱傷や褥瘡の管理と同様である．Ⅱ度以上の凍傷で壊死組織が明らかになれば外用薬をスルファジアジン銀とし，壊死組織を浸軟させた後にデブリドマンを行う．

ⅲ）外科的治療　早期のデブリドマンや断端形成術は指趾の長さを必要以上に短くしてしまう危険があるため，感染を合併した場合以外には行わない．通常数週間から1か月以上経過して壊死部の分界線が明瞭になってから行うべきである．コンパートメント症候群を生じた場合には速やかに壊死組織や筋膜の減張切開を行う．

ⅳ）全身的治療　疼痛コントロールにおいて，非ステロイド系抗炎症薬は末梢血管収縮作用があるため注意を要する．イブプロフェンはトロンボキサンインヒビターとしての効果もあるとして勧められている．必要な場合には破傷風トキソイドや抗生物質のほか，抗凝固剤および血栓溶解剤，血管拡張剤，循環改善剤などを用いる．そのほか末梢血管拡張を目的に星状神経節ブロックや交感神経遮断術を行う場合もある．

〔永井弥生・石川　治〕

2）日焼け，日光過敏症

a．日焼け
（1）病因，病態

日本語の「日焼け」は，日光曝露後に皮膚が赤くなる日焼け（サンバーン，sun burn）と黒くなる日焼け（サンタン，sun tan）の両者を意味している（図9.22）．サンタンは紫外線から細胞を守る防御反応のひとつであり，臨床的に問題となるのはサンバーンである．紫外線照射を受けた皮膚には24時間をピークとして紅斑を生じる．紅斑惹起能はUVB領域の298.5 nmにピークがあり，波長が長くなるに従って急激に低下する．UVA領域では362 nmに低いピークがあるが，紅斑を惹起するにはUVBの約1000倍のエネルギー量を必要とする．

サンバーンはUVBと皮膚に存在するchromophore（紫外線吸収物質．皮膚では主にDNA）と

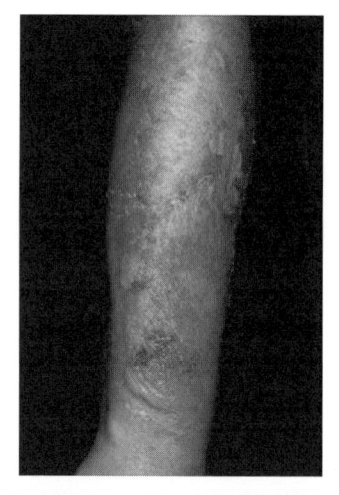

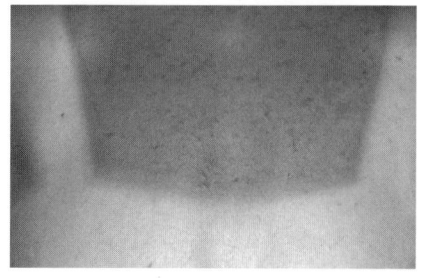

図9.22　日焼け（口絵参照）
サンバーン（上）とサンタン（下）

の光化学反応の結果生じる．色素性乾皮症 A 群モデルマウスに UVB を照射するとシクロオキシゲナーゼ-2 の mRNA 発現亢進がみられることから，プロスタグランジン E_2 が炎症惹起物質のひとつであると推定されている．そのほかに，ヒスタミン，インターロイキン-1 および-6，腫瘍壊死因子（TNF-α），活性酸素などの関与も推定されている．

（2） 症状と治療

日光曝露 12～24 時間後に炎症のピークがある．曝露部に一致して痛痒や灼熱感を伴う紅斑がみられる．重症例では水疱やびらんを呈し，全身倦怠感，発熱，悪心，嘔吐を伴うこともある．

軽症例ではカラミンローションや副腎皮質ステロイド軟膏を外用する．広範囲に水疱，びらんをきたした重症例では入院させ，熱傷に準じた治療を行う．

b. 日光過敏症
（1） 病因，病態

光線過敏は様々な疾患でみられる．病因論的に以下のように分類すると理解しやすい．

① DNA 傷害による先天性疾患：色素性乾皮症，Cockayne 症候群，Bloom 症候群など
② 内因性光感作物質による先天性または後天性疾患：ポルフィリン症，ハートナップ（Hartnup）病，ペラグラなど
③ 外因性光感作物質による後天性疾患：光線過敏型薬疹（発症機序には光毒性と光アレルギー性とがある），光接触皮膚炎など
④ いまだ詳細な発症機序が不明な疾患：日光蕁麻疹，多形日光疹，慢性光線性皮膚炎，種痘様水疱症，エリテマトーデス，アトピー性皮膚炎など

（2） 治　療

原因が明らかな場合は，原因を除去する手段を講じる．原因を除去できない場合は，対称的治療を行う．予防が最も大切であり，サンスクリーン剤を塗布すること，日光曝露機会を少なくすることなどの重要性を患者に理解してもらい，これを徹底するよう指導する．

3） 褥　瘡

（1） 病因，病態

褥瘡は「持続的圧迫により皮膚および脂肪組織，ときに筋肉組織，関節組織までもが虚血性壊死に陥った状態」である．この状態に至るには様々な因子が関与するが（図 9.23），とりわけ自力体位変換不能，経口摂取不能による低栄養状態（骨の顕著な突出，浮腫は要注意）が褥瘡発症の重要な因子である．皮膚科医として，局所治療のみに専念するのではなく，褥瘡の予防と発症してしまった褥瘡の治癒促進には，このような負の因子を軽減ないし除去するケアが不可欠であることを十分に理解し，実践指導できるようにならなければならない．

（2） 治　療

i） DESIGN-P 分類による褥瘡の重症度および経過の評価　日本褥瘡学会による DESIGN（-P）分類を用いて褥瘡の重症度を客観的に評価することができ，医療従事者の共通言語として使用できる点で有用である（図 9.24）．D は depth（深さ），E は exudate（滲出液の量），S は size，I は inflammation/infection（炎症・感染），G は granulation tissue（肉芽組織形成），N は necrotic tissue（壊死組織），P は pocket（ポケット）を意味する（図 9.24）．さらに，各項目を点数により段階的に細分類し，治療経過を客観的に評価す

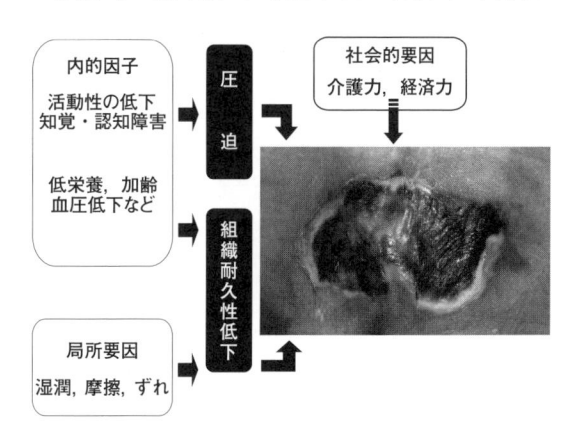

図 9.23 褥瘡の発症因子
褥瘡の発症因子には圧迫という直接因子のほかにも様々な間接因子が関与する．

「褥瘡の状態の評価」DESIGN：褥瘡重症度分類用

					日時	/	/	/	/	/	/
カルテ番号（　　　） 患者氏名（　　　）											
Depth　深さ　（創内の一番深いところで評価する）											
	d	真皮までの損傷		D	皮下組織から深部						
Exudate　滲出液　（ドレッシング交換の回数）											
	e	1日1回以下		E	1日2回以上						
Size　大きさ　[長径（cm）×短径（cm）]											
	s	100未満		S	100以上						
Inflammation／Infection　炎症／感染											
	i	局所の感染徴候なし		I	局所の感染徴候あり						
Granulation tissue　肉芽組織　（良性肉芽の割合）											
	g	50%以上（真皮までの損傷時も含む）		G	50%未満						
Necrotic tissue　壊死組織　（壊死組織の有無）											
	n	なし		N	あり						
Pocket　ポケット　（ポケットの有無）				-P	あり						
部位〔仙骨部、坐骨部、大転子部、踵部、その他（　　　）〕											

©日本褥瘡学会／2002

図 9.24　日本褥瘡学会によるDESIGN（-P）に基づいた褥瘡重症度分類

「褥瘡の状態の評価」DESIGN：褥瘡経過評価用

						日時	/	/	/	/	/	/
カルテ番号（　　　） 患者氏名（　　　）												
Depth　深さ　創内の一番深い部分で評価し、改善に伴い創底が浅くなった場合、これと相応の深さとして評価する												
d	0	皮膚損傷・発赤なし	D	3	皮下組織までの損傷							
	1	持続する発赤		4	皮下組織を越える損傷							
	2	真皮までの損傷		5	関節腔、体腔に至る損傷または、深さ判定が不能の場合							
Exudate　滲出液												
e	0	なし	E	3	多量：1日2回以上のドレッシング交換を要する							
	1	少量：毎日のドレッシング交換を要しない										
	2	中等量：1日1回のドレッシング交換を要する										
Size　大きさ　皮膚損傷範囲を測定：[長径（cm）×短径（cm）]												
S	0	皮膚損傷なし	S	6	100以上							
	1	4未満										
	2	4以上16未満										
	3	16以上36未満										
	4	36以上64未満										
	5	64以上100未満										
Inflammation／Infection　炎症／感染												
i	0	局所の炎症徴候なし	I	2	局所の明らかな感染徴候あり（炎症徴候、膿、悪臭など）							
	1	局所の炎症徴候あり（創周囲の発赤、腫脹、熱感、疼痛）		3	全身的影響あり（発熱など）							
Granulation tissue　肉芽組織												
g	0	治癒あるいは創が浅いため肉芽形成の評価ができない	G	3	良性肉芽が創面の10%以上50%未満を占める							
	1	良性肉芽が創面の90%以上を占める		4	良性肉芽が創面の10%未満を占める							
	2	良性肉芽が創面の50%以上90%未満を占める		5	良性肉芽が全く形成されていない							
Necrotic tissue　壊死組織　混在している場合は全体的に多い病態をもって評価する												
n	0	壊死組織なし	N	3	柔らかい壊死組織あり							
				6	硬く厚い密着した壊死組織あり							
Pocket　ポケット　毎回同じ体位で、ポケット全周（潰瘍面も含め）[長径（cm）×短径（cm）] から潰瘍の大きさを差し引いたもの												
なし		記載せず	-P	1	4未満							
				2	4以上16未満							
				3	16以上36未満							
				4	36以上							
部位（仙骨部、坐骨部、大転子部、踵部、その他　　　）												

©日本褥瘡学会／2002

図 9.25　日本褥瘡学会によるDESIGN（-P）に基づいた褥瘡経過評価表

るための分類がある（図 9.25）．ただし，各項目の重み付けの必要性が指摘されており，今後の検討課題となっている．

ⅱ）基本方針 DESIGN(-P)分類による褥瘡経過評価表（図 9.25）を用いて創の状態を評価しながら，治療を進める．すなわち，合計点数が治療経過とともに減少していれば治療効果が上がっていると判断する．D を d に，G を g にするように治療を行い（大文字が小文字になるように），D が d となって S が s になり治癒させることを目指す．当然のことながら，D と S の変化は DESIGN(-P)分類の他項目の変化の影響を強く受ける．

創面の色調による分類（図 9.26）は創の治癒過程をよく反映しており，治療方針や使用する外用剤・被覆材の決定に有用である．すなわち，壊死組織と炎症反応が存在する黒色期〜黄色期にかけては壊死組織の除去と感染の制御を行い肉芽形成が起こる環境を整えることを，肉芽組織が形成されて上皮化が進む赤色期〜白色期には創面の適度な水分バランス保持と保護を行って肉芽形成と上皮化を促進することを目標とする．DESIGN(-P)分類との関連でみると，黒色期〜黄色期にかけては N を n，I を i，E を e，P を p に，赤色期〜白色期にかけては G を g，D を d にして S を s にすることが治療目標となる．

① **急性期褥瘡の治療**：発症間もない急性期褥瘡は紅斑，水疱を呈し，壊死の及ぶ範囲や深さは不明である．透明なポリウレタンフィルムなどを患部に貼布して毎日患部を観察する．1〜2 週間で壊死の及んだ範囲が明らかとなる．紫斑の存在は壊死が真皮深層以下に及んだことを示唆しており，このような褥瘡は治癒までに時間のかかる慢性期褥瘡へと移行する．壊死の及ぶ深さが表皮にとどまる場合には被覆材などを貼布して患部の保護を行い，真皮浅層にとどまるⅡ度の浅い褥瘡であれば後述の白色期の治療を行う．

② **慢性期褥瘡の治療**

炎症期（黒色期〜黄色期）：N を n，I を i，E を e，P を p にする．

黒色期は黒色壊死組織が創面に固着した状態である．壊死組織は肉芽形成を妨げるばかりでなく，細菌感染の温床となるので速やかに除去しなければならない．壊死組織が存在すると，これを除去しようとする生体反応（炎症）が続くために肉芽形成機転が起こりにくい．壊死組織の除去は外科的デブリドマンが第一選択の治療法である．抗菌作用のある外用剤を使用しながら，健常組織と壊死組織の境界が明瞭になった段階で行う．壊死組織が自然に周囲から切り離されて脱落するのを待つことは，感染の危険性を増すだけである．実施可能な外科的デブリドマンを行わないことは，何

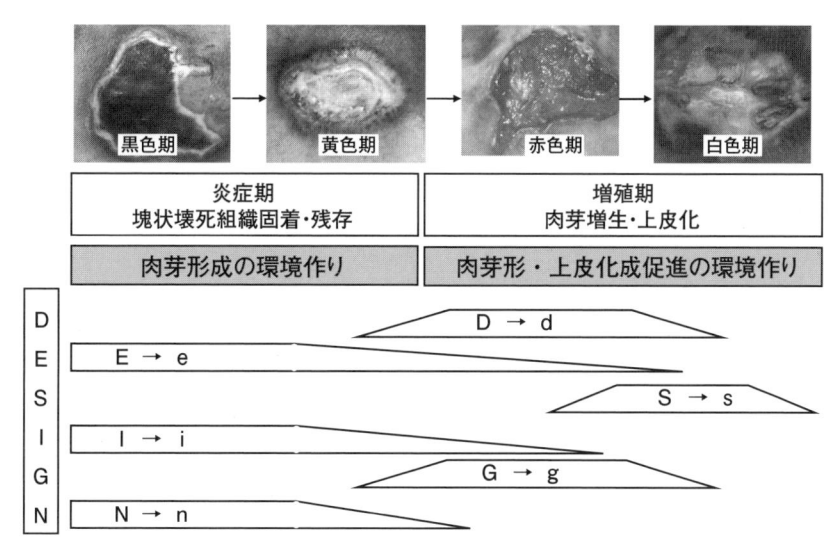

図 9.26 褥瘡創面の病期分類と治療目標（口絵参照）

もしていないことに等しい．ピンセット（壊死組織をしっかり把持するには鋭匙セッシや鉤付きピンセットがよい）とメスやクーパーを用いて，点状出血がみられるところまで壊死組織を除去する．止血もできる電気メスが使用できればよりよい．初回のデブリドマンですべての壊死組織を除去することは不可能なので，こまめにデブリドマンを続ける．デブリドマン後は滲出液が増えるので抗菌作用と吸水作用をもつカデックス®軟膏，ユーパスタ®軟膏などが適している．ゲーベン®クリームは約70％の水分を含むのでデブリドマン直後の滲出液の増える時期には不向きだが，デブリドマンしにくい乾固した壊死組織に用いれば，壊死組織が柔らかくなってデブリドマンが容易となる．患者の疼痛や全身状態不良のために外科的デブリドマンが行えないときには，ブロメライン®軟膏による化学的デブリドマンを行う．しかし，この方法は壊死組織の少ない褥瘡への使用が最も適している．

黄色期は脂肪組織主体の壊死組織が残存し，滲出液が凝固付着した状態である．黄色期の治療も黒色期と同様に，壊死組織の除去と感染の制御を中心に行う．次第に肉芽組織が増生してくるで，肉芽組織が創面の80％以上を覆ったら赤色期の治療へと移る．

ポケット内には処置が及びにくいため，残存壊死組織や感染が存在するために難治化の原因となる．2週間の保存的治療で改善が得られない場合には外科的にポケットを開放する．開放後はポケット内のデブリドマンも必ず行う．ポケットを覆っている皮膚は思い切って切除した方が処置しやすくなる．

増殖期（赤色期〜白色期）：Gをg，Dをdにして，Sをsにする．

赤色期の創面は肉芽組織に覆われて赤色を呈する．赤色期ではフィブラスト®スプレーとオルセノン®軟膏などを用いて良性肉芽の増生を促し，欠損組織の補塡を進める．肉芽組織が周囲皮膚よりも高く盛り上がってしまった場合にはアクトシン®軟膏やカーボワックスなどの水溶性基剤の軟膏に変更し，肉芽を引き締める．プロスタンディン®軟膏は油脂性基剤で刺激が少なく，肉芽形成作用にも優れている．なお，肉芽面と周囲皮膚との段差がなくなった段階からはハイドロコロイドドレッシング材などの創傷被覆材も有用である．一般に，創傷被覆材は浅い褥瘡，および赤色期以降の褥瘡への使用が適している．

血管豊富な赤色肉芽組織は細菌感染に対して強いバリアとして働く．したがって，赤色期以降は消毒薬の使用は控え，創面を傷めないように微温生理食塩水や水道水で加圧洗浄する．その理由として，消毒薬の成分はわれわれ自身の生細胞に対しても細胞毒性をもち，創表面の細菌にしか作用しないこと，消毒綿球などで擦ることが肉芽組織を物理的に損傷する可能性が高いことなどが挙げられる．

白色期の治療は深い褥瘡治癒過程の最終段階である．肉芽組織は成熟すると組織全体が収縮を起こし（組織再構築，tissue remodeling），創の面積は縮小する．閉鎖できずに残った創面は周囲からの上皮化で閉鎖される．白色期にはアクトシン®軟膏やハイドロコロイドドレッシング材などの創傷被覆材が適している．

滲出液中には増殖因子などの生理活性物質が含まれており，これらが創治癒を促進する役目を担っている．しかし，時と場合によっては創治癒を阻害する因子として作用することもある．創縁が角化・浸軟した褥瘡では創治癒が停滞することが多い．これは，外力や感染による炎症反応によって滲出液が増し，この滲出液中に存在するTNF-αやコラーゲナーゼ（MMP-1）などが治癒を妨げていると推定されている．このような場合には，吸水作用をもつ外用薬や創傷被覆材に変更してみるのも一法である．

（3）予 防

褥瘡発症の予防のために，図9.23に挙げた負の因子の影響を軽減ないし除去することが予防的介入である．患者が日中の大半をベッド上で過ごすようになった時点でリスクアセスメントを行い，どのような予防措置をとるかを決定する．図9.27は前述のリスクアセスメントツールによるケア基準の選択方法である．以下に医師が知てお

かねばならない基本的な予防的介入を挙げる．

① 体位変換は原則として2時間ごとに行う．

70〜100 mmHgの圧力が2時間皮膚に加わると組織損傷徴候が現れるとされている．体位変換は仰臥位→右（左）側臥位→仰臥位→左（右）側臥位→仰臥位の順に行う．可能であれば伏臥位を含めてもよい．ただし，褥瘡発症リスクは患者の栄養状態（骨突出の程度）や使用する体圧分散寝具の機能によってかわるので，体位変換の頻度である2時間はおよその目安としてとらえるべきである．なお，側臥位においては麻痺側を下にしてはならない．また，体位変換後は皮膚のずれや寝具，シーツのしわをなくすように整えることを忘れてはならない．

② 側臥位は30°が原則である．

30°の側臥位は骨突出がなく最も広い面積をもつ殿筋で体重を受けることができ，体圧分散効果が高い．ただし，瘦痩が高度な患者では30°にこだわらず，側臥位にした後に患者の殿部に手を差し込み，骨がベッドに当たらない角度を探すようにする．また，患者自身の力で30°を保持することは難しいので，種々の形や大きさのクッションを用いて姿勢を支持する．

③ ギャッチアップ（ヘッドアップ）も30°までが原則である．

ギャッチアップ角度が45°では上半身体重の50％が，70°では88％が仙骨部から尾骨部に集中する．なお，ギャッチアップおよびダウン後は皮膚にずれが生じているので，患者を支えながら背中をベッドから一旦浮かして皮膚のずれを解消する．これを「背抜き」と呼ぶ．

④ 踵部に円座を使用してはならない．

下腿部に座布団やクッションを当て踵部を浮かせる．円座を使用すると，接触する皮膚に引張力と圧迫が加わり虚血状態を招くため，褥瘡発症のリスクが高くなる．

⑤ 体圧分散寝具を使用して接触面積を広くすることで骨突出部に加わる圧を分散させる．

種々の素材（エア，ウオーター，ウレタンフォーム，ゲル，ゴムなど）がある．適切に使用することによって褥瘡発症率が約50％減少することが確認されている．ただし，体圧分散寝具を使用していても体位変換は必要であり，体圧分散寝具を過信してはならない．朝夕2回体圧分散寝具の下から手を入れ，仰臥位時に患者の仙骨部が適切に減圧されているかを確認する．具体的には，手掌を上にして体圧分散寝具の下に差し入れ，中指と薬指を立てて仙骨部が触知できるかを探る．簡単に触れるようでは内圧が低すぎ，触れないようでは内圧が高すぎる．指を2.5 cmほど立てたときに仙骨部を触れることができる状態が適切な内圧とされている．

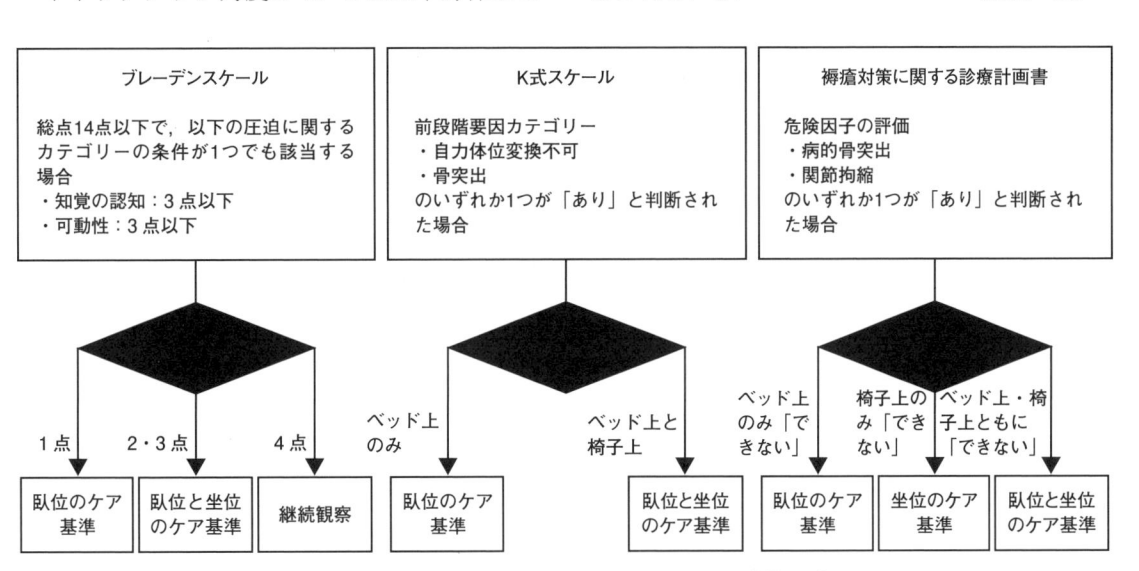

〔石川　治〕

図9.27　褥瘡リスクアセスメントスケールによるケア基準の選択

文　献

1) 日本褥瘡学会編: 褥瘡局所治療ガイドライン, 照林社, 2005
2) 真田弘美編: 褥瘡ケア完全ガイド, 学研, 2004
3) 宮地良樹編: 褥瘡の予防・治療ガイドライン, 照林社, 1998

9.6 中毒疹・薬疹

1) 中毒疹・薬疹の概念

中毒疹とは体外に入った物質または体内で産生された物質が生体に障害を与え，その結果生じた皮膚・粘膜病変をさす．中毒疹の原因は薬剤，食物，感染症，内臓悪性腫瘍など多岐に及び，特に原因物質が薬剤である場合を薬疹という（図9.28）．発症機序にはアレルギー性と非アレルギー性の機序があり，様々な臨床型をとる．以下，本節では薬疹について述べる．

2) 薬疹の発症機序

非アレルギー性薬疹とは，薬理学的作用ないし中毒性障害によって生じるものであり，ステロイド薬，抗腫瘍薬，テトラサイクリン系抗菌薬，フェノチアジン系抗精神薬など多くの薬剤でみられ，その症状は痤瘡，皮膚の角化・びらん，色素異常，掻破性皮膚炎，光線過敏症などがある（表9.12, 9.13）．また，シクロオキシゲナーゼ阻害作用を有するアスピリンや非ステロイド性抗炎症薬（NSAIDs）投与時に生じるアスピリン不耐症による蕁麻疹や血管浮腫もこれに属する．

アレルギー性薬疹の多くは薬剤投与5〜14日間の間に薬剤に対する感作が成立し，薬剤を抗原とするアレルギー反応が生じることにより発症する

表9.12 薬疹の発症機序による分類

非アレルギー性（薬理学的ないし中毒性）
生理的機能：痤瘡など
蓄積障害：脱毛，色素沈着，手足の角化・びらん，毛囊炎様皮疹など
光毒性：光線過敏症
シクロオキシゲナーゼ阻害作用：アスピリン不耐症（蕁麻疹，血管浮腫）
アレルギー性
薬剤特異的IgE抗体の産生（即時型アレルギー）：蕁麻疹型，血管浮腫型
薬剤特的T細胞の活性化（遅延型アレルギー）
主としてCD4陽性T細胞（ヘルパーT細胞）が関与：播種状紅斑丘疹型，湿疹型，紅皮症型，光線過敏症
主としてCD8陽性T細胞（細胞障害性T細胞）が関与：多形紅斑型，紅皮症型，苔癬型，固定疹型，光線過敏症，中毒性表皮壊死症，Stevens-Johnson症候群，薬剤性過敏症症候群
そのほかのアレルギー・免疫学的機序によるもの：AGEP，水疱型，薬剤性ループス，血管炎型

AGEP：急性汎発性発疹性膿疱症

表9.13 非アレルギー性薬疹の臨床型と主な原因薬剤

痤瘡・毛囊炎型：ステロイド薬，ACTH，ゲフィチニブ，イソニアジド，ヨード剤，炭酸リチウム，トリメタジオン，フェノバルビタール，ビタミンB_{12}
掌蹠の角化・びらん：5-FUおよびその誘導体
脱毛：コルヒチン，抗腫瘍薬，ビタミンA
多毛：ステロイド薬，ジフェニルヒダントイン
爪甲剝離：テトラサイクリン系抗菌薬
皮膚の菲薄化：ビタミンA（レチノイン）酸，シメチジン
色素沈着：ミノサイクリン，抗腫瘍薬，経口避妊薬，フェノチアジン系抗精神薬
掻破性皮膚炎：ブレオマイシン
光毒性光線過敏症：テトラサイクリン系抗菌薬，フェノチアジン系抗精神薬，テガフール
アスピリン不耐症：アスピリン，そのほかのNSAIDs

ACTH: 副腎皮質刺激ホルモン，NSAIDs: 非ステロイド性抗炎症薬

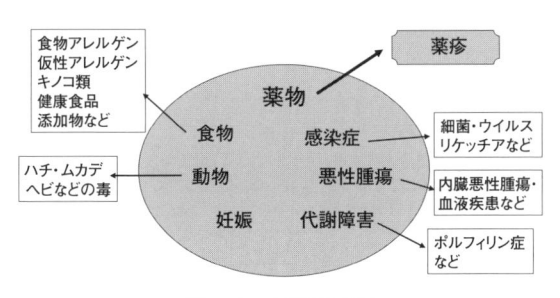

図9.28 中毒疹の原因

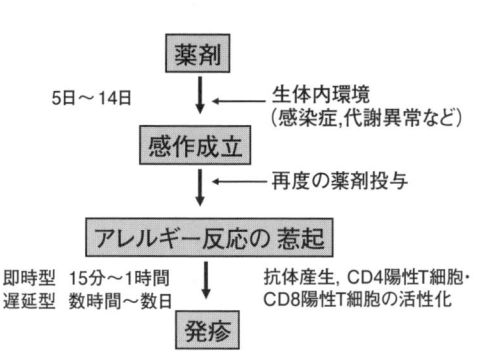

図 9.29 アレルギー性薬疹の発症機序

（表 9.12，図 9.29）．その多くは薬剤特異的 IgE 抗体による即時型アレルギーと薬剤特異的 T 細胞による遅延型アレルギー性薬疹である．後者ではハプテンである薬剤が蛋白やペプチドと結合し，マクロファージまたは表皮ランゲルハンス（Langerhans）細胞によって CD4 陽性 T 細胞（ヘルパー T 細胞）ないし CD8 陽性 T 細胞（細胞障害性 T 細胞）に抗原提示され，これらを活性化する．主として CD4 陽性 T 細胞によるものには，播種状紅斑丘疹型，湿疹型，それらの進展した紅皮症型，CD8 陽性 T 細胞によるものは表皮ケラチノサイトの細胞障害を認める多形紅斑型，紅皮症型，苔癬型，固定薬疹，および後で述べる重症薬疹の中毒性表皮壊死症（toxic epidermal necrolysis; TEN），Stevens–Johnson 症候群がある．ヒトヘルペスウイルスと薬剤アレルギーの関与が指摘されている薬剤性過敏症症候群（drug-induced hypersensitivity syndrome）は初期には CD4 陽性 T 細胞が，その後 CD4 陽性 T 細胞および CD8 陽性 T 細胞が活性化する．光アレルギー性の光線過敏症では紫外線照射により化学構造の変化が起こり，ハプテンとなって蛋白との結合能を獲得するプロハプテンと，紫外線照射により化学構造の一部が光分解を受け，同部位で蛋白と共有結合する光ハプテンの両者がみられる[1]．

免疫アレルギー機序が関与するそのほかの臨床型としては，薬剤特異的 IgG 産生による血管炎型，自己抗体の産生がみられる水疱症型や薬剤性ループス，CD4 陽性 T 細胞による IL-8 産生が好中球の角層下への浸潤をきたすとされる急性汎発性発疹性膿疱症（acute generalized exanthematous pustulosis; AGEP）などが知られている．

さらに，上記のいずれにも明確に分類できないものとして，乾癬型薬疹がある．薬剤の投与中，ときに数か月から 1 年以上にわたって投与された後に乾癬様の皮疹を認める乾癬型薬疹は，薬剤投与による表皮基底細胞の cAMP 低下や T 細胞の免疫変調の関与が機序として推察されている．

3） 薬疹の臨床症状

a. 主な臨床型とその特徴

（1） 播種状紅斑丘疹型（図 9.30）

最も多くみられる臨床型であり，抗菌薬や抗炎症薬によるものが多いが，大部分の薬剤が原因となりうる．全身に米粒大までの紅色丘疹が播種状にみられ，中等度の発熱や全身倦怠感，結膜充血を伴うことがある．麻疹風疹型ともいわれ，ウイルスまたは溶連菌感染症との鑑別を要する．個疹が融合傾向を示す場合は，進行すると紅皮症となる．組織学的所見は真皮上層のリンパ球を中心とした血管周囲細胞浸潤が主体である．

（2） 多形紅斑型（図 9.31）

比較的多くみられる臨床型であり，抗菌薬や抗炎症薬のほか，抗痙攣薬や循環器官用薬，非イオン性造影剤などにより発症する．円形の浮腫性紅斑が全身に多発し，標的様の環状紅斑や中心部の水疱形成をみることがある．融合すると紅皮症と

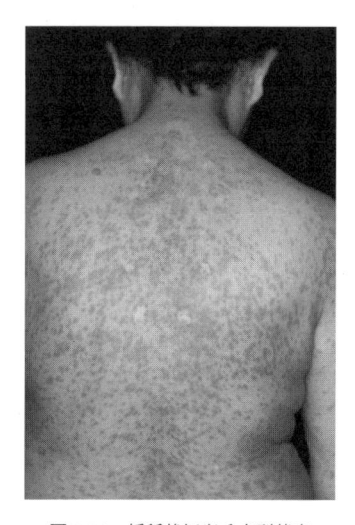

図 9.30　播種状紅斑丘疹型薬疹

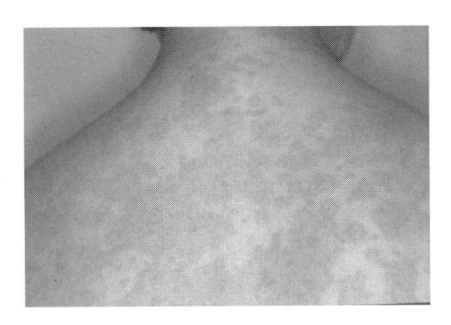

図9.31 多形紅斑型薬疹（口絵参照）
円形紅斑および標的状紅斑の融合.

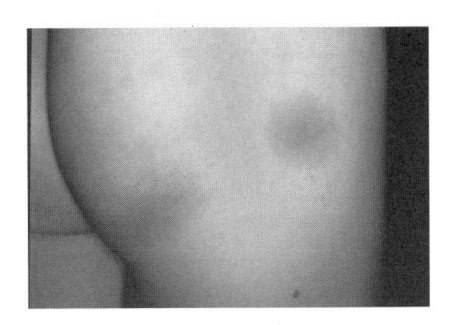

図9.32 固定薬疹（口絵参照）
円形の浮腫性紅斑と中心部の水疱.

なる．重症になると，高熱，リンパ節腫脹，肝機能障害などの臓器障害を伴い，粘膜疹を伴って後述するStevens-Johnson症候群となる．組織学的には真皮上層の浮腫や表皮下水疱，リンパ球を中心とした真皮上層の血管周囲細胞浸潤に加え，リンパ球の表皮内細胞浸潤と表皮ケラチノサイトのアポトーシスをみる．

（3） 紅皮症型

全身の皮膚が潮紅した状態で，突然びまん性潮紅ではじまり，発熱や肝障害，リンパ節腫脹などを伴う重症なものと，播種状紅斑丘疹型や多形紅斑型が進行し癒合したもの，瘙痒の強い紅斑が経過とともに落屑を伴う剝脱性皮膚炎の状態となったものがある．その成り立ちにより，原因薬剤や組織像は異なるが，突然びまん性潮紅ではじまるものでは，真皮上層の浮腫と細胞浸潤，さらに表皮ケラチノサイトのアポトーシスがみられ，TENに進展するものがある．剝脱性皮膚炎では表皮の肥厚や角化，真皮上層の細胞浸潤がみられる．

（4） 固定薬疹（図9.32）

薬剤の摂取後に皮膚や皮膚粘膜移行部（口唇，眼囲，陰部，肛囲など）に紅斑を認め，投薬のたびに同一部位に発症するものをさす．古くはピリン系薬剤（ピリン疹）やサルファ剤，バルビタールによるものが知られていたが，近年では抗菌薬やNSAIDsによるものが多くみられる．瘙痒やピリピリした痛みを伴って円形または長円形紅斑が単発または多発し，中心に水疱形成をみることもある．消褪後は褐色または紫褐色の色素沈着を残すが，色素沈着を残さないものもまれにみられ，non-pigmented fixed drug eruptionとして報告さ

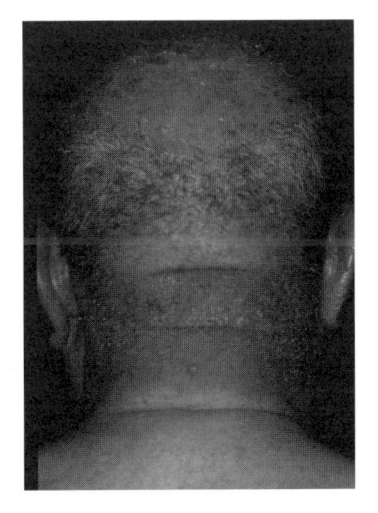

図9.33 光線過敏症型薬疹
露光部の落屑性紅斑と丘疹.

れている．再発を繰り返すと皮疹の数が増え，水疱を伴った鶏卵大以上の紅斑が多発する重篤なものではまれにTENに進展する．組織学的所見は，紅斑部で基底層の液状変性と真皮上層の浮腫およびリンパ球を主体とする表皮直下の細胞浸潤がみられ，炎症が治まった後の色素沈着部では真皮上層のメラノファージやメラニンの滴落がみられる．

（5） 光線過敏症型（図9.33）

日光の曝露後，顔面，頸部などの露光部に紅斑が生じる．薬剤によって作用波長は異なるが，その多くはUVAである．古くは降圧剤による白斑黒皮症が知られているが，近年ではニューキノロン系抗菌薬のスパルフロキサシン，ロメフロキサシン，オキシカム系NSAIDsのピロキシカム，アンピロキシカムによる紅斑の報告が多い．光毒性

反応をきたす薬剤（表9.13）では灼熱感を伴って日焼け様のびまん性紅斑を認め，光アレルギー反応では紅斑，紅色丘疹，落屑を認める．慢性になると皮膚が肥厚し，苔癬化や角化を認める．

（6） 蕁麻疹型

急激な膨疹の多発をみる．アスピリン不耐症では慢性蕁麻疹の増悪という形をとることもある．ペニシリン系やセフェム系抗菌薬，NSAIDsなどによるものが多い．症状が進行すると，顔面腫脹，咽喉頭の閉塞感，腹痛・下痢を伴い，さらには血圧低下などのアナフィラキシー症状をきたすことがある．

（7） 湿疹型

紅斑上に瘙痒を伴う粟粒大の紅色丘疹，落屑，ときに小水疱を認める．慢性化すると苔癬化を認め，進行すると剝脱性皮膚炎となる．抗菌薬，NSAIDs，抗痙攣薬，金製剤など多くの薬剤が原因となる．組織学的には，表皮の海綿状状態，表皮内小水疱，真皮上層の細胞浸潤を認め，慢性化すると表皮肥厚が顕著となる．

（8） 苔癬型（図9.34）

紫紅色の軽度隆起した局面が大腿や体幹に左右対称に多発する．非薬剤性の扁平苔癬より個疹は大きいことが多く，落屑を伴う．口腔内病変をみることは少ない．βブロッカー，ACE阻害剤，カルシウム拮抗剤などの降圧薬，フロセマイドなどの利尿薬によるものが多く，そのほか抗結核薬，5-FU，金製剤などが原因薬に挙げられる．組織学的には非薬剤性の扁平苔癬と異なり，表皮の菲薄化，帯状を呈さない表皮直下および血管周囲性の好酸球を混じるリンパ球浸潤，重症例ではケラチノサイトのアポトーシスの多発を認める．

b. 重症薬疹

（1） スチーブンス・ジョンソン（Stevens-Johnson）症候群（皮膚粘膜眼症候群型）（図9.35，9.36）

発熱を伴う口唇，眼結膜，外陰部などの皮膚粘膜移行部における重症の粘膜疹および皮膚の紅斑で，しばしば水疱，表皮剝離などの表皮の壊死性

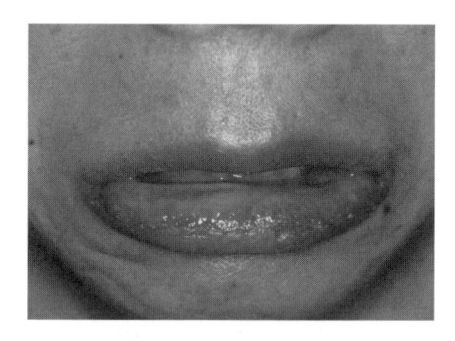

図9.35　Stevens-Johnson症候群
口唇の壊死性潰瘍．

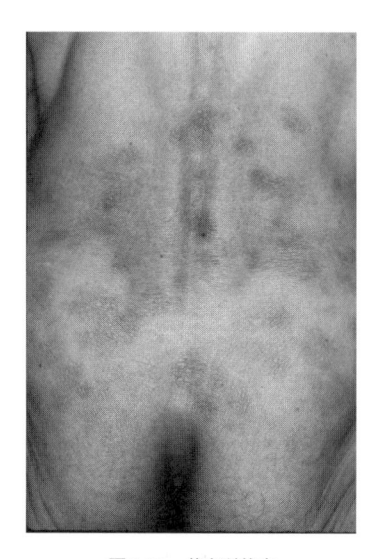

図9.34　苔癬型薬疹
鱗屑を伴う紫褐色局面．

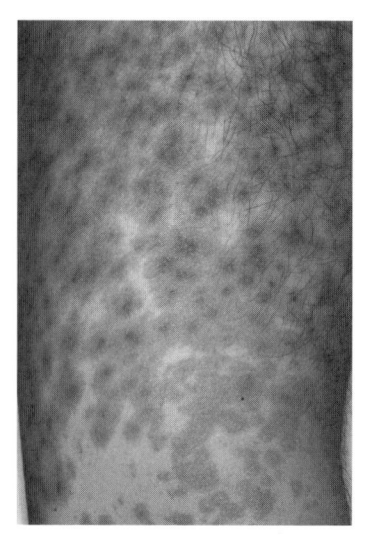

図9.36　Stevens-Johnson症候群
下肢の円形紅斑と水疱．

障害を認める．原因の多くは，抗菌薬，NSAIDs，抗痙攣薬などの薬剤であるが，マイコプラズマなどの感染症も原因となりうる．皮疹は非典型的ターゲット状多形紅斑であり，眼障害では結膜および角膜上皮障害や偽膜形成を認め，ときに視力障害などの後遺症を残す．肝障害，消化管出血，呼吸器障害などの臓器障害を伴うことがあり，死亡率は約5％とされる[2]．ときに体表面の表皮剝離が拡大して広範となりTENへ移行する．なお，この剝離面積については，欧米では10～30％をTEN/SJS overlapとして扱っているが[3]，本邦の診断基準（平成17年度厚生科学研究，難治性疾患克服事業）では10％以上をTENとすることを提唱している．組織学的所見は表皮ケラチノサイトの多発するアポトーシスと真皮上層の浮腫および真皮と表皮内のリンパ球を主体とする細胞浸潤である．

（2）中毒性表皮壊死症（toxic epidermal necrolysis; TEN，ライエル型）（図9.37）

表皮の壊死性障害による皮病変で，広範な水疱と表皮剝離を伴う紅斑を認める．高熱と出血性の粘膜疹を認めることが多く，肝障害，腎障害，造血器障害などの臓器障害を伴う．経過中に敗血症などの二次感染を生じることも少なくない．死亡率は約20～40％とされる[4]．紅皮症で始まるびまん性紅斑進展型（いわゆる電撃型）とSJS進展型，固定薬疹から進展するものなどがあり，固定薬疹から進展したものが最も予後がよい．組織学的所見は，初期はStevens-Johnson症候群の所見と同様であり，進行すると表皮下水疱の形成や表皮全層にわたる壊死，表皮剝離像がみられる（図9.38）．ケラチノサイト障害の発症には，細胞障害性T細胞による直接障害，マクロファージの産生するTNF-α，ケラチノサイトにおけるFas/Fasリガンド結合による機序が報告されている（図9.39）．

（3）薬剤性過敏症症候群（drug-induced hyersensitivity syndrome; DIHS）

高熱と臓器障害（主として肝障害）を伴う急速に拡大する紅斑で，しばしば紅皮症となる．原因

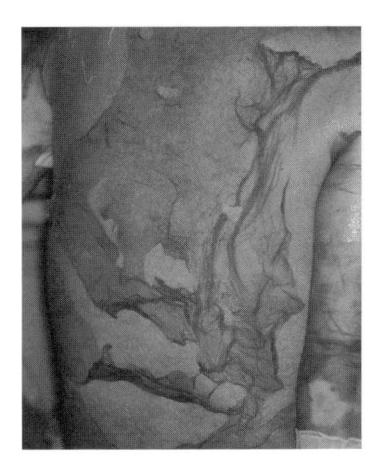

図9.37 中毒性表皮壊死症（口絵参照）
体幹の広範な表皮剝離．

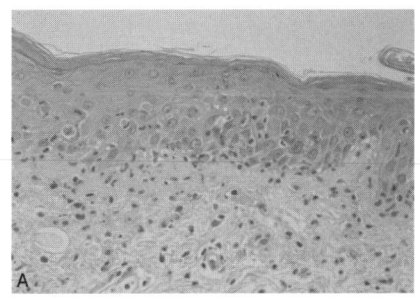

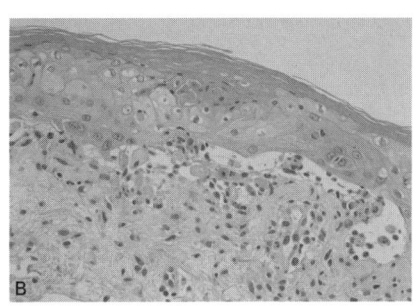

図9.38 中毒性表皮壊死症の病理組織像
初期には多発するケラチノサイトの好酸性の個細胞壊死が，進行期には表皮全層の壊死と表皮下水疱がみられる．(A) 発症初期，(B) 進行期．

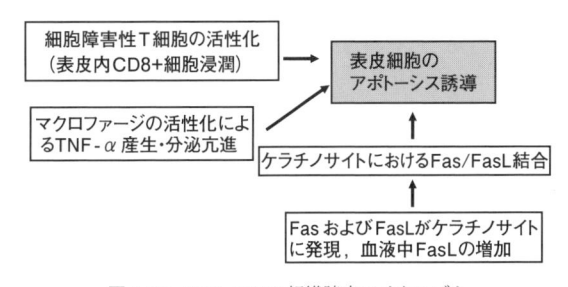

図9.39 TEN, SJSの組織障害のメカニズム
FasL：Fasリガンド．

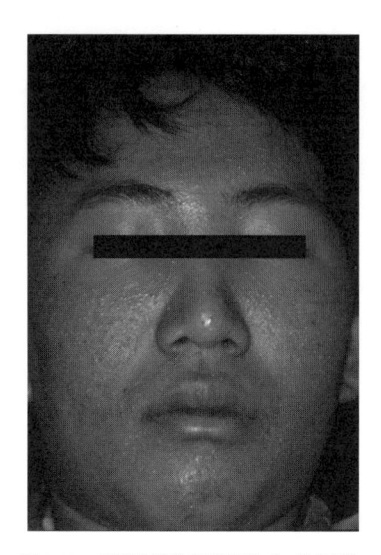

図9.40 薬剤性過敏症症候群（口絵参照）
顔面の腫脹と紅斑，痂皮を付着した紅色丘疹．

薬剤は限られ，カルバマゼピンなどの抗痙攣薬，アロプリノール，サルファ剤，メキシレチン，ミノサイクリンなどの投与開始3週間後から遅発性に発症することが多い．薬剤中止後も症状は遷延化し，しばしば再燃をみる．顔面の腫脹，全身のリンパ節腫脹を認めることが多い．口腔粘膜の発赤びらんをみることがあるが，通常粘膜疹は軽度である．末梢血では白血球増多，好酸球増多，異型リンパ球出現をみる．本症の特徴は，多くの場合発症後3週以降にヒトヘルペスウイルス-6（HHV-6）の再活性化を認めることである[5]．HHV-6はβ-ヘルペス亜科に属し，本邦では2歳までにほぼ全員感染する．HHV-6 A と HHV-6 B があり，HHV-6 B の初感染は突発性発疹となる．その後単球，マクロファージ，唾液腺などに潜伏感染する．DIHSでは薬疹の経過中にHHV-6が再活性化し，活性化したウイルスに対する免疫反応が薬疹を遷延および重篤化させると推察されている．組織学的には著しいケラチノサイトのアポトーシスはみられず，真皮上層の浮腫と真皮および表皮内のリンパ球を主体とした細胞浸潤をみる．

（4） 急性汎発性発疹性膿疱症（acute generalized exanthematous pustulosis; AGEP）

高熱を伴って全身に紅斑が出現し，紅斑上に多数の膿疱を認める．主な原因はペニシリン系，マクロライド系抗菌薬であるが，水銀中毒や感染症でも発症する．検査所見としては末梢血白血球増多，CRP高値を示す．組織学的には角層下膿疱を認める．

4) 診 断

薬疹の診断には薬物摂取歴の聴取，一般検査，ウイルス抗体価の測定などを行う．臨床型の確定や予後の予測のためには皮膚生検を行う．

原因薬剤の検索法には皮膚検査，リンパ球刺激試験（DLST），再投与試験がある（表9.14）．前2者の陽性率は薬剤や臨床型によって異なり，原因薬剤であっても陰性となることが少なくない．DLSTでは症状の著しいときと治癒後で反応が異なることがある．また，NSAIDsや漢方薬などでは薬剤の作用によりDLSTの非特異的増殖反応がみられることがある．再投与試験が原因薬剤決定には最も信頼性の高い検査ではあるが，当然のことながら症状の誘発という危険を伴うため，症状に合わせて少量より開始する．

5) 治 療

まず，被疑薬を中止し，以下の治療を行う．

a. 即時型アレルギー性薬疹の治療

抗ヒスタミン薬や抗アレルギー薬を投与する．重症の蕁麻疹や血管浮腫を伴う症例では，それらに加えて輸液とステロイドの全身投与を行う．血

表9.14 薬疹の原因薬剤の検査法と適応

皮膚テスト
即時型アレルギー：プリックテスト，皮内テスト
遅延型アレルギー：皮内テスト，パッチテスト
光線過敏症型：光パッチテスト
再投与試験
重症型を除くすべての薬疹：内服試験
光線過敏症型：光内服試験
リンパ球刺激試験 (DLST)
アレルギー性薬疹

圧の低下をきたした症例ではアドレナリンの投与や気道確保などアナフィラキシーショックの治療を行う.

b. 遅延型アレルギー性薬疹の治療

軽症の薬疹は原因薬剤の中止のみで消褪する. 固定疹, 光線過敏症型, 多形紅斑型, 湿疹型, 扁平苔癬型, 乾癬型などではII〜III群のステロイドの外用を行う. 広範囲の播種状紅斑丘疹型や多形紅斑型では薬剤の排出を促進する目的で輸液を行い（500〜1500 ml/日）, 特に紅斑が著しい症例や発熱や肝機能障害などを伴う症例ではステロイド薬を全身投与し, 消褪傾向がみられれば, 2〜3日おきに減量する. 瘙痒を伴う場合は抗ヒスタミン薬や抗アレルギー薬を併用する.

c. 重症薬疹の治療

ステロイド薬の大量投与（ベタメタゾンやデキサメタゾンをプレドニゾロン換算 1〜2 mg/日）やステロイドパルス療法（メチルプレドニゾロン 500〜1000 mg/日, 連続3日間投与）を行う. ステロイド投与には近年まで賛否両論があり, 特に欧米では反対論が根強かったが, 最近のフランスとドイツにおける281例の群間比較試験においてその有用性が報告されている. また, ステロイド薬の効果が十分みられない症例では近年免疫グロブリン大量療法や血漿交換療法などの併用が試みられており, その有効性が報告されている.

〔相原道子〕

文　献

1) 戸倉新樹: 光アレルギーの基礎と臨床. 日皮会誌 **111**: 1-12, 2001
2) 相原道子・池澤善郎: 小児の Stevens-Johnson 症候群―成人例との比較検討. 日皮会誌 **115**: 135-143, 2005
3) Bastuji-Garins S, Rzany B, Stern RS et al.: Clinical Classification of cases of toxic epidermal necrolysis, Stevens-Johnson Syndrome, and erythema multiforme. *Arch Dermatol* **129**: 92-96, 1993
4) 相原道子・池澤善郎: 本邦における Toxic Epidermal Necrolysis（TEN）死亡例の臨床的検討―TEN 生存例および Stevens-Johnson syndrome（SJS）死亡例との比較検討―. 日皮会誌 **109**: 1581-1590, 1999
5) 橋本公二: DIHS とは何か. アレルギー・免疫 **10**: 811-815, 2003

9.7 水疱症

水疱を生じる皮膚疾患の種類は多いが，本節では，物理化学的障害，細菌・真菌・ウイルス感染症など原因の明らかな疾患は除き，水疱を主症状とする水疱症のうち，天疱瘡（pemphigus）・水疱性類天疱瘡（bullous pemphigoid; BP）・先天性表皮水疱症（epidermolysis bullosa hereditaria; EB）について解説する．

水疱症は後天性の自己免疫性水疱症と遺伝子異常に伴う先天性水疱症に大別される．自己免疫性水疱症はさらに抗表皮細胞膜抗体を示す天疱瘡群と水疱性類天疱瘡を代表とする抗表皮基底膜部抗体を有する群に分けられる．これに対して先天性水疱症では表皮基底膜部接着の脆弱性を示す各種先天性表皮水疱症がある．

表皮細胞間および表皮基底膜部接着に最も重要な役割を果たしているのはそれぞれデスモソーム，ヘミデスモソームである（図9.41）．自己免疫性水疱症の抗原物質ならびに先天性水疱症の異常蛋白はデスモソームあるいはヘミデスモソームの構成蛋白であることが明らかとなった．

デスモソームは表皮細胞間接着に最も重要な機構である．細胞内に電子密度の高い接着板がみられ，同部にケラチン中間径線維が結合する（図9.41）．デスモソーム構成蛋白は細胞膜糖蛋白と細胞内接着板蛋白に大別される．細胞膜糖蛋白としては3種ずつのデスモグレイン（Dsg1-3）とデスモコリン（Dsc1-3）がある（いずれもカドヘリン型細胞接着分子）（図9.42）．Dsg1が落葉状天疱瘡抗原，Dsg3が尋常性天疱瘡抗原である．細胞内接着板蛋白としては，プラキンファミリー蛋白のデスモプラキン・エンボプラキン・ペリプラキンと，アルマジロファミリー蛋白のプラコグロビンとプラコフィリン1が存在する（図9.42）．

表皮基底膜部における表皮真皮間接着に最も重要な装置はヘミデスモソームから真皮内まで続く一連の構造である（図9.41）．ヘミデスモソームにもケラチン中間径線維が結合する接着板があり，下部には電子密度の低い透明層が存在し係留細線維がみられる．その下部には電子密度の高い基底板が存在し下方から係留線維が結合する．

水疱性類天疱瘡には230 kDa抗原（BP230）と180 kDa抗原（BP180）の2種が存在し，いずれもヘミデスモソームに局在している（図9.43）．BP230はプラキンファミリー蛋白であり接着板内に存在する．BP180は膜通過型蛋白で，その細胞外部位に病原性自己抗体が反応する．他の細胞質内蛋白としてプレクチンがあり，膜通過蛋白として$\alpha 6\beta 4$インテグリンがある．透明層に存在する皮膚特異的細胞外マトリクスとしてラミニン5がありエピリグリンとも呼ばれ，致死型接合部型表皮水疱症の原因蛋白である．基底板の主成分はIV型コラーゲンである．係留線維の主成分の290 kDa VII型コラーゲンは栄養障害型先天性表皮水疱症の原因蛋白である．

水疱症の診断には的確な臨床像の把握，病理組

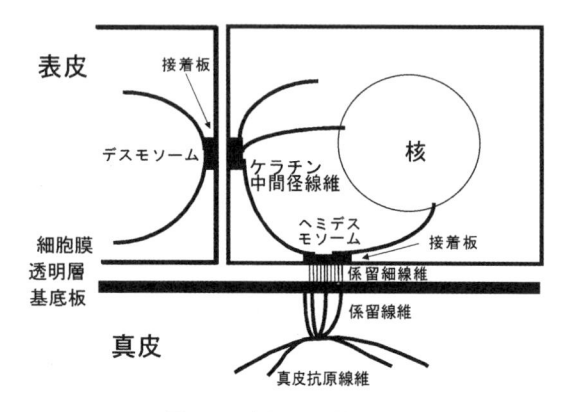

図9.41 表皮の細胞接着装置
表皮細胞間接着にはデスモソームが重要であり，表皮基底膜部の接着にはヘミデスモソームからその下部の構造が重要である．デスモソーム部には細胞内に接着板が存在し，内側からケラチン中間径線維が結合する．ヘミデスモソーム部にも細胞内に接着板が存在し，内側からケラチン中間径線維が結合する．その下部の透明層には係留細線維があり，さらに，基底板，係留線維，真皮抗原線維と結合する．

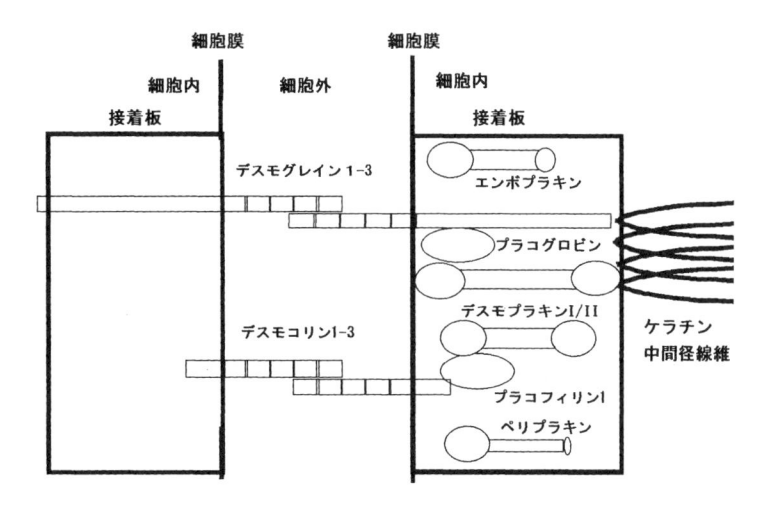

図 9.42 デスモソームの構造と構成蛋白
詳細は本文参照.

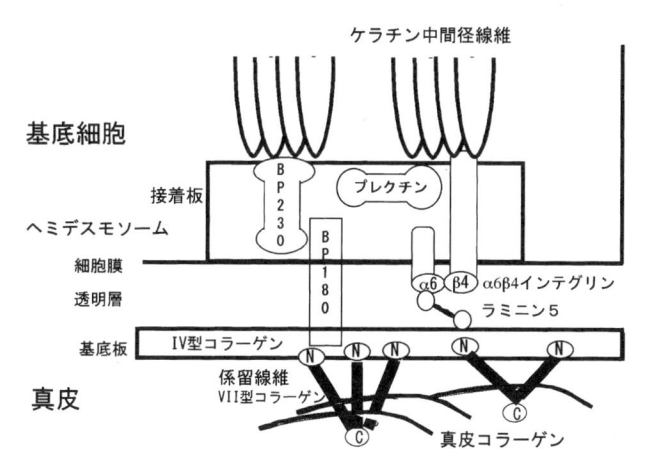

図 9.43 ヘミデスモソームの構造と構成蛋白
詳細は本文参照.

織学的な検索が重要であるが，自己免疫性水疱症の場合は蛍光抗体法による免疫組織学的所見，先天性表皮水疱症の場合は電顕的検索を必要とする．その疾患について詳細な病態を知るためには，その抗原物質ないし異常遺伝子の生化学的・分子生物学的検索が行われる．自己免疫性水疱症の自己抗原の cDNA を用いた新しい診断法が開発され，先天性表皮水疱症の遺伝子異常の詳細な検索により正確な遺伝相談および出生前診断を行えるようになった．

多くの自己免疫性水疱症の治療は副腎皮質ステロイドホルモン内服が基本であり，通常プレドニゾロン換算 40〜80 mg/日の内服からはじめ，有効であれば漸減し 5〜10 mg/日を維持量とする．再発したときは 1.5〜2 倍に増量する．しかし，疾患によっては，副腎皮質ステロイドホルモン以外の治療が奏効することも多く，新しい治療法も提唱されており，画一的に副腎皮質ステロイドホルモン内服を使用すべきではない．また，非常に難治な症例に対しても各種の治療法が開発されてきた．

副腎皮質ステロイドホルモン内服の副作用とし

て感染症，消化管出血，糖尿病，骨粗鬆症などがあるため，胃粘膜保護薬，H_2ブロッカー，ビスフォスフォネート製剤（ビタミンD_3製剤あるいはビタミンK製剤）を併用し，口腔内の清潔を保つためにうがい薬（カンジダ感染の場合は抗真菌外用薬）を処方する．定期的に，末梢血，生化学検査，血中グルコース，HbA_1/HbA_{1c}，尿検査を行い，必要ならば胸部X線撮影，骨量測定，上部消化管内視鏡検査を依頼する．全般に内臓悪性腫瘍の合併率は高くない．しかし水疱性類天疱瘡では内臓悪性腫瘍の合併率が高いとされており，必要な場合は各種検索を施行する．皮疹には，抗生物質，副腎皮質ステロイドホルモン外用薬が使われる．口腔内病変には各種うがい薬を用いるが，カンジダ症を誘発するので口腔内副腎皮質ステロイドホルモン外用薬はなるべく使用しない．

生活指導としては，治療が長くかかること，主治医の指示を守ること，各種治療薬の効果・副作用を十分に説明する．各種天疱瘡および各種表皮水疱症ではわずかな外力で水疱形成が生じるので外的な刺激を避ける方法ならびに入浴法を説明する．精神面にも注意する．副腎皮質ステロイドホルモン内服に関しては，内服を自己判断で中止しないこと，胃粘膜保護薬，H_2ブロッカーならびに骨粗鬆症の予防薬の併用の重要性も説明する．DDSに関しては，DDS症候群，薬疹，貧血，肝機能障害が生じる可能性を説明する．また，水疱性類天疱瘡の治療としてテトラサイクリン，ミノマイシンを用いるときは，肝・腎機能障害，特にミノマイシンに関しては薬剤誘発性間質性肺炎が生じる可能性を説明する．シクロスポリン，シクロフォスファミドなどの免疫抑制薬内服ないしステロイドパルス療法を施行するときは，高度な免疫抑制が生じうることを説明する．

1） 天疱瘡

本邦では3500〜4000名の天疱瘡（pemphigus）患者が存在すると推定され，生命予後の改善ともあいまって患者数は年々増加する傾向にある．50歳台をピークに40〜70歳に多い．患者数は各年齢とも女性にやや多く，特に30〜50歳の若年層においては女性患者の割合が高い．病型としては，尋常性天疱瘡が65％と最も多く，落葉状天疱瘡が25％，紅斑性天疱瘡が10％ほどで，増殖性天疱瘡は非常にまれである．

天疱瘡は，蛍光抗体法でIgG抗表皮細胞膜抗体を示す疾患で，表皮下部の基底層直上に棘融解性水疱を形成する尋常性天疱瘡と，表皮上層の角層下に棘融解性水疱を形成する落葉状天疱瘡に大別される．増殖性天疱瘡は尋常性天疱瘡の亜型と考えられ，紅斑性天疱瘡は落葉状天疱瘡の亜型と考えられる．抗皮膚自己抗体がその抗原に結合し表皮細胞間の障害を生じる．新生マウスに患者IgGを投与することにより皮膚病変を再現できることから，天疱瘡の自己抗体が実際に病原性をもっていることが確認された（図9.44）．

落葉状天疱瘡はDsg1とのみ反応し，尋常性天疱瘡は，Dsg3のみと反応する粘膜優位型と，Dsg3，Dsg1の両方に反応する粘膜皮膚型の尋常性天疱瘡に分けられる．最近になり，Dsg相補性理論により，天疱瘡の病態が説明できるようになった（図9.45）．すなわち，天疱瘡抗体が抗原であるDsgに結合することにより細胞接着が傷害されるが，Dsg1とDsg3のいずれかが残っていると細胞接着が保たれると仮定する．落葉状天疱瘡では，Dsg1のみの細胞接着が傷害されるた

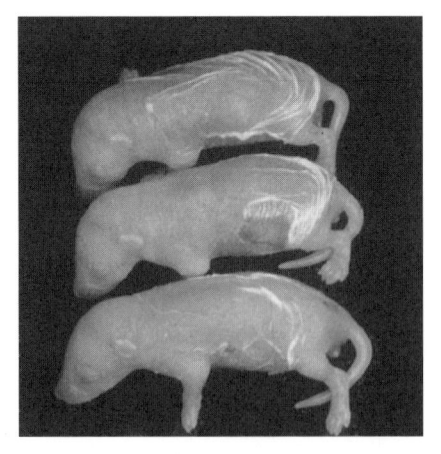

図9.44 尋常性天疱瘡患者IgGの移入による新生マウス動物実験（慶應義塾大学皮膚科天谷雅行教授原画）
投与後24時間以内に表皮内水疱を形成する．

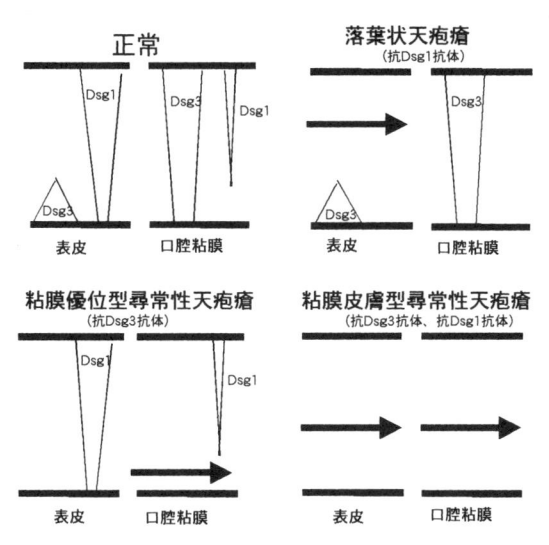

図 9.45 デスモグレイン相補性仮説
正常皮膚では，Dsg1 が全層に発現しているのに対して，Dsg3 は表皮下層のみに発現している．正常口腔粘膜では，Dsg1 はわずかしか発現していないのに対して，Dsg3 は強く発現している．落葉状天疱瘡では，Dsg1 が傷害されるために皮膚の上層のみに水疱を形成する．粘膜優位型尋常性天疱瘡では，Dsg3 のみが傷害されるために，口腔内のみに水疱を形成する．粘膜皮膚型尋常性天疱瘡では，Dsg1 と Dsg3 の両方が傷害されるため，皮膚と粘膜に病変を生じる．

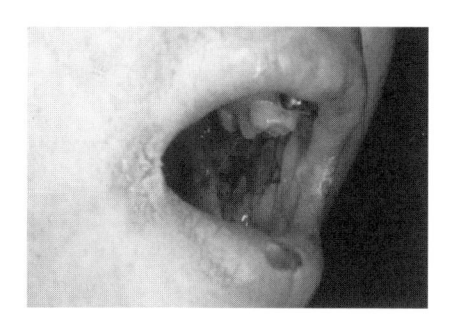

図 9.46 尋常性天疱瘡の口腔粘膜・口唇のびらん性病変

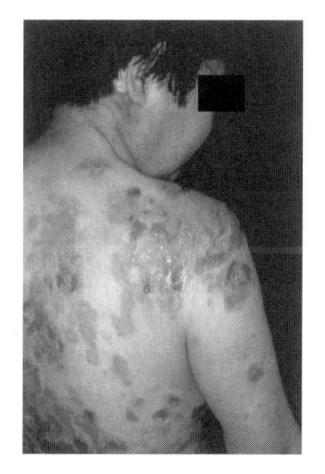

図 9.47 尋常性天疱瘡の皮膚病変
弛緩性水疱と難治性びらんがみられる．

めに皮膚の表皮上層に病変を生じ，粘膜優位型の尋常性天疱瘡では Dsg3 のみが傷害されるため，口腔内病変のみが生じ，粘膜皮膚型の尋常性天疱瘡では，Dsg1 と Dsg3 の両方が傷害されるため，皮膚と粘膜の病変を生じる．

a. 尋常性天疱瘡（pemphigus vulgaris）

尋常性天疱瘡は，前述のように，Dsg3 のみと反応する粘膜優位型と，Dsg3，Dsg1 の両方に反応する粘膜皮膚型の尋常性天疱瘡に分けられる．臨床的には，多くの例で口腔粘膜の難治性のびらん性病変として始まる．特に頬粘膜に好発するが，舌・軟口蓋も侵す（図 9.46）．一部の症例はそのまま口腔内粘膜のみに病変がとどまるが，多くは数か月後に皮膚病変を生じる．皮疹は，健常皮膚上に弛緩性の大小の水疱と難治性のびらんを形成し，特に腋窩部・鼠径部のような間擦部位に好発する（図 9.47）．瘢痕を残さず上皮化する．一見健常な皮膚面に機械的刺激を加えると水疱を生じ，これをニコルスキー現象と呼ぶ．実際には水疱を指で圧迫すると水疱が周囲に拡大することで判断する．天疱瘡のほか，先天性表皮水疱症，中毒性表皮壊死症（TEN）などでみられる．水疱・びらんが高度になると全身衰弱・電解質の異常をきたす．

病理組織学的に，表皮内の棘融解性水疱（acantholytic bulla）の形成を特徴とする．棘融解（acantholysis）とは表皮細胞間接着が障害され，表皮細胞が互いに解離し，表皮内水疱を形成することである．水疱内に周囲との接着をもたない棘融解細胞（acantholytic cell）がみられる．尋常性天疱瘡では表皮基底層直上に棘融解性水疱の形成をみる（図 9.48）．水疱蓋を破り水疱底の細胞をスライドグラスに塗抹して乾燥させギムザ染色して鏡検すると棘融解細胞がみられ，Tzanck 細胞という．この操作を Tzanck 試験という．さらに蛍光抗体直接法により生検皮膚の表皮細胞膜

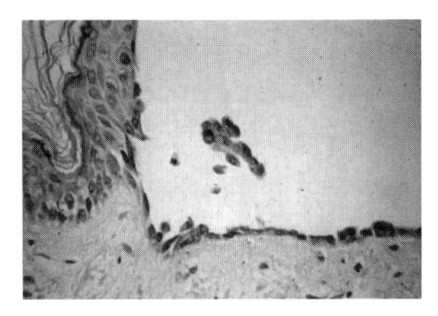

図 9.48 尋常性天疱瘡の病理組織所見
表皮基底層直上の棘融解性水疱形成がみられる．

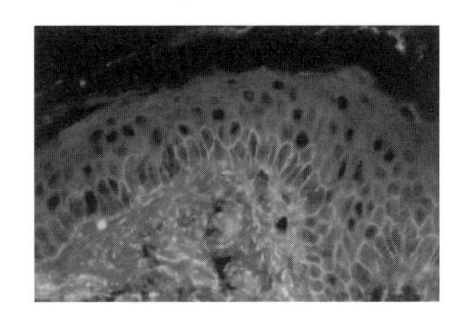

図 9.49 粘膜優位型尋常性天疱瘡血清の蛍光抗体間接法所見
粘膜優位型尋常性天疱瘡では，血中 IgG 抗表皮細胞膜抗体は表皮下層にのみ反応する．

部への免疫グロブリン・補体の沈着を検出し，正常ヒト皮膚切片を基質とした蛍光抗体間接法により血中抗表皮細胞膜自己抗体を検索する（図9.49）．

さらに詳細な診断には各種の生化学的・分子生物学的手法を用いた抗原解析が行われる．正常ヒト表皮抽出液を用いた免疫ブロット法で尋常性と落葉状天疱瘡の抗原検出をする（図 9.50）．現在，Dsg1, Dsg3 のリコンビナント蛋白を用いた ELISA 法も開発され，感度・特異度ともに非常に高く，保険適応もあり，臨床の場において頻用されている．

尋常性天疱瘡は通常，難治で長期の治療を要する．重症例では治療の副作用も加わり，消化管出血，感染症，DIC などで死亡することもまれではない．治療は副腎皮質ステロイドホルモン内服が必須である．軽症例ではプレドニゾロン 20〜40 mg/日，中〜重症では 40〜80 mg/日内服を要する．難治の場合の併用療法として血漿交換療法が比較的安全で有効である．ステロイドパルス療法，免疫抑制剤（シクロスポリン，シクロフォスファミド，アザチオプリン）併用も有効であるが，重篤な免疫抑制作用を考慮して使用する必要がある．免疫抑制剤のミコフェノール酸モフェチル（セルセプト®）の著効例も報告されている．最近，大量ガンマグロブリン静注療法併用の有効例が報告され，副作用も少なく期待される治療法である．

b. 増殖性天疱瘡（pemphigus vegetans）

天疱瘡の中で最もまれな病型で，尋常性天疱瘡の亜型と考えられる．Neumann 型では，尋常性

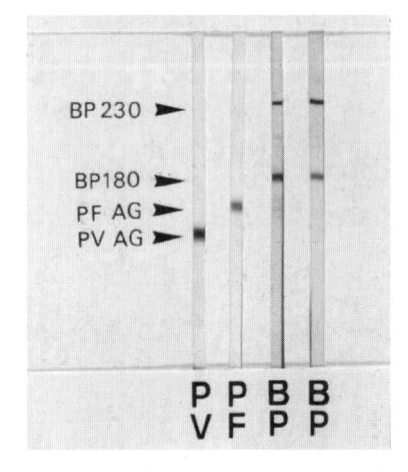

図 9.50 ヒト表皮抽出液を用いた免疫ブロット法所見
尋常性天疱瘡血清（PV）は Dsg3（PV AG）に，落葉状天疱瘡血清（PF）は Dsg1（PF AG）に反応する．水疱性類天疱瘡血清（BP）は BP230 と BP180 に反応する．

天疱瘡と同様の水疱・びらん性病変から始まり，びらん面が汚い乳頭腫状増殖局面となり悪臭がある（図 9.51）．Hallopeau 型は間擦部に小膿疱として始まり乳頭状に増殖する．病理組織学的に，表皮肥厚と好酸球ないし好中球性の表皮内膿疱がみられる（図 9.52）．通常難治で長期の治療を要する．Neumann 型より Hallopeau 型の方が予後は良好である．治療は尋常性天疱瘡に準じる．

c. 落葉状天疱瘡（pemphigus foliaceus）

頭部・顔面・胸部・背部などの脂漏部位を中心に浅在性の小水疱が多発し，すぐに破れて鱗屑・痂皮を被る浅いびらんとなり色素沈着となる（図 9.53）．口腔内粘膜病変は認めない．ニコルスキー

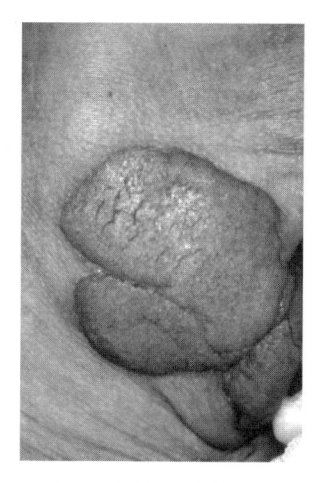

図 9.51 増殖性天疱瘡の皮疹
臀部に乳頭腫状増殖局面がみられる．

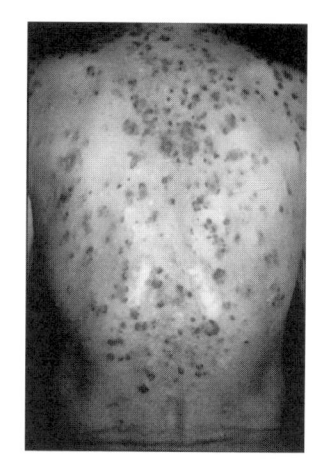

図 9.53 落葉状天疱瘡の皮疹
躯幹に浅在性の小水疱が多発している．

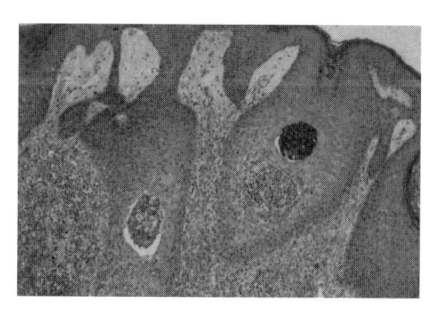

図 9.52 増殖性天疱瘡の病理組織像
表皮肥厚と好酸球ないし好中球性の表皮内膿疱がみられる．

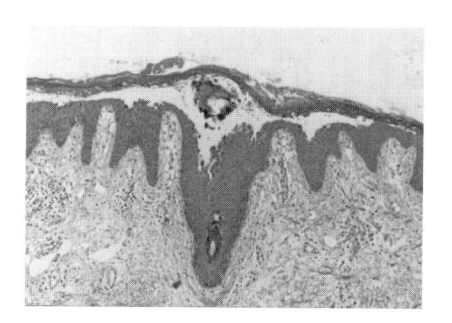

図 9.54 落葉状天疱瘡の病理組織像
表皮角層下部の棘融解性水疱がみられる．

現象は陽性である．組織学的に，表皮上層部の角層下部に棘融解性水疱を形成する（図9.54）．蛍光抗体直接法および間接法で表皮細胞膜抗体を検出する（図9.55）．生命予後は尋常性天疱瘡よりよい．長期間病変の出没を繰り返すが完全治癒もある．全身に拡大して紅皮症になることもある．

治療としては，通常，副腎皮質ステロイドホルモン内服を要するが，尋常性天疱瘡より少量（プレドニゾロン20〜40 mg/日）でよい．軽症例では副腎皮質ステロイドホルモン外用ないしDDS内服のみでコントロール可能である．難治例でも少量の副腎皮質ステロイドホルモン内服にDDSを併用することによりコントロール可能となることが多い．重症例では血漿交換療法を考慮する．ステロイドパルス療法，シクロスポリン，シクロフォスファミド，アザチオプリン併用などを要することは少ない．

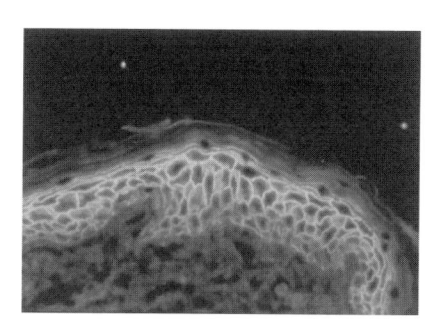

図 9.55 落葉状天疱瘡血清の蛍光抗体間接法所見
落葉状天疱瘡では，血中IgG抗表皮細胞膜抗体は表皮全層に反応し，表皮上層に強い．

d. 紅斑性天疱瘡（pemphigus erythematosus）

Senear-Usher症候群と同義語である．蝶形紅斑，抗核抗体陽性，lupus band test陽性など，全身性エリテマトーデスとの合併と考えられる症例がある．一方，落葉状天疱瘡の軽症・頓挫型という考えもある．頭部・顔面・胸部・背部などの脂

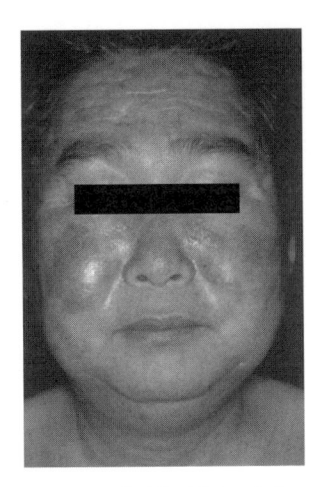

図 9.56 紅斑性天疱瘡の皮疹
顔面のびらんを伴う蝶型紅斑様皮疹がみられる.

漏部位に落葉状天疱瘡と同様の皮疹を生じる．特に顔面には蝶形紅斑様の皮疹を認め，びらんもみられる（図9.56）．広範囲に拡大することは少なく予後は良好である．病理所見は落葉状天疱瘡と同様である．治療は落葉状天疱瘡に準じるが，副腎皮質ステロイドホルモン外用薬ないしDDS内服のみでコントロール可能なことが多い．

2）水疱性類天疱瘡

水疱性類天疱瘡（bullous pemphigoid; BP）はIgG抗表皮基底膜部抗体による自己免疫性疾患である．BP180のNC16a部位（細胞外で基底細胞の下面細胞膜に最も近い部位）に存在するエピトープに対する抗体が病原性を有する．このエピトープに相当するマウスのペプチドをウサギに免疫して作成した抗体を新生マウスに投与すると水疱病変を誘発できる．活動期の患者はほぼ全例がBP180のNC16a部位のリコンビナント蛋白に反応する．

最も頻度の高い自己免疫性水疱症で，近年の高齢化に伴い急速に増加している．年齢的には60〜90歳の高齢者に多く，まれに小児例もある．性差はない．臨床的には瘙痒を伴う浮腫性紅斑・大型緊満性水疱を特徴とする（図9.57）．病理組織学的には表皮下水疱と水疱内および真皮の好酸球浸潤を認める（図9.58）．蛍光抗体直接法で病変皮膚基底膜部へのIgGおよびC3の沈着を認め，蛍光抗体間接法で血中IgG抗表皮基底膜部自己抗体を検出する（図9.59）．1M食塩水剥離皮膚を用いた蛍光抗体間接法で剥離皮膚の表皮側に反応する（図9.60）．免疫電顕ではヘミデスモソームに反応する．免疫ブロット法・免疫沈降法で，BP230とBP180に反応する（図9.50）．最近，

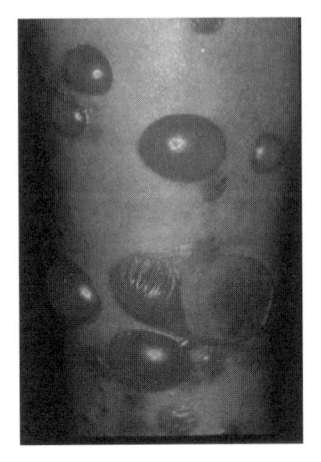

図 9.57 水疱性類天疱瘡の皮疹
浮腫性紅斑と多数の大型緊満性水疱がみられる.

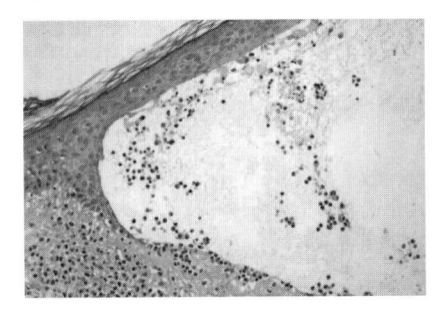

図 9.58 水疱性類天疱瘡の病理組織像
表皮下水疱と好酸球浸潤およびフィブリンネットがみられる.

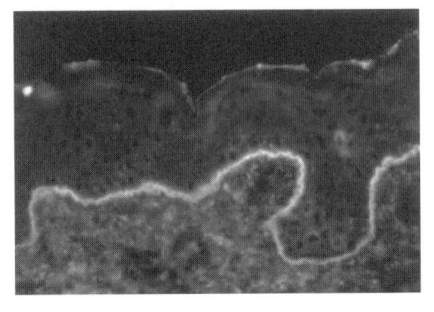

図 9.59 水疱性類天疱瘡の蛍光抗体所見
IgG抗表皮基底膜部抗体陽性所見.

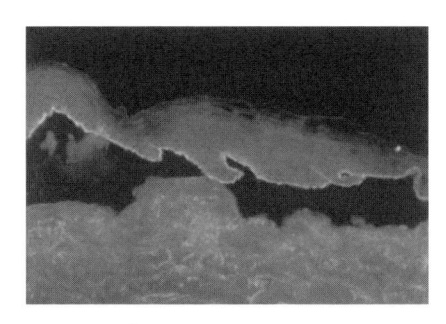

図9.60 1 M食塩水剝離皮膚の蛍光抗体間接法所見
水疱性類天疱瘡血清は剝離皮膚の表皮側に反応する.

BP180のNC16a部位のリコンビナント蛋白を用いたELISA法と，BP230のリコンビナント蛋白を用いたELISA法が開発され，臨床に用いられるようになった．いずれのELISAも，単独では70〜80％の感度であるが，この2種のELISA法を組み合わせると，感度は97.1％，特異度は98.9％と非常に高くなり，今後，水疱性類天疱瘡の診断に非常に有用な方法となると考えられる．

水疱性類天疱瘡は，尋常性天疱瘡より治療への反応性がよく，コントロールが容易であるが，慢性に経過することもある．ときに治療に反応せず多量の副腎皮質ステロイドホルモン内服ないし他の免疫抑制剤内服を要することもある．治療は副腎皮質ステロイドホルモン内服が主体であるが，軽症，中等症ではテトラサイクリン（あるいはミノサイクリン）とニコチン酸アミドの併用内服が奏効する．また，テトラサイクリン（あるいはミノサイクリン）とニコチン酸アミドの併用内服を併用することにより，20〜30 mg/日程度の少量の副腎皮質ステロイドホルモン内服でコントロールできることが多い．限局性および異型な症例ではDDS内服が奏効することもある．難治例ではステロイドパルス療法，各種免疫抑制剤，血漿交換療法を併用する．最近，難治性の水疱性類天疱瘡症例において，インターフェロンγの注射療法が著効を示すことが報告され，副作用も少なく，今後，期待される治療である．

3）先天性表皮水疱症

先天性表皮水疱症（epidermolysis bullosa hereditaria; EB）は先天的な表皮基底膜部の脆弱性により表皮下水疱を生じる疾患で，先天性表皮水疱症はその水疱形成の電顕的レベルにより，単純型，接合部型，栄養障害型先天性表皮水疱症などに大別される．栄養障害型は遺伝形式により優性および劣性に分けられる．最近，ヘミデスモソーム型を加える新しい分類も提唱され，本節でもこの分類を採用する．臨床症状の相違により多くの亜型に分類される．近年の表皮基底膜部の分子生物学的研究の進歩によりその原因遺伝子が次々と明らかにされ水疱形成の機序も解明された．

蛍光抗体法による表皮基底膜部蛋白マッピングは蛋白レベルでの異常を免疫組織学的に検索する方法である．プレクチン，BP230，α6インテグリン，β4インテグリン，BP180，ラミニン5，IV型およびVII型コラーゲンに特異的な抗体を用いた蛍光抗体法で，患者生検皮膚切片の各蛋白の発現の欠損ないし減弱をみる．また，陽性蛋白が水疱蓋にあるか水疱底にあるかによって病変の部位を知ることもできる．しかし，抗体の反応が陽性でも機能的に異常な蛋白が生じている場合もあり，この検索のみで原因遺伝子を完全に証明することはできない．

最終的診断のためには患者DNAの解析によりその遺伝子変異を同定することが必要となる．ケラチンのような比較的小型の蛋白の場合は，患者血液から抽出したゲノムDNAを用いて，全塩基配列をダイレクトシーケンシングして変異を同定することも可能である．しかし，表皮の構造蛋白は一般に大型で，全塩基配列を決定することは困難である．そのため，患者血液細胞から得られたゲノムDNAを用いたPCR-SSCPあるいはheteroduplex法で変異の存在部位を限局させてから塩基配列を決定する．特定部位（ホットスポット）に高率に変異が起こる場合は，その部位のみをPCRにて増幅し塩基配列を決定できる．

有効な治療法はなく対症療法を行う．外的刺激を避け，水疱・びらんには抗生物質軟膏，スルファジアジン銀軟膏などを塗布する．アミノグリコシド系抗生物質の長期大量投与による腎毒性・聴力障害に注意する．以前に効果が期待されたビタミ

ンE大量内服，フェニトインは無効である．重症型では将来の遺伝子治療の応用が期待される．最重症のHerlitz致死型および劣性栄養障害型は出生前診断の適応疾患と考えられる．

a. 単純型先天性表皮水疱症（EB simplex）

常染色体優性遺伝であり，表皮基底細胞に特異的に発現するケラチン5あるいはケラチン14の遺伝子異常により基底細胞が脆弱となり細胞融解を起こす．電顕的検索では表皮基底細胞の障害により基底細胞内で剝離が生じ，トノフィラメントの凝集がみられることもある．

生下時より手足を中心に外力の当たる部位に水疱形成を生じびらんとなる（図9.61，9.62）．通常瘢痕・稗粒腫を残さず治癒し，爪の変形も示さない．病理組織学的に表皮基底細胞の障害により基底層において剝離が生じる（図9.63）．電顕的にトノフィラメントの凝集がみられることがある．先天性表皮水疱症の中では予後は良好で年齢とともに軽快する．

b. ヘミデスモソーム型先天性表皮水疱症

ヘミデスモソーム構成蛋白の遺伝子異常による疾患が明らかとなり，いずれも常染色体劣性遺伝である．

（1） 筋ジストロフィーを伴う単純型先天性表皮水疱症（EB with late onset muscular dystrophy）

プレクチン遺伝子異常によるまれな病型である（図9.64）．電顕的にヘミデスモソーム接着板直上での剝離がみられる．皮疹は軽微であるが成人以後に進行性筋ジストロフィーが生じる．電顕的には透明層で剝離し，ヘミデスモソームの減少と萎縮性がみられる．

（2） 幽門部閉塞型先天性表皮水疱症（EB with pyloric atresia）

α6インテグリンあるいはβ4インテグリンの遺伝子異常によるまれな病型である．電顕的に透明層で剝離しヘミデスモソームの減少と萎縮がみられるが，時に単純型類似の表皮内剝離の像がみられることがある（表皮ちぎれ現象）．生下時か

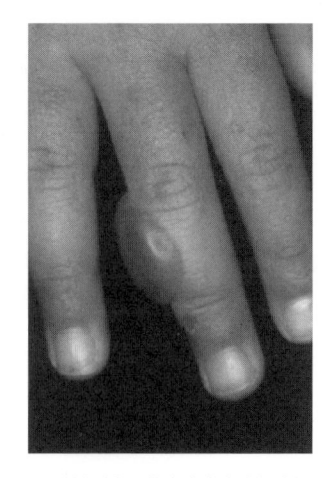

図9.61 単純型先天性表皮水疱症軽症例の皮疹
手指に水疱形成を認める．

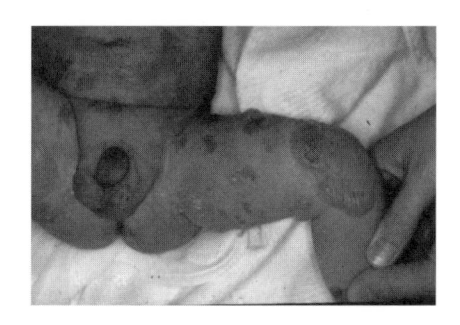

図9.62 単純型先天性表皮水疱症重症例の皮疹
全身に水疱形成を認める．

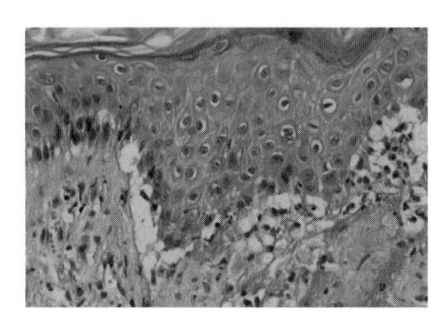

図9.63 単純型先天性表皮水疱症の病理組織像
基底細胞の融解像と表皮下水疱の形成がみられる．

ら幽門部閉塞を認め，外科的処置を要するが死亡することが多い．成人まで生きる症例もある．

（3） 非致死型接合部型先天性表皮水疱症

全身性萎縮性軽症型先天性表皮水疱症（gereralized atrophic benign EB; GABEB）と同義語である．生下時より全身に水疱形成を認め，皮疹は持続するが生命予後はよい（図9.65）．思春期まで

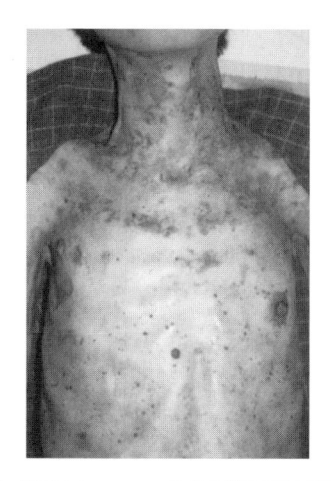

図 9.64 筋ジストロフィーを伴う単純型先天性表皮水疱症
全身の水疱・びらんと全身の著明な筋萎縮を示す.

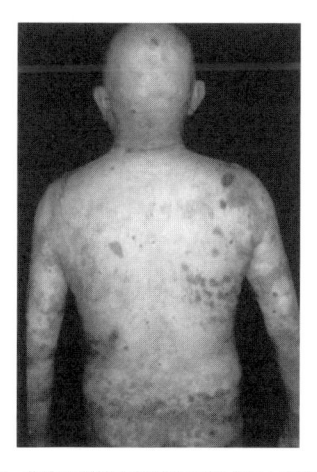

図 9.65 非致死型接合部型先天性表皮水疱症の皮疹
全身の水疱形成と毛髪の脱落がみられる.

に毛髪・歯牙を失う．膀胱・尿管障害も生じる．多くは BP180 の遺伝子異常によって生じる．ラミニン5遺伝子異常（β3鎖）がみられる症例があり，Herlitz 致死型とは異なった遺伝子変異を示す．

c. 接合部型先天性表皮水疱症（junctional EB）

Herlitz 致死型先天性表皮水疱症 と同義語である．常染色体劣性遺伝であり，表皮基底膜部特異的細胞外マトリクスであるラミニン5の欠損による．電顕的に接合部型では透明層で剥離する．ヘミデスモソームの異常は通常認めない．ラミニン5を構成するα3，β3，γ2鎖のいずれの遺伝子の異常によっても生じる．最も重症型の病型で，生下時より全身に水疱形成を認め，病変は急速に拡大し通常数か月以内に死亡する（図9.66）．

d. 優性型栄養障害型先天性表皮水疱症 （dominant dystrophic EB）

常染色体優性遺伝．劣性型を含めて，現在まで検出された遺伝子異常はすべて VII 型コラーゲンであり，遺伝子変異の相違により異なった病型が生じる．電顕的に，栄養傷害型は基底板下部で剥離する．係留線維は，優性型では減少ないし変性がみられ，劣性型では通常完全に欠如する．生下時より外力の当たる部位に水疱を認め，治癒後瘢痕を残す（図9.67）．また，爪甲の変形・脱落も示す．夏季に増悪する傾向がある．慢性に経過する．生命予後は良好である．

e. 劣性型栄養障害型先天性表皮水疱症 （recessive dystrophic EB）

常染色体劣性遺伝であり，VII 型コラーゲンの遺伝子異常による．生下時より外力の当たる部位

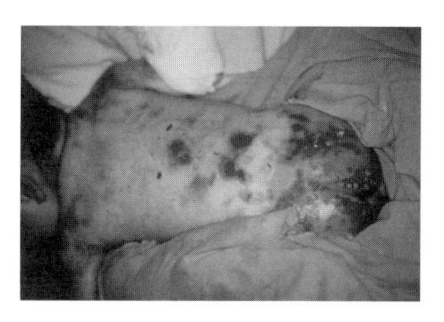

図9.66 接合部型先天性表皮水疱症の皮疹
全身性の高度の水疱・びらんがみられる．
（北海道大学清水宏教授原図）

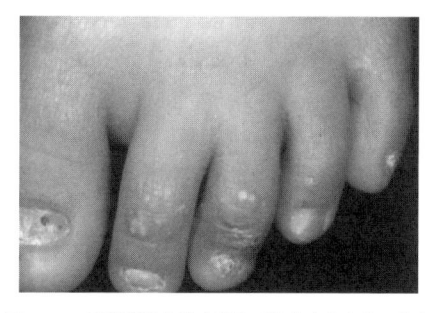

図 9.67 優性型栄養障害型先天性表皮水疱症の皮疹
瘢痕形成と爪甲の変形・脱落がみられる.

に水疱を認め治癒後瘢痕を残す．爪甲の変形・脱落も示す．優性型より重症で，最終的にすべての指趾の癒着および食道狭窄をきたすことがある（図9.68）．指趾の癒着を認め外科的手術を要するが再癒着しやすい．食道の狭窄により栄養不良に陥りやすく全身管理を要する．また，瘢痕部から扁平上皮癌が生じることがあり，全身皮膚の定期的な診察を怠ってはならない．　〔橋本　隆〕

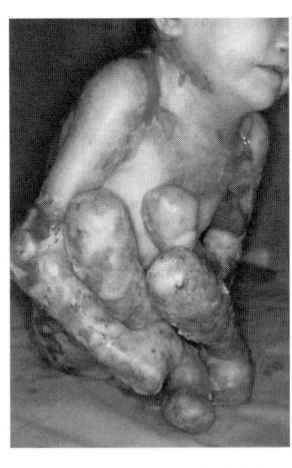

図9.68　劣性型栄養障害型先天性表皮水疱症の皮疹　広範囲のびらん性病変と高度の瘢痕形成と指の癒着がみられる．

文献

1) 橋本　隆: 表皮ケラチノサイトの細胞接着分子と膜裏打ち蛋白(2): 細胞接着における役割とその制御. 西日本皮膚科 **59**: 257-265, 1997
2) Mini-symposium—Skin diseases related to abnormality in desmosomes and hemidesmosomes—(section editor: Hashimoto T). *J Dermatol Sci* **20**: 81-154, 1999
3) 橋本　隆: 水疱症. やさしい皮膚免疫学—免疫学からみた皮膚疾患（西岡　清編），II-11e, pp199-210, 医薬ジャーナル社, 大阪, 2002
4) 橋本　隆・西川武二: II 皮膚科の主な病気と社会的インパクト 12. 水疱症, 日本皮膚科白書（第103回日本皮膚科学会総会記念改訂版）（玉置邦彦編），日本皮膚科学会, pp135-143, 金原出版, 東京, 2005
5) 橋本　隆: 水疱症. 図解皮膚科学テキスト（石川　治・宮地良樹編），pp117-120, 中外医学社, 東京, 2003

9.8 角化症, 炎症性角化症

1) 胼胝腫 (たこ), 鶏眼 (うおのめ)

a. 概念

胼胝腫（たこ），鶏眼（うおのめ）とも，皮膚の同じ部位に反復する刺激が加わることによって，一種の防御反応として生ずる皮膚の角化性の変化で，日常的によくみられる皮膚疾患である．

b. 症状と病因

胼胝腫は，比較的大型で板状の，一様な角化局面で，違和感はあっても通常は圧痛を訴えない．これに対して鶏眼は，胼胝腫よりも小型の角化局面で，中央には半透明の角栓様の芯，すなわち眼があって，そこがくさびのように下方にまで伸びて神経を圧迫するために圧痛があり，時にはその周囲に軽い発赤や炎症を伴うこともある（図9.69）．胼胝腫や鶏眼は，足，特に足指の根元の関節部で骨が突出したところ（中足骨骨頭付近）にできやすく，また鶏眼は，足の指，特に小指の背面や，足指の間，特に薬指と小指の間の付け根あたりにも多くみられる．指の間にできた鶏眼は，しばしば白っぽくふやける．足の胼胝腫および鶏眼の成因としては，靴をはいてよく歩くことが挙げられるが，足にあわない靴やハイヒールによる特定の部分への加重と摩擦，歩き方の癖，骨突出などが関係する．また，足以外の胼胝腫は，本人の仕事や趣味，スポーツ，生活習慣などがかかわっている場合が多く，いわゆるペンだこや，座りだこ，吹奏楽者の手や口にできるたこなどがこれに当てはまる．

注意しなければならないのは糖尿病などで神経障害をもつ患者で，足先に知覚鈍麻があるために症状の悪化に気づかないまま加重をかけつづけるため，胼胝腫や鶏眼がかなり大きなものとなったり，角化局面の下に出血して血がたまることもある．さらに，細菌による二次感染をきたして排膿したり，浸出液を伴いジクジクし，あるいは潰瘍や深い穴（瘻孔）を形成してきた場合は，他の部位の傷よりもふさがりにくく，そこから壊疽につながるおそれもある．また，神経疾患のために歩行障害や足関節の拘縮がみられたり，関節リウマチ患者のように足関節の破壊や変形があれば，当たりやすい部位に胼胝腫や鶏眼ができやすくなる．関節リウマチの患者では，同時に手関節も不自由になるために日常の予防的なケアも難しく，関節炎症状とも合わせて強い痛みを訴えることが多い（図9.70）．

c. 診断と検査

胼胝腫，鶏眼のいずれも慢性の刺激を受ける部

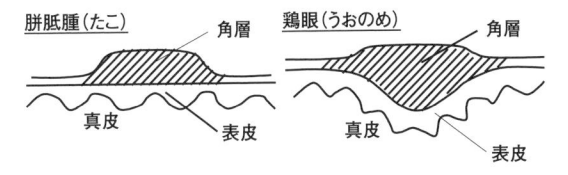

図9.69 胼胝腫と鶏眼の病理組織像
胼胝腫は一様な角化局面で，表皮と真皮の境界は平坦であり，圧痛はみない．鶏眼はその中央部がくさび状に真皮側に増殖し，下床の神経を圧迫するために圧痛がみられる．

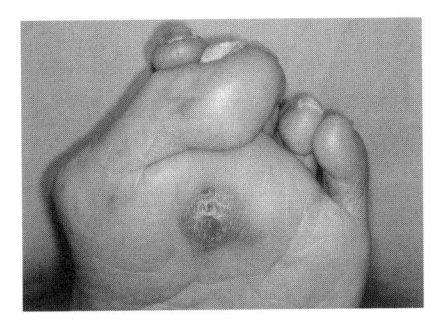

図9.70 関節リウマチ患者にみられた鶏眼
関節リウマチ患者は関節の破壊や変形があるために，日常生活で特定の部位に荷重がかかりやすく，そこに疼痛を伴う難治性の胼胝腫あるいは鶏眼をつくることが珍しくない．

位の角化局面であり，診断はそれほど難しくない．鶏眼は，中央に角栓様の眼があり，圧痛があることから胼胝腫と区別する．もっとも，どちらに分類すべきかはっきりしない場合や，胼胝腫の一部に角栓を伴う鶏眼を認めることもある．

　胼胝腫や鶏眼と鑑別すべき疾患はウイルス性いぼ（尋常性疣贅）である．いぼは，しばしばその表面に黒色の小斑点あるいは点状出血を透見し，表面を削ればその特徴がはっきりしやすい．さらに，刺激を受けない部位にもみられ，自家感染によって複数の病変部が隣り合って認められることもよくある．小児の手足にみられる角化局面はいぼのことが多い．なお，掌蹠角化症のような遺伝性の疾患でも胼胝腫様の角化がみられるが，その場合には早い時期から特に誘因なく生じ，しかも広範囲である．

d. 治療と予後

　治療の基本は，固くなった部分をかみそり，メス，専用の削り器，あるいはグラインダーなどを用いて丁寧に削ることである．鶏眼では，眼の部分もできる限り円錐状に取り除くのがよいが，同部位を液体窒素で冷凍凝固する方法もある．外用剤としては，サリチル酸ワセリンや尿素軟膏を用いるが，その効果は限定的であり，サリチル酸絆創膏（スピール膏®）の貼布による密封療法がより効果が高い．ずれないようにこれを数日間貼布し，角化部位が白色に浸軟したら，その部分を削りとり，以後は必要に応じてこの操作を繰り返す．

　予防法は，同じ部位への慢性の刺激を極力避けることであり，足の場合には，特定の部位に過重や摩擦のかからない，きつすぎず，またゆるすぎず，しかも高さのない靴を選ぶ．刺激が生じないように，クッション性にも気をつけて中敷や市販のパッドなどを使用するのもよい．関節リウマチのような整形外科的な疾患があれば，専門家とも相談して正しい靴あるいは装具を用いるように心がける．同じような症状を繰り返すならば，骨や関節の変形を正すための外科的手術も選択肢のひとつである．

2）乾癬

a. 概念

　乾癬とは，表面に厚い鱗屑を付着した紅斑局面が全身に多発し，寛解と再発を繰り返しながら慢性に経過する，難治性の炎症性皮膚疾患である．真の原因は不明で，遺伝的な素因（体質）に加え，様々な環境因子が発症にかかわっている．皮膚が厚くかさかさになる角化の側面と，赤くなる炎症の側面を併せもつ（炎症性角化症）．

　体質に関しては人種差が明らかで，特に欧米の白人に多く，人口の1〜3％を占める．日本人の発症頻度はその1/10以下で比較的少ないが，最近では発症者数が増加傾向にある．乾癬の発症に関与しうる遺伝子として，ヒト白血球抗原（HLA）の遺伝子やその近傍のものを含めて複数のものが知られている．日本人では，家族歴のはっきりしたケースは5％ほどにとどまっており，環境因子のかかわりの大きいことが想像できる．また，日本人男性の患者数は女性の2倍にのぼる．

　なお，乾癬を増悪させ，あるいは発症に導く環境因子には，風邪や扁桃炎などの感染症，高カロリーの食生活，一部の薬剤，ストレス，肥満などが挙げられている．乾癬の患者には，糖尿病や高血圧，高脂血症のような生活習慣病の発症頻度が比較的高いといわれている．

b. 症状

　乾癬の典型的な個疹は，表面に雲母上の厚い鱗屑を付着し，皮表からわずかに扁平に隆起した，境界が明瞭な角化性の紅斑局面である．皮疹は全身どこにでもできるが，好発部位は，被髪頭部，四肢の伸側（特に肘頭，膝蓋，および下腿の前面）と腰背部で，いずれも擦れやすく機械的な刺激を受けやすいところである．乾癬患者の皮膚は，正常に見えても皮疹の準備状態にあり，機械的刺激により皮疹が誘発される（ケブネル現象）．また，爪の点状陥凹や爪甲剥離などの爪変化を伴う場合もある．皮疹のかゆみを訴える人は半数程度で，しかも軽度のことが多い．

臨床的な特徴から，次のいくつかの型に分類される．

（1） 尋常性乾癬
典型的な乾癬の局面が散在するもので，約9割を占める（図9.71（a））．

（2） 膿疱性乾癬
無菌性の膿疱が，地図状の紅斑上に多発散在し，発熱や全身倦怠感，低蛋白血症などの全身症状や炎症所見を伴う．尋常性乾癬から移行する場合もあり，膿疱化を不規則に繰り返す（図9.17（b））．このタイプは，厚生労働省により難病（特定疾患）に指定されている．

（3） 乾癬性紅皮症
全身が乾癬の皮疹で覆われた状態．皮疹のコントロールが悪いときや，不適切治療を行ったときなどに紅皮症化する．

（4） 滴状乾癬
小豆大程度の小さい局面が多発するもので，小児や若年者に多く，上気道炎などの感染症をきっかけに急性に発症する．そのまま治癒して再発は少ないが，一部の患者では尋常性乾癬に移行する．

（5） 乾癬性関節炎
関節症状を伴うもので，リウマチ因子は陰性で，多くの場合は乾癬の皮疹が先行する．罹患する関節は大関節から小関節まで様々だが，左右非対称のことが多く，関節痛だけでなく関節の破壊，変形をきたす場合もある．関節症状が目立つのは乾癬患者の5％程度である（図9.71（c））．

c．病因

乾癬の病理組織の特徴（図9.72）として，まず，表皮細胞の過増殖と不全角化が挙げられる．乾癬では表皮細胞の代謝が非常に活発で，基底層で細胞分裂が盛んに起こり，角化が不完全なままで表皮細胞が積み上がっていき，表面から剥がれ落ちていく．表皮全体の代謝回転（turnover）にかかる時間は正常の1/8程度にまで短縮する．また，乾癬の炎症の側面，すなわち，真皮乳頭部の毛細血管の拡張と増生や，各種の炎症細胞の浸潤にも注目する必要がある．表皮細胞に何らかの異常があるとしても，癌のように無秩序に増殖するわけではない．むしろ，病態の鍵を握るのはリンパ球，特にT細胞にあると最近では考えられている．すなわち，何らかの刺激によってT細胞が活性化されて，そこからTNF-α，IL-17などの炎症性サイトカインやそのほかの液性因子が放出され，表皮細胞や血管内皮細胞の活性化や過増殖を

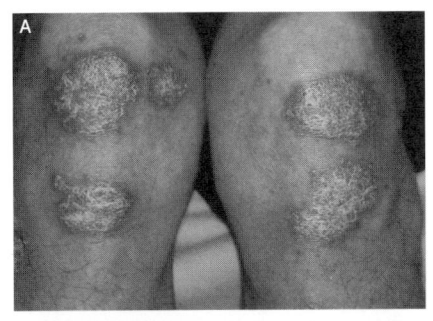

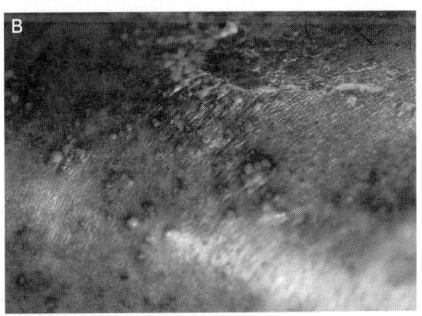

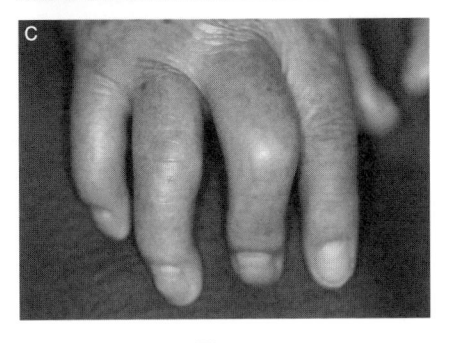

図9.71
（A） 尋常性乾癬の皮疹
表面に厚い鱗屑を付着し，皮表からわずかに扁平に隆起した，境界が明瞭な癒合性の角化性紅斑局面が多発する．好発部位は，被髪頭部，肘・膝を含めた四肢の伸側と，腰背部である．
（B） 膿疱性乾癬の皮疹
膜状に落屑した地図状の紅斑局面上に，破れやすい無菌性の膿疱が多発散在する．発熱や全身倦怠感，低蛋白血症などの全身症状や炎症所見を伴う．
（C） 乾癬性関節炎の臨床像
乾癬患者にみられた手指関節の腫脹と変形．リウマチ因子は通常陰性であり，手指では，関節リウマチとは異なり末梢の関節（DIP関節）が罹患することも多い．

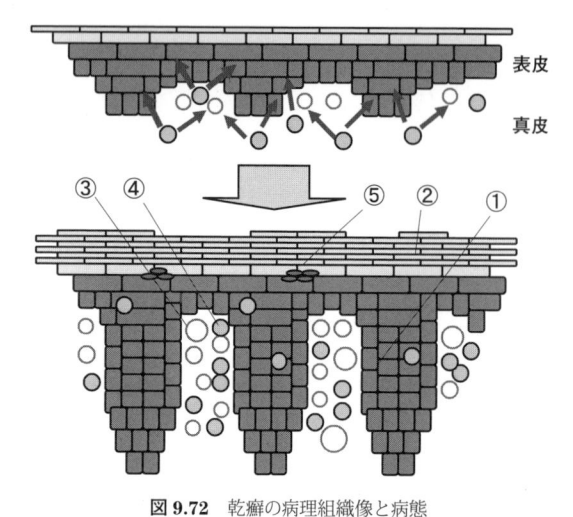

図 9.72 乾癬の病理組織像と病態
乾癬の病理組織像は、① 表皮細胞の過増殖と表皮突起の延長、② 不全角化を伴う過角化、③ 毛細血管の拡張と増生、④ 真皮乳頭の浮腫と炎症細胞浸潤、⑤ 好中球の角層下の浸潤（マンロー微小膿瘍）で特徴づけられる．T 細胞が何らかの刺激で活性化されて、TNF-αや IL-17 のような炎症性サイトカインを放出し，炎症をもたらしつつ表皮細胞や血管内皮細胞を増殖させる．

引き起こしているらしい．

d. 診断と検査

典型例では，特徴的な皮疹とその分布から診断は比較的容易である．ケブネル現象がみられるほか，鱗屑を剥がせば点状に出血する（アウスピッツ血露現象）．被髪頭部の皮疹は脂漏性湿疹との鑑別が問題となるが，頭部の皮疹が生え際を越えてみられる場合は乾癬を念頭におく．また，毛孔性紅色粃糠疹あるいは類乾癬のような，他の炎症性角化症の皮疹とも鑑別する必要がある．確定診断には皮疹の生検が役立ち，とくに角層下の好中球の集積像（マンロー微小膿瘍）は診断的価値がある．また診断的治療として，ビタミン D_3 外用剤が有効であれば，湿疹ではなく乾癬の可能性が高い．

関節症状があれば，その評価のために骨 X 線撮影，骨シンチグラフィーなどを施行する．

e. 治療と予後

乾癬の治療法は画一的でなく，様々な選択肢の中から個々のケースに応じて考える．ただし，どの治療法であっても対症療法の域を出ておらず，根治的治療法はない．慢性の経過をとるため，各種の治療方法を組み合わせるか，交互に施行するなどして，副作用を抑えつつ最大限の効果を引き出す．関節症状がみられることはあっても，内臓病変は通常合併せず，生命予後はよい．

（1）外用療法

軽症から中等症であれば，まず外用療法を選択する．ステロイド外用剤は炎症を抑え，速効性があるが，使用が長期にわたるため副作用に注意する．ビタミン D_3 外用剤は，表皮細胞の増殖や角化を抑制する効果がある．刺激感を除けばステロイド外用剤のような皮膚局所の副作用がないため使いやすく，速効性はないが寛解期間が長い．ただし，高濃度のビタミン D_3 外用剤は，特に高齢者や腎障害のある患者で血中カルシウム濃度を上昇させる恐れがあるため，使用量に注意する．なお，これらの外用剤に，サリチル酸ワセリンあるいは尿素軟膏のような角質溶解剤を併用すると，相乗効果が得られる．

（2）紫外線療法

ソラレンと長波長紫外線（UVA）を組み合わせた PUVA 療法が行われ，ソラレンの投与方法から，内服 PUVA 療法，外用 PUVA 療法あるいは bath PUVA 療法に分けられる．また，最近では中波長紫外線のナローバンド UVB 療法が用いられ，簡便で副作用も少なく，有効性が高い．普段から日光浴を心がけるだけでも効果がある．

（3）内服療法

主に中等症から重症の場合に選択する．免疫抑制剤であるシクロスポリンは，T 細胞の活性化を抑制し，皮疹の改善が速やかに得られる場合が多い．副作用に腎障害や高血圧があり，定期的な血液検査や血中濃度のモニタを行うとともに，少量投与や間歇投与（悪化時のみの投与）を心がける．ビタミン A 誘導体であるレチノイド（エトレチナート）も，角化の抑制作用があって有効であるが，催奇形性や骨への影響があるため，若い女性や小児には使いにくく，肝障害のある場合も使えない．また，口唇の荒れなど粘膜症状や，脱毛などの副作用がある．これ以外の内服薬として，メ

トトレキサート（MTX）は皮膚のみならず関節症状への効果が大きいため，保険適応外で用いる場合がある．

（4） 新しい治療法

抗体医薬をはじめとした，いわゆる生物製剤が脚光を浴びている．既存の治療法より臓器傷害の副作用が少なく，すでに欧米で乾癬への使用を承認されているものもある．特に，日本で関節リウマチに適応のあるインフリキシマブやその承認待ちのアダリムマブは，いずれも効果の発現が早い抗TNF-α製剤で，乾癬の皮疹の改善効果に非常に優れるのみならず，これまで治療が困難であった関節症状の改善と進行阻止に役立つために，今後が期待されている．

3） 掌蹠膿疱症

a. 概 念

掌蹠膿疱症は，文字どおりに手のひら（手掌）と足の裏（足蹠）に小膿疱が多発する慢性の皮膚疾患で，皮膚症状以外にも関節炎症状や関節痛を伴うことがある．一般には膿疱症のひとつとして分類されているが，乾癬と同じ炎症性角化症の側面もあり，欧米の教科書では，膿疱性乾癬の限局型かつ慢性のタイプととらえていることが多い．

b. 症 状

手のひらと足の裏に，鱗屑を伴う角化性の紅色局面を認め，その局面内に，米粒大程度の黄色の小膿疱が多発する（図9.73）．この小膿疱は無菌性で，他の人には感染しない．膿疱はやがて乾いて点状の痂皮となり，剥がれ落ちて消失する．現れたり消えたりを繰り返すため，新旧の皮疹が混在してみられることも多い．通常は自覚症状がなく，あっても軽い瘙痒程度である．皮疹ができやすい部位は，手では母指球部と小指球部，また足では，土踏まずと，足の側縁，そして踵で，通常は左右対称に分布する．手，足の両方に皮疹を認めることが多いが，どちらか一方の症状のみが目立つこともある．皮疹が拡大すれば，手足の甲や，指，爪の周囲にも皮疹が及んでくる．また，点状陥凹など爪の病変を伴うことも少なくない．さらに，一部の患者では，肘や膝，四肢の伸側など掌蹠外に，尋常性乾癬と同様の境界明瞭な落屑性紅斑局面を認めることがある．

本疾患における合併症は，掌蹠膿疱症性骨関節炎と呼ばれる関節症状である．特に，胸肋鎖骨間が罹患しやすく，その部位が骨化して腫脹，疼痛や発赤をきたす例が多い（図9.74）．さらに関節炎は，椎骨や仙腸関節，さらに手指関節や肘・膝関節など体の各所に起きる場合がある．

c. 病 因

病因はよくわかっておらず，乾癬と同じく，お

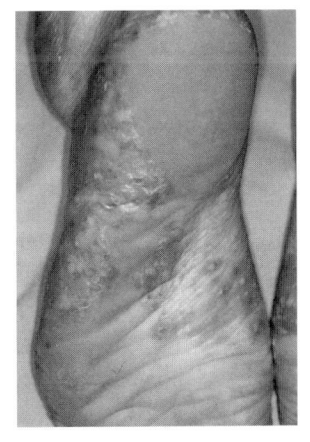

図9.73 掌蹠膿疱症の皮疹
手のひらと足の裏に，およそ左右対称性に鱗屑を伴う角化性紅斑局面を認め，その局面内に米粒大程度の無菌性小膿疱が多発する．新旧の皮疹が混在してみられることも多い．

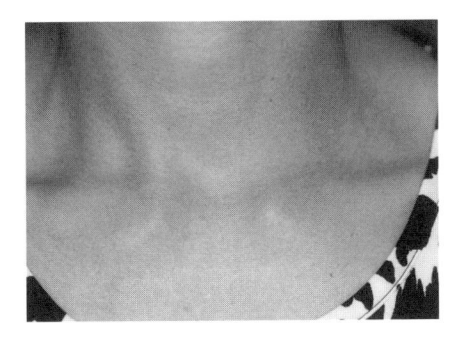

図9.74 掌蹠膿疱症の患者に認められた掌蹠膿疱症性骨関節炎（口絵参照）
胸肋鎖骨間が最も罹患しやすく，同部が骨化を伴って腫脹し，疼痛や発赤をきたす例が多い．

そらく遺伝的な体質がある．また，発症の誘発や症状の進行には外的な環境因子がかかわっており，それらの因子に対するアレルギーあるいは免疫反応によって，この特徴的な症状がもたらされると考えられている（図9.75）．細菌感染はその代表で，扁桃炎や虫歯，歯周囲炎，副鼻腔炎，中耳炎などの，限局性で慢性の細菌感染が体の中にある場合は，特にこれを「病巣感染」という．例えば風邪をひくたびに喉が痛くなり扁桃が腫れる人は，そこに溶血性連鎖球菌（溶連菌）が付着していて，それに対するアレルギー反応から，二次的な炎症として本症が起こる．病巣感染のほかに，その関与が指摘されているものに金属アレルギーがある．義歯や歯科金属の何らかの成分に対するアレルギーがあると，口腔内に溶け出した微量の金属が，発汗の多い掌蹠に至り，そこで何らかの免疫反応を起こすと考えられている．一方，本疾患は中年以降の女性に多いが，その中でも喫煙者が有意に多い．喫煙と本症を結びつける理論は不明で，喫煙が免疫反応を修飾することも考えられているが，タバコの煙による扁桃の刺激も関係があるように思われる．もちろん，個々の症例で上に挙げたような原因を見いだせない場合もまれではない．

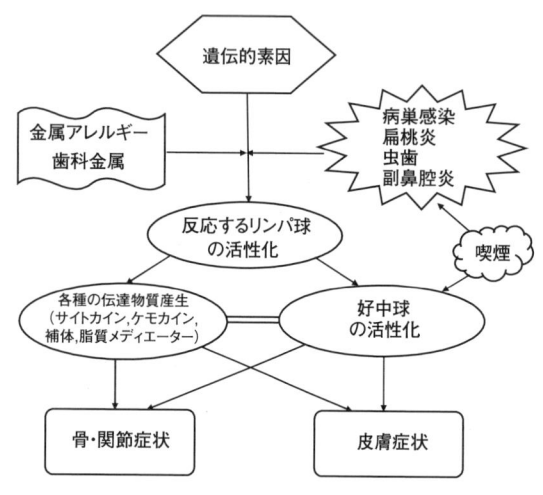

図9.75 掌蹠膿疱症の病態
掌蹠膿疱症の原因ははっきりしないが，遺伝的素因に加えて，細菌に対するアレルギーや，歯科金属アレルギー，さらに喫煙の関与などが誘因あるいは増悪因子と想定されている．

d. 診断と検査

掌蹠膿疱症と確定診断するためには，まず似たような症状を呈する他疾患を除外しなければならない．白癬，すなわち足や手の水虫は，ときに手のひらや足の裏に小水疱や膿疱を生じ，さらに白癬による爪の病変も，掌蹠膿疱症の爪変化と区別しにくいことがある．皮疹の左右が非対称ならば白癬の可能性も念頭におくが，鑑別するためには，KOH法で検鏡するか，培養することで，白癬菌を証明することが必要である．ただし，掌蹠膿疱症がもともとあって，そこに白癬菌が二次的に付着した可能性にも留意すべきである．次に，手のひらや足の裏の湿疹の亜型である異汗性湿疹（汗疱）も，掌蹠の紅斑，落屑局面上に小水疱が多発し，その臨床症状が掌蹠膿疱症と類似する．異汗性湿疹の水疱内容が透明であることが鑑別点であるが，そこに二次感染が加われば膿疱も生じてくる．ただし，この場合は疼痛など急性の炎症症状がみられ，膿疱内容の培養で細菌を確認できる．その他，掌蹠に生じた好酸球性膿疱性毛囊炎や接触性皮膚炎などとも鑑別する必要がある．診断に迷うときは，皮膚生検も確定診断の手段のひとつとなる．

本症でみられやすい合併症を確認することは，診断だけでなく病勢の評価という観点からも意義がである．関節症状は，胸肋鎖骨部の腫脹の有無を確認するほか，骨のX線撮影，骨シンチグラフィーなどの画像診断が有用である．また，病巣感染の有無を評価し，その疑いがあれば，耳鼻咽喉科や歯科で積極的に検索を行う．本疾患に合併しやすい扁桃炎の場合は，しばしばそこから溶連菌を分離培養でき，血清のASO，ASK値も上昇する．扁桃炎と本疾患の因果関係を知る目的で，扁桃マッサージにより皮疹や関節症状の増悪をみる誘発試験，あるいは逆に扁桃炎の改善による症状の軽快を確認する打消試験を行うこともある．金属アレルギーの有無は，パッチテストで確認する．喫煙歴についても，問診すべきである．

e. 治療と予後

掌蹠膿疱症の治療の第一選択は，ステロイド外

用剤である．掌蹠は角層が厚い上に，毛孔を欠く部位のために外用剤の吸収が悪く，very strong クラス以上の強めのステロイド外用剤でないと効果が不十分なことも多い．密封療法はより効果的だが，皮膚萎縮など局所の副作用が生じやすい．角化や落屑が強ければ，サリチル酸ワセリン軟膏あるいは尿素軟膏のような角質溶解剤を併用する．最近はビタミンD_3外用剤も用いられる．さらに，紫外線療法として，外用PUVA療法，bath PUVA療法あるいはナローバンドUVB療法も有効で，掌蹠専用の照射装置も開発されている．これをほかの治療方法と組み合わせて行うことも多い．

内服療法に関して，関節痛に対する抗炎症剤の内服はしばしば行われるが，皮疹には無効である．それ以外の内服薬は，皮疹と関節症状のいずれにも効く可能性があるが，全身性の副作用も勘案して，外用療法のみで皮疹が改善しにくい重症例や，関節症状が高度で炎症所見が強い場合に用いる．まず，ビタミンA誘導体であるレチノイド（エトレチナート）は有効な内服療法のひとつで，PUVA療法との併用効果もある．また，免疫抑制剤であるシクロスポリンも，低用量での使用が有効である．これ以外に，保険適応外でコルヒチンやDDS（レクチゾール®），あるいはメトトレキサート（MTX）の内服を行う場合もある．ステロイドの内服は，関節症状が非常に強い場合を除けば通常は勧められない．ビオチン療法も一部の症例では有効とされるが，その効果ははっきり証明されていない．

なお，増悪因子の除去も大切で，より根本的な治療になりうる．扁桃炎や歯科疾患などの病巣感染の存在が疑われれば，その治療を並行して行うべきで，特に扁桃腫大があり扁桃炎を繰り返し生じるケース，あるいは誘発試験が陽性ならば，扁桃摘出術が著効する場合がある．また，病巣感染との明らかな因果関係が証明できなくとも，内服による抗菌療法や抗炎症療法が有効なことがある．金属アレルギーの存在が確認された症例では，歯科金属を除去することで症状が改善することがある．喫煙については，それをやめることで本症の改善が得られるとのデータはないが，控えた方が無難であろう．

〔朝比奈昭彦〕

文　献

1) 朝比奈昭彦: 臨床編―乾癬．皮膚免疫ハンドブック，改定2版（玉置邦彦・塩原哲夫編），pp235-243, 中外医学社, 2005

9.9 紅皮症

a. 定義，概念

「全身もしくは身体の大部に紅斑，潮紅を生じ，種々の程度の落屑を伴った状態」を紅皮症という．身体の大部とは，身体表面の約90％以上と規定されることが多い．この定義に合致すれば，年齢，性，急性・慢性の別を問わない．すなわち紅皮症とは独立した疾患概念ではなく，一種の症候名あるいは皮膚反応ととらえるべき概念である．広範囲の皮膚が障害されるため，後述のような様々な問題を引き起こし，皮膚科で扱う疾患の中では重篤な部類に属する．

b. 分類

紅皮症と診断することは定義に照らしてきわめて簡単であるが，大切なことはその患者が紅皮症に至った理由を理解することであり，そのためには原因による分類が重要となる．古くは，特別な原因なく生じる原発性紅皮症と，何らかの疾患に続発する続発性紅皮症に分けられていたが，真に原発性といえる紅皮症が存在するかどうか疑わしいため，近年では原発性，続発性という分類は用いられなくなってきている．最近では原因別に，①既存の皮膚疾患が増悪したもの，②薬剤によるもの，③悪性リンパ腫などの悪性腫瘍に続発するもの，④原因不明のものの4つに分類されることが多い．

c. 疫学，原因別頻度

中年以降の男性に好発し，男女比は2〜4：1である．発症頻度は10万人に1〜10例とまれな疾患である．

表9.15にわが国の紅皮症の原因別頻度を示す．既存皮膚疾患の増悪によるものが半数以上を占め，薬剤によるものが約2割，悪性腫瘍によるものが5％，残りが原因不明となっている．原因となる既存皮膚疾患としては，湿疹皮膚炎と乾癬が

表9.15 紅皮症の原因別頻度（本邦例）

	重見・松岡 1973	堀尾ら 1985	厚坂ら 1989	計
症例数	424	67	44	535
男：女	317:107	56:11	37:7	410:125
既存皮膚疾患の増悪	272	20	20	312 (58.3%)
湿疹皮膚炎	209	12	11	232
乾癬	40	7	8	55
毛孔性紅色粃糠疹	3	1	1	5
天疱瘡	5	0	0	5
その他	15	0	0	15
薬剤反応	92	9	3	104 (19.4%)
悪性腫瘍	13	5	8	26 (4.9%)
原因不明	47	33	13	93 (17.4%)

表9.16 紅皮症の原因となりうる疾患

良性疾患

アトピー性皮膚炎	落葉状天疱瘡
接触皮膚炎	Duhring 疱疹状皮膚炎
脂漏性皮膚炎	Hailey-Hailey 病
うっ滞性皮膚炎	紅斑性狼瘡
自家感作性皮膚炎	皮膚筋炎
光線過敏性皮膚炎	サルコイドーシス
乾癬	皮膚真菌症
扁平苔癬	ノルウェー疥癬
毛孔性紅色粃糠疹	ブドウ球菌性熱傷様皮膚症候群
Reiter 症候群	丘疹-紅皮症（太藤）
先天性魚鱗癬様紅皮症	移植片対宿主病（GVHD）
類天疱瘡	HIV 感染

悪性疾患

菌状息肉症
Sézary 症候群
成人T細胞白血病・リンパ腫
白血病（急性，慢性）
悪性リンパ腫（Hodgkin 病を含む）
多発性骨髄腫
各種内臓悪性腫瘍

圧倒的に多い．

表9.16に紅皮症の原因となる疾患を列挙した．湿疹皮膚炎，乾癬に加え，毛孔性紅色粃糠疹，落

葉状天疱瘡，皮膚筋炎，移植片対宿主病などが多く，悪性疾患ではT細胞リンパ腫である菌状息肉症，Sézary症候群や，成人T細胞白血病などの血液系悪性腫瘍が多い．胃癌や肺癌などの内臓悪性腫瘍が紅皮症の原因となるかについては，わが国においては肯定的な考えが強いが，世界的にはあまり認められていない．

d. なぜ紅皮症になるのか

同じ皮膚疾患をもっていても，紅皮症になる患者とならない患者がいる．すなわち，紅皮症患者においては「紅皮症準備性」とでもいうべき内因が存在すると推察される．その本態は不明であるが，これまで提示された学説として，① 循環障害説，② 鉄代謝異常説，③ 蛋白質代謝異常説，④ 線溶酵素異常説，⑤ アンモニア代謝異常説，⑥ 薬剤誘発説，⑦ 内分泌障害説，⑧ 免疫異常説などがある．

e. 紅皮症による全身状態の変化

紅皮症の皮疹がある程度長く続くと，全身に悪影響を及ぼす．皮膚における血流増加のため心拍出量が増加し，心予備能が低下している患者では心不全の誘因となる．皮膚から激しく体温が奪われるため，体温調節機構にも乱れが生じ，失われた体温を補うために基礎代謝が亢進して栄養状態が低下する．皮膚からの水分喪失のため，水，電解質バランスも崩れやすくなり，脱水，浮腫などが生じる．これらの異常を放置すると，高齢者などでは死に至ることもある．

f. 症　状

a項で述べたように，本症は「全身の紅斑と種々の程度の落屑」を生じる疾患である．一般の人にわかりやすい表現をすれば，「全身が真っ赤になってガサガサ」の状態である．紅斑は急性に始まり，数日のうちに全身に拡大してしまうことが多いが，基礎疾患によってはゆっくりと拡大することもある．紅斑に引き続いて落屑が生じてくる．乾癬では落屑は多量であるが，原疾患によっては目立たないこともある．よくみると，部分的に原疾患に特徴的な皮疹がみられることがあり，診断の助けとなる．皮疹は通常乾燥しているが，ときに湿潤し，細菌感染を伴って膿疱やびらんを生じることもある．

紅皮症の状態が数週間以上持続すると，頭髪を含む体毛は脱落して疎となる．また爪も厚く，もろくなる．鼠径部や腋窩の表在リンパ節の腫脹がみられることが多い．これは持続性の皮膚炎に起因する炎症性のリンパ節腫脹であるが，悪性リンパ腫による腫脹のこともあるので，注意が必要である．

一般に瘙痒が強く，不眠がちとなる．しばしば発熱，悪寒を伴う．

g. 検　査

（1） 一般血液検査

貧血（ヘモグロビンの低下）と低栄養（血清アルブミンの低下）がみられることが多い．湿疹続発性の場合には好酸球増多がみられる．その他，原因疾患とその病態により様々な異常を呈する．

（2） 皮膚生検

必ず皮膚生検を行い，その病理組織より原疾患を特定するよう努める．できれば部位を変えた複数の採取が望ましい．

（3） 画像診断

X線単純撮影，エコー，CTスキャン，シンチグラムなどで，悪性腫瘍そのほかの検索を行う．

（4） リンパ節生検

血液系の悪性腫瘍（悪性リンパ腫，白血病）を疑う場合には必須である．

（5） その他

骨髄生検，HIV，HTLV-1抗体検査などが必要となることもある．

h. 治　療

入院治療を原則とする．輸液により循環状態，電解質異常，栄養状態などの改善を行う．発熱をみる場合には感染症が合併していないかを調べ，必要に応じて抗生物質を投与する．皮疹に対しては副腎皮質ステロイドを外用し，瘙痒に対しては抗ヒスタミン薬，抗アレルギー薬の内服を行う．

検査の結果，原因疾患がわかったら，その疾患に対する特異的治療の必要性を検討する．

副腎皮質ステロイドの全身投与（内服ないし注射）は短期的には著効を示すが，感染症を悪化させる可能性があること，乾癬やアトピー性皮膚炎では離脱（止めること）が困難になることから，安易に行うべきではない．しかし重症例では，しばしばステロイドの全身投与を余儀なくさせられることもある．

i. 経過，予後

紅皮症の経過と予後はその原因疾患によって大きく異なる．薬剤を原因とするものは，一部の重症例を除き，薬剤中止と適切な治療により速やかに軽快する．乾癬やアトピー性皮膚炎に続発したものでは，改善に時間がかかるものの，通常の治療により多くは徐々に軽快し，生命予後は良好である．一方，菌状息肉症，Sézary症候群，白血病などに続発した紅皮症の予後は不良である．

〔相馬良直〕

文　献

1) 相馬良直: 紅皮症とは．最新皮膚科学大系3巻（玉置邦彦編），pp144-147, 中山書店, 東京, 2002

9.10 膠原病

1) 膠原病総論

a. 概念, 歴史

1942年, アメリカの病理学者である Paul Klemperer は, 膠原病の概念を初めて提唱した. わずか2ページの論文であったが, その後の医学に与えた影響は計り知れない. 膠原病という言葉は英語の collagen disease を日本語訳したものである. コラーゲンは, 動物の骨格や臓器の強靭さを担う結合組織と呼ばれる組織の中心をなす線維性蛋白であり, 多数の線維が縒り合わさって膠原線維 (collagen fiber) を形成する. Klempererは, この膠原組織が主に侵される疾患群が存在するということを見いだし, それらを膠原病と呼ぶことを提唱した.

膠原病に共通にみられる病理所見としてKlempererは, 血管壁のフィブリノイド変性という所見を重視した. これは血管壁の結合組織が破壊変性して起こる所見である. Klempererは, この所見がみられる6疾患, すなわち関節リウマチ, 全身性エリテマトーデス, 全身性強皮症, 皮膚筋炎/多発性筋炎, 結節性多発動脈炎, リウマチ熱を一括して膠原病と呼んだ. 誤解してはいけないのは, この6疾患は Klemperer 以前から知られ, 医学的に記載されていたものであって, Klempererが発見・命名したわけではないということである. Klempererの業績は, この6疾患を膠原病の概念の下に一括して理解する考え方を導入したことにあり, これらは現在, 古典的膠原病と呼ばれている. 本邦では膠原病の名が定着しているが, 近年欧米では, これらの疾患は膠原線維のみならず, 弾力線維や骨, 軟骨などの結合組織全般が侵される疾患であるとして, collagen disease より connective tissue disease (結合組織病) の語が使われることの方が多くなっている.

このように, 膠原病の概念は病理学から生まれたもので, 臨床的観察から生まれたものではない. しかし臨床的にこれら6疾患には以下のような共通した特徴があったため, その概念は広く受け入れられていった.

① 原因不明の慢性疾患である.
② 結節性多発動脈炎を除き, 女性に多くみられる.
③ 発熱, 多関節痛がみられることが多い.
④ 血沈亢進, CRP 高値, ガンマグロブリン高値など, 慢性的な炎症に起因する検査値異常が多い.
⑤ 副腎皮質ステロイドが有効である.
⑥ 抗核抗体などの自己抗体の陽性率が高い.
⑦ 互いに合併しやすい (いわゆるオーバーラップ).

b. 原因

なぜ女性に多いのかという点を含めて, まったく原因不明である.

(1) 遺伝説

血縁者に膠原病がある場合には, ない場合に比べ明らかに膠原病の発症率は高い. また各膠原病の罹患率や病態には人種差がみられ, 遺伝的な素因が膠原病の発症や病態に影響していることは間違いない. しかし大部分の膠原病患者は血縁者に膠原病がない孤発例であることから, 単純に遺伝病と考えるのは誤りである. 膠原病の中で最も多い関節リウマチでは, 家族内発症がまれならずみられる. 次に多いのは関節リウマチ+全身性エリテマトーデス, 関節リウマチ+全身性強皮症など, 関節リウマチとほかの膠原病の組み合わせが, 同一家系にみられる場合である. 一方, 全身性エリテマトーデス, 強皮症, 皮膚筋炎といった関節リウマチ以外の膠原病の患者が, 同一家系内に複数みられることはきわめてまれである. すなわち,

「膠原病になりやすい素因」は若干遺伝するものの，個々の膠原病の遺伝性はきわめて弱いものと考えられる．このように遺伝のみで膠原病の原因を説明しようとするのは不可能であるが，「膠原病になりやすい素因」が遺伝することは確かで，それを規定する遺伝子についての研究が盛んに行われている．

（2） ウイルス説

ウイルス感染が膠原病の発症に深く関与しているのではないかという説は古くからあった．しかし数々の精力的な研究にもかかわらず，いまだに確定的な証拠は得られていない．膠原病の有病率に地域的なかたよりが比較的少ないことや，「流行」といえるような現象をまったくみないことから，最近ではウイルス説は下火になりつつある．

（3） 環境説

生活環境が膠原病の発症に関与している可能性は否定できない．例えば完全に同一の遺伝子をもつ一卵性双生児で，一方が全身性エリテマトーデスであるとき，もう一方が同一疾患に罹患する確率は50％程度といわれる．すなわち，膠原病の発症を規定するのは遺伝子だけではなく生活環境も影響すると考えるべきである．しかし具体的に膠原病が発症しやすい環境とはどのようなものであるのか，わかっていない．また環境中に存在する物質による中毒ではないかという説もあるが，数々の疫学的調査にもかかわらず，肯定的な結果は得られていない．

c. 膠原病の症状

発熱と多関節痛（1か所だけでなく同時に数か所にみられる関節痛）は，どの膠原病にも高頻度にみられる共通症状である．侵されやすい臓器（器官）としては，皮膚，関節，腎臓，肺，血管などがあり，これらの臓器障害による症状が様々な組み合わせで出現する．

d. 膠原病はどの科でみるか

全身性エリテマトーデス，強皮症，皮膚筋炎の3つについては，皮膚症状が前景に出るため，歴史的には皮膚科で扱われることが多かった．20世紀後半に入ると，これらの疾患の診療には皮膚症状だけでなく内臓病変も重要であることがわかり，内科的診療が重要度を増してきた．膠原病は多彩な臨床症状をきたすため，現在の細分化された医療においては，1人の医師がすべてをみることは不可能である．どの科がみるべきだという垣根をつくるような考え方ではなく，皮膚症状が強いときは皮膚科が中心となり，腎臓が重いときは腎臓の専門家が中心となるというように，すべての専門家が協力して診療にあたるような体制が必要である．

2） 強皮症

a. 2つの強皮症

古くは鞏皮症と表記されたが（鞏はなめし皮の意），最近では強皮症の表記が一般的である．単に強皮症といった場合には，古典的膠原病のひとつである全身性強皮症（汎発性強皮症も同義）をさすことが多いが，類似疾患に限局性強皮症というのがあり，しばしば混同される．本項では全身性強皮症について述べ，最後に限局性強皮症について簡単に触れることにする．

b. 疫　学

本邦での有病率は，人口10万人あたり5～10人といわれる．すなわち約1万人に1人の割合と考えればよい．男女の比率はほぼ1対10であり，女性が男性の10倍多い．発症年齢は40～50歳代が最多である．若年発症は少なく，小児例はまれである．

世界的にみれば，本症の疫学，病態については人種差，地域差が存在する．欧米においての有病率は，人口10万人あたり1～13人と本邦と大きな差はないが，男女の比率は1対2～5といわれ，男性の比率が高くなる．そして本邦より欧米の方が明らかに重症例が多い．アメリカ先住民であるChoctaw族においては，本症の有病率が一般の20倍近いことが知られており，本症の遺伝的背景についての貴重な知見が多数発見されている．

c. 症　状
（1）皮膚症状

ⅰ）レイノー現象　フランスの外科医Raynaudの名にちなんだ症状である．強皮症患者においては，約半数でレイノー現象が初発症状であり，全経過を通じてみると9割の患者にみられる現象であるので，診断上きわめて重要である．

レイノー現象とは寒冷刺激，温熱刺激，精神的動揺などをきっかけとし，発作的に手指の色が白から紫，紅色へと変化する現象である．発作自体は5～10分程度で治まるが，痛みやしびれを伴うため，患者にとっては苦痛となる症状である．冷たいものをもったり冷気に触れたりといったことで誘発されることが多い．逆に熱い風呂に入ったときに出現することもある．緊張や羞恥といった情動的な変化も誘因となりうる．起こる指は中指と薬指が多く，親指はまれである．指全体の色調変化ではなく，末節のみ，あるいは末節と中節のみ，という形で出現することが多い．

レイノー現象は発作性の動脈の攣縮によって起こる．動脈が収縮して血行が途絶するため白色となり，しびれ，痛みを伴う．攣縮の解除とともに血液が低酸素状態の指に流れ込むことにより，局所の還元ヘモグロビンが増加し，紫色となる．つぎに反跳現象による一時的な血流増加が起こり，紅色となる．このような，白，紫，赤，という3相性の変化が典型的なレイノー現象であるが，実際は白，紫の2相性の変化の方が多い．

ⅱ）皮膚硬化　手指の硬化はほぼ必発である．初期には硬いというよりも腫れぼったく感じられ，指が太くなった，指輪が入らなくなったなどの自覚症状をみる．進行とともに硬化が明確になってくる．軽症例では手指硬化のみでとどまるが，疾患の進行につれて，中等症では手背から前腕の皮膚硬化が，重症例では胸，腹などの体幹の硬化が生じてくる（図9.76，9.77）．硬化した皮膚は光沢をもって硬く触れ，つまみあげにくくなる．本症では皮膚硬化の程度，範囲と重症度が相関することが知られている．皮膚硬化が重い例ほど内臓病変が重く，生命予後も悪い．

ⅲ）皮膚潰瘍　末梢循環障害が強くみられることが多く，その結果，四肢末端に皮膚潰瘍が頻発する．手指尖に，特に冬期に難治性の皮膚潰瘍がみられることが多い（図9.78）．一般に疼痛が強く，特に潰瘍のできはじめの段階で痛みが強い．重症例では黒色化して壊死になることもある．手指尖のほかに，足趾，かかと，内・外踝（いわゆるくるぶしの部分），肘頭なども潰瘍の好発部位である．

ⅳ）指尖陥凹性瘢痕　手指の最先端の部分

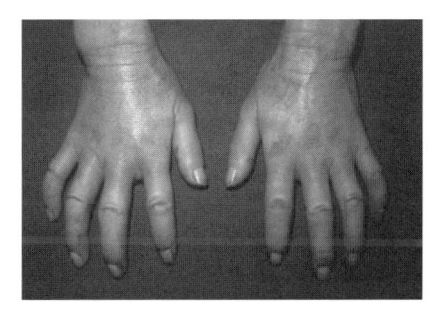

図9.76　全身性強皮症
手指，手背の光沢ある皮膚硬化．屈曲拘縮も伴っている．

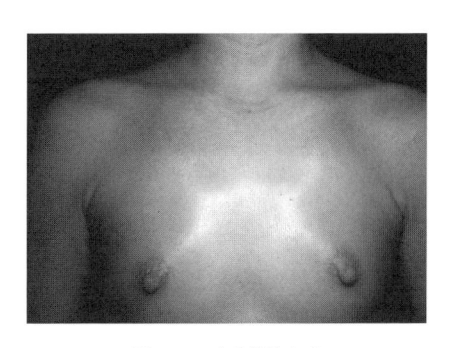

図9.77　全身性強皮症
胸部の著明な皮膚硬化を示す重症例．光沢を伴いつまみ上げにくい．

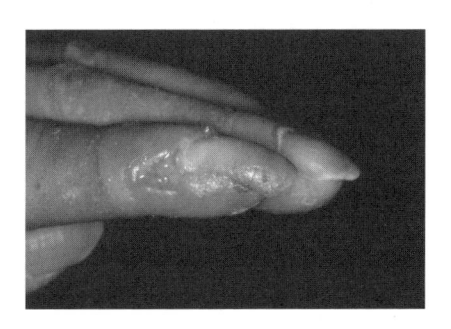

図9.78　全身性強皮症
手指の皮膚潰瘍．四肢末端に冬季に潰瘍が頻発し疼痛が強い．

に不整形，虫喰い状の陥凹した瘢痕がみられることがある．末梢循環障害の強い症例に多くみられる．瘢痕という言葉から，指尖潰瘍の治ったあとの所見と思われがちであるが，必ずしもそうではなく，潰瘍の既往なく自然に生じることも多い．手指尖だけでなく，示指の側面などにも同様の陥凹性瘢痕をみることもある．

 v）**手指屈曲拘縮**　手指の関節が拘縮し，指が曲がったまま伸びなくなってしまう現象である．ごく初期の段階では，手指をまっすぐに伸ばそうとしたときに，指の関節の背面が白く見える現象が観察される．これは関節を伸展することで硬化した手指背の皮膚に圧力が加わり，血液が圧排されるために白く見えるものと考えられる．進行すると指が曲がったままで，ほとんど使えない状態となる．皮膚硬化の強い例では，手指だけでなく手首，肘，肩，首などの関節の動きも制限されてくる．

 vi）**舌小帯短縮**　舌の裏側の舌小帯（舌の中央から下方に伸びる薄いひだ）が硬化により短縮，肥厚し，白っぽく見える（図9.79）．その結果，舌の動きが制限され，大きく上に巻き上げたり前方に突き出したりできなくなる．

 vii）**爪上皮出血点**　手指の後爪郭（爪の付け根の部分）から爪上皮（いわゆる甘皮の部分）にかけて，微小な出血点が単発または多発する（図9.80）．微小血管が破れて内出血したもので，痛みなどの自覚症状はない．

 viii）**手指短縮**　手指の末節が短縮し，指が短くなる．爪も短くなり，横長となる（図9.81）．

 ix）**毛細血管拡張**　顔面，頸部，手指，手掌などに毛細血管拡張性紅斑がしばしばみられる．

 x）**カルシウム沈着**　主に手指の皮内ないし皮下に，結節状のカルシウム沈着がみられる．浅いところにある場合は黄白色の結節として観察されるが，深部にあるときは皮下結節として触れる．

 xi）**色素異常**　しばしば全身にびまん性の色素沈着がみられ，時に不整形の色素脱失を混じる．

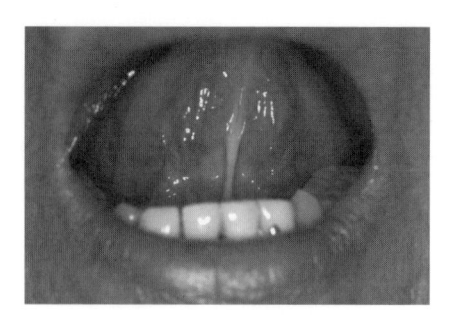

図9.79　全身性強皮症
舌小帯の肥厚，白色化，短縮．舌の動きが制限され，大きく上に巻き上げたり前方に突き出したりできなくなる．

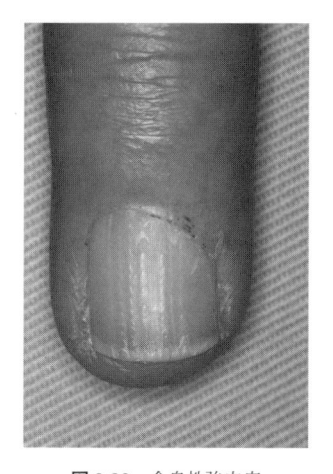

図9.80　全身性強皮症
爪上皮出血点．手指の後爪郭から爪上皮にかけて，微小な出血点が多発している．微小血管が破れて内出血したもので，痛みなどの自覚症状はない．

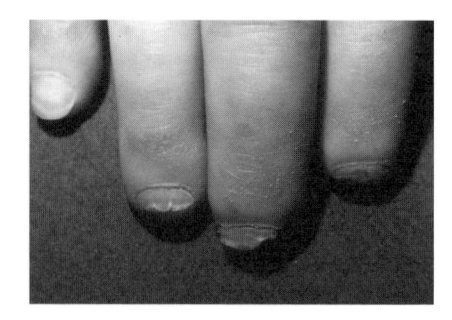

図9.81　全身性強皮症
手指の末節が短縮した状態．爪が短くなり横長になる．

（2）内臓病変による症状

 i）**肺線維症**　乾性咳嗽（痰を伴わない咳，からぜき）と労作時呼吸困難がみられる．進行すると呼吸不全となり，死因となることがある．

 ii）**食道拡張，蠕動低下**　食道が線維化し

て蠕動が低下するため，嚥下困難と嘔吐が生じる．胃液が食道に逆流するため，胸焼け，心窩部痛が生じる．

　iii）乾燥症状　　しばしば合併するシェーグレン（Sjögren）症候群により，唾液と涙液が減少し，口腔と目の乾燥症状がみられる．

d．検査所見
（1）　一般血液検査，尿検査

合併症がない限りは大きな異常は示さない．

（2）　抗核抗体

9割の患者で抗核抗体が陽性であり，診断的価値が高い．抗Scl-70抗体が陽性の場合は一般に重症で，皮膚硬化は強く，内臓病変も重い．抗セントロメア抗体が陽性の場合は軽症型で，皮膚硬化は軽く内臓病変も重篤なものは少ない．そのほかにみられる抗核抗体は，抗RNP抗体，抗SS-A抗体，抗SS-B抗体などである．

（3）　胸部エックス線写真，CTスキャン

肺線維症がある場合は，胸部エックス線写真で両下肺野に網状陰影がみられる．CTスキャンはさらに軽い変化を検出するのに有用で，特にhigh resolution CTスキャンを行うと，ごく初期の軽い変化を検出することができる．

（4）　呼吸機能検査

肺線維症がある場合は，肺拡散能（DLco）の低下，肺活量の低下がみられる．

（5）　上部消化管造影

食道の拡張と蠕動低下がみられる．

e．治　療
（1）　基礎治療薬

中等症以上の患者には副腎皮質ステロイドや免疫抑制薬が用いられるが，副作用を考慮して慎重に使用する．進行性の重症肺線維症にはシクロホスファミドパルス療法が有効である．

（2）　対症的治療

末梢循環障害にはビタミンEや各種血管拡張薬，食道病変に対しては胃粘膜保護薬やプロトンポンプ阻害薬が用いられる．

f．予　後

一部の重症例を除いて生命予後は良好であるが，疼痛を伴う皮膚潰瘍や手指の拘縮などは多くの患者を苦しめ，生活の質（quality of life）を低下させる．重症例において死因となるのは肺線維症による呼吸不全が多く，ほかに肺高血圧症，心不全，まれであるが重篤な合併症である強皮症腎などが死因となる．

（参考）　限局性強皮症について

境界明瞭な皮膚硬化局面を生じる疾患で，循環障害や内臓病変を伴わなず，生命予後は良好である．全身性強皮症とは基本的に異なる疾患であるが，全身性強皮症患者に限局性強皮症が合併することがあり，関連疾患と位置づけられている．

3）エリテマトーデス

a．用語と分類

lupus erythematosus（LE）の日本語訳は紅斑性狼瘡であるが，最近ではループスは省略して，lupus erythematosusのことを単にエリテマトーデスと呼ぶことが多い．つまり，systemic lupus erythematosus（SLE）を日本語に訳すと全身性紅斑性狼瘡であるが，今ではこの名はやや古典的となり，全身性エリテマトーデスという病名が一般的である．エリテマトーデスの分類は歴史的なこともからんで複雑であるが，ここではわかりやすく，全身症状を伴う膠原病である全身性エリテマトーデス（SLE）と，全身症状を伴わない皮膚エリテマトーデス（cutaneous lupus erythematosus; CLE）に分け，SLEを中心に述べることにしたい．

b．疫　学

SLEは全身性強皮症よりやや頻度が高く，人口10万人あたり20人程度といわれる．若い女性に好発し，男女比は1対3～4程度である．中高年の発症もまれではないが，発症年齢が高い例は一般に軽症のことが多い．小児には少ない．

c. 症状

SLEの初発症状は，発熱，関節痛，皮疹のいずれか，あるいはそれらの組み合わせであることが多い．光線過敏があり，強い日光に当たると皮疹，全身症状ともに悪化する．

（1） 全身症状

発熱，多関節痛，全身倦怠感がみられる．リンパ節の腫脹もしばしばみられる．

（2） 一般的な皮疹

i) 蝶形紅斑　鼻根部から両頬部に拡がる左右対称性の浮腫性紅斑である．瘙痒はないか，あっても軽度である．SLEに特異的な皮疹であり，診断的価値が高い（図9.82）．

ii) 滲出性紅斑，凍瘡様紅斑　手指を中心に滲出性紅斑ないし凍瘡様紅斑がみられ，角化や萎縮を伴うことが多い（図9.83）．

iii) 円板状エリテマトーデス（discoid lupus erythematosus; DLE）　全身症状を伴わない皮膚エリテマトーデスとしてみられることが多いが，SLEの症状としてみられることもある．境界明瞭な慢性，固定性の皮疹で，円形ないし類円形を呈し，時に多発融合して地図状の形態をとる．白色の角化性鱗屑が固着する角化性萎縮性紅斑局面で，中央部は淡紅色を呈し辺縁部では褐色調が強い（図9.84）．

iv) 脱毛　びまん性の脱毛を伴うことがある．

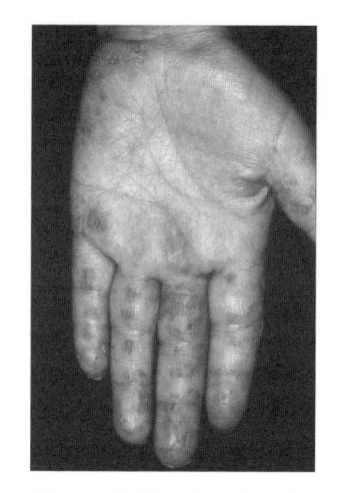

図9.83　全身性エリテマトーデス
手指の角化と萎縮を伴う紅斑．

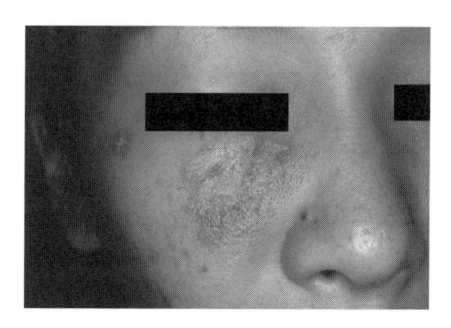

図9.84　頬部の円板状エリテマトーデス
円形ないし類円形，白色の角化性鱗屑が固着する角化性萎縮性紅斑局面で，中央部は淡紅色を呈し辺縁部では褐色調が強い．

v) レイノー現象　全身性強皮症よりは頻度が低いが，レイノー現象をみることがある．

vi) 口腔内潰瘍　口腔内に多発性のびらん，潰瘍を生じることがあり，疼痛が強い．

vii) 網状皮斑（リベド）　下肢に網状の紫紅色斑がみられることがあり，リベドと呼ばれる．循環障害による皮疹であり，正常人にもしばしばみられるが，SLE患者で特に頻度が高い．

viii) 血管炎型皮疹　主に下肢に，皮膚潰瘍や萎縮性瘢痕をみることがあり，血管炎を反映した皮疹であると考えられている．

（3） 特殊型の皮疹

i) 深在性エリテマトーデス　全身症状を伴わない皮膚エリテマトーデスとしてみられることが多いが，SLEの症状としてみられることもある．好発部位は顔面，特に頬を中心とする部分で，次

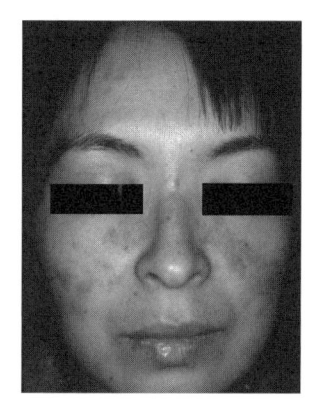

図9.82　全身性エリテマトーデスの蝶形紅斑
鼻根部から両頬部に拡がる左右対称性の浮腫性紅斑で，瘙痒はないか，あっても軽度である．SLEに特異的な皮疹であり，診断的価値が高い．

いで上腕外側に多い．初発疹は硬い皮下結節で，通常無痛性，発症から1年以上経過すると皮下脂肪組織が萎縮，線維化し，顕著な陥凹を残す（図9.85）．

ii）凍瘡状エリテマトーデス　四肢末端の角化と萎縮を伴う凍瘡様紅斑で，冬季に悪化し，びらん，潰瘍化する．全身症状を伴わない皮膚エリテマトーデスである場合と，SLEの部分症状である場合とがある．

iii）亜急性皮膚エリテマトーデス　環状紅斑型皮疹と丘疹落屑型皮疹の2つが知られている．重症のSLEにみられることもあるが，むしろ軽症のSLEから皮膚エリテマトーデスに多くみられる皮疹である．

iv）水疱型エリテマトーデス　水疱を形成するエリテマトーデスであり，まれなSLEの皮疹である．

v）結節性ムチン沈着症　真皮にムチン（粘液）がたまって隆起した結節となるもので，SLE患者にまれにみられる皮疹である．

vi）新生児エリテマトーデス　抗核抗体陽性の母親（健常人である場合と，SLEやシェーグレン症候群などの膠原病患者である場合とがある）から胎盤を通して胎児に移行した抗SS-A抗体（まれに抗RNP抗体）により，新生児に環状紅斑が生じるもの．紅斑は抗SS-A抗体の消失とともに数か月以内に自然消褪するが，合併症としての先天性心ブロックに注意が必要である．

（4）臓器病変による症状

i）ループス腎炎　SLEで最も警戒すべき臓器病変は糸球体腎炎で，ループス腎炎と呼ばれる．自覚症状はないのが通例であるが，進行すると低蛋白血症による浮腫を生じる．

ii）胸膜炎，心膜炎　胸膜や心膜の炎症から胸水や心嚢水が貯留し，胸痛，呼吸困難，心不全症状を呈する．

iii）中枢神経ループス　脳，脊髄などの中枢神経が侵されることがあり，抑うつ，意識障害，痙攣，錯乱などの多彩な精神神経症状が出現する．

d．検査所見

血液検査では，白血球減少，血小板減少，血沈亢進，ガンマグロブリン上昇，抗核抗体陽性，抗DNA抗体陽性，補体低値，免疫複合体上昇などが重要な所見である．抗核抗体の種類としては，抗RNP抗体，抗Sm抗体，抗SS-A抗体が陽性率が高い．腎炎がある場合は尿蛋白が陽性になる．腎生検を行って，腎炎のタイプを決定することが治療方針を決める上で重要となる．胸部X線撮影，心電図，心エコー，CTスキャンなどで，心臓，肺の検査を行う．精神神経症状がある場合は髄液検査を行う．

e．治　療

副腎皮質ステロイドを用いる．重症度にもよるが，初期量はプレドニゾロン30〜60 mgを選択することが多い．反応をみて徐々に減量する．十分に反応しない場合には，パルス療法（短期間に大量のステロイドを投与する方法）が行われる．さらに重症の場合には，免疫抑制薬が併用されることもある．

本症ではステロイド投与が長期間にわたるため，ステロイドの副作用が問題となることが多い．顔が丸くなるいわゆる満月様顔貌はほぼ必発である．感染に弱くなるため，重症の肺炎になったり，通常は病原性をもたない細菌または真菌による予

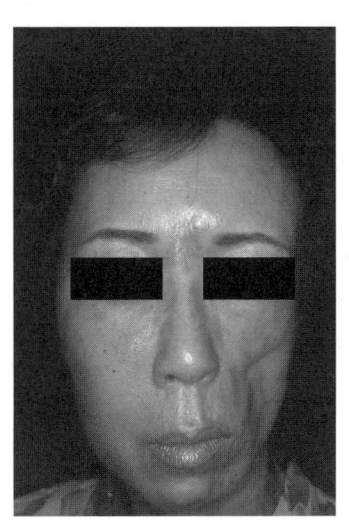

図9.85　深在性エリテマトーデス
初発疹は硬い皮下結節で，発症から1年以上経過すると皮下脂肪組織が萎縮，線維化し，顕著な陥凹を残す．

想もできないような感染症（日和見感染といわれる）を起こしたりする．結核も多い．糖尿病，高血圧，骨粗鬆症，胃・十二指腸潰瘍，緑内障も注意すべき副作用である．

f．予後

ステロイド登場以前は，5年生存率が2〜3割という予後の悪い疾患であったが，近年ではSLE自体による死亡はたいへん少なくなった．しかし，前述のようにステロイドの副作用に苦しむ患者が多く，いかに少ない量のステロイドで本症をコントロールできるかが重要なポイントとなる．

4）皮膚筋炎

a．疫学

エリテマトーデスや強皮症よりは頻度の低い疾患で，中年以降の発症が多い．やや女性に多いが，男女比は前述2疾患に比べかなり接近している．膠原病にしては珍しく小児例がまれでないのが本症の疫学上の特徴で，全体の1〜2割を占める．小児の皮膚筋炎は悪性腫瘍の合併が少なく，生命予後がよいという特徴があり，小児皮膚筋炎と呼んで通常の皮膚筋炎とは区別して扱われている．

b．症状

本症の症状は，皮膚症状と筋炎による症状に分けられる．一般に筋炎による症状より皮膚症状が先行することが多いが，両方同時の発症であったり，筋炎による症状が先行することもある．

（1）皮膚症状

皮膚筋炎の皮疹は非常に特徴があり，熟練した皮膚科医であれば，皮疹の診察のみで即時に診断することが可能である．

ⅰ）ヘリオトロープ疹　両上眼瞼の赤紫色の浮腫性腫脹をヘリオトロープ疹と呼ぶ．ほとんど常に左右対称性である．眼瞼のみでなく，額や鼻側部にも同様の赤紫色斑がみられることがある．

ⅱ）ゴットロン（Gottron）丘疹，ゴットロン徴候　手指の関節背に多発する敷石状角化性紅色丘疹をゴットロン丘疹，またはゴットロン徴候

という（図9.86）．肘頭や膝蓋に角化性紅斑がみられることも多く，欧米の教科書では，手指の丘疹をゴットロン丘疹，肘，膝の紅斑をゴットロン徴候と呼んで区別しているが，わが国では慣例的に手指の丘疹をゴットロン徴候と呼ぶことが多い．

ⅲ）爪囲紅斑　手の爪の周りが赤く腫れている所見で，SLEや強皮症でもみられるが，本症に特に頻度が高い．

ⅳ）そのほかの紅斑　四肢，体幹に様々な紅斑がみられることが多いが，それらの紅斑には一般に瘙痒が強く，線状の赤い掻破痕が混在するのが特徴である．紅斑は濃淡不整，辺縁不整でまだらな色調となり，浅いびらんと痂皮，色素沈着を伴うことが多い（図9.87）．

ⅴ）皮膚石灰沈着　古い紅斑には石灰沈着をみることがしばしばで，特に小児皮膚筋炎に多い．黄白色の硬い皮下結節を呈する．

（2）筋炎による症状

近位筋（体の中心に近い部分の筋肉）の筋力低下がみられ，寝た状態から起き上がるのが難しい，しゃがんだ状態から立ち上がれない，階段を上るのが大変，などの症状が生じる．嚥下に関係する筋肉の障害により嚥下困難を訴えることもある．

（3）その他

発熱，関節痛，全身倦怠感などが高頻度である．

c．合併症

（1）間質性肺炎

本症には間質性肺炎の合併が多く，急速進行性の例ではしばしば致命的となる．聴診によるベル

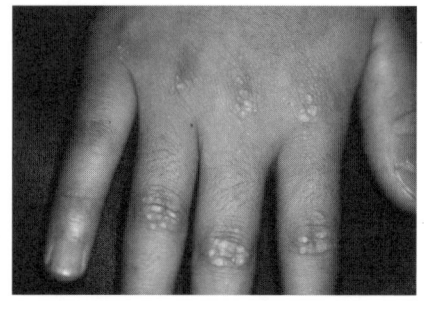

図9.86　皮膚筋炎のゴットロン徴候
手指関節背に多発する敷石状角化性紅色丘疹．

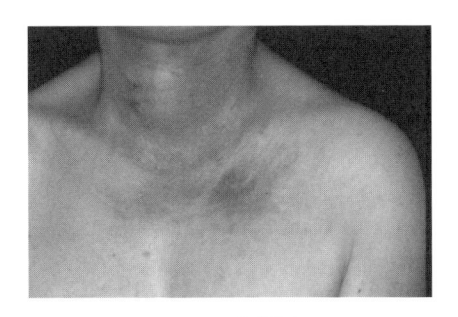

図 9.87 皮膚筋炎
色素沈着を伴う濃淡不整の紅斑．搔破痕に一致した線状紅斑，びらん，痂皮が混在する．

クロ音の聴取，動脈血酸素濃度の低下，呼吸困難，胸部 X 線および CT 所見に注意し，早期発見に努める必要がある．

（2） 内臓悪性腫瘍

約 1/3 の症例で内臓悪性腫瘍の合併がみられる．発見される悪性腫瘍は，肺癌，胃癌，食道癌，乳癌，大腸癌，子宮癌，卵巣癌など様々で，どの癌が多いということはない．発見される癌はかなり進行した癌があることが多いことから，因果関係としては，皮膚筋炎患者に癌が発生しやすいということではなく，癌の存在が皮膚筋炎発症の引き金になるのではないかと考えられているが，そのメカニズムについて合理的な説明はなされていない．

d．治　療

筋炎および皮疹には副腎皮質ステロイドが有効である．初期量はプレドニゾロンで 50〜60 mg とし，反応をみて徐々に減量する．間質性肺炎にはパルス療法を含む大量のステロイド療法に加え，シクロホスファミドなどの免疫抑制薬を用いる．悪性腫瘍合併例には，腫瘍の治療もあわせて行う．

e．予　後

急速進行性間質性肺炎はあらゆる治療を行っても改善せず，呼吸不全をきたして死亡することが多い．また悪性腫瘍が死因となることもしばしばであるため，本症は膠原病の中で最も予後が悪い疾患のひとつである．間質性肺炎と悪性腫瘍という二大合併症がない，あるいは軽い症例においては予後良好であるが，SLE と同じくステロイド長期投与による副作用が問題となる．小児皮膚筋炎ではこれらの合併症が少ないため生命予後は良好であるが，成長期に大量のステロイド投与を余儀なくさせられるため，成長障害がみられることが多い．

5） シェーグレン症候群

a．概　念

唾液腺や涙腺などの慢性炎症により唾液，涙液の減少をきたす疾患で，目と口の乾燥が主な自覚症状となる．シェーグレン（Sjögren）症候群自体は膠原病ではない（外分泌腺のみに限局した疾患で，多臓器にわたる系統的疾患ではないため）が，膠原病と共通点が多いので，膠原病関連疾患として扱われる．強皮症などの膠原病患者に続発してみられる続発性シェーグレン症候群と，基礎疾患をもたない原発性シェーグレン症候群とに分類される．続発性の場合は原疾患の病像が前面に出て特徴に乏しいため，ここでは原発性のものについて述べる．

b．皮　疹

原発性シェーグレン症候群に特徴的な皮疹として注目されるのが，顔面，頸部に好発する環状紅

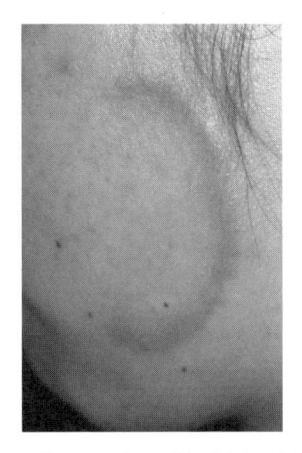

図 9.88 原発性シェーグレン症候群患者の左頬にみられた環状紅斑
瘙痒はほとんどない．

斑である（図9.88）．他に，手足の凍瘡様皮疹，レイノー現象，下肢の紫斑（高ガンマグロブリン血症性紫斑）などが知られる．

c. 検査

眼科的検査（シルマー（Schirmer）試験，ローズベンガル試験）で涙液の分泌低下と角膜の障害を調べ，耳鼻科的試験（ガム試験，唾液腺造影，唾液腺生検）で唾液の分泌低下と唾液線の異常を調べる．血液検査では抗SS-A抗体と抗SS-B抗体の有無が重要で，他に白血球減少，抗核抗体陽性，ガンマグロブリン高値などをみることが多い．

d. 治療

ヒアルロン酸や人工涙液の点眼や人工唾液のスプレーなどが用いられる．口腔乾燥に対しては，塩酸セビメリン（商品名サリグレン）も有効である．

〔相馬良直〕

9.11　色素異常症

　色素異常症には，柑皮症（カロチンの沈着），銀皮症（銀粒子の沈着）など様々なものがあるが，ここではメラニンの異常による疾患につき述べる．色素増加症と低下症に分けられ，さらに生まれつきある先天性と出生後生じる後天性に分けられる．遺伝性疾患あるいは遺伝的素因に基づく疾患も多い．以下に代表的な4疾患を選んで述べる．

1）雀卵斑（そばかす），肝斑（しみ）

　ともに平らな褐色斑で，後天性に生じるが，雀卵斑は遺伝的要因に基づく疾患で，肝斑は遺伝性疾患ではない．また，雀卵斑は点状で，肝斑は斑状であり，見た目の違いも明らかであるので，別々に記載する．

a.　雀卵斑
（1）どのような病気か

　左右対称性に頬部，鼻梁などに散在性に生じる小褐色斑である．俗に「そばかす」という．一般にみられるもので，軽症では気にしない人が多い．多くは優性遺伝のため家族内発症をみる．光に対する感受性（素因）も関係するといわれている．5歳ぐらいから生じ，次第に増悪して思春期に最も顕著になる．紫外線が強くなる春から夏にかけて増悪し，数が増えて褐色調も濃くなるが，冬期には軽快し，これを繰り返す．

　活性化されたメラノサイトが盛んにメラニン色素を産生するため，病理組織学的に基底層にメラニン顆粒の増加があるが，皮膚表面の単位面積あたりのメラノサイトの数には変化がない．

（2）紛らわしい病気

　雀卵斑によく似た症状を顔面に生じる疾患としては，レックリングハウゼン病と遺伝性対側性色素異常症があるが，ともに常染色体性優性遺伝性疾患で顔以外に典型的な特徴のある皮疹があるので皮膚科専門医ならば鑑別は容易である．色素性乾皮症も軽症，特にvarientは雀卵斑に似るが，常染色体性劣性遺伝性疾患で，非常にまれである．

　本症の鑑別で最も大切なのは，雀卵斑とよく似た臨床症状を呈することのある対称性真皮メラノサイトーシス（symmetrical dermal melanocytosis; SDM）である（両側性太田母斑様色素斑あるいは後天性真皮メラノサイトーシスともいう．9.12節参照）．SDMはパラパラ型といわれる雀卵斑によく似た皮疹があり，初期は専門医でも診断に迷うことがある．鑑別点を表9.17に示す．

（3）治　療

　日光，特に紫外線を避けることが最も大切である．帽子，日傘を使用させ，化粧品であるサンスクリーン剤（日光遮断剤）を塗るよう勧める．美白剤の塗布もある程度効果がある．詳しくは14.2，14.3節を参照されたい．

　本症の治療に当たって最も大切なのは，雀卵斑とSDMを見分けることである．雀卵斑はレーザー治療で消失しても再発し返って増悪する可能性もあるが，SDMにみられる雀卵斑様色素斑は美白剤が効かず，レーザー治療できれいに消失する．過去に雀卵斑にQスイッチルビーレーザーが奏効するとの報告があるが，正しい診断がなされていなく，SDMを治療していた可能性がある．治

表9.17　雀卵斑と対称性真皮メラノサイトーシス（SDM）の鑑別点

	雀卵斑	SDM
性差	男女ほぼ同数	女性≫男性
遺伝性	＋	－
発症年齢	5～6歳	10～30歳代
経過	思春期に増悪	加齢とともに増悪
日光よる悪化	＋＋＋	＋
冬季軽快	＋	－
好発部位	頬部が多い	頬部，鼻梁
皮疹の色調	褐色	褐色～灰褐色
個疹の癒合	－	＋

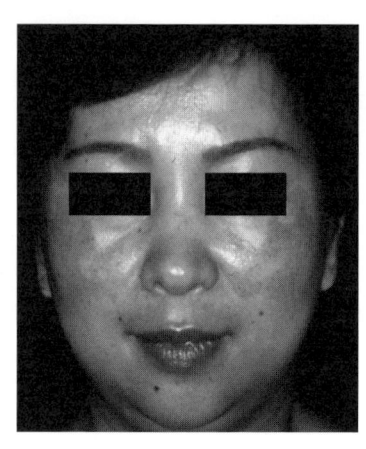

図9.89 肝斑（口絵参照）
左右対称性の境界鮮明な褐色斑.

表9.18 肝斑と対称性真皮メラノサイトーシス（SDM）の鑑別点

	肝 斑	SDM
性差	女性≫男性	女性≫男性
遺伝性	？	家族発症10～15%
発症年齢	30～40歳代	10～30歳代
皮疹の分布	対称，頬部	対称，頬部
眼周囲の皮疹	－	＋
鼻翼の皮疹	－	約30％に＋
皮疹の色調	褐色	褐色～灰褐色
点状皮疹	通常ない	＋，癒合あり

療に当たっては皮膚科専門医の診断が最も大切で，必要なら病変部を採取し病理組織学的にも診断を検討するべきである．

b. 肝 斑[1)]
（1） どのような病気か

肝斑という病名がつけられているが，肝臓疾患とは何の関連もない．俗に「しみ」といわれる．左右対称性にみられる境界鮮明な褐色斑で，主に頬部に生じるが，前額部や口周囲にもみられることがある．眼周囲は避ける．褐色調の程度には個人差があるが，びまん性に一様な色で濃淡の少ない褐色斑である（図9.89）．

男性の約10倍女性に多く，30歳代に始まり60歳に近づくと自然に消退していく．妊娠や経口避妊薬により発症あるいは増悪する．出産後あるいは避妊薬中止後に改善あるいは消失するが，そのまま持続することもある．女性ホルモン特にエストロゲンの関与が考えられている．上記の雀卵斑より紫外線の影響は少ない．子供の手が離れ，おしゃれをして社会活動をしたいと考える中年女性を悩ます代表的なしみである．

病理組織学的に，表皮基底層にメラニン色素の増加が認められるが，単位面積あたりのメラノサイト数の増加はなく，活性化されたメラノサイトが存在する．チロシナーゼを産生して盛んにメラニン色素をつくり，周囲の基底細胞にメラニン色素を転送するため褐色斑が生じる．

（2） 治 療

美白剤と遮光で行う．雀卵斑ほどではないが，紫外線は増悪因子のひとつであるので雀卵斑同様紫外線防御をすることは大切である．活性化メラノサイトは，周囲の基底細胞にメラニン色素をあげてしまい，メラノサイトの細胞質内にはメラニン色素をもつ成熟したメラノソームはほとんど存在しないため，レーザー照射により障害を受けにくく，治療効果は期待できない．レーザー照射は，メラノサイトを刺激し，より活性化してメラニン色素産生をさらに促進させるため肝斑が増悪する．したがってレーザー照射は本症に禁忌である．先に述べたレーザー治療の適応がある対称性真皮メラノサイトーシス（SDM）が肝斑に間違えられることもある．肝斑と異なりSDMは上下眼瞼皮膚にも皮疹がみられるという皮疹の分布に違いがある．また，病初期は別として，病期が進行すればSDMの方は真皮の中層にメラニンが増えて灰褐色調を帯びてくる．したがって，この時期には皮膚科専門医ならば肉眼的に鑑別が可能である．治療に先立って雀卵斑と同様に専門医の正しい診断が必要である．

本症の唯一の治療剤がいわゆる美白剤（漂白剤）であるが，本剤単独で完全に消退させることは困難である．すべて医薬部外品あるいは化粧品で，保険の適用のある外用薬はない．重症の褐色調の濃い症例の方がより効果があり，本人の満足度も高い．美白剤にも作用機序が異なる種々のものがある[2)]．作用機序の異なる2種の美白剤を塗ることを勧めている．美白剤には紫外線による「しみ，

そばかす」の予防効果があるので，テニスやゴルフなど戸外でスポーツを行う予定があれば，1週間前から塗るよう指導する．ただし，紫外線照射が加わると美白剤による皮膚炎が起こることもあるので，当日の使用は避けた方がよい．いずれにしろ皮膚科専門医の指導により適切に美白剤を使用することをお勧めする．

美白剤単独でなく，ケミカルピーリング（12.9節参照）やレチノイン酸（ビタミンA酸）との併用の報告は多い．刺激作用により炎症が生じることもあり，肝斑が増悪する可能性もあるので，熟練した経験豊富な皮膚科医による治療が望ましい．

2）老人性色素斑

（1） どんな病気か

本症には，「日光性黒子」という別名があり，顔，手背，前腕などの日光に当たる機会の多い部位（日光裸露部）に生じやすい．褐色〜黒褐色の境界明瞭扁平な斑で，貨幣大前後の比較的大きい斑と雀卵斑様の比較的小型の斑がある（図9.90）．多くの場合多発するが，左右対称性ではない．50歳代で約90%，60歳代になると，ほぼ100%の人に1個以上認められるほど中高年には頻度の高い一般的な色素斑である[3]．俗に「老人性のしみ」といわれるが，20歳代でも生じることがある．さすがに10歳代でみられるのは非常にまれである．

病理組織学的に調べると，皮膚単位面積あたりのメラノサイト数が増えており，表皮全体特に基底層のメラニン色素が増えている．メラノサイトだけでなくケラチノサイトにも異常があり，表皮が厚くなり表皮柵の延長もみられる．このような形態学的な異常だけでなく，メラノサイトを活性化させメラニン産生を促進させるサイトカインをケラチノサイトが産生していることが判明している．長年の日光照射により表皮を構成するメラノサイトとケラチノサイトが形態と機能に異常をきたしている．

（2） 治　療

色調の濃い老人性色素斑では表皮のケラチノサイトとメラノサイトはともにメラニン顆粒が充満しているため，Qスイッチルビーあるいはルビーレーザーで皮膚に障害を残さずにきれいに治すことができる．照射後に痂皮（かさぶた）が形成されるが，約1週間後に痂皮がとれて色素斑は消失し正常皮膚となる．ただし50〜60%の人はレーザー照射による炎症後色素沈着が出現するが，これは2〜3か月後に自然治癒する．軽症で色の薄いものはメラニンの量が少ないため，レーザー治療は奏効しにくい．ケミカルピーリングと美白剤を組み合わせると，ある程度色を薄くすることができる．詳細は，レーザー療法（12.5節），ケミカルピーリング（12.9節），美白剤（14.2節）の項をそれぞれ参照されたい．

近年，男女共平均寿命が延び，中高年の戸外でのスポーツが盛んになっている．長年の紫外線照射により誘発される本症の増加が懸念される．予防として帽子の着用，日傘の使用，適切なサンスクリーン剤（14.3節）の塗布などによる徹底的な遮光（紫外線防御）が必要である．

（3） まぎらわしい病気

一番問題になるのは前癌状態の悪性黒色腫（malignant melanoma in situ, lentigo maligna, 悪性黒子），Bowen病（表皮内癌）などの平らで黒く見え，老人性色素斑とよく似た疾患との鑑別である．「老人性しみ」ができたといって安易にレーザー治療をするのは危険である．皮膚科専門医の正確な診断により，正しい治療を受けることが大切である．

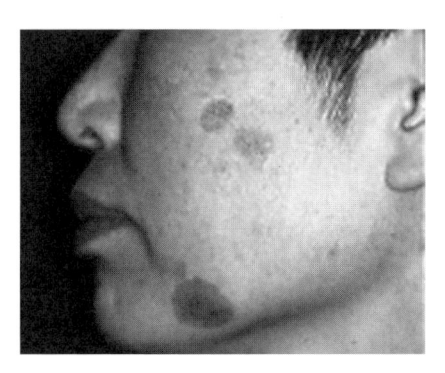

図9.90　老人性色素斑
大型，小型の黒褐色斑が多発している．

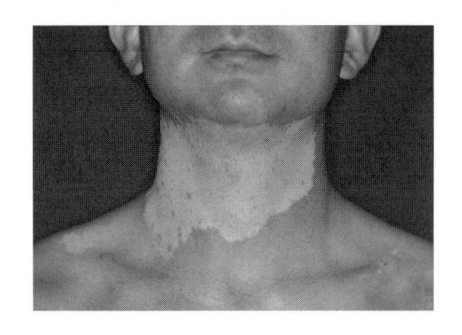

図9.91　汎発型の尋常性白斑

3）尋常性白斑[4]

（1）どんな病気か

俗に「しろなまず」といわれる．後天性に生じる境界明瞭な完全白斑（メラニン色素が完全に消失している）で，幼児から高齢者まで広い年齢層にみられるが，10～30歳代の発症が多い．両側性広範囲に生じる汎発型（図9.91）と片側性に生じる分節型がある．病型により病因が異なると考えられる．汎発型は自己免疫疾患（自分の臓器あるいは細胞に対する抗体を生じやすい）が高率に合併すること，血中に抗甲状腺抗体やメラノサイトに対する自己抗体（検査方法は研究段階で一般では検査はできない）が検出されることから，自己免疫機序によりメラノサイトが破壊されるため生じると考えられている．分節型では，皮膚神経支配に一致して白斑が配列していること，電子顕微鏡でみるとメラノサイトが神経突起と接触している像がみられることなどから，末梢神経の機能異常により生じると推測されている．

病理組織学的に，完成した皮疹では，メラノサイトは完全に消失し，メラニン色素は表皮に存在しない．病初期には白斑の周囲に紅斑がみられたり，リンパ球などの軽度の浸潤とともにメラノサイトの数の減少と変性像が観察されることもある．

（2）治療

治療が難しいのが本症の特徴である．分節型の方がより難治性である．初期の汎発型は治療に対する反応が比較的よいが，数年を経た本症は「あざ」かと思うほど非常に治療抵抗性である．このことをよく説明しておかないと，患者はよりよい治療を求めて，数か所の医療機関を転々としてしまう．

治療法としては，ステロイド外用療法・内服療法，紫外線療法，皮膚移植法など様々なものがある．最強にランクされるステロイド軟膏を4か月間外用して約40％が改善したとの報告がある．またステロイド内服も効果がある．しかしながら汎発型でないと反応しないし，内服・外用ともに中止により再燃しやすい．長期使用による副作用もあるので，ステロイド単独使用でなく，紫外線療法と併用で使用されることが多い．

紫外線療法は従来よりPUVA（ソラレン（psoralen）＋長波長紫外線（ultraviolet light A））療法が行われていたが，白斑部に色素再生がみられず，周囲の健常皮膚が紫外線照射により褐色調が増加し，かえって目立つことになる例もある．最近はナローバンド（narrow band）UVB療法（中波長紫外線であるUVBのうち日焼けを起こしにくく治療に有効な311±2 nmの波長のUVBを選択的に発するランプを用いる）が導入され，白斑部の色素再生が以前より良好になったが，完全に治癒することは少なく，患者の満足度は今ひとつである．皮膚の角層を染色する化粧品，落ちにくく自然に見えるファンデーションなどが開発され，治療に平行して使用することにより，患者のQOLを高めることが可能となってきている．どのような化粧品がよいかも皮膚科専門医に相談していただきたい．

（3）まぎらわしい病気

白斑を生じる疾患は多数ある．主な病気の特徴と鑑別点を上げる．

ⅰ）脱色素性母斑（白斑母斑）　完全白斑でなくメラノサイトが存在し，メラニン色素があるため出生時には気づかれないことが多いが，日光に当たって周囲の皮膚が淡い褐色調を呈すると境界鮮明な不完全色素斑が出現する．不完全白斑であるためピンク色でなく白く見える．ほぼ円形で単発のことと，帯状に広範囲に腹部あるいは四肢にみられることがある．

ii）ぶち症（まだら症ともいう）　常染色体性優性遺伝性疾患で，親子，兄弟に同じ病気がみられることが多い．前頭部から，前額部にかけて三角形ないし菱形の白毛と白斑がみられる．腹部の中央と四肢では左右対称性に白斑が存在する．境界鮮明な完全白斑で病変部にはメラノサイトはないが，白斑内に点状の正常皮膚がみられることがある．紫外線療法には反応しない．家族に同症があり出生時から独特の症状があるので鑑別は容易である．

iii）老人性白斑　高齢者にみられる小さい円形の白斑で，背部と四肢に多い．メラノサイトが老化し，メラニン色素をつくらなくなるために生じる．直径1cmを超えることはない．20歳代で約6%，50歳代で約70%にみられ，年齢とともに数が増していく．尋常性白斑とは大きさからも容易に鑑別できる．

iv）癜風治癒後の白斑　癜風は真菌症（カビの病気の一種）であるが，瘙痒などの自覚症状がないため気づかずにいて，癜風の治癒後に生じる白斑を気にして皮膚科を訪れる人もいる．多数の不完全白斑が躯幹特に背部に認められる．通常の白斑より白色調が強くないが，海水浴などで日焼けをすると白斑部は色素の増加が起こらず周囲の褐色調が増し返って目立つようになる．したがって当然のことながら紫外線療法は禁忌である．次第に白色調は薄れていくが，白斑は癜風治癒後も十数年以上の長期間持続し，高齢になっても残存していることが多い．

4）眼皮膚白皮症

（1）どんな病気か

眼皮膚白皮症（oculocutaneous albinisms; OCA，白子）[5]は常染色体劣性遺伝の疾患で，皮膚ばかりでなく，頭髪，眼底，虹彩などの全身のメラニン色素低下ないし完全消失と視力障害を伴う．頻度は1〜2万人に1人である．単一民族で，黒い髪，黒い瞳，淡黄褐色の肌色が当然のことと受け入れられている日本では，遺伝性であることも加わって，本症児の出生は様々な問題を生む．種々の病型があり，色素低下，視力障害の程度は病型により様々であり，成長とともに症状が改善していくものもある．白人や黒人の患者の臨床症状から10型に分類されていたが，最近は，原因遺伝子により再分類が試みられている．

チロシナーゼ遺伝子関連型眼皮膚白皮症はOCA1と呼ばれ，メラニン生成のための必須の酵素であるチロシナーゼの遺伝子の変異により様々な程度の酵素活性低下をきたすため生じる．変異した遺伝子と臨床症状から，さらに4型に分類されている．日本人では，全OCAの約半数がこのOCA1である．また，チロシナーゼを利用してメラニンを産生するメラノソーム（メラノサイト内にあるライソソームの一種）の異常により発症するOCAもある．

（2）診断

チロシナーゼ陰性型眼皮膚白皮症（OCA1a）は臨床症状と毛根を用いたチロシン反応から推定することができるが，チロシナーゼが認められ，ある程度メラニン色素を有する型では，臨床症状のみから，正確な型分類はできない．白皮症を疑ったら，眼科を受診させ正確な眼症状を把握する必要がある．また，型分類には遺伝子の変異の検索が必要であるが，皮膚科の中でもこれを専門に行っている施設に依頼する必要がある．現在山形大学と名古屋大学の皮膚科で検査を行っているので，主治医が連絡をして必要な手続きを行えば，検査を受けてくれる．ただし，たいへんな労力を要するので結果が出るのに期間を要する．

（3）治療

責任遺伝子が判明したとはいえ，遺伝子治療が行われるには至っていない．今後の研究が期待されるところである．

治療というより，QOLを高めるため日常生活のアドバイスを行う．メラニン色素の欠如あるいは減少のため，日光（紫外線）防御作用が弱く，無防備に日光に当たると激しい日焼けを生じる．適切なサンスクリーン剤の使用法を指導する必要がある．また多くは羞明（眩しい）があり，サングラスを着用している．長年の日光照射により皮膚癌も生じやすくなると考えられるが，眩しいた

め日中の外出が少ないためか，皮膚癌の頻度はむしろ少ないとの報告がある．

　視力は矯正しても改善されない．拡大鏡がついた眼鏡などを販売している眼鏡店もある．視力の低下が著しい場合は盲学校への入学を勧めることもある．全盲ではないので職業訓練も十分できる．理学療法士の試験に合格し病院の重鎮になって活躍している人もいる．

　型により成長に伴い毛髪や皮膚にメラニン色素が増え，視力も回復していく場合がある．少し色白の人としか認識されなく日常生活にも支障がない例もある．関東地方には患者が自主的に始めたサークルがあり，自身の経験をもとに，白皮症の子供をもつ親にアドバイスをしている．

〔溝口昌子〕

文　献

1) 松永佳世子: 肝斑. 最新皮膚科学大系 8（玉置邦彦総編集），p71, 中山書店 , 東京, 2002
2) 溝口昌子: 美白剤. 光老化皮膚（川田　暁編），p153, 南山堂, 東京, 2005
3) 上野賢一: 老人性皮膚変化の研究. 日皮会誌 **85**: 931, 1959
4) 堀川達弥・永井　宏: 尋常性白斑. 最新皮膚科学大系 8（玉置邦彦総編集），p172, 中山書店 , 東京, 2002
5) 富田　靖・鈴木民夫・河野通浩: 遺伝性色素異常症. 日皮会誌 **115**: 1297, 2005

9.12 母斑（あざ）・母斑症

1）母斑とあざ

　母斑とは，「遺伝ないし胎生的素因に基づき，生涯の様々な時期に顕現し，かつきわめて徐々に発育する皮膚面の色ないし形の異常を主体とする限局性皮膚病変」とされている．したがって病理学的には，皮膚奇形もしくは皮膚奇形に基づく良性腫瘍と考えてよい．

　しかし母斑と良性腫瘍の区別は明瞭でなく，同一疾患が良性腫瘍とも母斑とも呼ばれている例がかなりみられる．つまりある病変を母斑と呼ぶか，良性腫瘍と呼ぶかは長年の習慣によって決まっており，今日もなお広く国際的に踏襲されているのが現状である．

　一方あざという言葉は医学用語ではなく，広辞苑によると，あざは「皮膚面に色素の病的沈着や血管の増殖によって生ずる赤色または紫色の斑紋」と記載されている．つまり皮膚の一部の色がその周りの皮膚の色と違って見えるものをいい，色の違いにより赤あざ，青あざ，茶あざ，黒あざなどと呼ばれている．また皮膚をぶつけて生ずる出血斑（打ち身）をあざと称することもあるが，出血斑であれば，放置していても自然に消失するので，特に深刻な問題となることはない．そのためあざといえば色の変化がずっと残ってしまうものをいい，通常は生まれつきか生後間もなく生ずる色の変化をあざといっている．

　このように母斑とあざは異なる疾患概念であるが，母斑という医学用語を世間一般の言葉に当てはめるとあざが一番近いということで，母斑の一般用語としてあざが同義語として使用されることが多い．しかし母斑は皮膚の奇形もしくは皮膚の奇形に基づく良性腫瘍と考えられているもので，必ずしもあざと一致するわけではない．

　ここでは便宜的に色を有する母斑（あざ）とそうでない母斑に分類し，色がない母斑を上皮細胞系と間葉細胞系に分けて，現在母斑と慣用されている主な疾患を以下に記載する

2）色を有する母斑（あざ）

　あざはメラニンの増加によるあざ（母斑）とヘモグロビンの増加による赤あざ（血管腫）がある．

a．メラニンの増加によるあざ（母斑）

　俗にいう黒，茶，青あざはメラニンが部分的に増加しているもので，一般にメラニンが皮膚の深い部位に存在すれば存在するほど，皮膚は青く見え，皮膚の浅いところに存在すると茶色く見える．またメラニンの量が多いと色が濃く見える．

（1）黒あざ

ⅰ）母斑細胞母斑（nevocellular nevus）

同義語：色素細胞母斑（pigment cell nevus, melanocytic nevus），色素性母斑（pigmented nevus）．

発生病理：母斑細胞とは，胎生期に神経堤（櫛）を原基として生じ，メラノサイトにもシュワン細胞にもなりきれずに，分化能力不十分のまま留まっている細胞である．この細胞が表皮・真皮の境界部に増殖しているものを境界母斑，真皮内に増加しているものを真皮内母斑，境界部と真皮の両方に増殖しているものを複合母斑と呼ぶ．

症　状：臨床的に下記の3型に分類されることが多い．このうち，通常型，巨大型を黒あざと呼んでいる．

① 小型色素性母斑：俗に「ほくろ」といわれる，最も小規模のもので，組織学的には一般に複合母斑の形が多くみられる．3～4歳頃より生じ，思春期までに大きさ，隆起，色調と数を増し，以後次第に退色して脂肪組織や線維組織で置換されることが多い．通例長径1.5 cm以下で，手掌・

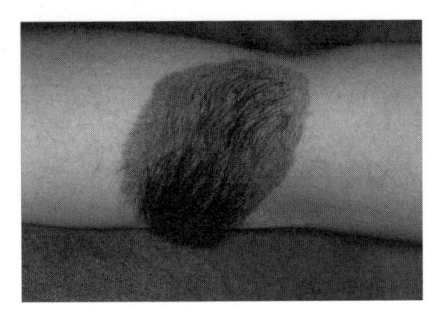

図 9.92　先天性色素性母斑
腕に生じた先天性の母斑細胞母斑で，剛毛を伴うため有毛性色素性母斑と呼ばれることもある．

足底にみられるものは扁平な黒褐色の色素斑を呈することが多い．

② 通常型色素性母斑：実地診療上，最も多くみられるタイプで，大きさ，形，色調，表面の性状などが多種多様である．それぞれに応じた病名がつけられている（例：有毛性色素性母斑（図9.92），疣状色素性母斑，点状集簇性母斑，爪甲線状母斑，分離母斑など）．通例長径 1.5〜20 cm，後述の巨大型とともに生まれつき存在する．

③ 巨大型色素性母斑：体幹・四肢の大部分ないし顔面のほぼ全体を占めるものなどをいう．剛毛を伴うことが多く，この場合獣様母斑と呼ばれることもある．先天性母斑の典型で，通例長径20 cm 以上のものが多い．また全身に小型〜中等大の先天性母斑が播種状にみられることが多い．この型では，悪性黒色腫の発生頻度が高いこと，ときに脳神経系での同様病変を合併して，神経皮膚黒色症となること，治療が非常に困難であることなど，種々の問題を含んでいる．

治　療：病型に応じて切除術，植皮術，削皮術，電気外科，凍結外科などを行うが，小型のものはレーザー治療が簡便．

ii）スピッツ母斑（Spitz's nevus）

同義語：若年性黒色腫（juvenile melanoma）．名称から悪性黒色腫を連想させるが，本態は母斑細胞母斑の一種で良性である．

症　状：顔面に好発する，そら豆大ぐらいまでの半球状褐赤色調小結節で，通常は単発性．ただし急速に発育することと，病理組織所見から，悪性黒色腫と間違われることもあるので，その診断には細心の注意が必要．血管拡張性肉芽腫，悪性黒色腫などとの鑑別が必要．色素沈着を伴った本症（pigmented Spitz's nevus）では特にメラノーマとの鑑別が重要．鑑別にはダーモスコピーが有用．

治　療：単純切除．悪性化はないが，鑑別診断を慎重に行うことが重要．

（2）茶あざ

扁平母斑，カフェ・オ・レ斑，ベッカー母斑がある．

i）扁平母斑（nevus spilus）　わが国では，出生時あるいは生後まもなく生ずる直径 0.2〜20 cm の境界鮮明なコーヒー牛乳色の色素斑で，皮面より隆起しないものを扁平母斑と呼んでいる（図9.93）．色調，大きさ，形状は多種多様であるが，色調が一様である．単発のものは 10〜20% の人に存在する．径 1.5 cm 以上の色素斑が 6 個以上あればレックリングハウゼン（Recklinghausen）病（神経線維腫症1，NF1）を疑う．しかしこの扁平母斑が NF1 やオルブライト（Albright）症候群にみられた場合は，わが国ではカフェ・オ・レ斑（café-au-lait macule）と呼んでいる．

ところが日本以外の国では，上記のようなコーヒー牛乳色の色素斑は NF1 やオルブライト症候群の合併の有無にかかわらず，すべてカフェ・オ・レ斑（café-au-lait macule）と呼んでいる．海外でいう扁平母斑は境界鮮明な淡褐色斑内にそれよりも濃い褐色の斑あるいは丘疹が点状に存在する

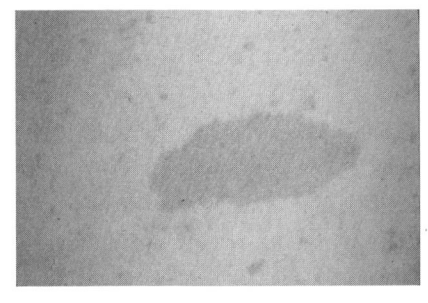

図 9.93　扁平母斑（海外では「カフェ・オ・レ斑」と呼ばれる）（口絵参照）
このような境界鮮明で色調が一様な褐色斑は欧米ではカフェ・オ・レ斑と呼んでいるが，わが国では扁平母斑と呼んでいる．わが国でいうカフェ・オ・レ斑は，神経線維腫症1（NF1）やオルブライト症候群に存在するこのような褐色斑である．

もの（speckled lentiginous nevus）（図 9.94）をいい[1]，黒褐色の丘疹は母斑細胞から構成されている．つまり海外でいう扁平母斑は母斑細胞母斑の一種である．

ⅱ）ベッカー母斑（Becker's nevus）

同義語：Becker's melanosis，pigmented hairy epidermal nevus．遅発性扁平母斑（nevus spilus tardus）という病名は扁平母斑の一種というニュアンスがあるが，本症と扁平母斑は病理学的には異なる疾患である．

症　状：思春期前後に生ずる大きな（平均 125 cm^2 程度）淡褐色から褐色の色素斑で，表面はやや疣贅状である（図 9.95）．境界は鮮明で，辺縁は鋸歯状．肩甲部から前胸部にかけて好発するが，腹部，四肢に生ずることもある．約半数に多毛を伴う．病理学的に表皮には乳頭腫様増殖や肥厚，真皮には平滑筋の過形成がみられる．

治　療：茶あざには皮膚凍結療法（雪状炭酸圧抵，液体窒素スプレー），削皮術，レーザー治療などが試みられているが，術後瘢痕形成が少ない点でレーザー治療が優れている．しかしいずれの治療でも満足のいく結果が得られるものは少ない．

（3）青あざ

真皮メラノサイト（dermal melanocyte）の増加により，青っぽく見える色素病変は俗に青あざと呼ばれ種々の病名がついている．例えば，日本人の赤ちゃんのお尻から背中にかけてみられる青あざは蒙古斑，顔面に生ずる青あざは太田母斑，肩から肩甲骨にかけて生ずる青あざは伊藤母斑（nevus of Ito，図 9.96）と呼ばれる．真皮メラノサイトの存在する深さ，量により種々の色調を呈する．

ⅰ）太田母斑（nevus of Ota）

同義語：眼上顎褐青色母斑（nevus fuscocaeruleus ophthalmomaxillaris），眼皮膚メラノーサイトーシス（oculodermal melanocytosis）．

症　状：三叉神経第 1，2 枝の支配領域にみられる褐青色斑で（12.5 節の図 12.6 参照），皮膚のみならず眼，鼓膜，鼻粘膜，咽頭後壁，口蓋などにも色素斑がみられることがある．通常は片側性であるが，両側性のものもある．早発型（生後まもなく発症）と，遅発型（思春期前後に発症）との 2 型に分類されているが，20 歳以降に発症することもまれではない．また早発型の場合その半数は思春期前後に皮疹の増悪をみる．自然消退傾向のない褐青色扁平な色素斑であるが，色調は濃淡種々で，褐色調が強いと扁平母斑と間違われる．

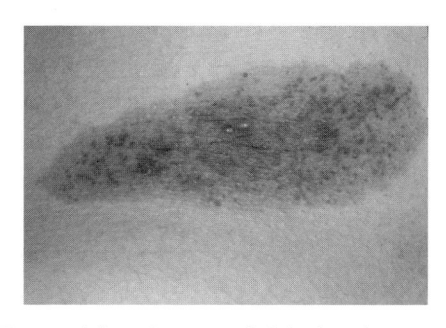

図 9.94　欧米でいうところの「扁平母斑」（speckled lentiginous nevus）（口絵参照）
欧米では境界鮮明な褐色斑内にそれより濃い褐色斑～丘疹が点状に存在するものを扁平母斑と呼ぶ．わが国では nevus on nevus と呼ぶこともある．

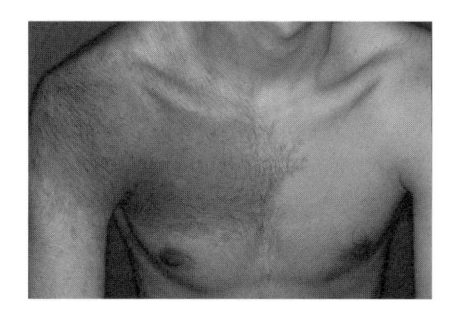

図 9.95　ベッカー母斑
思春期前後に生ずる淡褐色～褐色の境界鮮明，辺縁鋸歯状の色素斑で，表面はやや疣贅状．約半数に多毛を伴う．

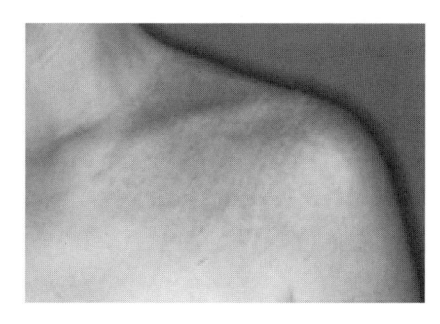

図 9.96　伊藤母斑
肩から肩甲骨にかけて生ずる青あざで，真皮内にメラノサイトが認められる．

また両側性に点状の色素斑が多発すると雀卵斑，20歳以降に発症すると肝斑と誤診される．眼球メラノーシスは半数の症例で強膜，虹彩，眼底の色素斑としてみられる．

治　療：Qスイッチレーザー治療が第一選択[2]．従来の雪状炭酸圧抵療法などは行うべきでない．

ii）両側性太田母斑様色素斑（bilateral nevus Ota-like pigment fleck, acquired circumscribed dermal facial melanocytosis）　肥田野の分類による第Ⅳ型の対称型太田母斑は，別称として symmetrical type of nevus Ota，あるいはパラパラ型の太田母斑とも呼ばれる．その後堀らは，同様な症例で，中年以降に発症したものを acquired bilateral nevus of Ota-like macules と称した（図9.97）．さらに金子は顔面対称性後天性真皮メラノサイトーシスという病名を提唱し，後天性真皮メラノサイトーシスの1型とした．同様な症例は late onset dermal melanocytosis あるいは nevus fuscocaeruleus zygomaticus という病名でも報告されている[3]．堀らの病名は最初に英文で発表されたため，国際的な認知度が高いが，通常の太田母斑とのオーバーラップも多いため，これらの色素病変は両側性に生じた太田母斑の1型と考える方が妥当である．また目の下の隈といわれているものも多くは軽症の太田母斑（infraorbital ring-shaped melanosis）であり，Qスイッチレーザー治療の適応となる[4]．

iii）蒙古斑（mongolian spots）　胎生期真皮メラノサイトが一部残存しているもので，生理的な真皮メラノサイトーシス（dermal melanocytosis）の範疇に属する．東洋人乳児には，普通にみられる仙骨・腰臀部の青色斑で，大部分が自然消退する．

頻　度：黄色人種ほぼ100％，黒人80〜90％，白人1〜20％．成人期にまで残るもの（持続性蒙古斑，persistent mongolian spot）は全体の3〜4％．

症　状：一般に，生後2年頃までは青色調を増し，その後退色に向かい，10歳前後で消失する．色調に濃淡はあるが，単一な青色斑で，太田母斑のように褐色調が混ざることはなく，青色母斑のように盛り上がることもない．またまれに腕や足，お腹や胸などに蒙古斑が生ずることがあり，このような場所にできる蒙古斑は，異所性蒙古斑と呼ばれ，年をとっても完全に消失しない．広範囲のもの，異所性のもの，濃色のものは消えにくく，その一部が成人期まで残ることがあり，持続性蒙古斑（図9.98）と呼ばれる．

iv）青色母斑（blue nevus）　神経堤に由来する青色母斑細胞が腫瘍性に増殖したもので，臨床上，悪性黒色腫との鑑別が重要．

症　状：留針頭大から，エンドウ大までの青色ないし黒色調小結節を示すものが多い．ときには扁平な青色斑や表面正常で皮内に結節を触れるもの，鳩卵大からさらにそれ以上の巨大腫瘤になるものもある．後者では，全身に播種状に小豆大までの青色母斑が，多発することもある．生来性または，生後まもなく発生．頭部・顔面・手・足・臀部などに好発する．

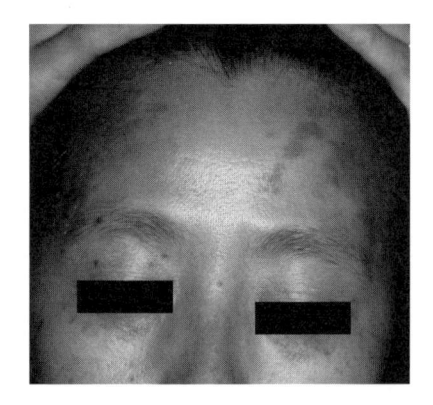

図9.97　遅発性両側性太田母斑様色素斑（口絵参照）
中年以降に生ずるため，しばしば肝斑と誤診されている．

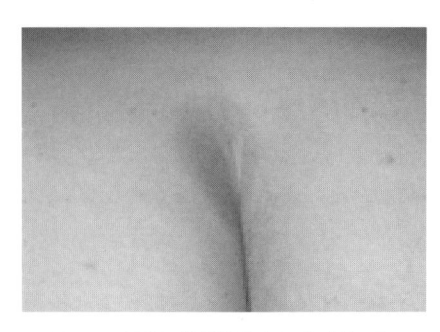

図9.98　臀部の持続性蒙古斑（口絵参照）
尾仙骨部を中心に出現する通常の蒙古斑は自然に消失するが，四肢，体幹腹側面に生じたもの（異所性蒙古斑）は残存することが多い．成人期にまで残るものは持続性蒙古斑と呼ばれる．

治　療：通常は小型なので単純切除を，大型のものでは植皮術などを行う．

b. ヘモグロビンの増加による赤あざ（血管腫）

赤あざは皮膚に存在する血管が増えて，赤血球のもつヘモグロビンのために赤く見える皮膚病変で，医学的には血管腫と呼ばれている[5]．

（1）　**ポートワイン母斑（単純性血管腫）**
　　　　（portwine stain）

真皮毛細血管の増加と拡張で，全血管腫の約45％を占める．種々の母斑症（スタージ-ウェーバー（Sturge-Weber）症候群，クリッペル-ウェーバー（Klippel-Weber）症候群など）の一症状となることがある．

症　状：出生時より認められる皮面と同高の赤色斑（図9.99）．通常片側性で，皮疹が正中部に及ぶ場合でも正中線で比較的きれいに境界される．好発部位は顔面，ついで躯幹上部である．躯幹，四肢のものは多少軽快することもあるが，自然消退することはない．加齢により，多少色調が濃くなり，顔面・頭皮では，思春期以後病巣が肥厚して凹凸不平になり，さらにその上に結節状隆起を生ずることが多い．

治　療：波長585 nm，パルス幅が450 μsec の色素レーザー（flashlamp-pumped pulsed dye laser）治療が第一選択である．これが無効の場合，形成外科的治療（切除・植皮など），カバーマークなどがある．

（2）　**正中部母斑**

新生児期から乳児初期にかけて生ずる眉間，前額正中，上眼瞼内側，人中，項部などにみられる境界不鮮明，色調にむらのある隆起しない紅斑で（図9.100），新生児の20～30％にみられる．生後1年半以内に大部分は自然消退するが（サーモン・パッチ，salmon patch），項部のものはその半数が成人期まで残存する（ウンナ（Unna）母斑）．ポートワイン母斑と区別する必要があり，正中部母斑では左右対称性に生じ，色調に多少のむらがあり，発生部位が限られることが主な鑑別点となる．

（3）　**いちご状血管腫**（strawberry mark,
　　　　infantile hemangioma）

同義語：angiomatous nevi, capillary hemangioma．毛細血管内皮細胞の良性増殖よりなる．初期には，細胞が豊富で管腔が狭いが，次第に血管腔が拡大して，間質結合組織の占める割合が増えてくるが，通常はやがて自然消退する．

症　状：生後2～3週間（遅くとも3か月）以内に虫刺され様の紅色丘疹として発生し，1～2週間で急速に拡大隆起する表面細顆粒状の鮮紅色を呈する境界鮮明な軟らかい腫瘤である（図9.101）．または出生時よりかすかな紫紅色斑として存在することもある．その後6か月から1年で最大に達し（増殖期），その後全例が主に中央部より徐々に自然退縮する（退縮期）．しかし7歳以降も存在するものは，通常それ以上の退縮を示

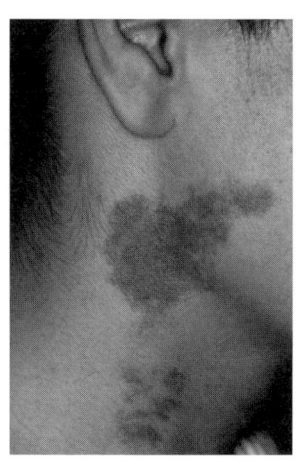

図9.99　ポートワイン母斑
単純性血管腫とも呼ばれ，出生時より隆起しない赤色斑が存在．正中部母斑と異なり，通常自然消退しない．

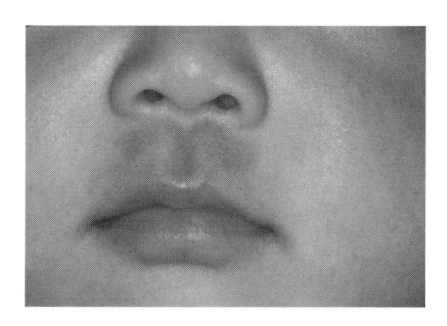

図9.100　正中部母斑（サーモン・パッチ）（口絵参照）
新生児期に生ずる眉間，前額正中，上眼瞼内側，人中，項部などにみられる境界不鮮明，色調にむらのある隆起しない紅斑．

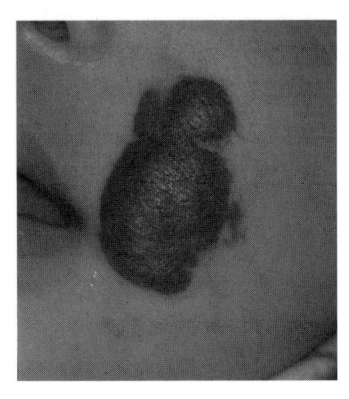

図9.101　いちご状血管腫
生後数週間以内に発生して1〜2週間で急速に拡大隆起する軟らかい腫瘤．その後大部分は徐々に自然退縮する．

さない．また退縮後に毛細血管拡張やぶよぶよした弛み，軽度の皮膚萎縮や瘢痕を残すことがあり，特に鼻，耳，口唇に多くみられる．経過中表在性のものは出血やまれに潰瘍がみられ，耳，鼻，口唇では組織欠損となることがある．未熟児で，低出生体重児に発症しやすい．

　治　療：原則として自然消退を待つ（wait and see policy）．しかし下記の場合には積極的に加療する．

① 生命維持に必要な器官への侵襲（視力保持，気道閉塞や哺乳困難の改善など）．
② 放置すると，整容的に大きい問題を残すと思われる巨大な病巣．
③ 出血，潰瘍形成を繰り返すもの

方法はステロイド内服・局注が有効．レーザー療法は増殖期には無効で，退縮期に治療すれば，治療効果が認められるが，レーザー治療を受けない部位も自然消褪するので7, 8歳頃には治療した部位と未治療部位の差はほとんど認められなくなる．学童期を過ぎてもたるみ，ふくらみが治らない場合には形成外科的に手術する．

（4）海綿状血管腫（cavernous angioma）
成熟した奇形性血管よりなる血管腫で，自然消退傾向はない．多くは生来性で，加齢とともに多少増大する．下記の2型に分類される．

i）海綿状血管腫（狭義）　皮内から皮下にかけて存在する柔軟な腫瘤で皮面は淡青色調．圧縮性あり，外皮細胞の増殖が著明．

ii）静脈性蔓状血管腫（venous racemous angioma）　奇形様静脈性血管が蔓状に増殖し，ヘビがとぐろを巻いたような外観を呈す．深部筋層内まで及ぶものが多く，血管腫内結石がしばしば認められる．

　治　療：形成手術または腫瘍内電気凝固．口腔内に生じたものには，凍結外科が有効．

（5）動静脈吻合を伴う血管腫

動脈性蔓状血管腫（cirsoid angioma, cirsoid aneurysm, arteriovenous malformation）　本態は先天性動静脈瘻．胎生期毛細血管が動静脈に分化する時期（retiform stage）の発生異常で，両者の交通路が間存して生じたもの．上記の海綿状血管腫に似るが，拍動・振戦・血管雑音を認めること，皮膚温が著明に高いなどの特徴がある．診断には動静脈酸素飽和度の測定，CT scan，MRI，血管造影，thermographyなどを行う．

　治　療：外科的摘出．難手術のため，術前に塞栓術（embolization）を行うなど，種々の工夫を要する．

（6）被角血管腫（angiokeratoma）

病理学的に過角化を伴う表皮の直下に血管の拡張がみられ，年齢，部位，個疹の性状によりミベリ被角血管腫（angiokeratoma Mibelli），陰嚢被角血管腫（angiokeratoma scroti），母斑様体部被角血管腫（angiokeratoma corpois circumscriptum naeviforme），単発性丘疹性被角血管腫（solitary papular angiokeratoma），びまん性体幹被角血管腫（angiokeratoma corporis diffusum）の5型に分けられる．

3）色を有していない母斑

a．上皮細胞系母斑

（1）表皮母斑（epidermal nevus）
同義語：列序性母斑（nevus systematicus），疣状母斑（nevus verrucosus）．

　症　状：基本病変は表皮の過形成で，出生時または幼少児期より発生，徐々に拡大して著明になる．色は黄〜暗褐色のいぼ状の丘疹が集合して大小の局面を形成し，片側性，列序性を示すものが

多い（nevus unius lateris）が，ときに全身に及ぶ汎発型もある．また瘙痒が強く，湿疹様外観を呈するものがある（炎症性線状疣状表皮母斑，inflammatory linear verrucous epidermal nevus）．まれに中枢神経，骨格系の異常を合併する（epidermal nevus syndrome）．

治　療：外科的切除，削皮術，液体窒素療法，レーザー療法など．

（2）　脂腺母斑（nevus sebaceus）

同義語：類器官母斑（organoid nevus）．

症　状：頭部に生ずることが多く，脂腺成分のみならず，表皮とその付属器，結合組織など，種々の成分が関与した母斑である．加齢とともに種々の皮膚腫瘍が発生するので，外科的切除が必要である．加齢により，その臨床像は変化することが特徴である．

第1期：頭部に生ずると，円形脱毛症様の蒼白調または黄色調局面がみられる．

第2期：加齢とともに扁平隆起性，表面の凹凸が目立ち，次第にいぼ状となる（図9.102）．色調も褐色調を帯びてくる．

第3期：第2期の病変が臨床・組織像ともに強調され，加えて種々の上皮系腫瘍が発生する．

b．間葉細胞系母斑

（1）　軟骨性母斑（nevus cartilagineus）

鰓原性異常による軟骨皮膚過形成で，耳珠の前方から胸鎖乳突筋前方部にかけての，どの部位にも発生する．耳周囲のものは，副耳（accessory auricles）（または，副耳珠，accessory tragi）と呼ばれる．臨床的には小豆大ぐらいの扁平または乳頭状常色小腫瘤で，粘土様または軟骨様に触れる．

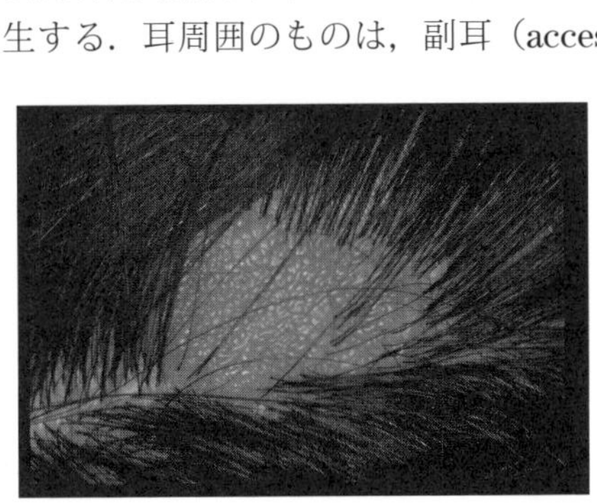

（2）　表在性脂肪腫性母斑（nevus lipomatosus cutaneous superficialis）

真皮内に異所性に脂肪組織が増生しているもの．臨床的には，帯状の黄色調局面で指頭大までの柔軟な結節の集合よりなる．腰殿部に好発．ときに単発性でより大型，広基性のものもみられる．脂肪組織の由来は，血管周囲の未分化間葉細胞から発生するものとされている．

4）母斑症

母斑症（phakomatosis）とは母斑の範疇に属する病変が皮膚のみならず，他の種々の器官にも生じ，まとまった1つの独立疾患を呈するものをいう．いくつかの疾患が母斑症に分類されているが，ここでは代表的な母斑症を取り上げることにする．

a．ブルヌヴィーユ-プリングル（Bourneville-Pringle）病（結節性硬化症，tuberous sclerosis）

TSC1（hamartin の遺伝子）または *TSC2*（tuberin の遺伝子）の異常によって生ずる皮膚症状と中枢神経症状（痙攣発作，知能障害）を主徴とする常染色体優性遺伝性疾患．皮膚症状には顔面（頬部，鼻，頤部に好発）の血管線維腫（古くは脂線腫とも呼ばれたもので，生下時にはまれであるが，学童期までに出現）（図9.103），葉状白斑（white leaf-shaped macule．乳児早期より出現する長楕円形の不完全脱色素斑），粒起革様皮（shagreen patch．腰背部に好発する表面がブツブツした，なめしていない皮のような皮膚で，組織は結合織母斑），爪周囲線維腫（ケーネン（Koenen）腫瘍．硬い紡錘形小結節で，爪上に突出）などがある．頭部CTで脳室壁に結節状石灰化がみられ，その他多発性腎血管平滑筋脂肪腫，嚢胞腎，網膜過誤腫，心臓横紋筋腫などがみられることもある．

図9.102　脂腺母斑
生来頭部に脱毛性黄色調局面が存在し，思春期以降に表面疣状となり，さらに基底細胞癌などの二次性腫瘍の発生をみるものが多い．

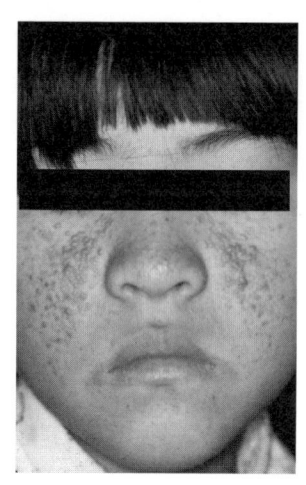

図9.103 プルヌヴィーユ-プリングル病（結節性硬化症，tuberous sclerosis）患者の顔面の血管線維腫
鼻翼から鼻唇構部を中心に頬部，鼻に半米粒大までの淡紅丘疹が多発している．

図9.104 神経線維腫症1（レックリングハウゼン病）
大小様々な軟らかい半球状結節とカフェ・オ・レ斑が多発．この結節は病理学的に神経線維腫である．

b. 神経線維腫症

（1）神経線維腫症1（neurofibromatosis 1）: NF1（レックリングハウゼン（Recklinghausen）病）

NF1 遺伝子（neurofibromin の遺伝子）の変異による多発する神経線維腫を主徴とする常染色体性優性遺伝性疾患．皮膚症状はカフェ・オ・レ斑（必発で，多くは生下時より存在し，2歳以降増加しない），雀卵斑様色素斑（小児期より徐々に増加し，腋窩に生ずるそばかす様の点状色素斑は診断的価値が高い）などの色素斑や多発する神経線維腫（思春期頃より顕在化）（図9.104），時にびまん性神経線維腫（pachydermatocele），貧血母斑，若年性黄色肉芽腫などがある．その他，骨変化（脊椎側彎など），眼変化（虹彩小結節（Lisch nodule）など），中枢神経病変（神経線維腫，髄膜腫，神経膠腫などがみられるが，頻度は少ない）が認められる．径1.5 cm以上のカフェ・オ・レ斑が6個以上あれば本症を疑う（six spot criterion）．

（2）神経線維腫症2（neurofibromatosis 2）: NF2

NF2 遺伝子（merlin; moesin-ezrin-radixin like protein の遺伝子）の変異による両側性聴神経腫瘍（神経鞘腫）を主徴とする常染色体性優性遺伝性疾患で，皮膚にも神経鞘腫が多発する．NF1より頻度は少ない．

c. 神経皮膚黒色症（neurocutaneous melanosis）

皮膚および脳軟膜における広範囲のメラノサイト系細胞の増殖による先天性巨大色素性母斑と中枢神経症状を主徴とする疾患で，悪性黒色腫の発生に注意を払う必要がある．

d. 血管腫を伴う母斑（血管母斑症）

（1）単純性血管腫を伴う母斑症

i）スタージ-ウェーバー（Sturge-Weber）症候群 顔面に生じた単純性血管腫に同側の軟脳膜血管腫を合併したもので，血管腫は顔面の三叉神経第1枝および第2枝領域に生じ，通常片側性である．脈絡膜血管腫をしばしば合併し，緑内障あるいは牛眼が血管腫と同側の目に生じ，時に失明に至る．大脳皮質の萎縮，石灰沈着などにより，癲癇が75〜90％の症例にみられ，知能発育遅延など神経症状を伴う．これらの神経症状は約半数の症例で幼時期より存在し，20歳以降に発症することはまれである．

ii）クリッペル-ウェーバー（Klippel-Weber）症候群 本症は生下時〜幼時期に四肢片側性の

単純性血管腫で始まり，やがて患肢の骨，軟部組織の肥大延長をきたすものをいう．しばしば静脈瘤を合併する．上肢よりも下肢に好発し，患肢の多汗や疼痛を伴うことが多い．

（2） 海綿状血管腫を伴う母斑症

ⅰ）青色ゴム乳首様母斑（blue rubber-bleb nevus）症候群

乳首様の血管腫が躯幹，上肢や口唇，舌，陰茎などに単発あるいは多発する．被覆表皮に多汗がみられたり，圧痛ばかりでなく自発痛（特に夜間）を訴えることがある．同時に消化管，特に小腸の粘膜下に血管腫が多発し，消化管出血や腸重積をきたすことがある．

（2） マフッチ（Maffucci）症候群

幼児期になり体幹，四肢，口唇に柔らかい青色調の小血管腫が多発し，手足では葡萄の房状となることもある．同時に軟骨形成不全症（特に手足に骨に付着した硬い結節（軟骨腫）が多発）を合併し，高度の骨変形と病的骨折がみられる．

〔渡辺晋一〕

文 献

1) 大西誉光・渡辺晋一：点状集簇性母斑．*Visual Dermatology* **2**: 1162-1164, 2003
2) 渡辺晋一：皮膚科におけるレーザー治療の基本原理．日レ医誌 **27**: 315-326, 2007
3) 渡辺晋一：太田母斑/太田母斑様色素斑．美白戦略―しみ・くすみを消し，美しく白い肌をめざす（宮地良樹・松永佳世子・宇津木龍一編），p55-60，南江堂，東京, 2006
4) Watanabe S, Nakai K, Ohnishi T: Condition known as 'dark rings under the eyes' in the Japanese population is a kind of dermal melanocytosis which can be successfully treated by Q-switched ruby laser. *Dermatol Surg* **32**: 785-789, 2006
5) 渡辺晋一：血管腫、血管腫を伴う母斑．小児科診療 **60**: 632-639, 1997

9.13 皮膚の悪性腫瘍

1) 日光角化症

a. 概念
長期にわたる日光曝露（特に中波長紫外線）による表皮内癌である．中波長紫外線により表皮基底層の角化細胞核内DNAが損傷を受けることが原因とされている．

b. 臨床像
高齢者の顔面や手背に紅斑がみられ，一部が角化している（図9.105）．白人や色の白い黄色人種にはしばしば多発する（図9.106）．

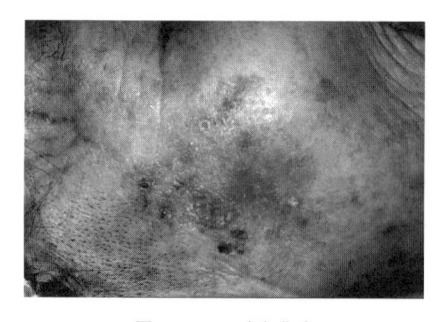

図9.105 日光角化症
左頬部．不規則で淡い紅斑局面の一部が「かさぶた」状に角化している．

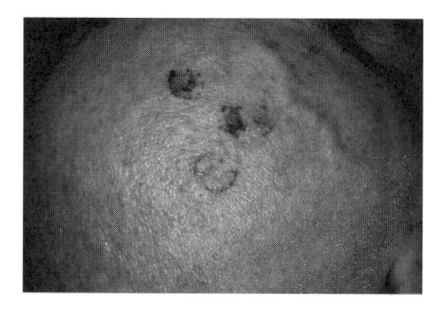

図9.106 日光角化症
頭部．白人例，元海軍勤務．円形の淡紅斑局面が3つみられる（紫色でマークしてある）．上の2つははっきりした角化，下の1つは不明瞭な角化がみられる．

c. 病理組織
表皮基底層に異常角化細胞がみられる．毛包や汗腺は通常保たれる．真皮に日光弾性線維変性とともに炎症性リンパ球浸潤がみられる．

d. 治療
外科的治療が原則である．病変が小さい場合（φ10 mm程度）は単純切除でもよいし，真皮上層までメスで削ぎ落とし開放創とするのでもよい．それを超えると局所皮弁形成や植皮による再建が必要なことが多い．採皮は日光非裸露部から行うことが望ましい．広範囲に多発する症例には液体窒素圧抵，炭酸ガスレーザーが用いられる．また抗癌剤である5-FU軟膏の外用も行われる．

e. 解説
60歳以上の高齢者の日光裸露部（顔面，頭髪の少ない症例では頭部，手背，前腕）に多くみられる．大きさはφ10～30 mm程度である．性差はない．職業的な日光曝露歴（農業や漁業など）が参考になる．しばしば湿疹と誤診されている．湿疹と異なり，かゆみはあっても軽度であり，病変部位は移動せず，ステロイド剤や抗ヒスタミン剤外用は無効である．病名のとおり「日光」裸露部に生じ，図示したとおり程度は様々であるが，かさかさした「角化」が特徴的である．また周囲に紅斑を伴うことも診断の助けになる．白人では黄色人種と比べ，しばしば多発する．自覚症状が乏しいため治療に協力を得られないことも多い．長期にわたり表皮内癌の状態でとどまっているが，放置していると表皮内癌から真皮や皮下組織への浸潤癌へと進行し，有棘細胞癌としての治療が必要となる．浸潤癌になる前に治療を行うことの重要性を理解していただくようにしたい．

2) Bowen病

a. 概念
表皮角化細胞の癌化による表皮内癌である．病変部は基底層を除く表皮全体に及ぶ．表皮基底細胞の癌化である日光角化症と異なり，Bowen病は基底細胞以外の表皮角化細胞の癌化ととらえるとよい．

b. 臨床像
境界明瞭な円形，類円形，ないし不整形の褐色調の局面であり，角化を伴い，色調が不均一である（図9.107）．角化の程度は様々で，症例によって多発することもある（図9.108）．表現形は多彩である．こちらは類円形で黒色痂皮を伴っている（図9.109）．

c. 病理組織
表皮全層に異型な表皮角化細胞がみられる．表皮が肥厚していることが特徴であり，数個の細胞が集簇している像や，表皮内で角化している像がみられる．日光角化症と異なり，しばしば毛包や汗腺も侵される．表皮基底細胞の癌化である日光角化症では表皮の下層に変化がみられるが，Bowen病では全層性（しばしば基底細胞は正常に見えることが多い）であることが異なる．基本的には表皮内癌であり真皮内への浸潤，増殖はみられない．

d. 治療
外科的治療が原則である．一期的に縫い寄せられる大きさであれば単純切除・縫縮でよい．大きいものは局所皮弁形成や植皮による再建が必要になる．広範囲に多発する症例には液体窒素圧抵，炭酸ガスレーザーが用いられる．また抗癌剤である5-FU軟膏の外用も行われる．

e. 解説
中高年の四肢，躯幹にみられる．単発例では原因不明のことが多いが，外陰発生例ではHPV（human papilloma virus，ヒトパピローマウイルス）の関与が考えられている．多発例では井戸水やサルバルサン（砒素化合物）による慢性砒素中毒の関与が疑われ，またしばしば内臓悪性腫瘍を合併することが知られている．多発例では内臓悪性腫瘍の検索を行っておいた方がよいだろう（血中腫瘍マーカ，胸腹骨盤部CTスキャンなど）．進行は非常に緩徐であるが，放置していると浸潤癌（Bowen癌）となり，有棘細胞癌と同じ治療が必

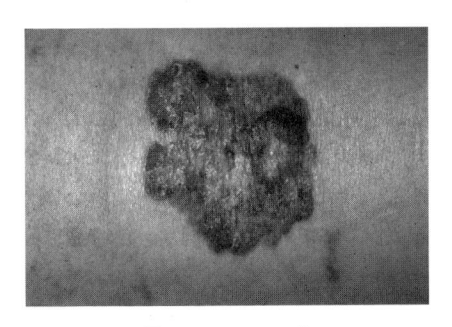

図9.107 Bowen病
背部．不整形の紅斑局面がみられる．茶褐色調，脱色素斑を混じる．一部角化を伴っている．境界は鮮明である．

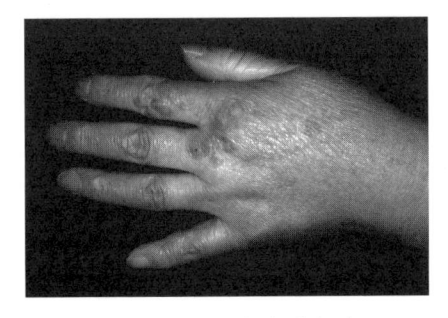

図9.108 Bowen病（口絵参照）
手背．不整形の浸潤性紅斑が多発している．角化はわずかである．この症例では砒素の曝露歴があった．

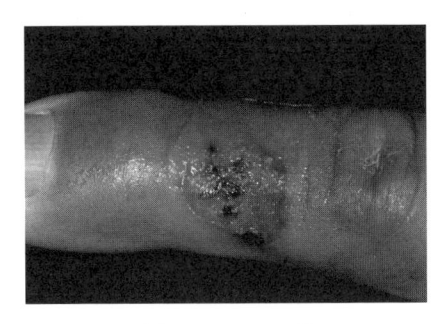

図9.109 Bowen病
右小指指背．爪甲大の浸潤性紅斑内に，茶褐色の角化と黒色の痂皮を混じている．

要になる．Bowen 病もしばしば慢性湿疹や貨幣状湿疹，尋常性乾癬と混同されやすい．判断が難しい場合は皮膚生検が必要かつ有用である．陰茎亀頭などの粘膜部に生じた場合，ケイラット紅色肥厚症（Queyrat erythroplasia）と呼ばれるが，Bowen 病と同義である．

3） Paget 病

a. 概　念

表皮内に限局したアポクリン汗腺性の腺癌である．病因は不明である．ここでは乳房外皮膚（外陰部）に生じた Paget 病について述べる．

b. 臨床像

外陰部に生じる類円形ないし不整形の紅斑局面である．びらんや角化を伴うこともある（図 9.110）．放置していると進行し，結節を生じてくる（図 9.111）．この状態になると Paget 癌と呼ばれる．女性例も示す（図 9.112）．軽度の浮腫性変化および角化を伴っている．膣，尿道粘膜側での病変と健常部の境界は非常に不明瞭である．しばしば局面内ないし周辺に小指頭大の色の抜けた「脱色素斑」を伴うことがある（図 9.112 中の矢印）．ここにも腫瘍細胞は存在する．肛門周囲にも生じることがあり（図 9.113），特に肛囲 Paget 病と呼

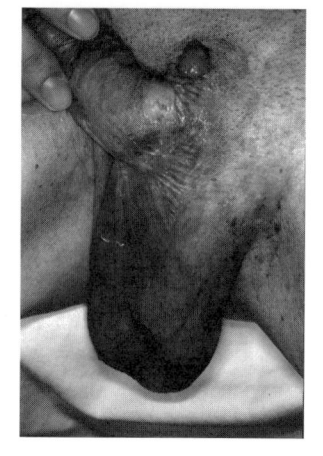

図 9.111　外陰 Paget 癌
外陰部（男性）．恥丘部，陰嚢，陰茎に不整形の紅斑局面がみられる．恥丘部に紅斑局面内に紅色結節が生じている．

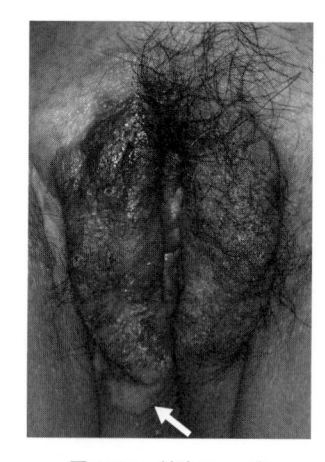

図 9.112　外陰 Paget 病
外陰部（女性）．大陰唇，小陰唇に対称性に浮腫性紅斑がみられる．背部側の皮膚は一見正常に見えるが脱色素斑がみられた（矢印）．

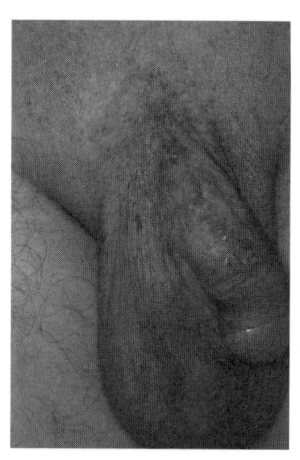

図 9.110　外陰 Paget 病
外陰部（男性）．恥丘部，左陰嚢，陰茎に紅斑局面がみられる．茶褐色調を混じ，一部鱗屑，痂皮を付着する．

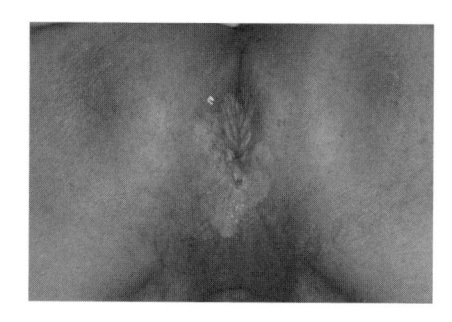

図 9.113　肛囲 Paget 病
外陰部（男性）．肛門周囲に白色調を混じる紅斑局面がみられる．境界は明瞭である．

ぶこともある．やはり直腸粘膜側の境界は不明瞭である．

c. 病理組織

細胞質が明るく大きい Paget 細胞が，個々ないし胞巣を形成して表皮内に増殖している（図9.114）．また毛包や汗腺上皮に沿っても増殖する．Paget 細胞はムチンに富んでおり，PAS 染色や Alcian Blue 染色によく反応する．免疫組織学的には腫瘍細胞の細胞の多くが CEA（胎児性癌抗原）染色陽性である（図9.115）．また GCDFP-15（gross cystic disease fluid protein）染色陽性でもあることなどからアポクリン汗腺性の腺癌と考えられている．

d. 治療

外科的治療が原則である．腫瘍の境界が不明瞭であることが多いため，水平方向に十分マージンをとって切除することが重要である．一方，深部方向には入り込んだ毛包まで取りきればよいので，脂肪織浅層まで切除すれば十分である．直腸粘膜側，特に女性では尿道側，膣側の断端は非常に不明瞭であるので，術前ないし術中に粘膜生検を行い，病変の広がりを評価することもある．大腿部からの植皮による再建がよく用いられている．

e. 解説

中高年に好発し，外陰部 Paget 病の名前のとおり外陰部に生じる．時に腋窩にも同時に生じることがある．進行は非常に緩徐でしばしば長い経過をとる．難治性の湿疹や白癬と誤診されたり，部位的な問題で恥ずかしがり医療機関受診を遅らせてしまうことがよくある．自覚症状に乏しいことも特徴のひとつである．迷った場合は，病変部からの皮膚生検をすべきである．Paget 病に二次的に湿疹性変化が加わったり，白癬菌が増殖することもあるので，湿疹の治療を行って多少効果があったり，白癬菌を検出できたからといって安易に Paget 病を除外すべきではない．組織学的な変化は上記のように特徴的であり，診断はつけやすい．Paget 病はほかの皮膚癌と異なり，複数病変が多中心性に（同時期多発的に）生じることが多いので，剃毛をした上でじっくり観察して病変部の範囲を見誤らないようにすることが大切である．Paget 細胞が表皮内に限局しているときは上記のとおり「Paget 病」と呼ばれ外科的治療により予後は良好である．一方進行してくると表皮から真皮内に Paget 細胞が浸潤し，「しこり」（結節）を形成してくる．この状態を「Paget 癌」と呼び，進行癌である．Paget 細胞は真皮内のリンパ管に進入し，まず所属リンパ節（外陰の場合は左右の鼠径リンパ節）へ転移を起こし，さらに深部のリンパ節へ転移を起こす．進行すると癌性リンパ管症を生じたり，肝や肺に転移がみられるようになる．Paget 癌になると外陰病変部の治療だけでなく所属リンパ節郭清が必要になる．進行例には放射線療法や化学療法が用いられるが，Paget 細胞は放射線に対して感受性が低く，また効果の高い化学療法は今のところ定まっていない．タキサン

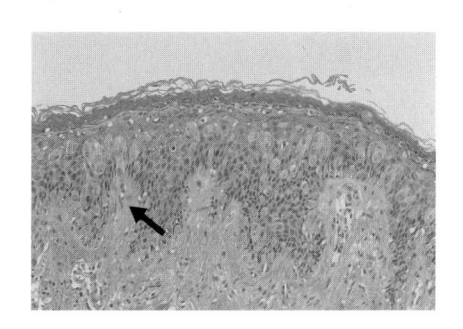

図 9.114 病理組織（外陰部 Paget 病）
HE 染色像．胞体が大きく，細胞質が明るい Paget 細胞が表皮内で集塊をなしつつ増殖している（矢印）．真皮内にはみられない．

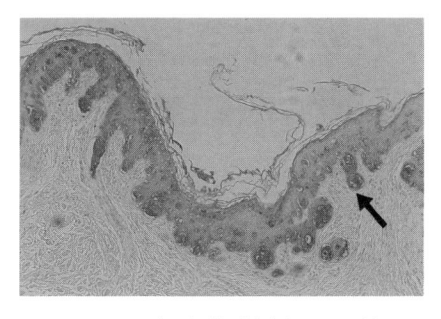

図 9.115 病理組織（外陰部 Paget 病）
CEA（胎児性癌抗原）染色像．Paget 細胞が赤紫色に染色されている（矢印）．

系抗癌剤（タキソテール®など）の使用が始まっているところである．Paget病の予後は比較的良好であるが，Paget癌で特に両側鼠径リンパ節転移をきたした場合の予後は平均1年以内と非常に悪くなる．できるだけ「Paget病」の段階で治療を開始すべきである．

4）基底細胞癌

a．概念

毛芽細胞様（基底細胞様）の小型細胞からなる皮膚に生じる過誤腫である．病名は「基底細胞癌」であるが，基底細胞の癌化ではない．腫瘍細胞が「基底細胞様」に見えるために「基底細胞癌」と呼ばれる．「基底細胞上皮腫」と呼ばれることもあるが，「基底細胞癌」と同義である．

b．臨床像

中高年の顔面に好発する．様々な形態をとるが，典型例（結節型）は漆黒調でほくろのように見える小結節の形をとる（図9.116, 9.117, 9.118）．ダーモスコピーを用いてよくみると黒色小結節が中央ないし辺縁に集簇している．また様々に拡張した毛細血管が交通している様子がみられることもある．しばしば病変中央部が潰瘍化する（図9.119, 9.120）．他に臨床形態により表在型，Pinkus型，斑状強皮症型に細分類される．

c．病理組織

表皮と連続性に基底細胞類似の小型でやや異型な細胞が浸潤性に増殖している．細胞は胞巣を形成しつつ増殖し，周囲の結合織との間に空隙（裂隙）がみられることが特徴である．

d．治療

外科的治療が原則である．顔面に生じることが多いが，小型の場合が多く，切除後，局所皮弁術で再建が可能である．表在型で病変が小さい場合は真皮上層までメスで削ぎ落とし開放創とするのでもよい．

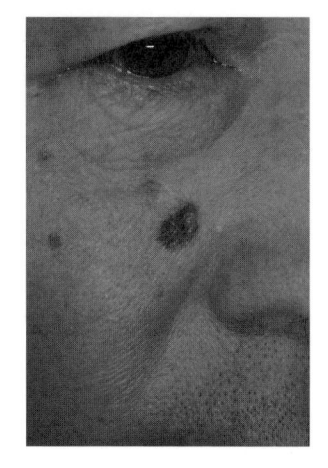

図9.116　基底細胞癌（結節型）
右頰部に漆黒調の境界明瞭な結節がみられる．

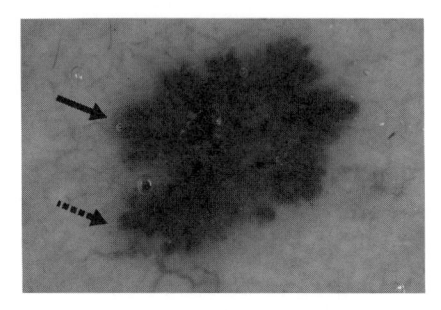

図9.117　基底細胞癌（結節型）
ダーモスコピー像．結節周辺はカエデの葉状（maple leaf appearance）に見える（矢印）．様々な太さの毛細血管が透見でき，互いに連絡している（arborizing vessels）（点線矢印）．

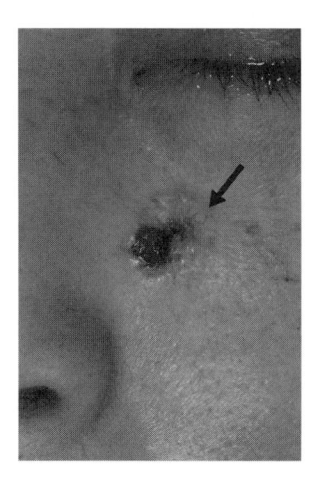

図9.118　基底細胞癌（結節型）
右頰部に茶褐色の境界不明瞭な結節がみられる．

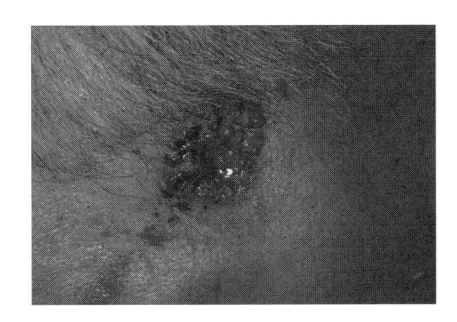

図9.119 基底細胞癌（潰瘍型）
左頬部．血痂を付着しており，一見「きず」に見える病変．周囲は堤防状に軽度隆起している（矢印）．この部分も病変部である．

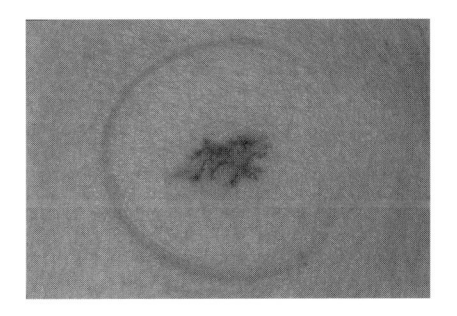

図9.120 基底細胞癌（結節潰瘍型）
右頬部．いぼ状の黒色結節の中央が潰瘍化し，血痂を付着している．

e. 解　説

中高年の頭頸部，顔面，特に胎生期の顔裂線上に生じやすい．「ほくろ」や「治りにくい傷」と誤診されていることがしばしばある．典型例は診断が容易であるが，図示したとおり表現形は多彩である．単なる「きず」にしか見えないこともしばしばある．迷った場合は生検を行い，確定診断をつけるべきである．近年ダーモスコピーの普及により，病変部を細かく観察でき，より診断が容易になった．基底細胞癌は毛芽由来の腫瘍と考えられ，未分化な腫瘍であると考えられている．日光角化症，Bowen病，Paget病と異なり腫瘍胞巣が真皮内に入り込んでいるので表皮内癌ではなく浸潤癌である．ところがほかの浸潤癌と比べて，遠隔転移は非常にまれで生命予後は良好である．とはいえ局所破壊能が高く，左右や深部へ進行していき，特に眼囲に生じた場合は眼窩内に浸潤して失明することもある．顔面にほかとは様子の違う「ほくろ」や治りの悪い「きず」が生じたら，皮膚科専門医の診察を早めに受けるべきである．

5）有棘細胞癌

a. 概　念
皮膚の表皮角化細胞の癌化による浸潤癌である．

b. 臨床像
外方増殖が顕著な結節型と，深部の浸潤性増殖が顕著な潰瘍型に大別される．結節型はカリフラワー状と称される特徴的な結節状の硬い腫瘍塊である（図9.121, 9.122）．びらん，出血などを伴う．また角化壊死物質が著明になると悪臭を放つ．潰瘍型は肉芽様にも見える難治性潰瘍である（図9.123）．浸潤能が高くしばしば皮下組織である筋，骨へ浸潤している．

c. 病理組織
癌化した角化細胞の集塊がみられ，核分裂像，癌真珠（同心円状の角質塊）に代表される異常角

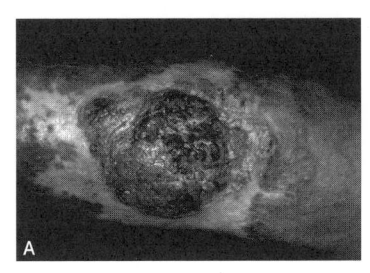

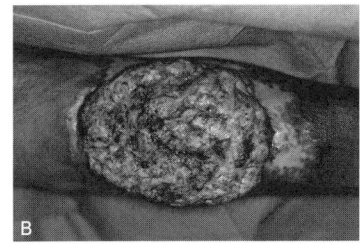

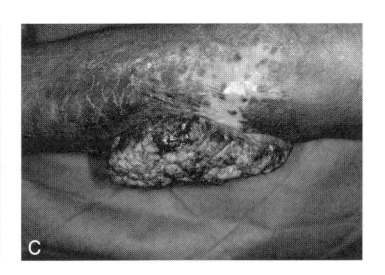

図9.121 有棘細胞癌
左下腿屈側．(A) 幼少期に熱傷を受傷し，数十年後紅色肉芽様に隆起してきた．(B, C) 治療の必要性を説明するが拒否し来院しなくなった．3か月後受診．カリフラワー状に隆起し，白苔を付着し，強烈な臭気を放っていた．鼠径部リンパ節も累々と腫張していた．

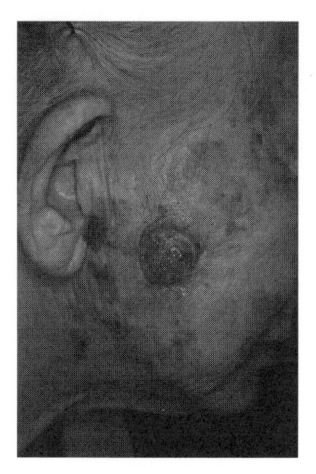

図 9.122　有棘細胞癌
右頬部．ドーム上に盛り上がる紅色結節．周囲に軽度の角化を伴う紅斑が多発しており，日光角化症が前駆病変として存在していたと推察される．

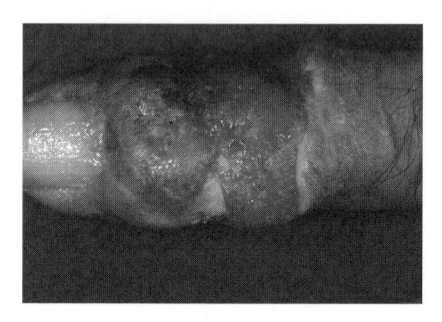

図 9.123　有棘細胞癌
右示指．指背に潰瘍性病変があり，病変内に紅色肉芽様結節がある．X 線画像上，骨浸潤があった．

化像（表皮内や真皮内で角化が起こってしまう）を伴っている．これらの細胞は真皮，皮下組織へ浸潤している．日光角化症や Bowen 病が前駆病変としてある場合は，それらの性質（前述）を併せもつこともある．

d．治　療

外科的治療が主体である．腫瘍塊から広さ，深さともに十分マージンをとって切除する必要がある．全身麻酔下で行われることが多く，植皮による再建がよく行われている．進行例で所属リンパ節腫脹を伴う場合はリンパ節郭清も行われる．放射線に感受性が高く，またペプロマイシンや，シスプラチンとアドリアマイシン併用などの化学療法も有効である．これらは術後のみならず，腫瘍の縮小を図るために術前に用いられることもある．

e．解　説

有棘細胞（表皮角化細胞）が癌化し，浸潤癌になっているものを有棘細胞癌と呼ぶ．角化の著明なもの（高分化型）よりも角化が乏しいもの（低分化型）の方がより悪性度が高い．臨床的には大型で不整形で硬い紅色肉芽様ないしカリフラワー状の結節性病変としてみられることが多い．進行すると壊死を起こし，強烈な臭気を放つ．前述したとおり日光角化症や Bowen 病が前駆病変となりうる．慢性放射線皮膚障害，熱傷や外傷後の瘢痕が発生母地となりやすい．これらの病変部に「しこり（結節）」や「治りにくい傷」が生じたときは注意が必要である．有棘細胞癌が生じた場合，腫瘍のみならず発生母地も可及的に切除することが望ましい．前駆病変や発生母地から Bowen 癌や瘢痕癌の名称が使用される場合もあるが，本質的には有棘細胞癌とかわらない．リンパ行性に転移することが多く，リンパ管内に腫瘍細胞が進入し，所属リンパ節で増殖する．さらに進行すると肺などへの血行性転移を生じてくる．血中 SCC（有棘細胞癌）抗原が腫瘍マーカとして有用であるが，進行してこないと有意な上昇はみられない．

6）悪性黒色腫

a．概　念

一般に「ほくろの癌」と呼ばれている．皮膚に存在しメラニンを産生する色素細胞（メラノサイト）が悪性化した腫瘍である．

b．臨床像

臨床型（経過や発生部位，形態）から Clark らは次の 4 型に分類した．本邦でもそれに準じた分類がなされている．

（1）　**LMM**（lentigo maligna melanoma，悪性黒子型）

高齢者の顔面に好発する，不規則で濃淡も不整な黒褐色斑である（図 9.124）．表皮内癌の状態で

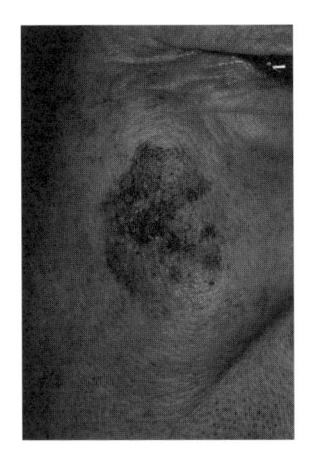

図9.124 悪性黒色腫（悪性黒子型）
頬部．濃淡が不整な茶色〜黒色までの色素斑．辺縁は明瞭．黒色調の強い部分は浸潤を触れる．

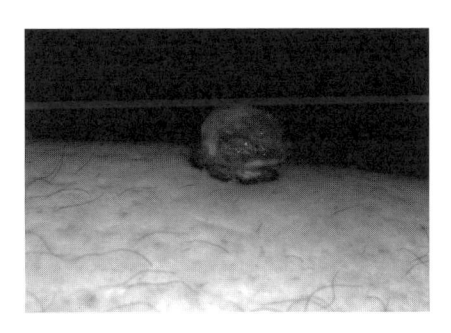

図9.125 悪性黒色腫（表在拡大型）
左大腿．黒色色素斑がみられ，一部が有茎性に隆起している．

10〜数十年にわたり水平方向に緩徐に拡大増殖する（この状態を特に「悪性黒子」と呼ぶこともある）．その後，垂直方向へ真皮に浸潤増殖していく．紫外線曝露との関連が疑われている．

(2) **SSM**（superficial spreading melanoma, 表在拡大型）

躯幹，下肢に好発する，不規則で濃淡不整な黒褐色斑である．進行するとやはり垂直方向へ浸潤増殖していき，結節や潰瘍を形成する（図9.125）．白人に多い型であるが，本邦でも報告が増加している．悪性黒子型よりも水平方向への増殖期間が短く，好発年齢がやや若い．

(3) **ALM**（acral lentiginous melanoma, 末端黒子型）

50代以上の足底，爪部，および手掌に好発する，不規則で濃淡不整な黒褐色斑である．白人に少なく，日本人に多い．水平方向へ数か月から数年にわたり拡大増殖し，その後垂直方向へ浸潤増殖する．特に爪部では縦方向の爪甲色素線条として初発し，次第に周囲皮膚へ拡大し（図9.126），爪甲破壊をきたすようになる．

(4) **NM**（nodular melanoma, 結節型）

臨床的に周囲に黒褐色斑を欠く結節の形をとることが多い（図9.127）．水平方向への増殖がほとんどないか，わずかである．増殖速度は最も速い．

c. 病理組織

表皮内で異型メラノサイトが個別性ないし胞巣を形成しつつ増殖している．メラノソーム（メラニンを産生するメラノサイト内小器官）産生制御が破綻しているため，正常メラノサイトではあまりみられない未熟メラノソームが腫瘍細胞に豊富にみられる．未熟メラノソームに多く含まれるMART-1やgp100/Pmel17（HMB45抗体を用いる）を免疫組織学的に検出することができる．表皮顆粒層から腫瘍最深部までの垂直方向の距離をBreslow's tumor thicknessと呼び，最も重要な予後規定因子である．

d. 治療

腫瘍の厚さ，リンパ節転移の有無，遠隔転移の有無を中心に病期が決定され，それにより治療方針が定まる．悪性黒色腫の細胞は浸潤するとリンパ管に入り，所属リンパ節で増殖する．最初に流れついて増殖する（と推察される）リンパ節をセンチネルリンパ節（前哨リンパ節）と呼ぶ．近年はリンパ節の処置について，センチネルリンパ節生検によって決定されるようになってきた．このリンパ節を検出するには，青色色素やアイソトープを病変部周囲組織に局所注射するとよい．それにより，直視下に青く染まるセンチネルリンパ節を同定できたり，アイソトープが集積したセンチネルリンパ節を見つけることができる（図9.126(c)）．

① **病期0〜2**（臨床的に所属リンパ節が腫大していない）：原発巣を切除する．センチネルリンパ節生検を行うこともある．センチネ

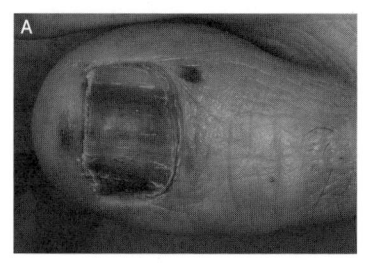

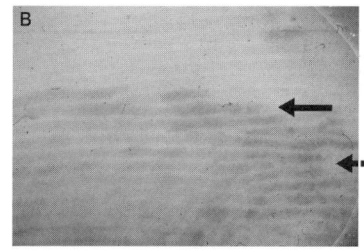

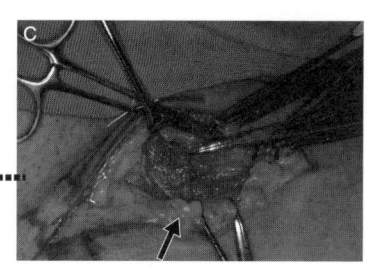

図9.126 悪性黒色腫（末端黒子型）（口絵参照）
右爪部．（A）濃淡不整な茶色〜黒色の爪甲色素線条がみられ，後爪郭，趾尖部にも色素斑がみられる．（B）ダーモスコピー像．皮丘（矢印）に茶褐色調がみられるが，皮溝（点線矢印）にはみられない．（C）センチネルリンパ節生検術中所見．センチネルリンパ節が青染している（矢印）．

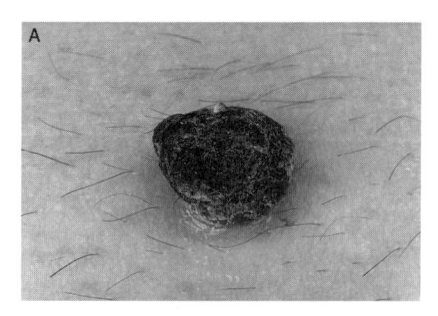

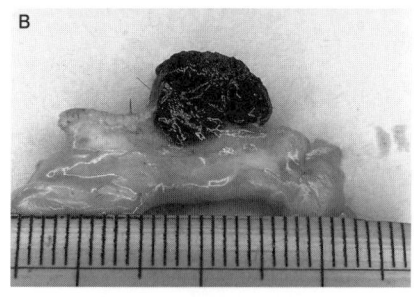

図9.127 悪性黒色腫（結節型）
（A）色素斑を伴わない黒色結節である．（B）切除標本の割面．中央部が皮下脂肪層にまで浸潤している（虎の門病院大原國章副院長原図）．

ルリンパ節に転移がみられた場合は，所属リンパ節の郭清を行う．
② **病期3**（臨床的に所属リンパ節が腫大している）：原発巣を切除する．さらに所属リンパ節郭清を行う．
③ **病期4**（他臓器に転移がある）：全身状態を考慮しつつ，原発巣，転移巣の切除を行う．
病期2以上ではダカルバジン®を中心とした化学療法を行い，進行例（病期3の一部と病期4）ではさらにシスプラチンを併用する．また本邦では補助療法としてインターフェロン（IFN）βを用いている．

e．解説

悪性黒色腫はメラノサイト由来の悪性腫瘍であり，非常に転移しやすい悪性度の高い腫瘍である．大部分は皮膚に生じるが粘膜，眼，脳に生じることもある．日本人20万人あたり年間2名程度罹患するといわれている．悪性黒色腫は皮膚に沿って水平方向に増殖した後に，増殖能の高い細胞のクローンが生じ，垂直方向（皮下）へ増殖しリンパ管や血管に侵入し，遂には転移を起こす．臨床的に明らかな症例（リンパ節転移陽性例など）は診断が容易であるが，早期病変は診断が非常に難しい．黒褐色色素性病変は常に悪性黒色腫の可能性を念頭におくべきである．現場でよく問題になるのは，色素性母斑（ほくろ）と呼ばれるメラノサイトの良性腫瘍と悪性黒色腫との鑑別である．近年ダーモスコピーの普及および症例の蓄積により，特に手掌・足底では良性，悪性の区別がより容易につけられるようになった．手掌・足底では丘（皮丘）と溝（皮溝）とで紋理が形成されている．ダーモスコピーを用いると皮溝，皮丘の様子を観察できる．典型的な色素性母斑だと皮溝優位に色素沈着がみられ，悪性黒色腫（末端黒子型）だと皮丘優位である（図9.126（b））．

悪性黒色腫はリンパ節転移をきたしやすく，さらに血行性転移をきたすこともある（肝臓，脳，肺へ転移する）．これらの評価のために超音波診断，CTスキャン，MRIが用いられ，さらに近年高感度に病変を描出できるとして，PETが有望視されている．しかしながら疑陽性や大きな病変の検出失敗がときにみられるのである．複数の診断法による総合的判断が必要である．本邦では保

険適応外であるが，メラニン中間産物の 5-S-CD（5-S-cystenyl dopa）の血中濃度を腫瘍マーカとして経過観察に用いている．保険適応内でほかに有用な腫瘍マーカのない現在，すみやかな保険適応が望まれる．

悪性黒色腫は必ずしも黒いとは限らず，色素産生能の欠如したより未分化なものもときにみられる（図 9.128）．皮膚科専門医でもしばしば診断に苦慮したり，誤診したりする．頻度は多くないものの，「黒くない悪性黒色腫」があるということを意識しておきたい．

7）悪性リンパ腫

悪性リンパ腫とはリンパ球性細胞が，ある分化段階で悪性化したものをさす．本項では皮膚原発の T 細胞リンパ腫のうちで最も頻度の高い，菌状息肉症について解説する．

a．概　念
菌状息肉症とは皮膚原発の $CD4^+$（ヘルパー）T 細胞リンパ腫である．

b．臨床像
病期の進行に応じて下記の 3 期に分類される．

（1）紅斑期
躯幹や四肢に軽度の落屑，脱色素部位，紫斑を混じる赤褐色の不整形斑状局面が数十年にわたって出没する．この状態を局面状類乾癬と呼ぶこともある（図 9.129）．

（2）扁平浸潤期
赤褐色斑の一部に浸潤（しこり）を触れるようになり，扁平のまま隆起する．小丘疹を混じることもある（図 9.130）．

（3）腫瘍期
扁平浸潤期の皮疹ないしは正常皮膚に，褐色から暗赤色の結節や腫瘤が出現する．この時期になると，リンパ節腫大，肝脾腫，肺や胃への異型リンパ球浸潤，末梢血での異型リンパ球増多がみら

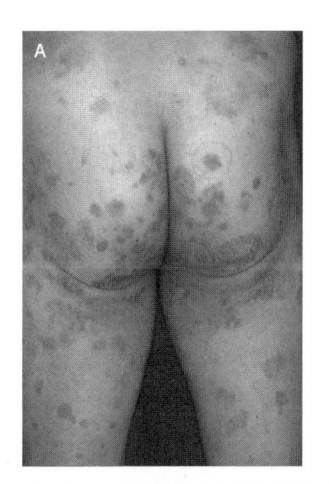

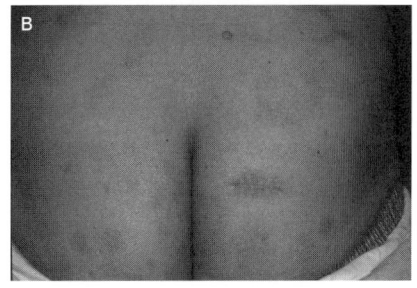

図 9.129 菌状息肉症（紅斑期）
腰背部，臀部．（A）軽度落屑を伴う不整形の紅斑ないし茶褐色斑．（B）ステロイド外用で軽快している．

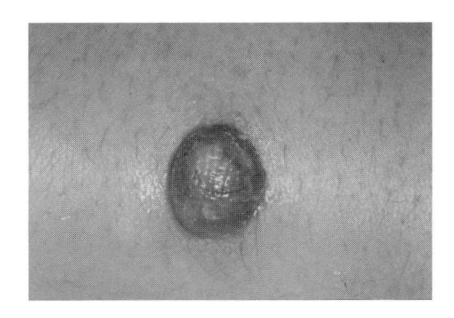

図 9.128 悪性黒色腫（無色素性）
左前腕．紅色肉芽様結節がみられる．これだけの情報では非常に診断が難しい．

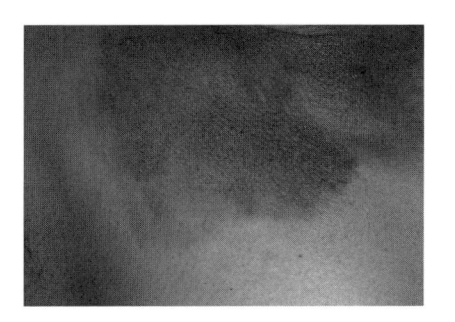

図 9.130 菌状息肉症（扁平浸潤期）
前胸部．浸潤を触れる紅斑局面である．

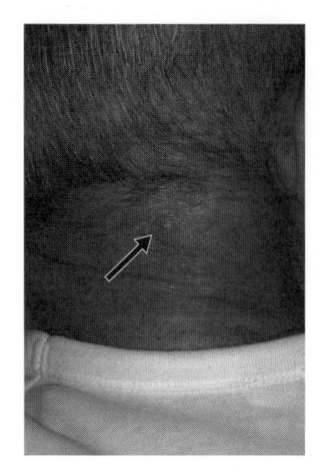

図 9.131 菌状息肉症（腫瘍期）
後頸部，硬い結節を触れるようになる．

れるようになる（図 9.131）．

c．病理組織
真皮上層から表皮に遊走する異型リンパ球（mycosis cell）を認める．それらが表皮内に集塊を形成すると Pautrier（ポートリエ）微小膿瘍と呼ばれ，菌状息肉症に特異性が高い所見である．

d．治療
紅斑期や扁平浸潤期には局所療法が主体となる．ステロイド外用（図 9.129（b））および局注，IFN-γ，IFN-α 局注が用いられる．また PUVA 療法（ソラレンの内服ないし外用後 UVA を照射する）や電子線照射も効果的である．腫瘍期には局所療法に加えて，エトレチナート内服や CHOP 療法に代表される化学療法が用いられる．

e．解説
皮膚原発のリンパ腫とは皮膚病変として初発し，その後 3 ないし 6 か月間皮膚以外の臓器に腫瘍細胞の浸潤がみられないものである．菌状息肉症は皮膚原発の T 細胞リンパ腫の代表的病型である．中年以降に多く，進行は緩徐である．紅斑期では自覚症状に乏しい湿疹様の皮疹が出没したり，ステロイド外用により多少なりとも軽快するので，慢性湿疹やアトピー性皮膚炎などと誤診され，確定診断に至るまで長い時間が経過することがある．診断には皮膚生検が必要である．検査値上，細胞性免疫能の低下，血清 LDH，sIL-2 R，IgA，IgE 高値がみられる． 〔帆足俊彦〕

文 献
1) 上野賢一: 皮膚科学第 8 版，金芳堂，京都，2002
2) 荒田次郎監修，西川武二ら編: 標準皮膚科学第 7 版，医学書院，東京，2005

9.14 皮膚付属器（汗管，毛包，爪）の病気

1）腋臭症（わきが）

体臭が強くて不快に感じられる状態を臭汗症と呼び，これが腋窩に認められるものを腋臭症という．

a. 病因，病態生理

アポクリン汗腺の分泌物と表皮の細菌叢が主な原因である．アポクリン汗自体は無臭であるが，分泌後に皮膚表面の細菌によって脂肪酸に分解されるために，悪臭を生じる．特に，ブドウ球菌による低級脂肪酸への分解が，臭いに関与すると考えられている．年少時には少ないが，アポクリン汗腺が発達する思春期以降に認められる．腋窩は，通気性が不良でアポクリン汗の分泌が多いために，臭いを生じやすい．遺伝傾向がある．

b. 症状

腋窩に悪臭を認める．運動時や夏期などで発汗が多いとき，不潔にしているときなどに，症状が顕著となる．*Corynebacterium* 属の菌塊が腋毛に固着して生じる黄菌毛や，軟耳垢を伴うこともある．

c. 治療

必要以上に体臭に敏感な場合が多々あるので，患者の訴えを鵜呑みにしない．腋窩にガーゼを数分間挟んでもらい，その後，ガーゼに悪臭を認めるかを確かめる方法もある．基本的には，腋窩を清潔にすることと，通気性を保つことが重要になる．発汗・細菌の分解作用による悪臭の発生には数時間を要するため，発汗後に汗を流すと臭いは生じにくくなる．塩化アルミニウム液やアルコールなどの制汗剤や，殺菌のために抗生物質含有外用薬を使用することもある．根治的には，アポクリン汗腺を外科的に除去する方法がある．

2）汗貯留症候群（あせも）

多量の発汗があり，汗管が閉塞し，汗管内に貯留した汗が汗管周囲の組織に漏出して生じる．汗管の閉塞部位により，以下の3型に分類される．

a. 病因・病態生理

（1）水晶様汗疹

表皮角層で汗管が閉塞し，角層内または角層下に汗が漏出して小水疱を形成する．

（2）紅色汗疹

表皮有棘層で汗管が閉塞し，表皮内に汗が漏出して炎症を生じる．水疱より上部の表皮内汗管は，PAS染色陽性・ジアスターゼ消化抵抗性の物質によって閉塞されている．

（3）深在性汗疹

表皮真皮境界部で汗管が閉塞・破綻し，真皮内に汗が漏出して生じる．紅色汗疹と同様のPAS染色陽性物質によって，下部の表皮内汗管が閉塞されている．紅色汗疹を繰り返すことにより発症する．

b. 症状

夏期や高温の環境下で生じる．乳幼児は，成人と比べて発汗量が多いので，発症しやすい．

（1）水晶様汗疹

多量の発汗後，直径1mmほどの水晶様光沢を有する透明な小水疱が，体幹や四肢屈側に多発する．水疱は容易に破れ，自覚症状はない．

（2）紅色汗疹

多量の発汗後，直径1～数mm程度の紅斑性小水疱や紅色小丘疹が，体幹・四肢屈側に多発する．瘙痒や刺激感を伴う．細菌感染が加わると膿疱化する（膿疱性汗疹）．

(3) 深在性汗疹

熱帯地方や高温環境下での勤務が続く場合に発症する．皮膚色・蒼白色の扁平丘疹が集簇・多発する．瘙痒はない．ときに，熱射病の症状を伴うことがある．しかし，日常診療で遭遇することはほとんどない．

c. 治　療

高温多湿の環境を避けることが重要である．衣類や室温を調節して，涼しい環境を保つ．発汗後の入浴・シャワー浴も有効である．水晶様汗疹は放置してよい．1〜数日で自然治癒する．炎症を伴った紅色汗疹には，ステロイド外用薬を使用する．細菌感染を認める場合には，内服抗生物質を投与する．

3) 尋常性痤瘡（にきび）

脂腺性毛包が侵される疾患で，面皰が基本病変となり，炎症が惹起されていく．

a. 病因，病態生理

脂腺と毛器官は，多くは一体となって存在し，毛包脂腺系を構成する．毛包脂腺系の種類として，脂腺性毛包（図9.132），終毛性毛包，軟毛性毛包があるが，痤瘡は脂腺性毛包にできる[1]．脂腺性毛包では，終毛性毛包に比べて毛器官が痕跡的であるのに対し，軟毛性毛包に比べて脂腺がきわめてよく発達している（図9.132）．

痤瘡の病因として，脂腺からの皮脂分泌の亢進，皮脂の貯留，毛包漏斗部の角化異常，*Propionibacterium acnes*（*P. acnes*）の増殖とそれによる炎症の惹起が挙げられるが（図9.133），脂腺性毛包は構造的・機能的にそれらをきわめて起こしやすくなっている[1]．思春期に増加する男性ホルモンの分泌に伴って脂腺が増大し，多くの皮脂を産生・分泌する．脂腺性毛包の毛包漏斗部が上皮の過角化を起こして閉塞し，毛包内に皮脂や角質塊の貯留を生じて囊腫状となり，面皰が形成される．脂腺性毛包は深くて広い毛包内腔を有するので，多量の皮脂が貯留して，好脂性の*P. acnes*の生育

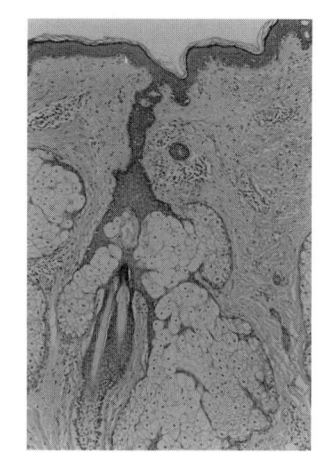

図9.132 脂腺性毛包
（52歳，男性，前額，ヘマトキシリン-エオジン染色）

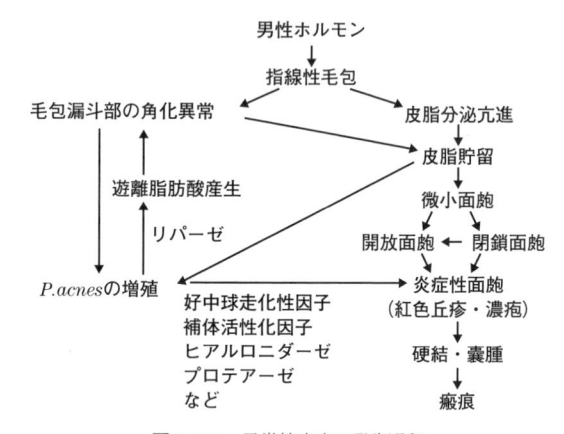

図9.133 尋常性痤瘡の発生過程

に好条件となる．さらに，皮脂分泌の亢進と毛包の閉塞は嫌気状態を形成し，嫌気性の*P. acnes*の増殖に最適な条件になる．*P. acnes*は，好中球走化性因子，補体活性化因子，ヒアルロニダーゼ，プロテアーゼなどの炎症誘発物質を産生する因子となる[2]．好中球走化性因子は特に重要で，それによって毛包周囲に遊走してきた好中球が，活性酸素やライソソーム酵素を放出して面皰壁を破壊する[2]．壁が破綻すると，その内容物が炎症をさらに進展させる．

b. 症　状

顔面，胸背部に好発する．顔面では，前額部，頰部，口囲，顎骨部に生じやすい．脂漏を伴うことが多い．通常，瘙痒はない．

(1) 皮　疹

面皰，紅色丘疹，膿疱，硬結，囊腫，瘢痕などが様々の程度に混在し，皮疹は多彩である（図9.134）．

ⅰ）面　皰　毛包内に皮脂や角質の塊がたまったもので，痤瘡の初発疹である．炎症を伴わない．肉眼ではわからない微小面皰から始まり，数か月を経て，閉鎖面皰（白色面皰）から開放面皰（黒色面皰）または炎症性面皰（紅色丘疹・膿疱）へと移行する．閉鎖面皰は肉眼的に毛孔の開口がなく，白色小結節として認められる．開放面皰では毛孔が開大し，そこに黒色点状物を認める．

ⅱ）紅色丘疹，膿疱　面皰に $P.\ acnes$ が関与して炎症を生じると，紅色丘疹や膿疱が形成される．紅色丘疹は毛孔一致性の小隆起で，軽度の圧痛を伴う．膿疱は紅色丘疹の中央に認め，軽度の圧痛・自発痛を伴う．

ⅲ）硬結，囊腫　面皰が完全に閉塞すると，硬結や囊腫を生じうる．面皰壁が破壊されて，炎症がさらに進行すると，硬結となる．暗赤色の結節で，圧痛を伴う．半球状に隆起して波動を伴うものを囊腫という．ゼラチン様または血性の内容物を認める．

ⅳ）瘢　痕　点状や皿状などに陥凹する萎縮性瘢痕と，膠原線維の過度の増生により充実性結節となった肥厚性瘢痕・ケロイドがある．

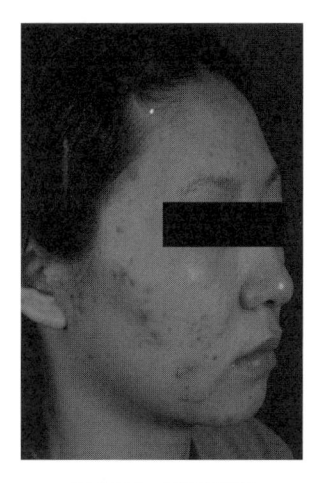

図9.134　尋常性痤瘡
面皰，紅色丘疹，膿疱が混在している．

(2) 病　型

臨床的にいくつかの分類が試みられている．しかし，前述のごとく痤瘡の臨床像は多彩であり，明確に区別はできない．思春期から20歳頃までに多い前額型，20歳以降に多くて炎症性皮疹が目立つ下顎型，月経前に一過性に悪化する月経前増悪型などがある．

c. 治　療

痤瘡は最も一般的な皮膚疾患であるが，放置すると瘢痕化することも多い．痤瘡瘢痕の完全な修復は難しく，患者の精神的苦痛は大きい．したがって，瘢痕を形成しないように病変の進行を制御することが特に重要となる．痤瘡の治療方法を表9.19[3]に示す．

(1) 非炎症性の面皰が主体のとき

軽症例では，スキンケア指導だけでも十分な改善を認める．皮膚表面の過剰な皮脂と，毛孔を閉塞している角栓などの除去を心がける．1日2回程度の石けんによる洗顔を励行し，化粧品を使用するときには油成分の少ない乳液ローションタイプのものにする．日常は可能な限り薄化粧にして，長時間のメークは避ける．アイシャドーや口紅などのポイントメークによって，他者の視線が皮疹に向かわなくなることを理解させる．頭髪や手による物理的な刺激が症状を悪化させるので，痤瘡に接触しない髪型にしたり，無意識的に痤瘡に手で接触することも含めて皮疹に触れないように指導する．規則正しくバランスのとれた食事と十分な睡眠をとり，ストレスの少ない生活をする．便通のリズムも整える．

中等度の痤瘡では，外用療法，面皰圧出，ケミカルピーリングを施行する．以下の外用剤が有効である．硫黄剤は脱脂・角質剝離作用を有し，毛孔を開大させる．イブプロフェンピコノールは，好中球遊走能やリパーゼ産生を抑制する．ビタミンA酸誘導体のアダパレンは，面皰の大きさを縮小させる．アゼライン酸，過酸化ベンゾイルも有効であるが，本邦では承認されていない．グリコール酸やサリチル酸を用いたケミカルピーリングは，毛孔閉塞を解除するために痤瘡の初期病変

表9.19 尋常性痤瘡の治療（文献3を改変）

1. スキンケア	(a) 洗顔
	(b) 化粧
	(c) ヘアスタイル
	(d) 日常生活の注意
2. 外用療法	(a) 抗生物質：クリンダマイシン，ナジフロキサシン，リンコマイシン
	(b) 硫黄剤
	(c) 非ステロイド消炎薬：イブプロフェンピコノール
	(d) 合成レチノイド：アダパレン
	(e) アゼライン酸
	(f) 過酸化ベンゾイル
3. 内服療法	(a) 抗生物質
	テトラサイクリン系：ミノサイクリン，ドキシサイクリン，テトラサイクリン
	マクロライド系：ロキシスロマイシン，クラリスロマイシン
	リンコマイシン系：クリンダマイシン
	ニューキノロン系：レボフロキサシン，スパルフロキサシン，トスフロキサシン
	β-ラクタム系：ファロペネム
	(b) ホルモン薬：プレグネノロン・アンドロステンジオン配合剤，プレグナンジオール
	(c) メトロニダゾール
	(d) 漢方薬：清上防風湯，荊芥連翹湯，十味敗毒湯
	(e) ビタミン剤：B_2，B_6，A，E
	(f) トラニラスト
	(g) イソトレチノイン
4. 理学療法	(a) 面皰圧出
	(b) ケミカルピーリング：グリコール酸，サリチル酸
	(c) ステロイド局注：トリアムシノロン
5. 外科的処置・手術療法	(a) 切開，排膿
	(b) 切除
6. レーザー治療	
7. 光力学療法・青色光療法	

にも有効である．

（2） 多数の紅色丘疹や膿疱を認める（炎症性痤瘡）とき

抗生物質の内服療法が中心である．テトラサイクリン系またはマクロライド系抗生物質の内服が第一選択となる．これらの抗菌薬は，P. acnes に対する抗菌作用だけでなく，好中球遊走能と活性酸素産生をも抑制する．外用抗生物質の併用も有効であるが，ケミカルピーリングを併用するとより高い臨床効果が得られる．

（3） 硬結，囊腫が目立つとき

上記の治療に加えて，外科的治療やステロイド局注を併用する．イソトレチノインの内服が有効だが，本邦では承認されていない．メトロニダゾールの内服は囊腫型に有効とされる．

（4） 瘢痕，ケロイド

ステロイド局注と外科的治療が中心となる．トラニラストの内服が若干有効とされている．

その他，月経前増悪型や月経不順を伴う場合には，ホルモン薬の内服が有効である．

4） 円形脱毛症

突然に円形の脱毛斑が発生する．頭部に多いが，毛が存在するほかの部位にも生じうる．しばしば拡大・融合する．

a. 病因，病態生理

真の病因は不明であるが，遺伝的素因に基づく

自己免疫異常説が有力である[4]．家族内発生率が20〜30％であること，本症を生じた一卵性双生児では2人ともに本症を認める場合が50％以上にも達すること，HLAでは患者に共通する型や発症しやすい型・しにくい型があること，などが報告されている．また，甲状腺疾患や白斑などの自己免疫疾患の合併がしばしばみられること，アトピー素因を有する患者が多いこと，成長期毛根部とその周囲に多くのリンパ球が浸潤していること，血中リンパ球サブセットの比率が異常であること，血中に自己抗体が高頻度に証明されること，ステロイドが有効であること，などが自己免疫異常説を支持している．精神的ストレスが発症に関与していると思われる例も存在するが，その詳細は明らかではない．

b. 症　状

前駆症状や自覚症状はなく，突然に脱毛斑が出現する．円形の脱毛巣を生じる通常型（単発性と多発性，図9.135），頭髪の生え際が帯状に脱毛するophiasis型（蛇行型），ほとんどの頭髪が脱毛する全頭型（図9.136），全身の毛が脱毛する汎発型（全身型）に分類される．脱毛部の症状は，どの型でも同様である．毛の脱落が進行している病変部では，短い切れ毛（切断毛），切断毛のうち根元が細い感嘆符毛，萎縮した毛が毛孔内に塊状となった黒点などの病的毛を認め（図9.137），特

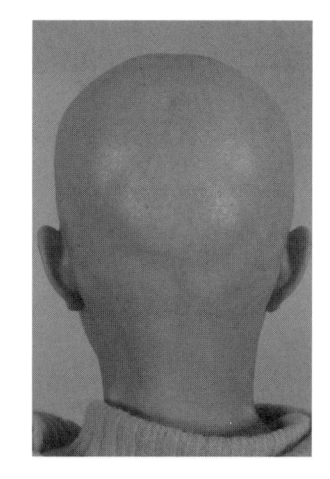

図9.136 全頭脱毛症
ほぼすべての頭髪が脱落している．

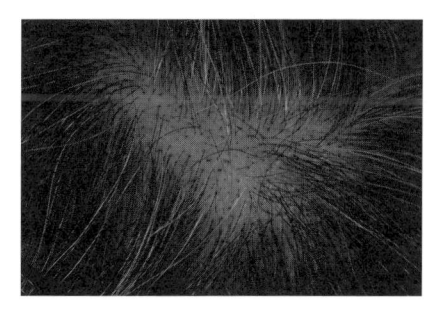

図9.137 病巣部の拡大像
切断毛，感嘆符毛，黒点を認める．

徴的である．周辺の長い毛も易脱毛性である．脱毛が長期にわたる病巣では，少数の萎縮毛を認めたり，無毛だが異常を認めない皮膚表面となる．回復期では，病的毛や易脱毛はなく，脱毛巣の中心より軟毛が出現して次第に伸長する．爪甲の変化も多く，点状陥凹や横溝などがみられる．

c. 治　療

円形脱毛症の治療方法を表9.20に示す．円形の脱毛斑が数か所程度の通常型であれば，1年以内に自然治癒することが多い．発症から数か月は，塩化カルプロニウム液またはセファランチンアルコールの外用や，セファランチンとグリチルリチンの内服で経過をみる場合が多い．しかし，これらの治療法についての厳密な効果判定はなされていない．ステロイドの外用もしばしば選択される．発毛する例もあるが，長期の使用で皮膚萎縮をみ

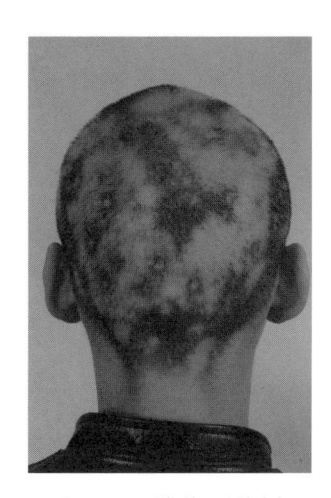

図9.135 通常型円形脱毛症
脱毛斑が多発，融合している．

表 9.20　円形脱毛症の治療

1. 外用療法	(a) 塩化カルプロニウム液
	(b) セファランチンアルコール
	(c) ステロイド
	(d) ミノキシジル
2. 内服療法	(a) セファランチン，グリチルリチン
	(b) ステロイド
3. 冷凍療法	(a) 液体窒素
	(b) 雪状炭酸
4. 局所免疫療法	(a) squaric acid dibutylester（SADBE）
	(b) diphenylcyclopropenone（DPCP）
5. PUVA 療法	

る．ミノキシジルの外用はある程度有効だが，著効例は少ない．多発して長期化した例や，全頭型・汎発型で数か月以上にわたって発毛がない場合，冷凍療法や局所免疫療法が施行される．冷凍療法の有効率は約70％とされるが，疼痛や色素沈着を認め，瘢痕化する可能性もあるために，漫然と続けるべきではない．局所免疫療法の有効率は通常型で約90％，汎発型で約50％と高く，難治例の治療によく施行される．強力な感作物質であるSADBEやDPCPを用いて，脱毛部に弱い接触皮膚炎を1〜2週に1回生じさせる治療である．ただし，感作の成立がない例を認めたり，皮膚炎を惹起できても次第に生じにくくなるために，塗布濃度を上げざるをえない状況となる．PUVA療法の有効性については議論の一致をみない．治療は簡単ではなく，皮膚癌を誘発する可能性があるために，特に小児に対して実施すべきではない．急性増悪期を中心に，ステロイドの内服療法が試みられることもある．有効ではあるが，中止や減量で新生毛が再び脱落する．投与が長期化してくると，副作用が出現する．

5）壮年性脱毛症（若はげ）

男性型脱毛症，アンドロゲン性脱毛症，male（あるいは female）pattern hair loss ともいわれる．前頭部や頭頂部を中心として生じる硬毛の軟毛化現象である．

a. 病因，病態生理

遺伝的素因を有する人の毛乳頭に男性ホルモンが作用して生じる．毛周期を繰り返すうちに，成長期の短縮と毛包の大きさの縮小が起こり，特定部位の毛髪が軟毛化する．男性ホルモン受容体は髭，腋毛，脱毛前頭部の毛乳頭に発現しているが，後頭部毛乳頭での発現は認められない．また，II型5α-還元酵素（テストステロンをより活性が高いジヒドロテストステロンに変換する酵素）のmRNAは髭，脱毛前頭部の毛乳頭に発現しているが，後頭部毛乳頭では認められない．以上のことより，髭が濃くなったり壮年性脱毛症が生じるためには，男性ホルモン受容体とII型5α-還元酵素の両者が必要であると考えられている．髭の毛乳頭では insulin-like growth factor I（IGF-I）が男性ホルモンに反応して毛上皮細胞を増殖させ，壮年性脱毛部の毛乳頭では TGF-β1 が男性ホルモンに反応して毛の成長抑制に関与すると推測されている．しかし，男性ホルモンの作用の違いが部位特異的に生じる詳細な機序はいまだ不明である[5]．

b. 症　状

思春期以降の男性に多い．前頭部や頭頂部の毛髪が年齢とともに徐々に薄くなる（図9.138）．進行すると，後頭部や側頭部を除いて脱毛する．前頭部や角額部から軟毛化する型，頭頂部から軟毛化する型，両者が融合する型などがある．女性の壮年性脱毛症では，頭頂部の比較的広い範囲の頭髪が薄くなってくる．

c. 治　療

男女ともにミノキシジルの外用が有効とされるが，詳細な作用機序は不明である．外用を中止すると脱毛が再燃する．II型5α-還元酵素阻害薬であるフィナステリドの内服も有効である．軟毛化を抑制し，硬毛数も増加するとされる．内服を中止すると作用は数か月で消失するが，脱毛がよけいに進行することはない．ただし，男子胎児に催奇形性があるために，女性には禁止されている．

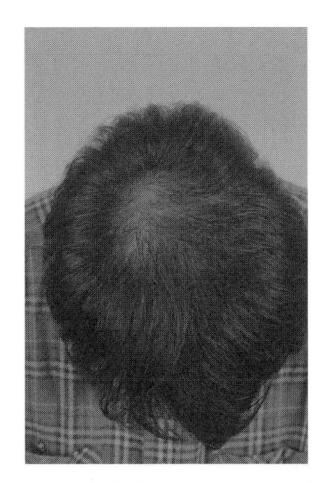

図 9.138 壮年性脱毛症（24歳，男性）
頭頂部の毛髪が疎となっている．髪は年齢とともに薄くなる．

女性の本症に対しては，抗男性ホルモン作用を有する酢酸シプロテロンやスピロノラクトンの内服も有効とされる．ミノキシジルの外用で効果がない場合に，主に海外において使用されている．外科的療法として，縫縮術，各種皮弁，植毛術がある．

6) 陥入爪

爪甲側縁の先端が側爪溝にくい込み，周囲の組織を損傷した状態である．

a. 病因，病態生理

爪甲側縁の先端に強い外力が加わると生じる．先が細く窮屈な履物による圧迫，肥満や立ち仕事による過度な体重負荷，外傷などが病因となる．外力があまり加わらなくても，深爪をして爪甲側縁の先端に棘状の部分が残ると，これが皮膚にくい込んで本症を生じる．

b. 症状

多くは母趾に生じる．爪甲側縁の先端が周囲を損傷し，炎症を惹起する．側爪郭の紅斑・腫脹を認め，疼痛を伴う（図 9.139）．二次感染や易出血性・化膿性肉芽腫を生じることも多い（図 9.140）．

c. 治療

軽症の場合は，ステロイドの外用と抗生物質の内服で軽快する．爪甲のくい込みを防ぐために，爪甲側縁先端下に綿花やガーゼなどを詰めたり，切れ目を入れたプラスチックチューブを挿入して固定したりする方法がある．器具を用いて爪甲の彎曲を軽減させることもある．肉芽腫が存在するときには，切除・焼灼または液体窒素で冷凍処置をする．しかし，以上の治療では再発することも多い．爪甲・爪床・爪母の側縁を外科的に切除または焼灼・腐食させる方法もあるが，再発を防ぐためには広範囲に切除・処置する必要があり，結果として醜い爪となる．術後数年後には，厚硬爪（爪甲の厚みと硬さが異常に増加して，容積が増量した状態）または鉤彎爪（爪甲が非常に厚く硬くなり，鉤型に彎曲した状態）様の変化を生じることも多い．抜爪は，爪甲の再生とともに陥入爪を再発することが非常に多く，避けるべきである．基本的に，爪甲側縁の先端が足趾の先端より遠位にあれば，その周囲に組織が存在しないので本症を生じることはない．それゆえ，アクリル人工爪

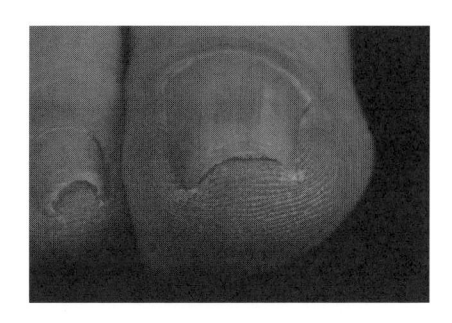

図 9.139 陥入爪
軽度の紅斑，腫脹を認め，疼痛を伴う．

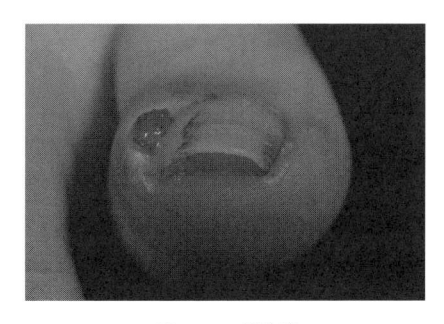

図 9.140 陥入爪
紅斑，腫脹，肉芽の形成を認め，強い疼痛を伴う．

を用いて爪甲を長くする方法が，機能的・整容的に優れているとされる[6]．レントゲンフィルムを爪甲下に挿入して人工爪の土台とし，アクリル樹脂を爪甲表面からレントゲンフィルム上に塗布して人工爪を完成させる．人工爪を装着した直後から疼痛は消失し，入浴も可能である．

〔渡辺力夫〕

文　献

1) 渡辺力夫: にきびは脂腺性毛包にできる．皮膚科診療プラクティス18 にきび治療の技法（古川福実・宮地良樹・瀧川雅浩編），pp14-18, 文光堂, 東京, 2005
2) 渡辺力夫: 脂腺の機能と病態への関与．最新皮膚科学体系19 皮膚の発生・機能と病態（玉置邦彦ほか編），pp259-265, 中山書店, 東京, 2004
3) 黒川一郎・西嶋攝子: 尋常性痤瘡．最新皮膚科学体系17 付属器・口腔粘膜の疾患（玉置邦彦ほか編），pp117-130, 中山書店, 東京, 2002
4) 伊藤雅章: 円形脱毛症の臨床と病態, Derma **23**: 1-7, 1999
5) 乾　重樹・板見　智: 男性型脱毛症．最新皮膚科学体系17 付属器・口腔粘膜の疾患（玉置邦彦ほか編），pp15-20, 中山書店, 東京, 2002
6) 東　禹彦: 陥入爪．爪―基礎から臨床まで（東　禹彦編），pp136-144, 金原出版, 東京, 2004

9.15 皮膚感染症

I 皮膚の細菌感染症

皮膚の細菌感染症は急性浅在性および深在性感染症，慢性膿皮症，潰瘍・外傷の二次感染，毒素関連を含めた全身性感染症，さらにそのほかの感染症に分けられる．その起因菌の主なものはブドウ球菌と溶連菌である[1,2]．

1) 浅在性皮膚細菌感染症

a. 伝染性膿痂疹（impetigo contagiosa）

伝染性膿痂疹の原因菌は黄色ブドウ球菌，表皮ブドウ球菌，溶血性連鎖球菌（溶連菌）などが多く，臨床像としては，水疱形成のみられる水疱性膿痂疹と痂皮の厚く付着した痂皮性膿痂疹とがある．

（1） 水疱性膿痂疹（bullous impetigo）

乳幼児・小児に好発し，黄色ブドウ球菌（*Staphylococcus aureus*）の感染による．特に初夏から真夏に多く発症する．虫刺や汗疹の部位を搔破して，二次感染によって膿痂疹へ進展することが多い．搔破したびらん・湿潤局面の周囲に小水疱が形成され，さらにその周囲に潮紅がみられる．水疱は外力で容易に破れ，びらん面を形成する．水疱内容液またはびらん面の浸出液によってその周囲へと増数，拡大していく．水疱・びらんが乾燥すると，痂皮を形成し，辺縁部には薄い膜様の落屑を伴う（図9.141）．

治療は，軽症の膿痂疹には抗菌薬軟膏を外用，難治のときは内服をさせる．通常はセフェム系抗生物質が有効である．最近では，MRSAによる膿痂疹が多くなっている．

（2） 痂皮性膿痂疹（non-bullous impetigo, crusted impetigo）

A群β溶血性の化膿性連鎖球菌（*Streptococcus pyogenes*）が原因で，比較的急速に発症する．季

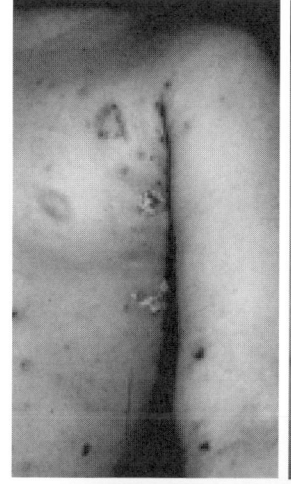

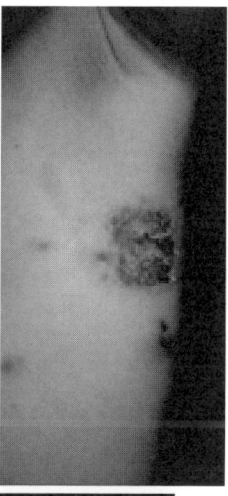

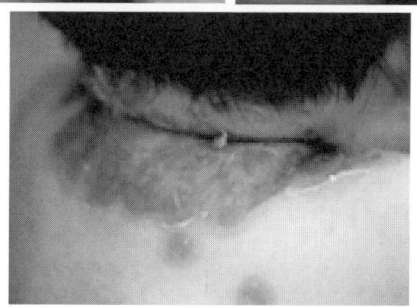

図9.141 水疱性膿痂疹：黄色ブドウ球菌による

節にはあまり関係なく，特にアトピー性皮膚炎に合併しやすい．紅斑，米粒大程の膿疱，びらん，厚い痂皮を伴い，発赤・腫脹が顕著で，疼痛を伴う（図9.142）．発熱，リンパ節腫脹，時に咽頭痛などの全身症状を呈する例が多い．白血球数の増加，核の左方移動，CRPの上昇，ASOの上昇がみられることがある．

治療は，第一選択にペニシリン系またはセフェム系を使用する．内服，または症状が高度な場合は点滴静注で，全身投与をする．

b. 皮膚付属器の感染症

（1） 毛包炎（folliculitis）

四肢・体幹など生毛部に好発する．毛包一致性

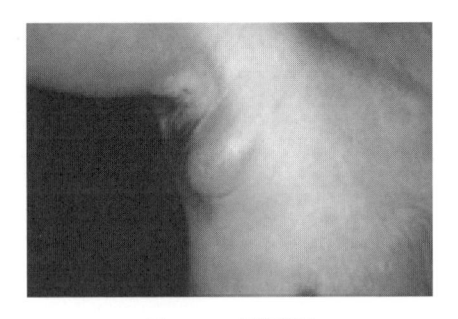

図 9.143　汗腺膿瘍

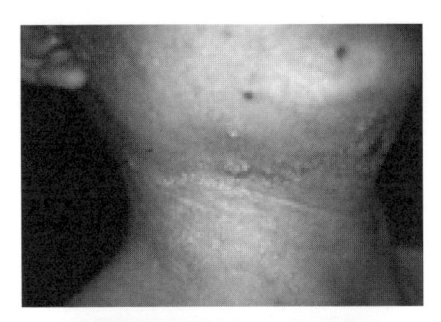

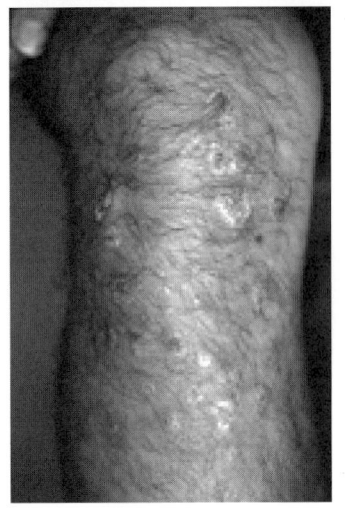

図 9.142　痂皮性膿痂疹：溶血性連鎖球菌による

で，発赤を伴った小膿疱が単発または散在ないし多発してみられる．軽度の違和感・疼痛・瘙痒がある．

黄色ブドウ球菌，表皮ブドウ球菌などが起因菌である．少数では特に治療は必要なく清潔に洗う．多発・炎症が強い場合は抗生物質を外用する．

（2）　化膿性汗孔周囲炎（hidradenitis supprativa）

多くは乳幼児の前額，頭部に好発する．いわゆる汗疹に混在する小膿疱で，炎症の場は表皮内汗管であるが，炎症が強く深く起きれば汗腺膿瘍となる．原因菌は多くの場合，黄色ブドウ球菌による．

2）深在性皮膚細菌感染症

a.　癤，癤腫症，癰（furuncle, furunculosis, carbuncle）

黄色ブドウ球菌が毛包に感染し，毛包炎（folliculitis）から癤（furuncle）を発症，癤が多発すると癤腫症（furunculosis）という．

発赤・腫脹は局所熱感・自発痛を伴い，炎症は皮下組織にまで及ぶ．炎症がさらに拡大し，膿瘍を形成，多数の毛孔一致性の膿栓を伴い，排膿する．これが癰（carbuncle）である．時に発熱・悪寒などの全身症状を伴う場合がある．

b.　汗腺膿瘍（sweat gland abscess）

黄色ブドウ球菌が汗腺の深部に感染して病変を形成する．発汗の多い夏期に，主に乳幼児の頭部・額・鼻背に好発する．発汗時に汗管内に汗が貯留して周囲に炎症を生じる．ここには黄色ブドウ球菌が感染しているが，浅い部位で炎症がとどまっている場合は化膿性汗孔周囲炎，真皮内汗管・汗腺分泌部まで炎症が波及している場合を汗腺膿瘍（図 9.143）という．

c.　爪囲炎，瘭疽（paronychia, whitlow）

微小な外傷から爪郭に感染を起こして爪囲に発赤・腫脹する．膿汁の貯留で強い自発痛があるときは切開して排膿させる．黄色ブドウ球菌，溶連菌のほかに緑膿菌や大腸菌が起因菌となる場合が多い．

d. 丹毒（erysipelas）

顔面，下腿に好発し，発熱，悪寒，頭痛など全身症状を合併する．発赤・腫脹が突然出現するが，境界鮮明で，局所熱感・疼痛が強い（図9.144）．真皮の炎症であるが，皮膚表面に水疱を形成するほど炎症が強い例もある．

通常は溶連菌が原因であるが，黄色ブドウ球菌の例も少なくない．原因菌の検査は抗菌薬の投与前に行う．特に溶連菌は抗菌薬の使用で速やかに消失する．外傷部または炎症の強い皮膚を擦過して採取するが，さらに咽頭，鼻孔，血液なども検査の対象となる．

治療にはペニシリン系抗生物質を第一選択に用いるが，効果が不十分とみなされた場合は細菌培養の結果により抗菌薬を変更する．

e. 蜂窩織炎（phlegmon, cellulitis）

下肢，顔面，臀部などに，急に発赤・腫脹，局所熱感，疼痛を伴った局面が出現し，周囲へ拡大する．病変の主体は真皮深層から皮下脂肪組織であるが，時間の経過で一部に膿瘍を形成することもある．疼痛，関節痛，筋肉痛，高熱などを伴い，局所の炎症が強く，水疱・血疱などを生じている場合は壊死性筋膜炎への移行を疑う必要がある．

溶連菌，黄色ブドウ球菌などが主な起炎菌である．

3）全身性感染症（毒素関連性感染症）

全身性感染症は，毒素関連性疾患として，ブドウ球菌性熱傷様皮膚症候群，毒素性ショック症候群，猩紅熱，劇症型A群連鎖球菌感染症，壊死性筋膜炎・ガス壊疽，敗血症などが挙げられる．

a. ブドウ球菌性熱傷様皮膚症候群（staphylococcal scalded skin syndrome; SSSS）

黄色ブドウ球菌の産生する外毒素（exfoliative toxin; ET）によって水疱が形成される．幼児・小児に好発するが，新生児や乳児期では重症化する．顔面をはじめほぼ全身が潮紅し，口囲は放射状に皺がよったように見え，眼脂・鼻汁が多い（図9.145）．まもなく表皮は薄く剥離し，擦過で容易に剥け，ニコルスキー現象（Nikolsky's sign）がみられる．

最近のSSSSはmethicillin-resistant staphylococcus aureus（MRSA）の場合が多く，60〜90％がMRSAとさえいわれている．治療には感受性のある抗菌薬を用いる．S. aureusの産生するETが血流を介して全身性に表皮顆粒層に細胞間棘融解を生じるが，ETの標的蛋白は落葉状天疱瘡抗原であるデスモグレイン（Dsg）1であることが示されている．

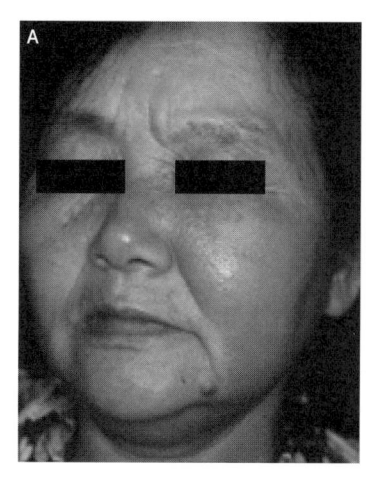

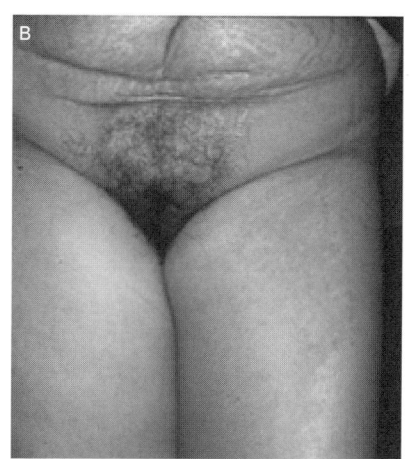

図9.144 丹毒
（A）顔面の丹毒例，（B）子宮癌の術後，再発性丹毒例．

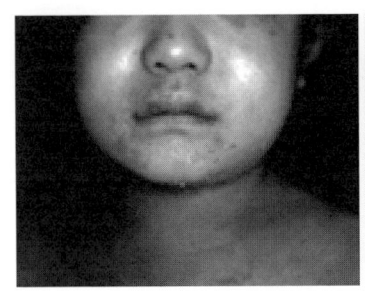

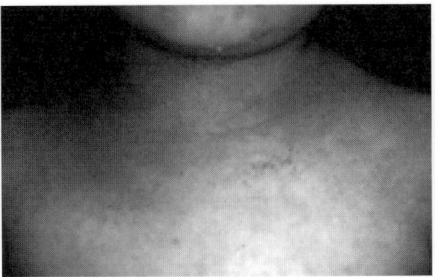

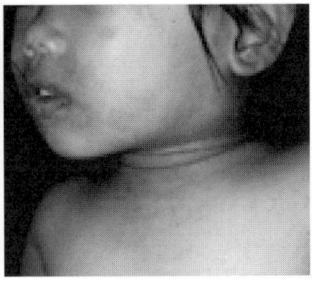

図 9.145　Staphylococcal scalded skin syndrome（SSSS）（口絵参照）

b. 毒素性ショック症候群（toxic shock syndrome; TSS）

S. aureus の産生する TSS toxin（TSST）-1 やエンテロトキシン（staphylococcal enterotoxin; SE）による．突然高熱・悪心・下痢・筋肉痛・関節痛などで発症する．全身に微慢性に紅斑が出現し，しばしば嘔吐・下痢など消化器症状，CPK 上昇を伴う筋肉痛，腟・口腔・咽頭・結膜の充血，腎・肝機能低下，血小板数減少など多彩な多臓器障害を合併する．*S. aureus* の産生する外毒素 TSST は 2 種類，pyogenic exotoxin と enterotoxin F で，後者が TSST-1 である．TSST-1 はサイトカインを産生して super antigen としても働く．

c. 猩紅熱（scarlet fever），溶連菌感染症

かつて猩紅熱（scarlet fever, scarlatina）といわれていた病態であるが，いわゆる A 群 β 溶血性連鎖球菌の全身性の感染症である．

本症は，外傷などの化膿病変から生じることもあるが，通常は咽頭に感染した溶連菌の *S. pyogenes* の菌体外酵素のうち，発赤毒（erythrogenic toxin）によって生じる．

感染力が強く，比較的弱年齢者に多い．数日の潜伏期の後，急に咽頭痛と発熱で発症し，ほとんど同時期に皮疹が出現しはじめる．扁桃に白色膜様物の付着をみる．皮疹は紅色の点状ないし粟粒大の小丘疹で，頸部，腋窩，鼠径部などから始まり，体幹へと拡大する．顔面では，両頬部に紅斑がみられ，口周囲は白く抜け，口角炎を伴う．皮疹は全身に拡がり，触るとざらざらとして，紙鑢状と表現される．小水疱，小膿疱を伴うこともある．皮疹は 5～6 日で消退しはじめ，1 週間目ごろから体幹・四肢は色素沈着，粃糠様落屑を伴い，掌蹠は膜様落屑を伴う．舌は初めは先端が発赤，舌背は白苔を伴うが，経過とともに苺状舌を呈する（図 9.146）．咽頭培養で，A 群 β 溶血性連鎖球菌を証明する．

確定診断は咽頭培養で A 群溶連菌を細菌学的に証明することが最も確実であるが，最低 3 日はかかるため，酵素免疫法を用いた迅速診断キットを用いると短時間で診断が可能である．咽頭培養で細菌数 10^4 個以上で陽性となる．全身症状に伴い，末梢血中白血球の増多，核の左方移動，CRP の上昇，ASO の上昇がみられる．

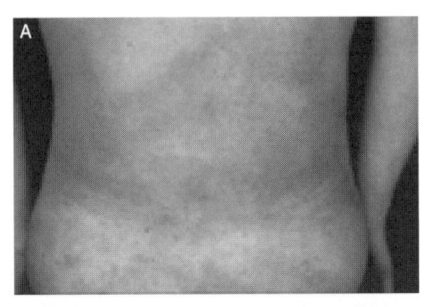

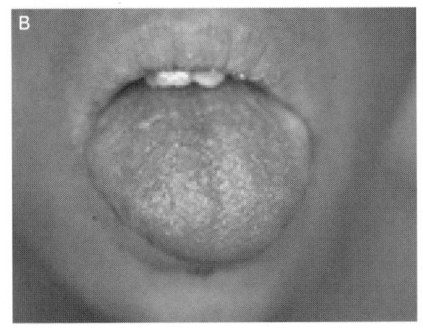

図 9.146　（口絵参照）
(A) 溶血性連鎖球菌感染症，(B) 苺舌．

治療は第一選択として，ペニシリン（Pc）系抗生物質が使われる．セフェム系抗生物質も有効であるが，アミノグリコシド系は感受性がないことが多い．

溶連菌感染症には，まれながら，腎炎やリウマチ熱などの合併症があり，十分な治療を必要とする．咽頭炎の約1か月後に生じる例もあり，尿の検査を，経過を追って1〜数か月必要ともいわれている．この腎炎は溶連菌の菌株によっても発症頻度が異なる．

d． 劇症型A群連鎖球菌感染症（toxic shock-like syndrome; TSLS）

streptococcal toxic shock syndrome ともいわれるA群溶連菌による急激に進行する敗血症性ショック症状を呈する状態である．免疫不全を伴わない例も多く，急激に発症し，発熱，壊死性筋膜炎，血圧低下，腎不全，disseminated intravasular coagulation（DIC），acute respiratory distress syndrome（ARDS），敗血症などで，多臓器不全のため，予後不良である．症状によっては早急に外科的処置をして，大量のPc系抗生物質およびガンマグロブリンを投与する．

Ⅱ 皮膚のウイルス感染症

皮膚に症状が出現するウイルス感染症は多数あるが，皮膚に直接感染し，皮膚そのものに病変を生じる疾患，および全身性感染症の一症状として皮膚にも病変が出現する疾患のうちの主なものを取り上げる[3-5]．

4） 単純性疱疹，Kaposi水痘様発疹症

（1） 臨床症状

単純疱疹は単純疱疹ウイルスの感染による疾患であるが，単純疱疹ウイルスは，生物学的および抗原的相違によって1型と2型（herpes simplex 1, 2; HSV-1, -2）に分けられる．

接触によって感染するが，HSVには初感染と再活性化がある．まず初感染は，2日ないし1週間前後の潜伏期の後，感染部位に病変を生じる．丘疹，小水疱が集簇するが，5〜10日で乾燥，痂皮化する．炎症が強いため，疼痛が激しく，軽快した後も色素沈着を残すことがある．HSVは潜伏し，体力の消耗，免疫力低下状態，紫外線，過労，心身のストレスなどが誘引になって再活性化し，病変を生じる．本邦では，HSV-1は口唇付近に感染し，三叉神経節に潜伏することが多く，HSV-2は仙骨部の神経節に潜伏することが多い．

　ⅰ） 口唇ヘルペス　　最も一般的な病態である．本邦ではHSV-1による再発例が多い．

初感染はしばしば炎症が強く，口内に病変が及んだり，所属リンパ節腫脹，発熱を伴う例がある．再発は出現前に違和感を覚えることがある．丘疹，小水疱が集簇し，疼痛がある．数日でびらん，痂皮化していく（図9.147）．

　ⅱ） ヘルペス性歯肉口内炎　　乳幼児・小児の初感染では，歯肉口内炎を呈する例が多い．原因ウイルスはHSV-1の方が検出される率が高い．症状は，口唇，口腔粘膜，歯肉などに小水疱，びらん，アフタなどが出現する．口腔内の疼痛のため，食欲不振，高熱を伴い，脱水などに陥ることがある．

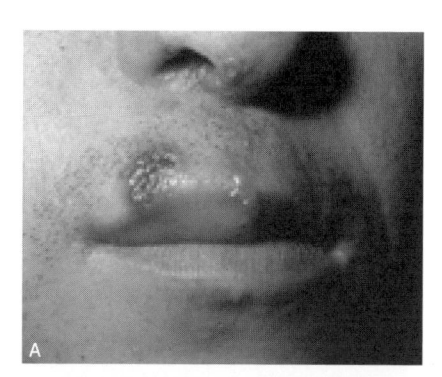

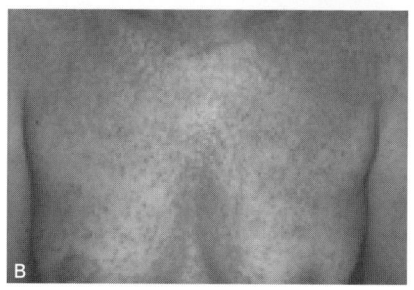

図9.147 単純ヘルペス
（A）口唇ヘルペス，（B）Kaposi水痘様発疹症．

iii) 陰部ヘルペス　性器ヘルペスともいわれるように，性交渉で感染する．本邦では初感染で検出されるのはHSV-1が多いが，再発例ではHSV-2が多く見いだされる．腰仙骨神経節に潜伏し，誘因があると再発する．

初感染例では，炎症症状が強く，外陰部に，小丘疹・小水疱が集簇し，鼠径部リンパ節腫脹，発熱・倦怠感などの全身症状，排尿障害，疼痛を訴える場合が多い．

iv) ヘルペス性瘭疽　指先の小外傷部に感染し，多房性水疱が生じる．疼痛が激しく，所属リンパ節腫脹，時に発熱もある．水疱は膿疱へ変化するが，角層が厚いため天蓋が破れにくい．乳幼児では指しゃぶりで，成人では歯科医や麻酔科医が仕事中に感染する例がある．

v) Kaposi（カポジ）水痘様発疹症　アトピー性皮膚炎，日焼けのあと，広範囲の熱傷部，紅皮症などで皮膚のバリア機能の低下した状態で，接触感染したウイルスが搔破によって播種状に散布され，病変を生じる（図9.147）．多くはHSV-1によるが，まれにHSV-2も見い出される．急激に，米粒大までの小丘疹・小水疱・びらんが播種状にみられ，局面を形成する．発熱，倦怠感などの全身症状を呈したり，局所的には瘙痒，疼痛などを訴える．個々の皮疹は4〜5日で乾燥し，痂皮化するが，次々に出現し，7〜10日ほどで軽快する．初感染としても，また再発の症状としても，起きうる症状である．

(2) 診　断

i) 病原体の検索

① ウイルスの分離：病変部の水疱内容を培養し，Vero細胞の変性の有無によって診断する．HSVの型も判別できるが，検査施設へ依頼が必要である．

② PCR（polymerase chain reaction）：試料からのDNA検出によって，HSV-1, -2の分別診断が可能である．

③ Tzanck試験（塗抹染色）：水疱内容を塗抹した試料をギムザ染色し，ウイルス性巨細胞を見いだす．ただしHSVまたはVZVによる病変と診断できるが，これらの鑑別はできない．

ii) 血清学的診断　補体結合反応（CF），中和反応（NT），酵素抗体法（EIA）などを用いる．

CFは同じヘルペス群のVZV感染によっても上昇し，特異性が劣る．血清学的診断は，ペア血清で測定し，抗体価の有意な上昇がみられたら，初感染時の診断が可能であるが，再発例では上昇がみられない例も少なくない．EIA法が最も感度が高く，IgM，IgGの各々の証明によって，初感染の確定診断ができる．

(3) 治　療

ごく軽症では抗ウイルス薬の外用剤を用いるが，発熱など全身症状を伴っている場合，アトピー性皮膚炎が基盤にある場合，重症例，免疫能低下状態などでは，抗ウイルス薬の全身投与，すなわち経口または状況で点滴静脈注射をする．

5) 水痘（みずぼうそう），帯状疱疹

a. 水痘（chickenpox）

水痘は水痘帯状疱疹ウイルス（varicella zoster virus; VZV）による初感染の病態である．小児に好発するが，成人の罹患例も多い．小児例は比較的軽症で，虫刺程度で済んでしまうほどの例があるが，成人では肺炎や肝障害を合併する重症例がある．

経気道的に感染し，ウイルスは所属リンパ節で増殖した後，血中へ行き，第一次ウイルス血症を生じる．さらに肝臓・脾臓などの網内系組織で増殖した後，第二次ウイルス血症を起こす．この約2週間の潜伏期の後，口腔粘膜および皮膚に病変を生じる．体幹には小丘疹が出現するが，中心臍窩をもつ小水疱を形成し（図9.148），水疱は経過とともに膿疱を経て，乾燥，痂皮化し，脱落する．次々に出現し，各々の個疹は1〜2週間の間にこの経過をたどるため，新旧の皮疹が混在する．

臨床症状から，診断は困難ではないが，鑑別疾患をしいて挙げれば虫刺，伝染性膿痂疹，水疱症，単純疱疹感染症などである．

成人の重症例では，初期に白血球・血小板数の減少，肝機能障害でAST（GOT），ALT（GPT）の上昇がみられる．

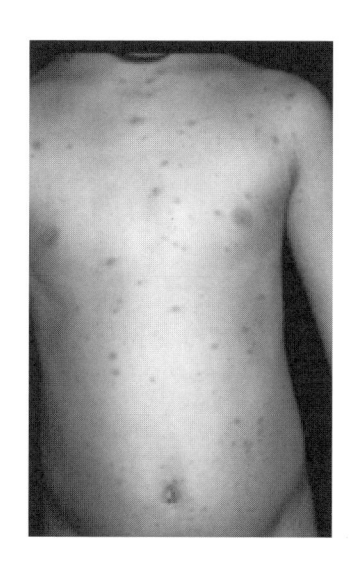

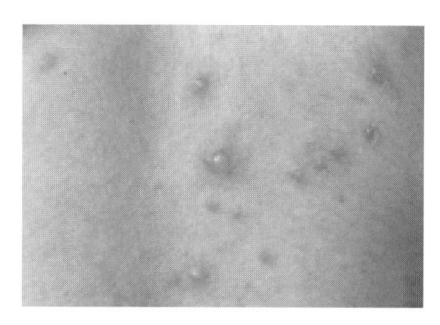

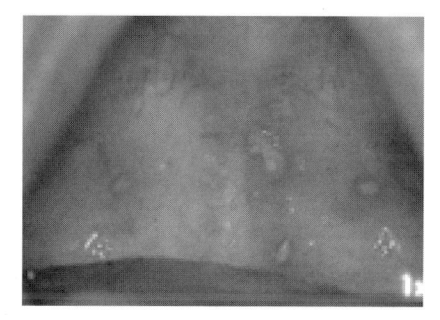

図 9.148　水痘

治療は小児例では，かゆみに対して抗ヒスタミン薬の投与，カルボール・チンク・リニメントの外用程度の対症療法でよい．小児の重症例や成人例ではアシクロビル，バラシクロビルの全身投与が必要である．これらの抗ウイルス薬は腎排泄のため，腎機能低下時には血中濃度の上昇，中枢神経系異常をきたす場合があるため，注意を要する．

高熱時に非ステロイド系抗炎症薬を用いる場合は，アセチルサリチル酸は Reye 症候群を生じるおそれがあるため，使用を避けねばならない．

水痘のワクチンは任意接種の弱毒生ワクチンで，最近広く用いられている．感染予防効果は90％ともいわれ，高い．接種後に水痘の発症があっても軽くすむ．

水痘は学校保健法で，すべての発疹が痂皮化するまで，出席停止とされている．

b.　帯状疱疹（herpes zoster）

帯状疱疹は，初感染は水痘として体内に侵入したVZVが潜伏し，過労・ストレス・重症感染症，悪性腫瘍などの誘引で再活性化した際に，潜伏していた神経支配領域に皮疹を生じたものである（図 9.149）．

三叉神経，肋間神経などに潜伏することが多い．一定の神経支配域に丘疹・小水疱が集簇する．小水疱は中心臍窩をもつが，次第に膿疱化し，乾燥，約2週間ほどで痂皮化する．

炎症が強く，びらんや潰瘍を形成する例も少なくない．疼痛は激しい場合が多く，1か月たっても改善しない場合を疱疹後神経痛という．しばしば麻酔科医によるペインコントロールが必要になる．

帯状疱疹の合併症として，三叉神経第1枝では角膜潰瘍や眼圧上昇などの眼症状，第2枝や第3枝などの帯状疱疹で膝神経節まで炎症に巻き込まれる場合は，顔面神経麻痺や内耳神経障害を生じる．Ramsay-Hunt 症候群という．

治療は，軽症では抗ウイルス薬，非ステロイド系抗炎症薬を外用させる．中等症，重症例では抗ウイルス薬を全身的に用いる．ごくまれに抗ウイルス薬の副作用で脳炎など中枢神経系への影響が報告されているため，注意を要する．

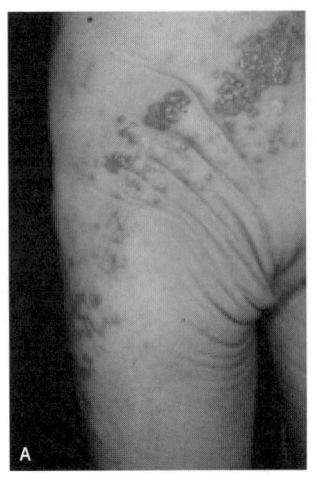

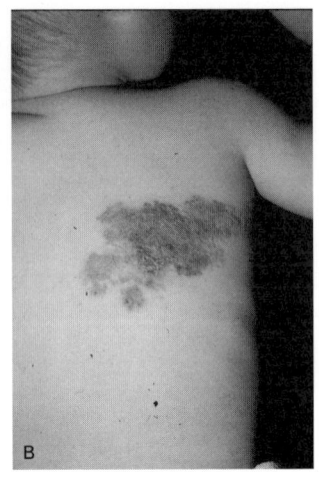

図9.149 帯状疱疹
（A）80歳女性，（B）4か月男児.

6）疣贅（いぼ）

a. 臨床症状

疣贅は，俗にいぼといわれ，ヒト乳頭腫ウイルス（human papilloma virus; HPV）の感染による．HPVはpapilloma virus（パピローマウイルス）科のウイルスで，DNAの配列相関性から分類され，現在までに100種以上の型が見いだされている．種および組織特異性があり，各々のHPV型によって臨床症状も特徴的である場合が多い．すなわち疣贅といっても，臨床症状として，尋常性疣贅，ミルメシア，扁平疣贅，尖形コンジローマなど多彩な病形がある[3]．

（1）尋常性疣贅（verruca vulgaris）

原因ウイルスとして，主にHPV2, 27, 57が検出される．皮膚のどこにでも生じうるが，好発部位は手指，足底などである．臨床症状は胡麻粒大から大豆大ほどで，角化傾向が強い小結節である（図9.150）．増加・増大に従って融合し，さらに大きな結節を形成する．爪の下・周囲にできると爪甲の変形をもたらすこともある．足底では鶏眼・胼胝との鑑別が必要である．

（2）ミルメシア（myrmecia）

HPV1感染でみられる型で，小児の足底や手掌に好発する．中央が陥凹した小結節で，時に圧痛がある．

（3）青年性扁平疣贅

青年期の顔面・手背などに好発し，ごくわずか扁平に隆起した小丘疹が集簇したり，播種状に多数出現したり，搔破によるケブネル（Köbner）現象で線状に配列したりする（図9.151）．原因ウイルスはHPV3, 10が検出される．

（4）尖圭コンジローマ（genital wart, condyloma acuminatum）

外陰部や肛門周囲に，カリフラワー状，乳頭腫状，鶏冠状の小結節が多発する．HPV6, 11などが原因ウイルスである．多くの場合，性行為で感染し，STDとして扱われる．

（5）Bowenoid papulosis（ボーエン様丘疹症）

青年から中年の外陰部に黒色ないし黒褐色小丘

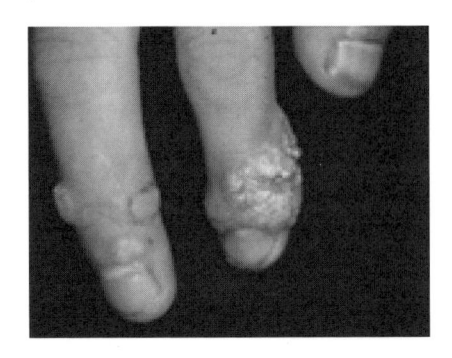

図9.150 HPV2による尋常性疣贅

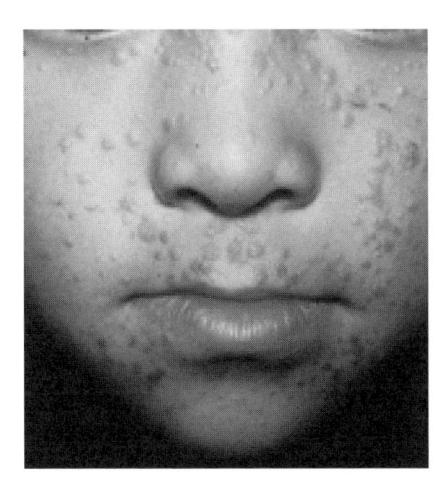

図9.151　HPV3による青年性扁平疣贅

疹が集簇する．原因ウイルスはHPV16である．病理組織所見は通常のBowen病と鑑別は困難である．

b. 治療
（1）凍結療法
　液体窒素による凍結療法は最も頻用される．綿棒で圧抵したり，スプレー機器で噴霧する．疼痛があるが，的確に凍結されると，約2週間ほどで黒色痂皮化する．

（2）サリチル酸および化学薬品による腐食
　市販の50％サリチル酸絆創膏を疣贅の大きさに切って，絆創膏で動かないように留め，白くふやけた後，メス，ハサミなどで削りとる．
　また，モノクロル酢酸，トリクロル酢酸，グルタラール，フェノールなどの薬品で腐食・固定させる．

（3）外科的切除
　ミルメシア，尋常性疣贅でも難治な場合，嚢腫を形成している場合などは局所麻酔の後，メスで切除する．

（4）ヨクイニン
　ハトムギからつくられるヨクイニンは抗腫瘍作用をもつといわれる．末梢血中NK細胞活性を上昇させ，免疫作用が亢進することから，本剤の内服で疣贅の局所免疫反応も増強し，消退するのだろうといわれている．

（5）イミキモド
　イミダゾキノロン系免疫応答調節外用剤で，欧米ではすでに使用されてきていた．本邦でも尖圭コンジローマについて適応が認められた．

（6）活性型ビタミンD_3外用剤
　活性型ビタミンD_3外用薬は疣贅への保険適用がないが，表皮細胞の増殖抑制，アポトーシス誘導などの作用があり，疣贅の治療に有効といわれている．

（7）抗がん剤
　ブレオマイシンを局所注射したり，同薬外用剤を密封療法で用いる．

（8）自然治癒
　疣贅には自然治癒が生じる．特に扁平疣贅，Bowenoid papulosisは炎症症状を呈した後に消退することはよく知られている．おそらくウイルス性腫瘍に対し，細胞性免疫に基づく$CD8^+$ T cellやマクロファージによる炎症反応が攻撃するからとされている．

7）伝染性軟属腫

a. 臨床症状
　伝染性軟属腫は一般的にはみずいぼと呼ばれ，ポックスウイルス群に属するmolluscum virusによる乳幼児に好発する皮膚のウイルス感染症である．接触時の接種で感染する．
　体幹・四肢近位部など全身どこにでも生じ，点状ないし小豆大の健常皮膚色，中心臍窩をもつ小丘疹である（図9.152）．この丘疹を圧すると，中央の臍窩から粥状物質が排出される．これがmolluscum bodyと呼ばれるウイルスの感染を受け変性した細胞塊である．

b. 治療
（1）放置
　molluscum virusに対する抗体の存在は最近報告されており，多数の軟属腫ができると自然消退していくことは知られている．それゆえに放置を勧める向きがあるが，放置すれば他へ伝播すること，軟属腫の周囲には湿疹反応が生じてアトピー

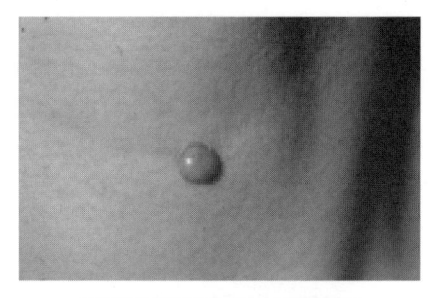

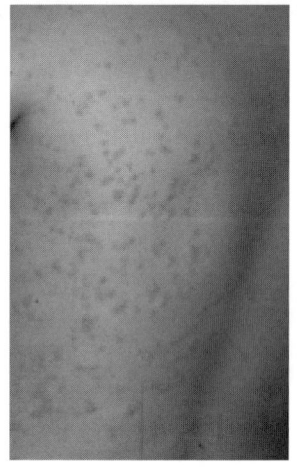

図 9.152 伝染性軟属腫（みずいぼ）
（A）単発例，（B）多発例．

性皮膚炎の悪化をもたらすなどの理由から何らかの治療をすべきであろう．

（2） 摘 除

治療は，基本的にはピンセットなどで摘除であるが，疼痛を伴うことが難点である．本邦では，硝酸銀法，スピール膏®や種々の工夫がなされているが，ヨーロッパではエムラ軟膏®を使って無痛性に摘除することが行われてきた．エムラ軟膏®の中のプリロカインが，多量に使用すると，メトヘモグロビン血症を起こすことが報告され，本邦では購入できない．そこで，静脈注射時の疼痛緩和の目的で，すでに発売されているリドカインテープ剤を用いて軟属腫をとることが広く行われている．このテープ剤は本来静脈留置針穿刺時の疼痛緩和の目的につくられたもので，軟属腫摘除の目的でつくられたものではない．あくまでも麻酔薬であることを念頭においておく必要があり，既往で麻酔薬でショックを起こしたことがあるか，テープ剤でかぶれを起こしたことはないか，

などの事前のチェック，ゲル剤やテープ剤を貼っている間の全身状態については十分な注意と，万が一の事態に早急に対処しうる態勢が必要である．

（3） 日常生活の留意点

軟属腫に関しては，感染性の観点から，保育園・幼稚園への登園，プールへの対応などが一定しておらず，混乱している．摘除しうるならば処置をしておく．登園はもちろんかまわないし，プールの水を介して感染はしないから，タオル・ビート板・浮輪・水着などを共有させないなどの配慮をすればよい．

8） 手足口病，エンテロウイルス感染症

a. 臨床症状

手足口病は単一ウイルスによる疾患ではなく，数種類のウイルスによって発症する．コクサッキー（Cox）A-16，A-10，エンテロ（Entero）71 が知られている．これらはエンテロウイルスであるが，ピコルナウイルス（picorna virus）科に属する RNA ウイルスで，排泄物を介し，経口または飛沫によって経気道的に感染する．初夏から秋にかけて流行し，不顕性感染が少なくない．

手足口病は，主に手掌・足蹠に小水疱・小紅斑・小丘疹を生じるが，肘頭・膝蓋・臀部にも紅色丘疹・水疱が抗頻度にみられる．口腔内では，口腔粘膜や舌にアフタ・小潰瘍を形成する（図 9.153）．経過は数日から1週間ほどで乾燥し，痂皮化する．全身症状は倦怠感，中程度の発熱などがあるほか，下痢，嘔吐などの消化器症状を呈したり，ごくまれに髄膜炎や心筋炎を合併することがある．

b. 登校許可について

本症は感染力が強い上，小児に好発する．保育施設・幼稚園・学校で発生すると，次々に感染する．学校伝染病としては第3種の「そのほかの伝染病」として扱われ，学校などの出席停止については伝染のおそれがないと認められるまでとされている．しかし，手足口病は咽頭からのウイルスの排泄は数週間，糞便からは約1か月も排泄され

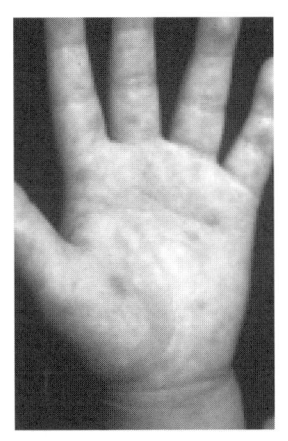

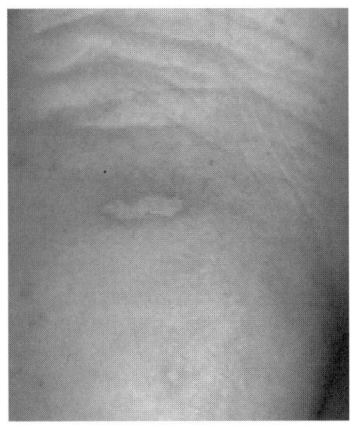

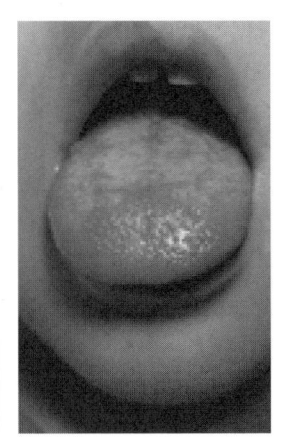

図9.153　手足口病の皮膚・粘膜病変

るため，患児の状態がよければ出席停止にする必要はないとされている[4]．

9）そのほかのウイルス性急性発疹症

a. 麻疹（measles）
（1）臨床症状

パラミクソウイルス（paramyxoviridae）科 *Morbillivirus* 属の1本鎖RNAウイルスで，飛沫感染で伝染し，感染力がたいへん強い．一般的には小児期に好発する．

典型的麻疹は，感染すると，約10日〜2週間（平均11日）の潜伏期の後，前駆期（カタル期）に入る．39〜40℃の発熱，倦怠感が3〜4日続く．その後一旦少々下熱した後，再度発熱し，発疹期になる．この時期に，口内にKoplik斑がみられる．Koplik斑は口腔内粘膜・歯肉の白色点状丘疹で，麻疹に特異的である．ほぼ同時に発疹が出現する．皮膚症状は浮腫性紅斑で，顔面から急激に体幹，四肢へ増数，拡大していく（図9.154）．咽頭痛，咳などの上気道症状，下痢，嘔気，嘔吐などの消化器症状などいずれの粘膜症状も強い．この発疹期は5〜6日続いた後，下熱し，回復期に入る．発疹は色素沈着を残して消退し，全身症状も急激に軽減していく．全身性感染症の症状として，諸臓器の症状が出現するが，肝機能は，急性期に悪化することが多い．特に成人麻疹例では顕著で，回復までにかなりの日数を要する例がある．

診断は，前駆期から発疹期のはじめの咽頭ぬぐい液や血液からウイルスを分離することや，Koplik斑，または鼻粘膜から蛍光抗体法でウイルスの存在を見いだせば確実である．

実際的には，抗体の上昇をペア血清で測定する．

（2）非典型的麻疹

i）異型麻疹　かつて不活化ワクチンを接種された者が，後に麻疹に感染すると，異型麻疹を発症する．頭痛，関節痛，39〜40℃の高熱，四肢末梢からはじまり体幹へと拡大する皮疹，さらに大葉性肺炎などの肺の病変が顕著である．発疹は丘疹，紅斑，紫斑，小水疱などが混在する．麻疹のウイルス抗体価は，はじめから著しい高値を示す．異型麻疹の発生が問題となり，現在は不活化ワクチンは使用されていない．

ii）修飾麻疹　麻疹の生ワクチンを接種しても十分な免疫が得られないために麻疹に罹患した場合である．また，受働免疫が残存する乳児期や，潜伏期にガンマグロブリンを受けた場合にも，潜伏期が延長したり，発症しても軽く経過する．最近修飾麻疹例が増加している．

iii）そのほかの非典型的麻疹　出血性麻疹は発疹に出血斑を混じ，DICを合併することもある重症麻疹の一型である．また，麻疹の内攻は発疹の消退と同時に，呼吸困難，チアノーゼを起こし，麻疹肺炎に循環器系障害を合併した症状を呈する．

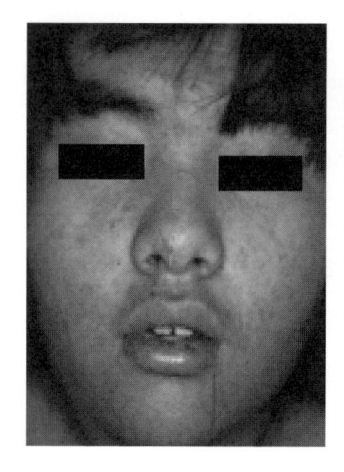

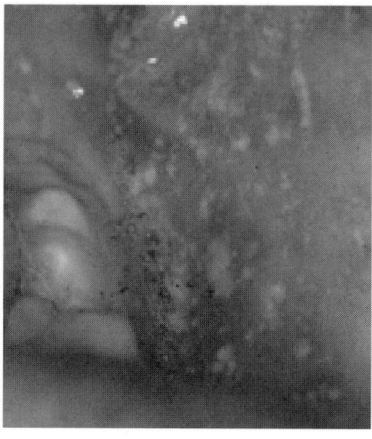

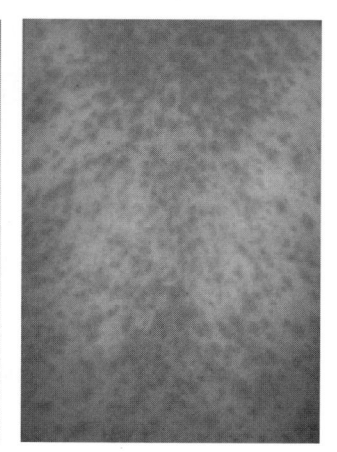

図 9.154 成人麻疹
中央が Koplik 斑.

（3） 学校保健上の扱い

学校伝染病において麻疹は第2種に分類されている．登校停止期間は下熱後3日を経過するまでとされているが，成人麻疹例の出勤もこれに準ずる[4]．

b. 風疹 (rubella)
（1） 臨床症状

トガウイルス (togaviridae) 科 *Rubivirus* 属の1本鎖 RNA ウイルスで，直径は 60～70 nm である．飛沫で，経上気道的に感染する．

潜伏期は2～3週間で，前駆症状はほとんどない．成人では，感冒症状を呈することがある．軽度の発熱とともに発疹が出現し，急激に全身に拡大する．発疹は，粟粒大までの紅色小丘疹で，3～4日で，色素沈着を残さず消失する（図9.155）．発疹の出現と同時に，口蓋に点状の丘疹・出血斑がみられることがある．Forschheimer's spots といい，風疹をはじめとするウイルス感染症にみられる粘膜疹であるが，風疹に特異的ではない．リンパ節の腫脹は高率にみられるが，特に耳後が腫大し，疼痛を訴える（図9.155）．麻疹に比べ，全身症状も軽く，全経過4～5日で軽快する．

診断の確定は，血清学的に血中抗体価の上昇を証明する．赤血球凝集抑制抗体（HI）や，EIA 法で風疹 IgG, IgM 抗体の検出を行う．

（2） 先天性風疹症候群 (congenital rubella syndrome; CRS)

風疹ウイルスは催奇形性があり，妊娠早期に妊婦が風疹に罹患すると，経胎盤的に，胎児が風疹に感染し，先天奇形を生じたり，時には死亡する．感染する妊婦時期によって，胎児の受ける影響も種々である．妊娠1か月では奇形の発生率は50～60％以上といわれる．妊娠2か月では30～35％，3か月では15～20％，4か月では8～10％，5か月でも発生するという．生じる障害は，感染時期に形成される臓器に起きてくるが，1～2か月では，白内障，心奇形，難聴のうち2つ以上が合併し，3か月以上では難聴がおきやすいといわれる．CRS 児は新生児期から幼児期にかけて，鼻・咽頭・髄液・尿などから風疹ウイルスを証明できるといわれ，周囲への感染源にならないように注意が必要である．

（3） 予防接種

CRS 予防の目的で，1977年から女子中学生を対象に風疹予防接種が行われたが，十分な効果が得られなかった．以前は風疹は終生免疫で，再感染はないとされていたが，ごくまれながら，不顕性感染例や予防接種で抗体獲得後の再感染例が報告されている．また妊婦の再感染で，CRS の発症の報告があり，妊娠前の抗体検査は是非行われるべきであり，抗体がない場合は予防接種を受ける必要がある．ただし接種は妊娠していないこと

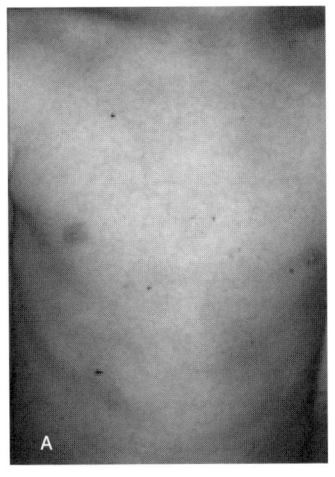

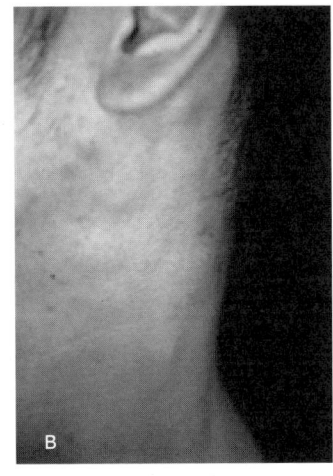

図 9.155　風疹
(A) 粟粒大紅斑播種状, (B) リンパ節腫脹.

を確かめ，接種後2か月の避妊が必要である．

　麻疹の撲滅およびCRSの発症を防ぐために，2006年4月から麻疹・風疹（MR）ワクチンの2回接種（1歳児，5～7歳未満の小学校就学前1年間）が行われるようになった[5]．

（4）学校保健上の扱い

　風疹は学校伝染病の扱いでは第2種に分類されている．登校停止は発疹が消失するまでとされている[4,5]．

c. 伝染性紅斑 （erythema infectiosum）

（1）臨床症状

　human parvo virus B19（erythrovirus B-19, 以下B19）は1983年にAndersonらによって伝染性紅斑の原因ウイルスと証明された．

　春から初夏にかけて多いが，最近は季節を問わず，散発的に発生したり，小範囲の地域で小流行をしている．幼児，学童に好発するが，成人にも感染する．保育施設，幼稚園，学校で流行し，親，施設の教職員，時には医療従事者間での流行も報告されている．感染力は強いが不顕性感染があり，気づかずに感染して，他への感染源になっていた例もある．

　飛沫感染で経気道的に感染すると，約1週間ほどでウイルス血症を起こす．この頃に咽頭・鼻粘膜にウイルスが証明され，軽度の感冒症状を呈することがある．さらに約1週間ほどで発疹の出現をみる．小児では顔面に蝶形ないし平手打ち様の紅斑が出現する（図9.156）．発疹は，次第に上腕外側，体幹，大腿へも出現する．融合し，さらに網状ないしレース模様を呈する．5～7日で消退するが，その後も日光照射や，入浴，緊張などで再燃することがある．

　ウイルスの排泄は感染後約2週間ほどの期間で，紅斑出現時期にはウイルス排泄がなくなっているとの報告が多い．

　成人例では，前駆症状として関節痛や筋肉痛などの全身症状，関節腫脹などの症状が，小児に比べ顕著である．手足の強い浮腫を訴えた例，肝障害を呈した例などがある．皮膚症状は小児例のような顔面の紅斑をみることは少なく，四肢・体幹の発疹も網状よりむしろ風疹様の淡い点状丘疹を呈する例が多い．

　確定診断としては，血中ウイルス抗体を測定する．B19特異IgM抗体は，感染14～15日で上昇し，1～2か月で低下するが，IgG抗体は感染2～3週で上昇しはじめる．

　B19は飛沫感染で感染するが，ごくまれに輸血・血液製剤でも感染する例がある．感染すると，選択的に赤芽球前駆細胞を侵襲し，細胞内で増殖，造血機能を障害する．これに伴い，種々の病態を呈する．

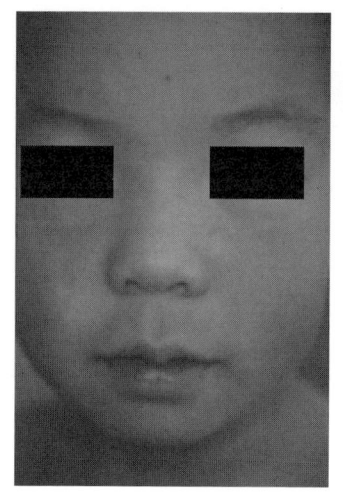

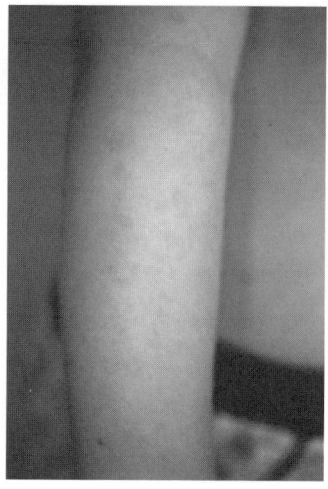

図9.156　伝染性紅斑（口絵参照）
6歳，男児．

B19は，骨髄の赤芽球系細胞を侵襲するため，赤血球の生成が一時期減少する．赤血球の寿命が正常ならば著変はないが，寿命の短い状態では，末梢血中赤血球が減少し，急激な貧血増悪，全身状態の悪化があり，死に至ることもある．これをaplastic crisis という．妊婦の感染で，造血の盛んな胎児にB19が経胎盤的に感染すると一種のaplastic crisis となり，貧血に陥り，胎児水腫が起こる．感染胎児の多くは水腫を起こし死亡してしまうため，奇形児の出生率は風疹と比較して低い．

B19による病態は伝染性紅斑，胎児水腫のほかにHenoch-Schönlein 型のanaphylactoid purpura，関節炎，肝炎，肺炎など様々な症状を呈する．

（2）登校許可について

伝染性紅斑の学校保健における取り決めは，顔面をはじめ発疹の出現時期にはウイルスの排泄が終わっていることが多いため，特に登園・登校を停止させる必要はないとされるが，発疹期でもウイルスの排泄があるとの報告もあり，妊婦や血液疾患患者などへの配慮および注意は必要である[4,5]．

d．突発性発疹（exanthema subitum）

（1）臨床症状

1986年，SalahuddinnらがAIDSなどの患者末梢血リンパ球の培養中に出現した巨細胞内の封入体からウイルス粒子を見いだした．このウイルスは後にhuman herpesvirus-6（HHV-6）と名づけられた．1988年，山西らが，突発性発疹の患者の急性期血液からHHV-6を分離し，経過とともに抗体が上昇することを示し，HHV-6が突発性発疹と密接な関係のあることを報告した．さらに1994年，human herpesvirus-7（HHV-7）が発見され，これも突発性発疹の原因ウイルスと証明された．

生後初めてかかる熱性発疹症といわれる．生後1～2年以内の乳児で，38～39℃の高熱が3～4日続いた後，下熱とほぼ同時に全身に発疹が出現する．発疹は，風疹ないし麻疹様，すなわち小豆大～大豆大の紅色斑で，融合することもある．2～3日で色素沈着もなく消失する．発熱1～2日目に軟口蓋に小紅色斑が出現することがあり，永山斑と呼ばれる．

通常合併症はないが，まれにけいれんや脳炎を生ずることもある．

（2）問題点

HHV-6やHHV-7などのヘルペス群のウイルスは潜伏感染しているが，宿主側の免疫力低下で活性化し，病変を生じうる．最近ではHHV-6とdrug induced hypersensitivity syndromeの発症との問題が取り上げられているが，多くの未知な点

があるウイルスである．

e．伝染性単核症（infectious mononucleosis; IM）

伝染性単核症は，多くの場合 Epstein-Barr ウイルス（EBV）による感染症であるが，cytomegalovirus（CMV），HHV-6，アデノウイルスなど他のウイルスによる IM の報告もある．

IM は小児期から青年期に多い．本邦では 2～3 歳までに約 80% が EBV 抗体陽性になるが，欧米では思春期以降に発症することが多い．

主に経口・飛沫感染で，潜伏期は，小児は 10～14 日だが，成人は長くて，30～60 日ともいわれている．類似の皮疹を呈するウイルス感染症は多く，Evans の診断基準に則って診断する．

高　熱：発熱期間は 1～7 日といわれているが，平均 10 日前後である．成人例の方が小児例より熱のレベルが高い．

リンパ節腫脹：表在性リンパ節の腫脹が顕著で，特に頸部リンパ節が腫大する．時に腋窩，鼠径部リンパ節も融和する．数週間続くこともある．

咽頭・扁桃炎：発疹の出る 3～5 日前から咽頭痛があり，咽頭の発赤，疼痛がある．偽膜性扁桃炎，腋窩性扁桃炎を呈することもある．

肝・脾腫：本邦例では肝腫大が約 20% にみられる．時に重症の肝細胞の壊死を生じ，死に至る例もある．脾腫は欧米では 70% 前後であるが，本邦例では約 40% の出現率である．

発　疹：欧米の IM 例では，発疹出現率は 3～10% であるが，本邦では 40～50% にみられるという．発疹は，風疹様，麻疹様，猩紅熱様など多彩である．

そのほかに咽喉頭炎から，上気道炎さらに肺炎を起す例がごくまれにあるが，他に，血液系の合併症として血小板減少症，無顆粒球症，さらに腎炎，脳炎などの報告もみられる．

白血球数は増加し，1 万～2 万/mm^3 になるが，約 2 週間で正常に戻る．分画では，単球とリンパ球をあわせ 50～60% 以上，時に 90% にもなる．80～100% の例で，肝機能の低下を認め，AST（GOT），ALT（GPT），LDH 値の上昇がある．

診断には Paul-Bunnell 反応を行うが，Davidsohn の吸収試験を併用する．

血中 VCA-IgM 抗体は，急性期に出現するが，急速に消失する．しかし，IM に特異的であり，これが陽性の場合は，IM と診断してよい．VCA-IgG 抗体は，急性期に出現し，上昇し，長期間持続する．

治療は対症的である．二次感染予防に用いられる抗生剤として，ペニシリン系抗生剤はアレルギー反応を生ずることが多いため，禁忌である．

f．Gianotti 病と Gianotti 症候群

B 型肝炎ウイルス（HBV）の初感染で生じる疾患を Gianotti 病（papular acrodermatitis of childhood; PADC），HBV 以外のウイルスによる感染症で，Gianotti 病に類似の臨床症状を呈した病態を Gianotti 症候群（papulovesicular acrolocated syndrome; PVAS）といっていたが，近年では HBV 例も PVAS に入れている．

原因ウイルスについては，Epstein-Barr ウイルス（EBV），サイトメガロウイルス（CMV），Cox-16 などのほかに，A,B（Gianotti 病に相当），C 型肝炎ウイルス，パラインフルエンザウイルス，アデノウイルス，エコーウイルス 7, 9，ロタウイルスなどの報告，3 種混合ワクチンやインフルエンザワクチン接種後に発症した例の報告がある．

皮膚症状は，点状ないし米粒大の紅色小丘疹，紅斑であるが，小水疱，紫斑が混在することもある．四肢末端から始まり，上行性に拡大していく．顔面にも初期から，頬部を中心に紅色小丘疹が出現する．臀部も好発部位である．

PVAS は全身症状をほとんど欠くか，感冒症状などの軽度の前駆症状を呈することがある．発疹とほぼ同時期に発熱，不機嫌，頸部・腋窩・鼠径部リンパ節を触知する．

PADC は HBV によるがゆえに肝臓は腫大して，右上腹部に触知する．黄疸はほとんどみられない．肝機能はごく初期は正常だが，約 1 週間で AST（GOT），ALT（GPT），LDH，γ-GTP などの上昇があり，正常に復するまでに 3～6 か月も要することがある．通常は一過性の急性感染症である

が，まれに慢性化やHBVのキャリア化がある．

〔日野治子〕

文　献

1) 荒田次郎：浅在性細菌感染症．最新皮膚科学大系（玉置邦彦総編集）第14巻，pp53-72，中山書店，2003
2) 日野治子：皮膚の一般細菌感染症．日本皮膚科学会雑誌115(7): 985-994, 2005
3) 江川清文編著：疣贅治療考，医歯薬出版，2006
4) 日野治子：学校保健と学校伝染病．最新皮膚科学体系（玉置邦彦総編集）特別編2005-2006年，p63，中山書店，2006
5) 日野治子編著：子供の発疹のみかた．急性発疹症へのアプローチ第2版，中外医学社，2006

III　その他の皮膚感染症

10) 後天性免疫不全症候群

ヒト免疫不全ウイルス（human immunodeficiency virus; HIV）による感染症はHIV感染症と呼ばれ，進行するとエイズ（後天性免疫不全症候群，acquired immunodeficiency syndrome; AIDS）になる．通常HIV感染症全体をエイズと呼称することが多く，本項でもエイズとして記載する．

エイズではCD4陽性のT細胞（$CD4^+$ T cells）を主とした細胞性免疫能が低下するが，皮膚や粘膜などは種々の病原体や外的刺激にさらされ，免疫の活性によって生体防御されていることが多いため，エイズでは種々の皮膚疾患を起こす．

エイズに伴って現れる皮膚症状（疾患）は多彩である[1,2]．この多彩な皮膚症状のうち，ある特定の皮膚症状をみたらエイズを鑑別に入れることが可能であり，エイズの早期発見や早期治療・予防にも役立つ．近年の日本ではHIVの感染源として性感染症（sexually transmitted diseases; STD）がほとんどであり，その視点からも皮膚症状も眺める必要がある．以下にエイズに特徴的な皮膚疾患を提示し，皮膚疾患からエイズを診断し，治療を行い，さらに予防に貢献する必要がある．

a. エイズにみられる皮膚疾患

エイズに伴う皮膚疾患は多彩であり，HIV自体によって発症するものよりも，むしろエイズに伴って$CD4^+$ T細胞が減少することにより，細胞性免疫不全状態になることで皮膚疾患の出現することが多い．皮膚疾患はエイズの病期（多くは$CD4^+$ T細胞数）に対応して発症する傾向がある（表9.21）．またエイズが性感染症（STD）のひとつであることから，他のSTDを合併することも多い．以下，皮膚症状をいくつかに分類して特長的な症状を記載する．

b. 感染症

ウイルス感染症としては帯状疱疹，単純ヘルペス，尋常性疣贅（いぼ），尖圭コンジローマ，伝染性軟属腫（みずいぼ），口腔毛様白板症（EBウイルス感染症）などが認められる．細菌感染症としては梅毒，再発性毛嚢炎，膿痂疹，抗酸菌感染症などが認められる．真菌症としては口腔カンジダ症，白癬，皮膚クリプトコックス症，マラセチア感染症，ペニシリウム感染症などが認められる．その他疥癬などもある．

帯状疱疹はHIV感染初期サインのことが多い．若年者，複数回罹患，再発，2つあるいは3つの神経支配領域にまたがる皮疹（図9.157），汎発化，皮疹の重症化，髄膜炎の併発や，激痛とその持続などが認められたらエイズを鑑別に入れる．

表9.21　エイズ患者で認められる皮膚疾患

帯状疱疹（高頻度，初期サイン）
単純ヘルペス（陰部が多い，難治性潰瘍）
伝染性軟属腫（みずいぼ，顔面，性器に多い）
疣贅（いぼ）（尋常性疣贅，尖圭コンジローマ）
口腔毛様白板症（まれ）
皮膚結核（まれ）
梅毒（高率）
カンジダ症（口腔は頻発，上部消化管，陰部）
白癬
脂漏性皮膚炎（顔面）
クリプトコックス症（まれ）
疥癬
瘙痒性丘疹性発疹症（強い瘙痒，UVB著効）
アトピー性皮膚炎
薬疹（ST合剤，抗HIV薬による）
カポジ肉腫

エイズが STD であることから単純ヘルペスのうちでも陰部ヘルペスが多く，特に大きく深い潰瘍や，再発性，難治性，薬剤耐性のものはエイズを鑑別に入れることが必要である．

STD においてはほかの STD を複数もっていることがあり，必ずエイズを鑑別に入れることが重要である．陰部ヘルペスと同様尖圭コンジローマ（図 9.158）も STD であり，エイズを合併している場合があるので鑑別に入れておく．

伝染性軟属腫（みずいぼ）は小児の疾患として知られているが，大人で観察される場合は，小児と濃厚に接触する保育士など以外はまれである．したがって，大人で認められる伝染性軟属腫ではエイズを鑑別に入れる．

梅毒も STD のひとつで，エイズを鑑別に入れるが，通常より重症化する場合，血清抗体価が高い場合，治療しても抗体価の低下傾向が鈍い場合，治療に反応しにくい場合，などは特に注意する．

口腔カンジダ症（図 9.159）はエイズの皮膚粘膜症状の中では一番頻度の高いものであり，エイズを必ず鑑別に入れる．適切なエイズ治療を受けていない患者にはほぼ必発であり，エイズ発症のサインでもある．舌の他，軟口蓋や上咽頭，食道などにも発症し，白苔の付着や，嚥下障害などを起こす．治療には良好に反応するが，中止すると再発する．また耐性菌の出現が問題化しつつある．

白癬はエイズで特徴的な症状はないが，爪白癬の場合は爪全体が薄く白濁しやすい傾向があるので，その場合は鑑別を必要とする．

c. 皮膚腫瘍

エイズに伴う皮膚腫瘍はカポジ肉腫（図 9.160）が主たるものである．赤紫色から黒褐色の斑や結節が皮膚を含め全身あらゆる部位に発症，多発，悪化する．診断困難な血管腫をみたら，病理組織検査を行う．皮膚のカポジ肉腫には放射線療法が奏効する．患者はほとんどが男性同性愛者であり，日本での報告例は少ない．

d. そのほかの皮膚症状

そのほかエイズに伴う皮膚疾患はアトピー性皮膚炎，乾癬，薬疹，乾燥性皮膚，瘙痒性丘疹性発疹症（図 9.161），好酸球性膿疱性毛嚢炎などがあ

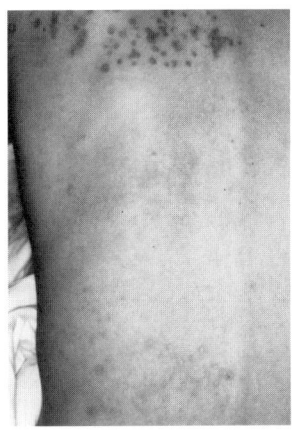

図 9.157 エイズに伴う帯状疱疹
左後腹部に過去の帯状疱疹後の色素沈着あり．左上背部には新たな皮疹を認める．

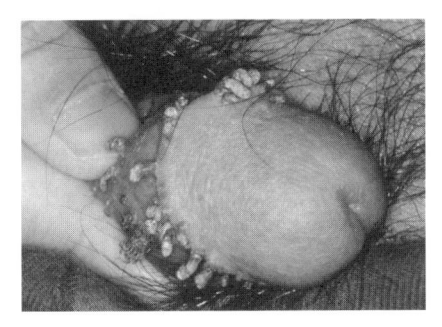

図 9.158 エイズに伴う尖圭コンジローマ
多数の尖形の小結節を認める．梅毒検査は陽性．

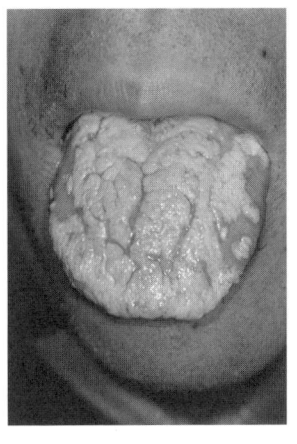

図 9.159 エイズに伴う口腔カンジダ症
ビロード状の舌．口内，食道にもカンジダ症を認め，嚥下困難の愁訴あり．

る．薬疹ではカリニ肺炎の治療薬である ST 合剤や抗 HIV 剤によるものが多く，エイズの治療中に発症するので，薬疹のみからエイズを鑑別することは困難である．エイズ患者の皮膚は一般に乾燥性で，広範囲の湿疹や痒疹などを伴うことが多く，激しいかゆみを伴うことが多い．成人のアトピー性皮膚炎との鑑別は困難である．典型的な瘙痒性丘疹性発疹症は鑑別が簡単である．

e. 今後のエイズ対策

青壮年期の重篤な帯状疱疹，基礎疾患のない口腔カンジダ症，難治性再発性陰部ヘルペス・尖圭コンジローマ・梅毒などの STD，ステロイド外用剤無効の痒疹などをみた場合にはエイズを念頭に入れて診療する必要がある．治療は通常の治療法でおおむね治癒可能であるが，時に難治のこともある．なお近年，エイズに対して併用治療（highly active antiretroviral therapy; HAART）が行われるようになり，エイズに伴う皮膚疾患は軽症化するとともに，頻度が減じている．

11） 白癬（しらくも，たむし，いんきんたむし）

白癬は真菌（カビ）の一種である皮膚糸状菌（白癬菌）による皮膚疾患である（図 9.162）．いわゆる発症部位によって「みずむし（足白癬）」「しらくも（頭部浅在性白癬）」「ぜにたむし（体部白癬）」「いんきんたむし（陰股部白癬ないし頑癬）」「はたけ（顔面白癬）」などと，通俗的に呼称されている．

a. 白癬の疫学

足白癬（みずむし），爪白癬（爪みずむし）に罹患している市民はそれぞれ人口の 20％，10〜20％程度と予測されている．罹患者は男性に多く，加齢とともに増加する傾向にある．白癬菌の皮膚への付着，増殖には，高温，多湿，季節（春から夏），安全靴や長靴の着用，不潔，患者との同居，裸足（共同浴場やプール）歩行，スポーツ愛好などが誘因になる．また，高コレステロール血症，心・血管疾患，糖尿病，骨・関節疾患などに罹患している人では白癬との相関が高いことが指摘されている．

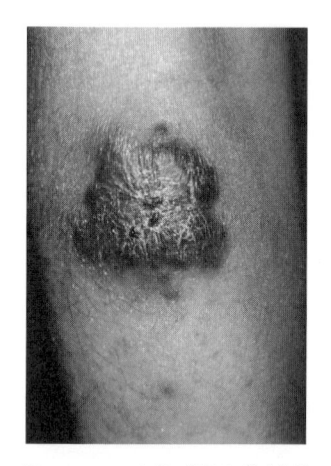

図 9.160 エイズに伴うカポジ肉腫
他部位にもカポジ肉腫あり．

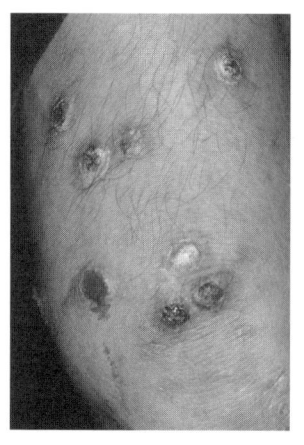

図 9.161 エイズに伴う瘙痒性丘疹性痒疹
原因不明であるが，激しい瘙痒を伴い，搔破による出血も認める．

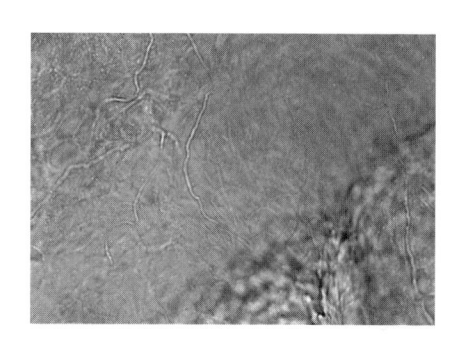

図 9.162 白癬菌
病変部の鱗屑を KOH 法で検鏡（100 倍）．細長い菌糸を認める．

b. 臨床症状

白癬の臨床的特徴は，中心治癒傾向のある環状の境界明瞭な紅斑を呈するものと，小さい紅斑が多発するものとある．

（1） 頭部浅在性白癬（しらくも）

10歳以下の小児に好発するが，時に成人にも発症する．被髪頭部に乾燥性の鱗屑が付着し，境界が比較的明瞭な脱毛巣として認められる．瘙痒を伴う．時に毛髪が毛包内で断裂するために毛包に一致して黒点を認めることがある．

（2） 体部白癬（ぜにたむし）

顔面や躯幹，四肢に生じる，鱗屑を伴う紅斑として初発し，徐々に遠心性に拡大するとともに中心部は自然軽快し，全体として環状から連圏状を呈する（図9.163）．瘙痒を伴うことがある．本人や家族の足や爪の白癬から感染することが多い．

（3） 陰股部白癬（頑癬，いんきんたむし）

陰股部，鼠径部，大腿の基部に生じる病型（図9.164）．体部白癬と同様に鱗屑が付着した紅斑として初発．次第に拡大し，中央部は軽度の色素沈着を残して自然治癒するため環状から連圏状を呈する．病変の辺縁部では軽度に堤防状に隆起し，紅斑，鱗屑，痂皮がみられる．

（4） 足白癬（みずむし）

3つの病型がある．

趾間びらん型：趾間が白く浸軟し，鱗屑を除去するとびらんとなる（図9.165）．

小水疱・鱗屑型：土踏まず，内・外側縁，足趾の基部などに小水疱が多発し，瘙痒が激しい．水疱が乾燥化すると汗疱状に落屑する．

角質増殖型：踵を中心に足底の角質増殖を伴う．瘙痒は軽度．

（5） 爪白癬（爪みずむし）

足の第1趾爪に好発するが，手足のどの爪にも病変を生じる（図9.166）．爪甲の先端から黄白色

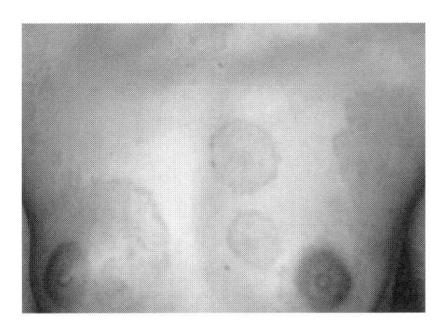

図9.163 体部白癬（ぜにたむし）
中心治癒傾向のある環状の局面で，辺縁部は炎症が目立ち，紅斑，丘疹，鱗屑を認める．

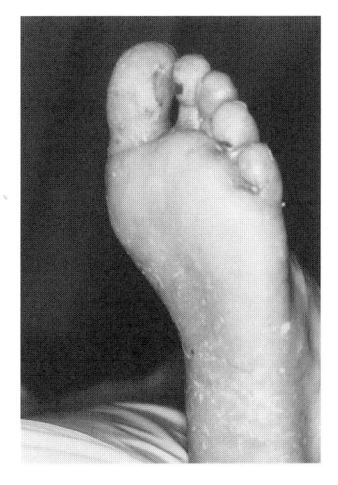

図9.165 足白癬（みずむし）
趾間部は浸軟し，鱗屑が付着している．

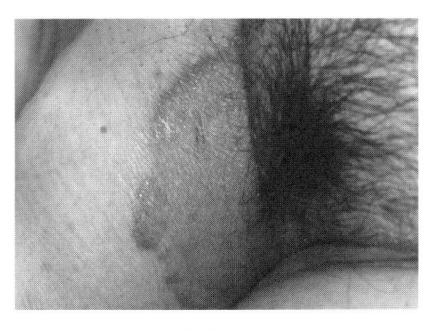

図9.164 陰股部白癬（頑癬，いんきんたむし）
陰部を中心に半円状の治癒傾向のある環状の局面．

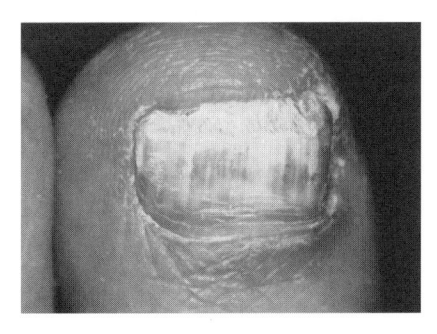

図9.166 爪白癬（爪みずむし）
爪は先端部が白濁し，肥厚している．爪基部にいくにつれ，白濁は弱まる．

調に変色し，次第に爪母側に拡大する．爪は徐々に肥厚する．多くの患者で足白癬を合併している．

c. 診　断

浅在性皮膚白癬では菌が主として表皮角層に寄生・増殖して発症するので，病変部の鱗屑や痂皮を採取しKOH直接検鏡法で菌要素を見つけることが診断になる（図9.162）．患者が「みずむし」と訴えた例をKOH検査して2/3のみが菌陽性であったとの報告があり，KOH検査を実施し，確定診断することが重要である．

d. 治　療

浅在性皮膚真菌症の通常の病型では，抗真菌外用薬による外用療法が第一選択である．患部を清潔にし，乾燥させ，患部に1日1回外用する．足白癬の場合は患側の足底全体と全趾間に外用し，週に1回は健康足にも外用させる．症状改善後も1～2か月は引き続き外用を行う．浸軟が激しいときや二次感染が疑われるときは亜鉛華軟膏や抗菌薬内服などで乾燥・上皮化を図る．爪白癬は内服治療が第一選択になる．

e. 近年の動向

ペットブームによる，ネコのほか，イヌやウサギ，チンチラ，モルモット，ハムスターからの白癬菌感染が散見される．ヒトへの感染はこれらのペットとの濃厚な接触による頭部白癬，体部白癬などである．

格闘技愛好家への集団発生が問題になっている．*Trichophyton tonsurans* という白癬菌による頭部白癬や体部白癬で，特にレスリング部員，柔道部員などを中心に他校の部員までも集団感染事例が起きている．臨床症状が乏しい例もあり，部員全員のKOH検査を実施し，一斉に治療を行うことが必要である．

12）ハンセン病

ハンセン病（Hansen's disease, leprosy）は抗酸菌の一種であるらい菌（*Mycobacterium leprae*）を原因とし，皮膚と末梢神経に主な病変を起こす慢性感染症である．

同義語として「らい」「癩」などが用いられてきたが，現在は偏見・差別を助長するものとして使わない．

a. らい菌

らい菌は現在まで人工培養に成功していないが，全遺伝子は解読された．らい菌の増殖は遅く（約12日で2分裂する），至適発育温度は31℃前後である．またらい菌の膜表面にあるフェノール性糖脂質と末梢神経のシュワン細胞表面のラミニン2（laminin-2）との親和性が高いため末梢神経の障害が起こる．

b. 疫　学

発症に大きく関与する感染の機会は，免疫能が完全でない乳幼児期に大量，頻回にらい菌を吸入すること（呼吸器感染）といわれている．発症に影響を与える因子としては，個々人のらい菌に対する特異的な細胞性免疫能のほか，公衆衛生の程度，経済状態，栄養状態などの環境・社会的因子が論じられている．

日本における新規患者の動向をみると，日本人新規患者数は毎年数人程度で高齢者がほとんどで

表9.22　日本のハンセン病新規患者数（2007/9/30）

年	日本人			外国人			外国人割合 %
	男	女	計	男	女	計	
1993	7	1	8	9	1	10	55.6
1994	2	7	9	4	2	6	40
1995	5	3	8	9	1	10	55.6
1996	4	2	6	14	4	18	75
1997	3	3	6	6	2	8	57.1
1998	3	2	5	2	3	5	50
1999	6	2	8	7	4	11	57.9
2000	2	4	6	5	3	8	57.1
2001	3	2	5	5	3	8	61.5
2002	4	3	7	6	3	9	56.3
2003	1	0	1	6	1	7	87.5
2004	2	2	4	7	1	8	66.7
2005	0	0	0	5	1	6	100
2006	1	0	1	6	0	6	85.7

ある（表9.22）[1]．一方，在日外国人の新規患者は毎年8人程度であるが，現在世界的にはWHOのハンセン病制圧運動が展開されている[2]．したがって，日本での新規患者は減少していくと考えられ，新たに感染して発病する患者はいないと考えられる．

c. ハンセン病をどんなときに疑うか

患者数の減少などで初診から診断までに時間を要する場合がある．診療では出生地（国），小児期生活歴，家族歴などの問診，自覚症のない皮疹や知覚異常による外傷や火傷，さらに神経肥厚などからハンセン病を鑑別に入れる．皮膚の病理組織検査で肉芽腫や泡沫細胞などから診断に近づくことが多い．なお，診療や検査，入院などでは通常の感染予防の対応で十分である．

d. 臨床症状

生体内のらい菌の数，皮疹の性状や数，知覚障害，神経肥厚，運動障害，病理組織所見などで患者間に多様性がみられるが，これはらい菌に対する生体の免疫能の差であり，病型として分類される（表9.23）．発症初期のI群，その後らい菌に対し免疫能が高いTT型，まったく反応しないLL型，それらの中間のB群（BT型，BB型，BL型）に分類される（Ridley-Jopling分類）．またTT型などは検査でらい菌を検出しにくいので少菌型（paucibacillary; PB），LL型などはらい菌を検出できるので多菌型（multibacillary; MB）とも分類される．最近，皮疹が1つのみの場合にはPBの中から独立してSLPB（single lesion of PB）に分類されている．このPBとMB，SLPBの分類は治療法の選択にも応用され，WHO分類として知られている．

ハンセン病の皮疹は紅斑，丘疹，結節，環状斑など様々であり，ハンセン病に特徴的な皮疹はない．皮疹にほぼ一致して知覚（触覚，痛覚，温度覚）の鈍麻や麻痺を認める．また末梢神経の肥厚や運動障害も認める．外国人の場合には，皮膚色，表現の違い，会話能力の問題などから症状がわかりにくいこともある．

初期病状（I群）は軽度の知覚低下などを伴う白斑や淡紅色斑である．TT型では1ないし少数個の皮疹で，乾燥性で，辺縁やや隆起した境界明瞭な紅斑や時に環状斑として認められることが多い（図9.167）．皮疹部の知覚障害，発汗障害などを認める．LL型では皮疹は左右対称性で，多数の紅斑，黄褐色から淡紅色の丘疹から結節，板状

表9.23 ハンセン病の病型分類

菌数による分類	少菌型（paucibacillary; PB）		多菌型（multibacillary; MB）	
免疫学的分類 （Ridley-Jopling分類）	（I）　TT		B　　　　　　　LL ┌──┼──┐ BT　BB　BL	
細胞性免疫能	良好		低下／なし	
局所の免疫	Th1, IL-2, IFN-γ, IL-12		Th2, CD8$^+$ T細胞, IL-4, IL-5, IL-10	
皮膚スメア検査	陰性		陽性	
らい菌	少数／発見しがたい		多数	
皮疹の数	少数		多数	
皮疹の分布	左右非対称性		左右対称性	
皮疹の性状	斑（環状斑），境界明瞭		紅斑（環状斑），丘疹，結節	
皮疹の表面	乾燥性，無毛		光沢，平滑	
皮疹部の知覚異常	高度（触覚，痛覚，温度覚）		軽度／正常	
病理所見	類上皮細胞性肉芽腫 巨細胞，神経への細胞浸潤		組織球性肉芽腫 組織球の泡沫状変化	
病理でのらい菌	陰性		陽性	
主たる診断根拠	皮疹部の知覚異常		皮膚スメア検査などでのらい菌の証明	
感染性	なし		感染源になる	

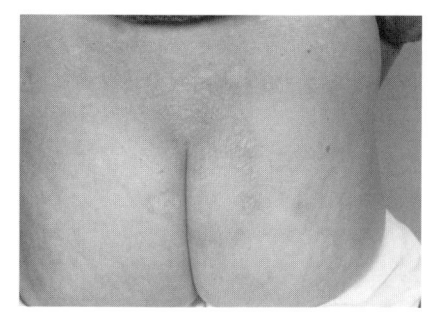

図9.167 少菌型（PB）ハンセン病（TT型）（口絵参照）
中心治癒性の環状紅斑，知覚は低下．皮疹は乾燥性．他に皮疹なし．

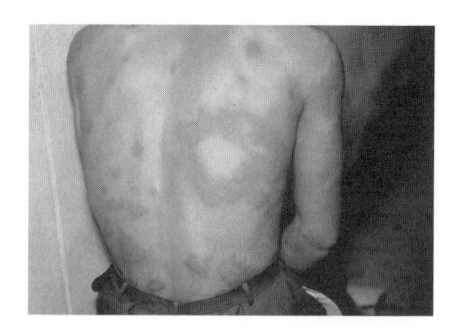

図9.169 多菌型（MB）ハンセン病（BB型）
環状紅斑，境界は内側，外側とも明瞭．皮疹は少数．

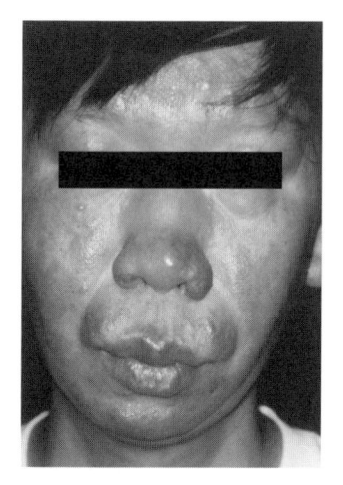

図9.168 多菌型（MB）ハンセン病（LL型）
顔面全体が浮腫性の紅斑で，光沢を有する．知覚はほぼ正常．患者は出生時から小児期までブラジル在住．

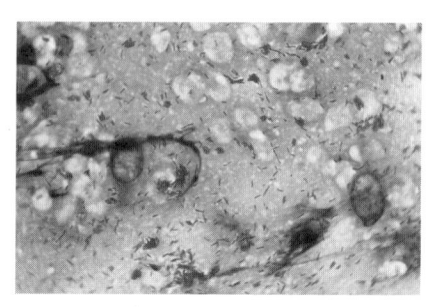

図9.170 皮膚スメア検査
皮疹部皮膚からメスで組織液を採取し，抗酸菌染色．（Ziehl-Neelsen染色），1000倍油浸で検鏡すると，桿状のらい菌を観察できる．

の結節や硬結などが全身に出現する（図9.168）．神経の障害は徐々に生じる．B群はTT型とLL型の中間の病像を示す（図9.169）．

治療中，あるいは治療前後に急速な末梢神経の障害（疼痛，運動障害など）や皮疹の再燃や新生，発熱などが起こることがあるが，これをらい反応と呼んでいる．後遺症を残すことがあるので早期の対処が必要である．

e．らい菌検出の検査

らい菌は現在まで培養に成功していないため，以下の検査で検出に努める．

① **皮膚スメア検査**：らい菌は皮膚（真皮）に多く存在するので，皮疹部などにメスを刺し，組織液を採取する．組織液をスライドグラスに擦りつけ，抗酸菌染色し，検鏡する（図9.170）．

② **病理組織特殊染色**：病理組織を抗酸菌染色（Fite染色）する．

③ **PCR検査**：皮膚組織などかららい菌特異的なDNAを証明する．病変部皮膚の生標本を用いると感度が高くなる．

f．診　断

皮疹（自覚症なし），神経（知覚障害，肥厚，運動障害），らい菌検出，病理組織検査の4項目を総合して診断する．ハンセン病と診断した場合，PB（SLPBも含む，皮膚スメア検査陰性か，皮疹が1～5個）か，MB（皮膚スメア検査陽性か，皮疹が6個以上）かを判断する．Ridley-Jopling分類も行う．

g．治　療

治療の基本は，神経症状（神経炎，らい反応，後遺症など）を起こさず，らい菌を生体から排除する（皮膚スメアテストで菌が陰性）ことである．

WHOの推奨する多剤併用療法（multidrug therapy; MDT）を基本に行う．すなわち月1回のリファンピシン（rifampicin; RFP，殺菌作用）と毎日のジアフェニルスルホン（diaphenylsulfone; DDS，静菌作用）．さらにMBではクロファジミン（clofazimine; CLF，静菌作用）を毎日内服する．PB（SLPBを含む）では6か月間，MBでは12か月間以上内服し，臨床症状と皮膚スメア検査で菌陰性化を目標とする．重要なことは耐性菌出現防止のため確実に内服することである．

なお，フルオロキノロン，ミノサイクリン（minocycline; MINO），クラリスロマイシン（clarithromycin; CAM）などもらい菌に対して有効である．

MDTを終了すれば治癒とする．しかし，治療終了後にもらい反応や神経障害，後遺症などの経過観察を行う．

らい反応や神経炎に対しては迅速にステロイド内服などの対応を行う．

h. ハンセン病と社会

ハンセン病は皮膚と末梢神経に病変をつくるが，有効な治療薬がない時代には病状が進み，顔面，手足に皮疹および末梢神経麻痺（痛覚脱出，変形，運動障害）などを形成した．そのため外見上の問題と手足の不自由による就労の困難，住民から疎外，さらに宗教からも差別され，世界的に偏見・差別の対象となった．日本においては明治時代になって救済から隔離に進む．「癩豫防ニ関スル件」「癩予防法」，さらにハンセン病に有効な治療薬が開発されていた1953年には「らい予防法」が制定された（表9.24）．医学的進歩とかけ離れ，人権を無視した法律は1996年まで存続した．医療関係者は単に医学の進歩を追求するのみならず，病気に関連する法律や社会的状況などにも常に眼を開いていることが必要である．法律によってハンセン病療養所に強制的に入所させられた患者，ハンセン病ゆえに職業，家庭，故郷を追われた患者や家族，彼らの「普通に生きる」権利について深く考えてみることが必要である．

表9.24 ハンセン病の歴史

1873 (M 6)	ハンセンがらい菌を発見
1889 (M22)	テストウィード神父，日本初のハンセン病療養所開設
1907 (M40)	「癩豫防ニ関スル件」（法律第11号）制定
1909 (M42)	全国5か所に公立療養所開設
1917 (T 6)	患者懲戒・検束ニ関スル施行細則
1931 (S 6)	「癩予防法」制定
1946 (S21)	日本でプロミン治療開始
1953 (S28)	「らい予防法」制定
1996 (H 8)	「らい予防法廃止に関する法律」制定
2001 (H13)	「らい予防法」違憲国家賠償請求事件（熊本地裁）で原告勝訴
2001 (H13)	内閣総理大臣談話発表，控訴せず

13) 梅 毒

梅毒は性感染症（STD）のひとつとして世界の人々を悩ませている．梅毒は，感染症法で5類感染症として全数報告義務疾患である．臨床や治療では大きな進歩を認めないが，検査の簡素化，感染者動向についての不備などが問題としてあり，STDの動向把握の困難さがわかる．

a. 細菌学

梅毒の原因菌はスピロヘータ科の*Treponema pallidum*（TP）で，直径 $0.1 \sim 0.2\,\mu m$，長さ $6 \sim 20\,\mu m$ の螺旋状の菌である．人工培養には成功していない．通常の光学顕微鏡では視認できず，パーカーインク染色や暗視野顕微鏡で観察できる．1998年に全ゲノムのDNA配列が決定され，研究の進展が期待される．

b. 臨 床

TPは傷付いた皮膚粘膜から侵入し，1回の性行為で感染する確率は15〜30％といわれている．感染してから，適切な治療を行われない場合の自然経過は通常，臨床症状の特徴から第1期，第2期，第3期，第4期に分けられる（表9.25）．

梅毒感染から約3週間は無症状である．感染約3週間後にTP侵入部位に自覚症状を欠く初期硬結ができ，やがて潰瘍化（硬性下疳）（図9.171）

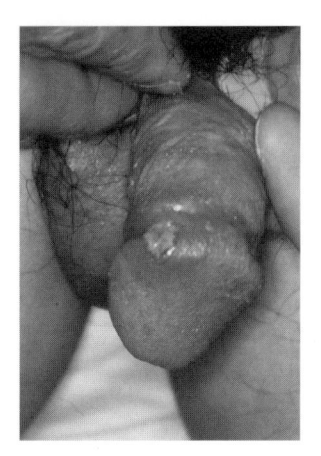

図 9.171 感染機会後約 1 か月
トレポネーマ侵入部位に無痛性の硬性下疳を認める(梅毒第 1 期疹).

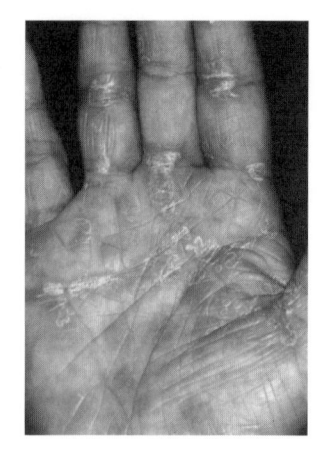

図 9.172 手掌・足蹠の鱗屑を付着する紅色局面(梅毒第 2 期疹)
足底にも同様の皮疹を認める.

し,数週間で自然消退する.無痛性の鼠径リンパ節腫脹もきたす.以上の期間(3 週〜3 か月)を第 1 期梅毒という.その後血行性に TP が全身に移行し,感染 3 か月後からはバラ疹や丘疹・膿疱(図 9.172),扁平コンジローマ(図 9.173),脱毛,粘膜疹など多彩な像を示す.この期間(3 か月〜3 年)を第 2 期梅毒という.感染 3 年後からはゴム腫などが生じる(第 3 期梅毒,3〜10 年).感染 10 年後には心臓,血管,骨,神経系に病変が及び,第 4 期梅毒と呼ばれる.なお第 1 期から第 2 期への移行期,第 2 期の発疹消退期や陳旧性梅毒などの皮疹を生じない場合があり(血清反応のみ陽性),無症候梅毒(潜伏梅毒)という(表 9.25).

経胎盤性に梅毒罹患している母体より胎児に TP が感染する場合は先天梅毒という(表 9.25).胎盤を介して血行性に感染しうるのは妊娠 5 か月からである.

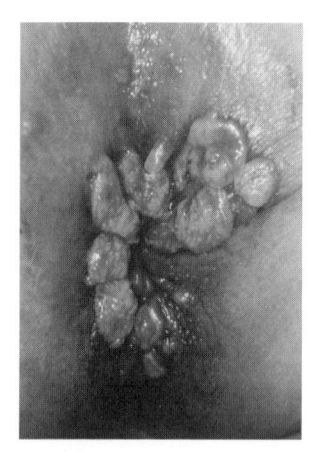

図 9.173 扁平コンジローマ(梅毒 2 期疹)
皮疹部の浸出液からは容易にトレポネーマを検出可能である.

表 9.25 梅毒の病期別の症状

病期	感染機会からの時間	病態	皮疹	梅毒検査
第 1 潜伏期	感染後〜3 週間	感染成立	なし	陰性
第 1 期梅毒	3 週間〜3 か月	感染部位の病変	初期硬結,硬性下疳,鼠径リンパ節腫脹	陽性
第 2 潜伏期	3 週間〜3 か月		なし	陽性
第 2 期梅毒	3 か月〜3 年	血行性に全身に移行	バラ疹,丘疹,膿疱,扁平コンジローマ,脱毛,粘膜疹	強陽性
潜伏梅毒	3 か月〜		なし	陽性
第 3 期梅毒	3 年〜10 年		ゴム腫,結節	陽性
第 4 期梅毒	10 年〜	心血管,中枢神経病変	心臓,血管,骨,神経系	陽性
早期先天梅毒	出産後〜2 年		骨軟骨炎,貧血,肝脾腫,神経梅毒症状	強陽性
晩期先天梅毒	2 年以降		角膜実質炎,リンパ腺炎,肝脾腫,コンジローマ	陽性

c. 疫　学

1943年にペニシリンによる治療が開始され，1955年前後には患者発生は激減したが，その後，各国で幾度かの再流行がみられている．1960年代半ばには日本も含め，世界的な再流行がみられた．最近日本では1987年をピークとする流行がみられたが，その後再び報告が減少している．HIV感染症パニックのときにも激減した．ただし性感染症の特徴として，患者が潜在化することと，医師が報告していないことが多く，実数は明確でない．既婚の妊婦での検査では約0.2%が梅毒検査陽性である．

d. 検査法

病変部局所からのTPの検出と，梅毒血清検査がある．TPの検出は第1期の硬性下疳と第2期の扁平コンジローマから検出されやすく，刺激漿液を採取して暗視野顕微鏡法や，パーカーインク染色後に顕微鏡検査しTPを検出する．

梅毒罹患によって検出される抗体は大きく分けて抗カルジオリピン抗体と抗トレポネーマ抗体である（表9.26）．カルジオリピン抗体はガラス板法やカーボン法（RPR（rapid plasma reagin）カードテストがその代表）のような脂質抗原（カルジオリピン-レシチン抗原）を用いる検査法が使われる．一方，抗トレポネーマ抗体を検出するには，TPHAテスト（TP hemagglutination test）や，FTA-ABSテスト（fluorescent treponemal antibody-absorption test）のような梅毒トレポネーマを抗原とする検査法が使われる．

カルジオリピンは体内に広く分布しており，通常この検査はSTS（serological test for syphilis）と呼ばれている．感染後約4週間は陰性であることと，梅毒に特異的な検査でないためにしばしば梅毒以外の疾患でも陽性を示すことがあり，生物学的偽陽性（BFP）と呼ばれ，注意が必要である．しかし，梅毒の治療効果をよく反映するので，経過観察に用いられている．

一方，TPHAとFTA-ABSは梅毒に特異性が高く，確認試験として意義があるが，治療後も抗体価の低下が認めにくい場合もあり，経過観察には不向きである．

治療効果判定にはSTSの抗体価を定期的に検査するが，梅毒は治癒しても血清反応は陰性化しないことが多い．

e. 感染経路

菌を排出している感染者（第1期，第2期の患者）との粘膜の接触を伴う性行為によるものがほとんどである．きわめてまれには，傷のある手指が多量のTPに汚染された物品に接触して感染することもある（無辜（むこ）梅毒）．輸血による感染はスクリーニングが行われており，ほとんど報告がない．しかし，第1期潜伏期感染者では血清反応は陰性であり，新鮮血を用いた緊急輸血などで，感染の可能性はある．これら以外に，感染した妊婦の胎盤を通じて胎児に感染する経路がある（先天梅毒）．

f. 診　断

確定診断は臨床症状と血清反応，さらにTPの検出を組み合わせて診断する．ただし，第1期の症状が現れても血清反応の陽性化まで1週間程度の期間があるので，この時期には硬性下疳などの病巣部から病原体検出を積極的に試みる必要がある．

g. 治　療

梅毒の治療は，TPを殺すことで，決して梅毒

表9.26　梅毒の血清検査法とその読み方

STS	トレポネーマ抗原系検査	解　釈
陰性	陰性	非梅毒
		まれに梅毒感染初期
陽性	陰性	生物学的偽陽性（BFP）
		まれに梅毒感染初期
陰性	陽性	梅毒治療後で抗体のみ保有
		ごくまれにトレポネーマ抗原系の偽陽性
陽性	陽性	梅毒（早期から晩期）
		梅毒治療後で抗体のみ保有

STSにはガラス板法，RPRカードテスト，凝集法などがある．トレポネーマ抗原系検査にはTPHA法，FTA-ABS法などがある．

血清反応を陰性化することではない．抗カルジオリピン抗体の完全な陰性化は起こらないか，仮に起こるとしても長期間を要するので，抗体価の絶対値ではなく，減少傾向があるかどうかをみることが重要である．ペニシリンはいまだに耐性の報告もないため，第一選択薬剤である．現在実際の治療にはアモキシシリン（AMPC）やアンピシリン（ABPC）などのペニシリン内服製剤が用いられている．ペニシリンアレルギーがある場合には，テトラサイクリンやマクロライド系の抗菌剤を使用する．内服期間は，第1期では2～4週間，第2期では4～8週間で十分である．しかし第3期では8～12週間の場合がある．なお，キノロン系抗菌剤には感受性がない．

治療開始後数時間で大量のTPが破壊されるため，皮疹の増悪，発熱，悪寒，全身倦怠感や頭痛などの症状を呈することがある．これはヘルクスハイマー反応（Herxheimer's reaction）と呼ばれているが，一過性である．

h. 治癒判定

治療効果はSTS法の抗体価とよく相関するので，病期に応じた十分な治療を行った後は，一般に臨床症状の持続や再発がないことと，STS法を数か月おきに検査して，定量値が8倍以下に低下することを確認し，治癒と判定する．治療後6か月経過しても16倍以上を示すときは治療が不十分であるか再感染であると考えられるので再治療を行う．またHIV陽性者でもSTS値の低下が不十分なことがある．

i. 感染予防，性感染症予防

梅毒は軟性下疳，単純性疱疹とともに陰部潰瘍（genital ulcerative disease; GUD）の三大原因のひとつであり，HIV感染のリスクを高めることが明らかになっている．そのため，迅速スクリーニングとしてPCR法が開発され，普及しつつある．

予防は，感染者，特に感染力の強い第1期および第2期の感染者との性行為を避けることが基本である．コンドームの使用は効果が高い．

梅毒は簡単に治療可能なため，全例報告疾患である認識が低いので，全数把握の意義を啓発をする必要がある．また梅毒を診療機会のある皮膚科，泌尿器科，産婦人科，内科などの医師は，梅毒が性感染症のひとつでHIVなどのほかの性病の感染リスクを高めることを認識して，患者教育に努めるべきである．　　　　　　　〔石井則久〕

文　献

1) 石井則久・杉田泰之：エイズ．medicina **37**: 626, 2000
2) 赤城久美子ほか：HIV感染者の皮膚病変―224例の臨床的検討．日本皮膚科学会雑誌**110**: 9, 2000
3) 石井則久・小原安喜子・尾崎元昭ほか：ハンセン病新規患者の統計解析（1993年–2000年）．日本ハンセン病学会雑誌**71**: 223–233, 2002
4) WHO：ハンセン病ホームページ（http://www.who.int/lep/）

9.16 虫による皮膚病

皮膚病を引き起こす虫はきわめて多いが，その主なものは昆虫類（カ，ノミ，ブユ，ハチ，ケムシ，シラミなど），クモ類（ダニ，クモなど），およびムカデ類などの節足動物である．これらの虫が栄養を摂取するために皮膚から吸血する場合，攻撃対象として皮膚を刺咬する場合，虫がもつ有毒成分が皮膚に接触する場合，虫が生活の場として皮膚に寄生する場合，そして虫が病原微生物を媒介する場合に，種々の皮膚病が発症する．

最も代表的な疾患は虫刺症（虫刺され）であり，誰もが経験する身近な皮膚病である．さらに，皮膚にダニやシラミが寄生することで生じる疥癬やシラミ症も身近な皮膚病であり，正しい知識をもつ必要がある．ここでは虫刺症と疥癬，シラミ症について述べる．

1) 虫刺症

a. 虫刺症の定義

「虫刺症」という病名には厳密な定義はなく，ハチやムカデ，クモなどに「刺された」あるいは「咬まれた」場合と，ダニやカなどに「吸血された」場合に用いられる．また，有毒毛をもつ毛虫に触れて皮膚炎を生じた場合も「毛虫に刺された」と表現することが多い．したがって，カやブユ，ノミ，ダニ類による吸血，およびハチ類による刺症，ムカデ，クモ類による咬症，そして有毒毛をもつ毛虫との接触による皮膚炎を含めて，「虫刺症」と定義することができる（表9.27）．

b. 虫刺症の発症のしかた（図9.174）

虫が皮膚を刺咬した場合，あるいは毛虫の有毒毛が皮膚に触れた場合は，ある種の有毒成分が皮膚に注入される．その成分が皮膚を刺激することで発赤や痛みを生じる．ハチの毒針やムカデの毒牙による刺咬の際に生じる発赤や疼痛は，刺咬時

表 9.27　虫刺症の原因虫と発症様式

発症様式	虫の種類	代表的な種名
吸血	カ	アカイエカ，ヒトスジシマカ
	ブユ	キタオオブユ，アシマダラブユ
	ノミ	ネコノミ
	トコジラミ	トコジラミ
	ダニ	イエダニ，トリサシダニ
刺咬	ハチ	オオスズメバチ，セグロアシナガバチ
	ムカデ	トビズムカデ
	クモ	カバキコマチグモ，セアカゴケグモ
接触	ガ（ケムシ）	ドクガ，チャドクガ，イラガ，ヒロヘリアオイラガ

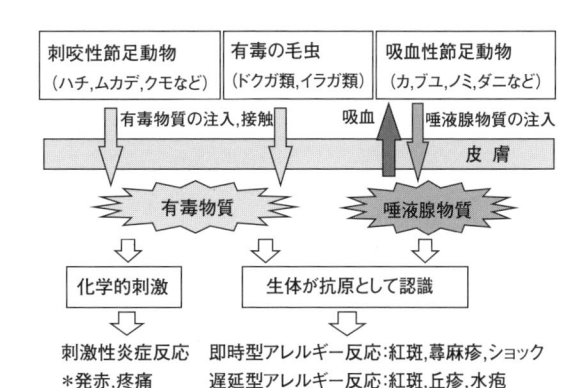

図 9.174　虫刺症の発症のしかた

の物理的な刺激と，注入された毒成分による化学的刺激によるもので，これらの反応は通常は誰にでも生じる．しかし，その成分が生体にとって異物（抗原，アレルゲン）と認識された場合，アレルギー反応が誘発される．

また，吸血性の虫は，まず唾液腺成分を皮膚に注入して血液の凝固を抑えてから吸血する．その物質は皮膚への刺激作用はないが，生体に対して抗原となるので，アレルギー反応が誘発される．

c. 虫刺症でみられるアレルギー反応

虫に由来する有毒成分や唾液腺物質が抗原となった場合，生体の免疫反応としては抗原に特異

的に結合する抗体が産生されたり，抗原を特異的に認識するTリンパ球（感作T細胞）が出現する．その結果，即時型アレルギー反応，あるいは遅延型アレルギー反応が誘発される．

前者は抗原特異的IgE抗体と肥満細胞が関与し，肥満細胞から放出された化学伝達物質（ヒスタミンなど）によって生じる反応である．その場合，虫の刺咬・吸血の直後〜15分程度で局所にかゆみを伴う膨疹，紅斑を形成し，通常は1〜2時間で消退する．しかし時には全身の蕁麻疹や悪心，嘔吐，呼吸困難などの全身症状が出現し，血圧が低下してアナフィラキシーショックと呼ばれる状態となり，最悪の場合は死に至ることがある．ハチに刺されて死亡するのはこの反応によるものである．このような重篤な症状はハチ刺症以外にムカデ咬症でも生じることがあるが，そのほかの虫刺症ではきわめてまれである．

一方後者は抗原特異的な感作T細胞が関与し，T細胞から産生された各種のサイトカインによって生じる炎症反応である．その場合，刺咬・吸血の1〜2日後にかゆみを伴う紅斑，丘疹，水疱などを生じる．一般に虫刺症では遅延型反応が主体となって現れることが多い．

d. 虫刺症における皮膚反応の個人差

虫刺症におけるアレルギー反応は虫の種類や生体側の条件によって起こり方が異なるため，個人差がきわめて大きいのが特徴である．また，皮膚の反応性は個々の体質やその虫の刺咬・吸血を受けた頻度によって変化することが知られている．例えばカの場合，初めて刺されたときは，唾液腺物質に対するアレルギー反応を生じないため無反応（Stage 1）であるが，その後，まず遅延型反応が出現し（Stage 2），次いで即時型反応が出現するようになる（Stage 3）．さらに刺されつづけると遅延型反応は減弱して即時型反応のみとなり（Stage 4），さらには即時型反応までもが減弱して，ついにはカに刺されても無反応（Stage 5）となる（表9.28）．日本人の場合，毎年少しずつカに刺される人が多いので，個人差があるものの年齢とともにこのステージが進んでいく傾向がある．

表9.28 カ刺症における皮膚反応

Stage 1	：	無反応
Stage 2	：	遅延型反応のみ
Stage 3	：	即時型反応と遅延型反応
Stage 4	：	即時型反応のみ
Stage 5	：	無反応

e. 虫刺症の診断と原因虫の推定

ハチやムカデなどによる刺咬症では，刺咬の瞬間に激しい痛みを生じることから診断は容易で，原因もその場で判明することが多い．一方，吸血性の虫の場合，かゆい皮疹が出現して初めて虫刺症に気づくので，即時型の反応が出ない場合は吸血している場面が確認できず，原因虫が判明しないことが多い．また，毛虫による皮膚炎の場合も毛虫との接触に気づかずに，翌日以降にかゆみの強い皮疹が出現する症例が多い．

原因となった虫を推定するには，まず個々の虫の生態や棲息地から被害を受けやすい場所や時期，状況などがわかる（表9.29）ので，詳細な問診で病歴を確認する．次に，虫によって吸血・刺咬・接触の好発部位があるので，皮疹の分布を確認する．一般に，カやブユ，トコジラミは四肢の露出部，ネコノミは主に下腿から吸血し，イエダニなどの室内性ダニ類は腋窩や下腹部などの被覆部から吸血することが多い．毛虫ではイラガ類との接触は手が多く，ドクガ類の場合はまず上肢に多数の丘疹が出現し，その後は皮疹が体幹部へ拡大，増数する傾向がある．

表9.29 虫の種類と被害を受けやすい場所，皮疹の好発部位

虫の種類	被害を受けやすい場所	皮疹の好発部位
カ	人家周辺，山野	顔，四肢（露出部）
ブユ	山野，渓流沿い	下腿（露出部）
ネコノミ	人家周辺，室内	下腿（露出部）
トコジラミ	室内	顔，四肢（露出部）
イエダニ	室内	腋周囲，下腹部，大腿
ハチ	人家周辺，山野	頭，上肢（露出部）
ムカデ	室内	四肢
ケムシ	人家周辺，山野	上肢

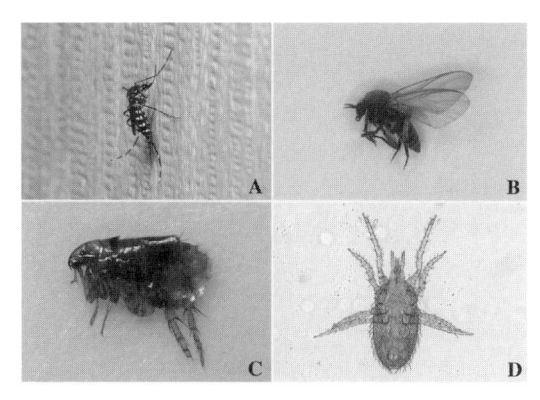

図9.175　A：ヒトスジシマカ，B：キタオオブユ，C：ネコノミ，D：イエダニ

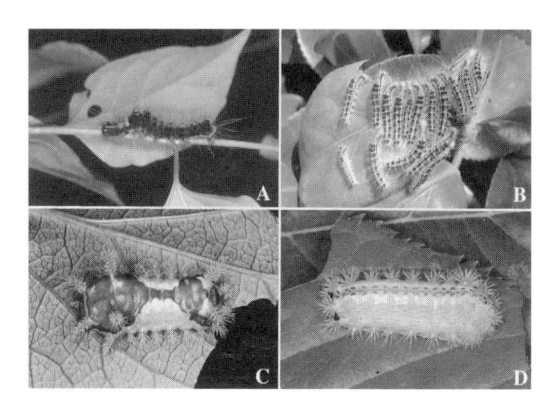

図9.177　A：ドクガ幼虫，B：チャドクガ幼虫，C：イラガ幼虫，D：ヒロヘリアオイラガ幼虫

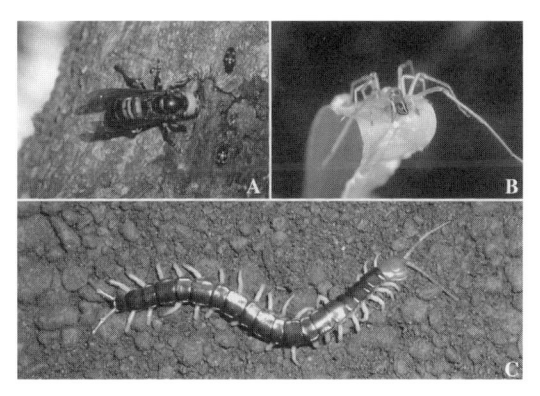

図9.176　A：オオスズメバチ，B：カバキコマチグモ，C：トビズムカデ

f. 虫刺症の治療

（1）吸血性節足動物による虫刺症の治療

カ，ブユ，ノミなど（図9.175）の吸血による虫刺症の場合は，通常は市販の虫刺され用外用薬や，副腎皮質ホルモン含有の外用薬で対応できる．しかし，炎症症状が強い場合は皮膚科専門医を受診し，内服療法を受ける必要がある．

（2）刺咬性節足動物による虫刺症の治療

ハチや，クモ，ムカデなど（図9.176）による刺咬で生じた虫刺症の場合，初期に現れる激しい疼痛に対しては，保冷剤などで冷却するのがよい．ハチ刺されにアンモニアを塗布する，という民間療法があるが，虫の毒が蟻酸であろうと誤解されていた時代に，中和目的でアンモニアが用いられたので，実際には効果はない．

刺咬後のアレルギー反応で生じる皮膚の炎症反応を抑えるためには副腎皮質ホルモン含有の外用薬を塗布する．炎症症状が強い場合は抗ヒスタミン薬や副腎皮質ホルモンの内服療法を要するので皮膚科専門医を受診すべきである．

アナフィラキシーショックを生じた場合は安全な場所で頭を低くして安静にさせ，ただちに救急車を呼ぶ必要がある．気道や循環の確保をしながら，アドレナリンの投与を行う．なお，近年はハチ刺症でのアナフィラキシーショック予防のため，アドレナリン自己注射用キット（エピペン®）が専門の登録医によって処方できるようになった．

また，猛毒のセアカゴケグモ咬症は，軽症であればハチ刺症に準じた治療でよいが，神経毒の作用が強い場合は抗毒素血清を用いる必要がある．

（3）毛虫皮膚炎の治療

ガ類の幼虫のうち，有毒毛をもつ毛虫類（図9.177）に接触することで皮膚炎を生じるが，ドクガ類の幼虫には微細な毒針毛が多数認められ，それらが皮膚に突きささって炎症を起こす．この幼虫に触れた場合，初期であれば粘着テープを用いて皮膚に付着する毒針毛を除去し，石けんと流水で洗浄するとよい．また，イラガ類の幼虫には鋭い毒棘があり，触れると直後に激痛を生じるが，通常は1〜2時間で軽快する．

いずれの場合でも，その後に生じたアレルギー反応による皮膚炎に対しては副腎皮質ホルモン含有の外用薬を塗布する．

g. 虫刺症の予防対策

ハチやクモによる被害を予防するには，むやみに巣に近づいたり危害を加えないことが重要である．特にハチは夏から秋に攻撃性が高まるので野外レジャーや庭木の手入れなどの際に十分注意する必要がある．

吸血性節足動物に対しては，野外ではなるべく肌を露出させないこと，そして虫除けスプレーなどの忌避剤を有効に活用する．なお，忌避剤であるディートは副作用の少ない安全な薬剤であるが，6か月未満の乳児には使用しないこと，6か月以上，2歳未満では1日1回の使用にとどめること，などの安全対策が必要である．

2) 疥癬

a. 疥癬の原因と感染経路

疥癬はヒゼンダニ（疥癬虫）が皮膚の角質層に寄生して起こる感染症である．ヒゼンダニの成虫（図9.178）は体長0.2〜0.4 mmで，雌は皮膚の角質層内に潜り込んで長さ数mm〜1 cm程度の坑道（疥癬トンネル）をつくり，その中で産卵する．卵は孵化して幼虫，若虫を経て約2週間で成虫となる．ヒゼンダニは人肌を離れると数時間で死滅するので，人肌が密に接触する性行為や看護，介護行為を通じての感染が多いが，寝具や衣類を介して感染することもある．疥癬は日本では1975年頃から性感染症として流行しはじめたが，近年は病院内や高齢者福祉施設での蔓延が問題になっている．

疥癬の重症型は「ノルウェー疥癬」と呼ばれるが，この病名はノルウェーの学者がハンセン病患者に生じた角化の著しい疥癬を報告したことから命名されたもので，原因は同じヒゼンダニである．免疫低下状態にある患者に発症する病型で，国名とは直接の関係はないことから近年では角化型疥癬，あるいは痂皮型疥癬と称されることが多い．

b. 臨床症状

ヒゼンダニに寄生されて約4〜6週間の無症状期間を経てからかゆみや丘疹が出現する．かゆみはたいへん強く，夜間に増強するのが特徴であるが，痴呆性高齢者や寝たきり高齢者などではかゆみを訴えない例も多い．米粒大までの紅色丘疹が体幹，四肢に散在し，著明な掻破痕を伴う．腋の周囲や手首，指間部，外陰部では小水疱や小結節も認められる．手掌，手関節付近，指間部には細い灰白色で線状の疥癬トンネルがみられ，その先端にヒゼンダニが認められる．

また，高齢者や免疫低下を伴う基礎疾患を有する症例，ステロイド外用薬が用いられた症例では重症型の角化型疥癬（痂皮型疥癬）となる．角化型疥癬では手足や手指，足趾などに厚い灰白色の鱗屑がつき，爪の肥厚も伴う．また，全身の皮膚に鱗屑と潮紅を生じて紅皮症様になる．この病型ではきわめて多数のヒゼンダニが認められ，感染力が非常に強い．

c. 疥癬の診断と鑑別診断

疥癬トンネル内，あるいは新鮮な皮疹部から虫体，虫卵を検出することで診断が確定するが，初期であれば虫体が検出されない場合もある．

疥癬は皮脂欠乏性皮膚炎，老人性皮膚瘙痒症，アトピー性皮膚炎などと鑑別が必要であり，角化型疥癬でみられる爪の変化は爪白癬との鑑別が重要である．

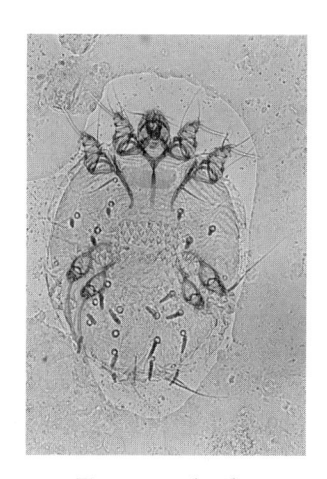

図9.178 ヒゼンダニ

d. 治　療
（1）　硫黄剤とクロタミトン

硫黄入浴剤としてムトー（六一〇）ハップがよく用いられるが，硫黄剤は皮膚刺激や乾燥，かゆみなどを生じることがあるので，これらの症状が出れば中止する．有機硫黄外用剤のチアントールを配合した軟膏は有効で刺激も少ない．殺ダニ剤であるクロタミトンを含有する軟膏（オイラックス®）は湿疹，蕁麻疹などに適用されるが，疥癬に有効な外用薬である．手首，指間部，腋周囲，陰股部を中心に，顔面以外の全身に塗布する．徹底的な塗布を1～2週間続ければ通常は軽快するが，外用だけでは治りにくい症例も少なくない．

（2）　イベルメクチン

疥癬に対する内服治療薬（ストロメクトール®）で，成人では9～12 mgを1回ないし2回の内服で著効が期待できる．使用前に本薬剤について十分な説明を行い，使用の同意を得た上で，専門医が適応症例を的確に判断して処方する必要がある．

（3）　安息香酸ベンジルとγ-BHC

重症例，難治例で使用する．いずれも保険適応ではないので，試薬として購入し，用いる医師の責任で慎重に使用せねばならない．安息香酸ベンジルはエタノールを溶媒として10～20％の溶液を作成して塗布する．搔破痕の多い症例では刺激感，灼熱感が強い．通常，全身に塗布して翌日入浴という方法で，2～7日の間隔で1～3回塗布する．

γ-BHCは農薬であり，毒性が問題となるが殺ダニ効果が高く，重症疥癬ではきわめて有効である．白色ワセリンを基剤として1％軟膏を作成し，入浴後全身に塗布して6時間後に洗い流す．通常，1～2回の塗布で著効する．

e.　治療経過と予防対策

適切な治療を行えば1～4週間で軽快するが，かゆみが残る例（疥癬後瘙痒）があり，治癒の判定が困難な場合がある．

通常の疥癬では隔離の必要はないが，角化型疥癬では個室管理の上でガウンテクニックによる感染予防が必要である．また，疥癬の患者と密な接触機会のあった者は，症状の有無にかかわらず予防措置として，7日間のクロタミトン軟膏塗布を首から下の全身に行う．

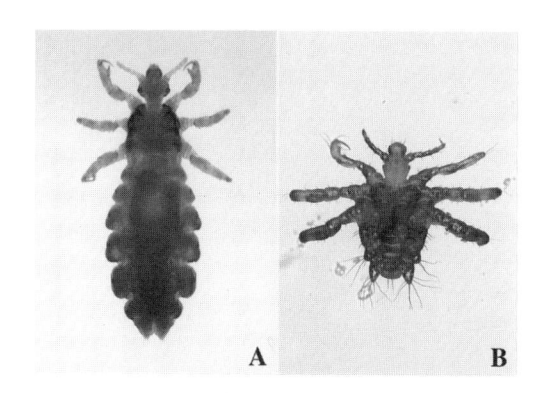

図9.179　A：ヒトジラミ（アタマジラミ），B：ケジラミ

3）　シラミ症

a.　シラミ症の原因と感染経路

シラミは卵，幼虫，成虫と発育し，不完全変態をする昆虫である．幼虫，成虫は吸血して成長する．ヒトジラミの成虫（図9.179（A））は雄2 mm，雌3～4 mmで，頭髪に寄生するアタマジラミ，衣類に生息するコロモジラミがあり，これらは形態的には区別できない．アタマジラミは頭髪の接触により感染するが，衣類や寝具を介して感染することもある．コロモジラミは主に衣類を介して感染する．

ケジラミの成虫（図9.179（B））は体長0.8～1.2 mmで，主に陰毛に寄生し，性行為など陰毛の接触によって感染する．

シラミ類は戦後，有効な殺虫剤であるDDTの普及によって一時激減した．しかし近年，アタマジラミは幼稚園児や学童を中心に，コロモジラミはホームレスの人々を中心に流行している．また，ケジラミは風俗産業の発展に伴い性感染症として増加傾向にある．

b.　臨床症状と診断

成虫の感染後，約1か月を経過してから寄生部

位のかゆみを生じ，しばしば搔破痕を伴う．しかし自覚症状を欠く場合もある．

診断は頭髪，衣類，陰毛に生息する成虫や幼虫，あるいはそれらに付着する卵を検出することで確定できるが，毛に付着した虫卵をふけと混同しないようにせねばならない．

c. 治療と予防対策

頭髪や陰毛など，それぞれのシラミの生活場所をなくす目的で，可能であれば剃毛するのが効果的である．薬剤としてはフェノトリン剤（パウダー，シャンプー）が成虫や幼虫には有効であるが卵には効果がないので3〜4日に1回，計3〜4回の処置を行う．

感染対策として，アタマジラミの場合は園児や学童など，密に接触をする人々の一斉検診を行い，虫体や虫卵が発見された場合は早急に適切な治療を行う．また，誤解や偏見による差別が生じないよう，保護者に対してアタマジラミの生態や治療法に関する正しい知識の普及に努める姿勢が重要である．

ケジラミの場合は性感染症であることを認識させ，患者本人だけではなく，性行為のパートナーを同時に治療する必要がある．　〔夏秋　優〕

文　献

1) 夏秋　優: 虫刺症―発疹から判断する原因虫. *MB Derma* **101**: 57-62, 2005
2) 大滝倫子: 疥癬. 最新皮膚科学大系第16巻（玉置邦彦編），pp56-63, 中山書店, 東京, 2003
3) 石井則久・朝比奈昭彦: イベルメクチンによる疥癬の治療ガイドライン. 臨床皮膚科 **60**(5増): 108-112, 2006
4) 篠永　哲・大滝倫子: シラミ類による皮膚炎. 節足動物と皮膚疾患（加納六郎編），pp69-79, 東海大学出版会, 東京, 1999
5) 岡　恵子: シラミ類による皮膚炎. 最新皮膚科学大系第16巻（玉置邦彦 編），pp19-24, 中山書店, 東京, 2003

9.17 口腔粘膜疾患

口腔粘膜疾患には様々なものがあり，その症状は経過によって変化し，また異なった原因でも同じ症状を呈するものも多い．一方，原因不明の疾患も多いため，ここでは原因と症状の両方を組み合わせて粘膜疾患を分類した．

1) 症状による分類

a. 水疱性疾患

口腔粘膜の水疱性病変は，全身の水疱性疾患の部分症状として生じることが多く，主に自己免疫疾患やウイルス感染が挙げられる．口腔粘膜に生じた水疱は，皮膚と異なりほとんどが破れてびらんやアフタ様の症状を呈するのが特徴である．

（1）尋常性天疱瘡（pemphigus vulgaris）

皮膚，粘膜の上皮内に生じる大きな水疱．棘細胞融解．口腔粘膜に初発することが多い．

原　因：上皮細胞間物質に対する自己抗体が生じる自己免疫疾患．

治　療：ステロイドの投与．

（2）良性粘膜類天疱瘡（benign mucosal pemphigoid）

反復性に水疱形成を認め，瘢痕治癒する粘膜に限局する類天疱瘡．眼症状のほか食道粘膜，外陰部粘膜の瘢痕化をきたす．歯肉，頬粘膜に好発．症状は尋常性天疱瘡より穏やか．

（3）水疱性類天疱瘡（bullous pemphigoid）

皮膚に多く口腔粘膜はまれ．基底膜の自己融解による上皮下水疱を形成する．

（4）先天性表皮水疱症（epidermolysis bullosa hereditaris）

遺伝性疾患．機械的刺激で皮膚や粘膜に水疱を形成する．

（5）ウイルス性疾患

小水疱を形成する．2 a項を参照．

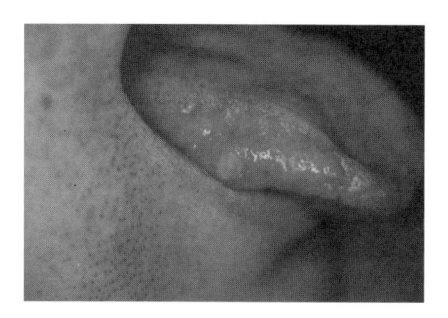

図 9.180 再発性アフタ（recurrent aphtha）
舌側縁部に有痛性で接触痛の強い小アフタ型の再発性アフタを認める．直径2〜5mm大の小アフタは大アフタ型，疱疹状潰瘍型と比較して最も多い．

b. アフタ性疾患

（1）再発性アフタ（recurrent aphtha, recurrent aphthous ulcers）（図 9.180）

原因不明の繰り返すアフタ．男性より女性に多い．

ⅰ）小アフタ型（MiAU）　小さいアフタ．1〜数個．1〜2週間で治る．最も多いタイプ．

ⅱ）大アフタ型（MjAU）　深い不整形のアフタ．難治性で瘢痕治癒．

ⅲ）疱疹状潰瘍型（HU）　小さいアフタ．10〜100個．原因はヘルペスではない．頻度5％程度．

治　療：ステロイドの口腔用軟膏，付着性錠剤，トローチ，含嗽剤．

（2）Behçet（ベーチェット）病

口腔症状は再発性アフタ．口腔症状はほとんど必発（90％以上）．口腔に初発することが多い．

（3）Sweet（スウィート）病

発熱と末梢血好中球増加を伴い，皮膚に有通性の隆起性紅斑を生じる急性疾患．口腔粘膜には約30％にアフタを生じる．

（4）Crohn（クローン）病

回腸末端部に主として生じる肉芽腫性炎症性病変．口腔粘膜にはアフタ型の潰瘍を生じる．

（5） ベドナーのアフタ（Bedner's aphthae）
乳幼児の口蓋にみられる外傷性の潰瘍．
※「アフタ性口内炎（stomatitis aphthosa）」とは，症状名であり単一の疾患名ではない．多くはヘルペス性口内炎，時には再発性アフタの疱疹状潰瘍型，帯状ヘルペス，アレルギー性口内炎のある場合などの病態をさす．

c．角化性疾患
（1） 白板症（leukoplakia）（図9.181）
拭いてもとれない白板．角化亢進があり，上皮の異型性の有無は様々．前癌病変．
原　因：不明，慢性機械的刺激，喫煙．
好発部位：歯肉，舌，頬粘膜など．
悪性化：白斑と紅斑の混在する不均一型，斑紋型（speckled type）が癌化しやすい．悪性化率は5～10％．
治　療：刺激除去，外科的切徐，凍結外科，レーザー，化学療法．

（2） 扁平苔癬（lichen planus）（図9.182）
炎症性角化症．
原　因：多くの場合特発性であるが，歯科治療材料などの接触抗原に対するアレルギーやC型肝炎ウイルス（HCV）の肝外病変のひとつとして報告されている．
症　状：多数の細い白線（Wickham線条），網状，環状，丘状，線状白斑．発赤やびらんも多く，有痛性で難治性．組織像では粘膜固有層にTリンパ球の浸潤を認める（細胞性免疫の関与）．

好発部位：両側頬粘膜．皮膚病変はすみれ色の丘疹．
治　療：ステロイドの口腔用軟膏，ビタミンA，非ステロイド消炎剤．

（3） 口蓋ニコチン性白色角化症（leukokeratosis nicotina palati）
発赤で始まり進行すると白色角化．ニコチン性口内炎ともいう．

d．色素異常
（1） メラニン色素沈着（melanin pigmentation）
i）びまん性メラニン色素沈着（diffuse melanin pigmentation）　歯肉に多い．有色人種では生理的現象．生理的メラニン沈着．
ii）黒色性斑（melanotic macule）　人種的着色や系統的疾患と関連のない色素斑．表面平滑，不正形の色素斑．放置しても変化しないがまれに悪性化．単発性，限局性のものは周囲正常組織を含めて切除．
iii）Peutz-Jeghers（ポイツ-イエーガー）症候群　口唇，口腔粘膜，掌蹠の色素沈着と大腸の多発性polyposis（ポリープ）．
iv）Addison（アジソン）病　副腎皮質の慢性機能不全．皮膚，口腔粘膜が高度に黒褐色を呈する．
v）Albright（オルブライト）症候群　皮膚，口腔粘膜の多発性着色斑．

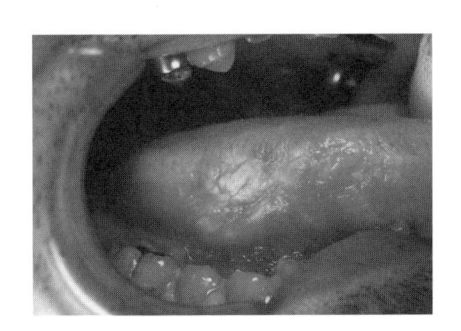

図9.181　白板症（leukoplakia）
舌側縁部に非均一型（non homogeneous type）の白板症を認める．白斑が均一でないものや紅斑やびらんが混在している白板症では，悪性化の頻度が高いといわれている．

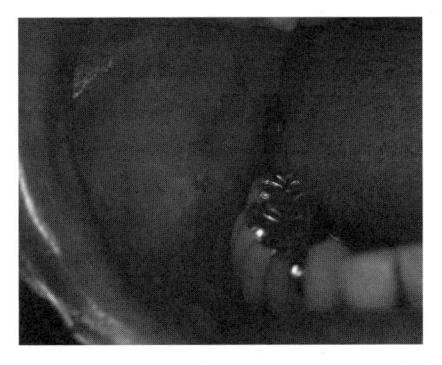

図9.182　頬粘膜扁平苔癬（lichen planus）（口絵参照）
頬粘膜に網状型の扁平苔癬を認める．白斑の周囲に紅斑が認められ，その一部にびらんが形成されており，強い接触痛がある．反対側の頬粘膜にも同様の症状が認められる．

vi）von Recklinghausen（レックリングハウゼン）病 多発性神経線維腫と皮膚，口腔粘膜のメラニン沈着．

（2） 外来性色素沈着

i） 歯科用金属による着色

ii） 黒毛舌（black hairy tongue） 糸状乳頭の角化突起の延長に色素沈着．菌交代現象．2 e (2) 項を参照．

（3） 色素性母斑（pigmented nevus）

メラノサイトの過誤腫的増殖．皮膚では「ほくろ」．

（4） 悪性黒色腫（malignant melanoma）

メラノサイトに由来する悪性腫瘍．種々の大きさの腫瘤を形成し，潰瘍を合併することが多い．青紫色，茶褐色，暗褐色．口腔悪性腫瘍の中で最も予後不良．

2） 原因による分類

a. ウイルス性疾患

（1） ヘルペス性歯肉口内炎（herpetic gingivo-stomatitis）（図9.183）

単純ヘルペスウイルス（herpes simplex virus; HSV-1）の初感染症．乳幼児から青年期に好発．最近では成人での発症もしばしば経験される．

症　状：発熱，食欲不振，倦怠感．口腔粘膜に小水疱を生じるが，すぐ破れてアフタ性口内炎様の症状を呈する．

治　療：ピオクタニン，二次感染に抗生物質，重症にはガンマグロブリン，補液．

（2） 口唇ヘルペス（herpes labialis）

単純ヘルペスウイルスの二次感染．

（3） 帯状疱疹（herpes zoster）（図9.184）

水痘帯状ヘルペスウイルス（varicella zoster virus）の感染症．

症　状：発熱，疼痛，粘膜や皮膚に発疹→小水疱→びらん→潰瘍→痂皮→瘢痕．三叉神経支配領域に帯状に生じ，症状は主として片側性に出現する．Ramsay-Hunt症候群（耳介に発疹），顔面神経麻痺，味覚異常，内耳神経異常．

治　療：抗生物質，ビタミンB_{12}，ガンマグロブリン，ステロイド，Ara-A（ビダラビン），ACV（アシクロビル）．

（4） ヘルパンギーナ（herpangina）

軟口蓋，口峡咽頭部に小水疱を生じ，潰れてアフタとなる．コクサッキーウイルス（coxsackie

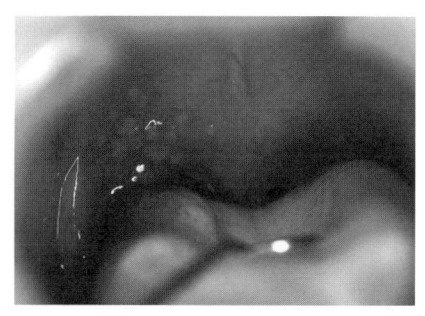

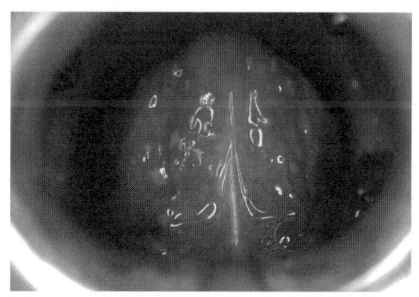

図9.183　ヘルペス性歯肉口内炎
口蓋粘膜，舌，口唇粘膜にアフタ様潰瘍が多発している．血液検査値では，WBC：3800，ESR：68，CRP：0.5，HSV/IGG：173.0と，単純疱疹ウイルス抗体価が高値を示していた．

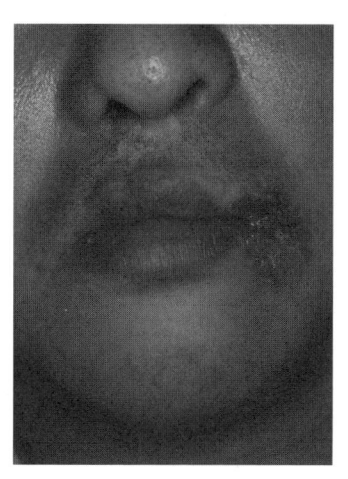

図9.184　帯状疱疹
左側口角部に紅斑を伴った水疱形成を認める．顔面領域では，三叉神経領域に片側性，有痛性に生じるのが特徴である．血液検査値は，WBC：9000，HSV/CF：16，ZH/CF：8，ZH/IGG：43.2，HSV/IGG：112.0と高値を示していた．

virus), エコーウイルス（ECHO virus）の感染による.

（5） **手足口病**（hand-foot-mouth disease）

10歳までの小児に好発. 足蹠, 手掌, 口腔に小水泡, 発疹. 原因ウイルスとしてコクサッキーウイルスA群16型, エンテロウイルス71型.

（6） **伝染性単核球症**

発熱, 頸部リンパ節腫脹, 異型リンパ球が3主徴. 口蓋粘膜に斑状の出血. Epstein-Barr（エプスタイン-バー）（EB）ウイルスの感染による.

b. **細菌・真菌感染症**

（1） **口腔カンジダ症**（oral candidiasis）

2e(2)項を参照.

（2） **口腔結核症**（oral tuberculosis）

多くは二次感染. 歯肉, 舌に深い下掘れの潰瘍.

（3） **口腔梅毒**（oral syphilis）

1期は口唇の初期硬結. 2期はびらん. 3期は口蓋のゴム腫, 間質性舌炎.

（4） **化膿菌感染症**

主にブドウ球菌や連鎖球菌によって蜂窩織炎や骨髄炎といった感染性の炎症が発症する. 免疫能の低下した宿主においては, 急性壊死性潰瘍性歯肉炎（口内炎）(acute necrotizing ulcerative gingivitis; ANUG) を発症する場合があり, カンジダや緑膿菌による感染症も多く, 敗血症に移行するケースもある.

c. **アレルギー疾患, 自己免疫疾患**

（1） **多形滲出性紅斑症候群**（erythema exudativum multiform syndrome）

突発性（hebra型）は四肢の伸側に対称的にでる滲出性の紅斑. 症候性は皮膚のほか口腔粘膜に紅斑とびらん.

原　因：多因性. 薬物, 細菌, ウイルス.

経　過：急性に起こる. 発熱, 全身倦怠, 下痢などの全身症状.

治　療：ステロイド. 補液.

（2） **全身性エリテマトーデス**（systemic lupus erythematosus; SLE）

遺伝的素因に誘発因子が加わり発症する. 口腔粘膜では紅斑やびらん.

（3） **Sjögren（シェーグレン）病**

乾燥性の角結膜炎と口腔乾燥. 舌乳頭萎縮. 平滑舌. 口角びらん. 患者のほとんどは女性.

（4） **Wegener（ウェゲナー）肉芽腫**

結節性多発動脈炎の亜型. 壊疽性口内炎（gangrenous stomatitis）の症状から継発する場合もある.

（5） **アレルギー性口内炎**（allergic stomatitis）

2e項を参照.

d. **血液疾患・全身疾患と関連のある口腔粘膜症状**

（1） **白血病**（leukemia）

歯肉出血, 歯肉増殖, 急性壊死性潰瘍性歯肉炎.

（2） **血友病**（hemophilia）

歯肉出血, 止血困難, 血腫.

（3） **鉄欠乏性貧血**（iron deficiency anemia）（図9.185）

粘膜萎縮. 平滑舌. 口角びらん. Plummer-Vinson（プランマー-ヴィンソン）症候群.

（4） **悪性貧血**（pernicious anemia）

ビタミンB_{12}欠乏. 舌の紅斑と疼痛. 粘膜の萎縮. 知覚異常. Hunter（ハンター）舌炎.

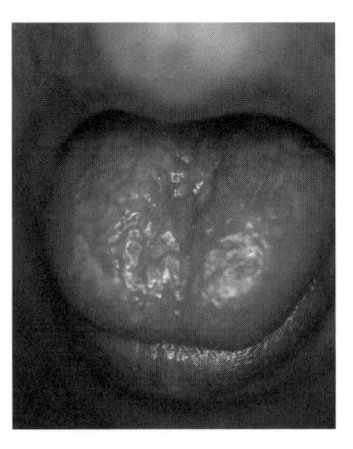

図9.185　鉄欠乏性貧血による舌炎
舌乳頭は萎縮し, ひりひりとした灼熱痛を認める. 血液検査値は, RBC：424万, MCV：73.5, HB：9.4, Fe：22, UIBC：399と小球性貧血が認められた.

（5） 血小板減少性紫斑病（thrombocytopenic purpura）
粘膜の紫斑．血腫．

（6） アミロイドーシス（amyloidosis）
巨舌症．アミロイドの沈着により，舌がびまん性に腫脹し，結節状となる．代謝性疾患．

e．薬物障害による口腔粘膜症状
（1） 歯肉の異常
ⅰ） 歯肉着色（pigmentation of the gingiva）
体内に吸収された蒼鉛，水銀，鉛などの金属が，口腔粘膜の慢性炎症の存在する部位の毛細血管内皮細胞，さらに血管外に出て組織球や線維芽細胞にとりこまれる．細胞体内にとりこまれた金属は，口腔内に発生する硫化水素により硫化蒼鉛，硫化水銀，硫化鉛などに変化し，黒褐色顆粒となって細胞質内に沈着し，口腔粘膜上皮の乳頭層に色素沈着を生ずる．好発部位は歯肉縁である．銀を含む薬剤または嗜好品（硝酸銀，プロタルゴール，メッキ，整腸剤，仁丹）の長期間，大量の摂取により全身の銀皮症（argyria）が生じる．口腔内症状では歯肉の銀沈着が特徴的で，灰褐色となる．歯科充填剤の銀アマルガムによる限局性の銀沈着（amalgam tattoo）は，軟組織の中に埋没されて青紫色の斑として生ずる．この場合悪性黒色腫との鑑別が必要．このほか，銅や亜鉛によっても歯肉着色が生じる．

ⅱ） 歯肉増殖症（gingival hyperplasia）　原因は不明であるが，抗てんかん薬フェニトインをはじめとする薬剤の長期連用により歯肉増殖が発症する．増殖の主体は線維組織の増殖からなり，豊富な膠原線維の形成をなす．薬物に起因する歯肉増殖症は，抗痙攣剤であるフェニトインで広く知られているが，降圧剤（特にカルシウム拮抗剤）であるニフェジピンや免疫抑制剤であるシクロスポリンによって歯肉増殖症が発症することがわかっている．また，ニカルジピン，ジルチアゼムなどのニフェジピン以外のカルシウム拮抗剤による歯肉増殖症も報告されている．発生頻度は，フェニトインで50％前後，シクロスポリンでは8〜33％，ニフェジピンでは10.9〜14.7％といわれており，特にニフェジピンによる歯肉増殖症は高齢者に多い．これらの歯肉増殖症は，歯肉炎や辺縁性歯周炎などの炎症性刺激が関与していると考えられる．治療は投薬の調節と口腔清掃．プラークコントロールで発症を抑制できることが多いが，重症例では歯肉切除を行う．

（2） 口腔粘膜・舌の異常
ⅰ） 薬疹（drug eruption）　治療において必要なため投与された薬剤が生体に障害を与え，その結果皮膚や粘膜に発疹を生ずることを薬疹と呼ぶ．発生機序に関しては多くの因子が関与しているため種々の説があるが，アレルギー機序によるものが重要視されている．

① 固定疹：原因薬剤を摂取するたびに同じ部位に病変を生ずる特殊な薬疹であり，口腔粘膜も固定疹の好発部位となっている．バルビタール，ピリン系薬剤，サルファ剤が主な原因薬剤である．口腔粘膜ではいわゆるびらん性口内炎の形で生じる．すなわち不規則な形をしたびらん表面に白色ないし黄白色の偽膜性の被苔を認め，痛みを伴いまれに出血性となる．全体の経過は2〜3週で瘢痕とならずに治癒する．

② 扁平苔癬型薬疹：主に口唇，頬粘膜にカタル性炎による粘膜発赤と乳白色のレース模様状，網目状の粘膜白濁が混在する症状を呈し，皮膚症状と同時に罹患する割合は20％程度であり，まれに皮膚症状のまったくない症例もある．原因薬剤として最も多いものはサイアザイド系降圧利尿剤，脳代謝機能改善剤（塩酸ピリチオキシン）および末梢血管拡張剤（シンナリジン）である．薬剤を中止すれば自然に治癒し，特に治療の必要はない．

③ Lyell（ライエル）症候群（中毒性表皮壊死融解症，toxic epidermal necrosis; TEN）：最も重症な薬疹で，口腔粘膜は多形滲出性紅斑の重症型を呈し，口唇は血痂を伴う易出血性のびらんとなり，舌，口腔粘膜は広範な出血性びらん性変化を呈する．口臭，痛みが強く，経口摂取は不可能となる．死亡率は20％程度である．原因となる薬剤は多種多様で，日常使用する抗生物質，鎮痛剤をはじめほとんどの薬剤が含まれる．二次的細菌

感染予防に対して抗生物質を使用する際には，原因薬剤との交叉反応（特にペニシリン系とセファロスポリン系薬剤）に注意が必要である．

ii）毛舌症（hairy tongue）（図 9.186） 舌の糸状乳頭の著しい延長のため，舌背に毛の生えたような状態を呈する病変である．抗生物質，ステロイド投与による口腔内細菌叢の変動，すなわち菌交代現象に基づく場合が多い．抗生物質の内服，トローチの形での口腔内使用，ステロイドの内服による口腔内細菌叢の変動によるものが多い．病巣には様々な細菌や *Candida albicans* などの真菌が証明される．これらの菌の産生色素あるいは産生硫化水素と食物中の金属との結合によって舌毛が黒色となる（黒毛舌）．そのほか褐色まれに黄，赤，緑，白色を呈する場合がある．この着色変化は，菌のほか食物，タバコ，薬剤などによって左右される．

iii）口腔カンジダ症（oral candidiasis）（図 9.187） *Candida* 属による口腔粘膜の感染症で，臨床的に ① 急性偽膜性カンジダ症（鵞口瘡），② 慢性肥厚性カンジダ症，③ 肉芽腫性カンジダ症の 3 型に分けられる．*Candida* 属は口腔内に日和見的に存在し，健康な人の口腔内から高率に検出される（成人では 30～50％の頻度）．通常は病原性に乏しく，感染が成立することはほとんどないが，基礎疾患があって宿主の抵抗性が減弱し，局所的因子あるいは年齢や妊娠などの生理的環境要因によって病原性をもつようになり発病する．

原　因：抗生物質，ステロイド剤の全身および局所使用，抗癌剤，免疫抑制剤あるいは放射線照射などによる治療中ないしは治療後に発症する場合が多い．HIV（ヒト免疫不全ウイルス）感染によっても口腔カンジダ症が発症し，エイズの前駆症状とされている．

鵞口瘡は白色ないし乳白色の点状の変化から始まり，次第に線状あるいは帯状に拡大していく．この苔状物は，最初は表在性で剝がれやすいが，放置すると病変が深部に進行し固着性となり深在性カンジダ症に移行することもまれではない．病変は口腔粘膜の中で特に頬粘膜，下唇粘膜，舌に好発するが，このほか口腔粘膜の広範囲に病変がみられるときには免疫異常を伴う基礎疾患のあることが多い．一方，歯肉の病変は非常にまれである．白板症や扁平苔癬との鑑別が必要．基礎疾患に関係のあるカンジダ症の予後はその経過に左右されるので，基礎疾患の症状および体力の改善に努めることが大切である．原因薬剤の中止が困難な場合には，2％重曹水での含嗽，0.1％クロルヘキシジンあるいは 1～2％のゲンチアナ紫の塗布，あるいは抗真菌剤の使用（0.1％アンテホテリシン B での含嗽や，ミコナゾールゲルの塗布）で，改善を図る．

図 9.186　毛舌症（hairy tongue）
高齢の女性に発症した毛舌症．疼痛などの自覚症状はなく，緑茶を嗜好していたため，伸長した糸状乳頭には，緑色の着色がみられた．病巣からは *Candida albicans* が検出された．

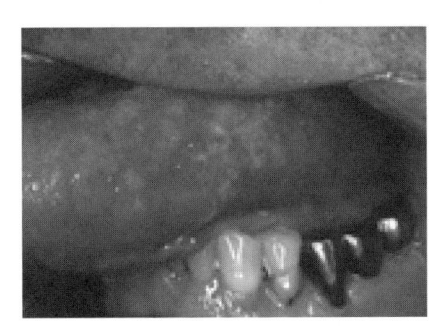

図 9.187　舌カンジダ症
舌に認められた急性偽膜性カンジダ症．擦過により部分的に白苔は剝離し，有痛性のびらんが露出する．病巣からは，*Candida albicans* が同定された．

（3） ビスホスホネート系薬剤による顎骨壊死

ビスホスホネート製剤を長期に投与されている患者では，骨髄炎か顎骨壊死が発症するリスクが高くなることが近年明らかになっている．報告された症例の大半は抜歯などの歯科治療に関連する．外科処置後の歯肉の治癒不全をきたし，骨髄炎へ移行する．リスク因子（癌，化学療法，ステロイド系薬剤の使用および口腔衛生不良など）をもつ患者ではビスホスホネート系薬剤による治療前に，適切な予防歯科処置を伴う歯科検査を考慮する必要がある．またリスク因子をもつ患者は，ビスホスホネート系薬剤による治療中，可能な限り歯科治療を避けるよう注意喚起されている．

3） そのほかの疾患

a. 囊胞性疾患

口腔粘膜（軟組織）に生じる囊胞で最も普通にみられるものは，唾液腺に関連した粘液囊胞（mucous cyst，図9.188）である．唾液の流出障害によって生ずる囊胞で，特に口底部に生じた大きな囊胞はガマ腫（ranula）といわれる．前舌腺に関連したものは Brandin-Nuhn（ブランディン-ヌーン）囊胞という．組織学的に内面に上皮裏装のみられない溢出型（extravasation type）と上皮に裏装のある停滞型（retention type）がある．溢出型は30歳ぐらいまでの若年者で下唇に多く，停滞型は中年以降の者で特に好発部位はない．

b. 腫瘍性疾患

口腔内に発生する腫瘍は，歯原性腫瘍，非歯原性腫瘍および唾液腺腫瘍に分類される．歯原性腫瘍は主に顎骨内に発生することから，口腔粘膜に発生する腫瘍は非歯原性腫瘍と唾液腺腫瘍で，良性と悪性に分けられる．

（1） 良性腫瘍

口腔に存在するあらゆる組織から腫瘍が発生する．頻度の比較的高いものは，非歯原性腫瘍では，乳頭腫，線維腫，血管腫，リンパ管腫，神経組織由来の腫瘍などが挙げられる．また，唾液腺腫瘍では多形性腺腫が最も多い．

ⅰ）乳頭腫（papilloma） 口腔粘膜上皮（縦走扁平上皮）の乳頭状増生．

ⅱ）線維腫（fibroma） 反復性刺激による線維組織の過形成病変．

ⅲ）血管腫（hemangioma）（図9.189） 血管組織の増殖を特徴とする疾患で，過誤腫や反応性の血管増殖あるいは血管拡張が主体．海綿状血管腫，毛細血管腫，静脈性血管腫，蔓状性血管腫などがある．

ⅳ）リンパ管腫（lymphangioma） リンパ管の増殖からなる腫瘍性病変で，毛細リンパ管腫，海綿状リンパ管腫，囊胞性リンパ管腫に分類される．

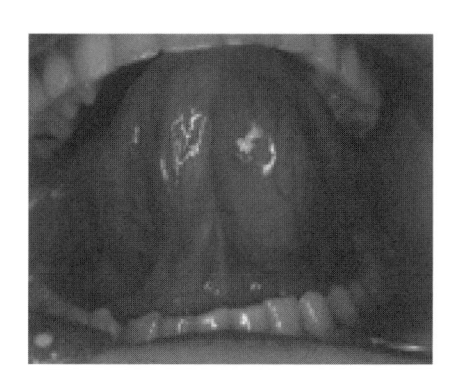

図9.188 粘液囊胞（mucous cyst）（口絵参照）
舌下面に粘液囊胞を認める．口腔粘膜に存在する小唾液腺から分泌される唾液の流出によって生じる囊胞．口底粘膜下に舌下腺唾液が貯留したものはガマ腫と呼ばれる．

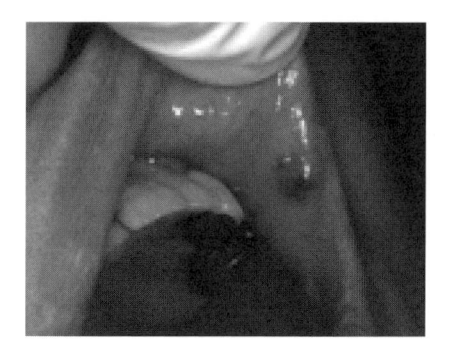

図9.189 血管腫
頰粘膜に直径7 mm大の海綿状血管腫を認める．無痛性で，粘膜下組織に浅在性に存在し，青紫色を呈し，弾性軟の腫瘍として認められる．

v）神経組織の腫瘍
① 神経鞘腫（neurilenoma, schwannoma）：Schwann（シュワン）細胞に由来する良性腫瘍．束状型（Antoni A型）と網状型（Antoni B型）に分類される．
② 神経線維腫（neurofibroma）：Schwann細胞と神経鞘の間葉系細胞の両者の増生．von Recklinghausen病は，多発性神経線維腫と皮膚の褐色斑，骨格異常を呈する常染色体優性遺伝性疾患．

vi）多形性腺腫（pleomorphic adenoma）
唾液腺組織から発生し，上皮細胞が多彩な形態と配列を呈して増殖するとともに，粘液腫様あるいは軟骨腫様の組織が混在している腫瘍．唾液腺腫瘍全体の60～70％を占める．腫瘍上皮細胞が悪性転化する場合もみられる（多形性腺腫内癌）．

（2） 悪性腫瘍
扁平上皮癌（squamous cell carcinoma）（図9.190, 9.191）は口腔粘膜に発生する悪性腫瘍の80％以上を占める．種々の慢性の物理的および化学的刺激が組織素因とあいまって発癌すると考えられる．外的因子として齲蝕歯や不適当な補綴物，口腔衛生不良によって形成された歯石などによる機械的刺激，あるいはタバコ，アルコールの過剰摂取の影響など．白板症および紅板症は前癌病変として考えられている．発生率は悪性腫瘍全体に対して男性で4％，女性で2％．年齢は40～70歳に多い．部位別発生頻度は，舌が最も多く50％以上を占め，次いで下顎歯肉，口底，上顎歯肉，頰粘膜の順である．このほか，大唾液腺（耳下腺，顎下腺および舌下腺）や舌，口唇，頰粘膜および口蓋粘膜に存在する小唾液腺から発生する腺様囊胞癌（adenoid cystic carcinoma）や腺癌（adenocarcinoma）が比較的多い．口腔癌の治療法の選択にあたっては，その原発部位と頸部リンパ節転移を含めた腫瘍の広がり（臨床病期分類，表9.30）および腫瘍の性状（組織学的悪性度）を評価することが重要である．一般的にStage I, IIの口腔癌に対する治療法は，外科的な切除術が第一選択であり，根治性は高く，咀嚼機能，嚥下機能および発音機能の障害は問題とならないぐらい軽度である．しかし，組織学的悪性度の高い症例では局所再発や頸部後発転移をきたすこともまれではない．また舌癌に対しては根治性および形態と機能の温存を考慮した密封小線源と外照射を組み合わせた放射線治療も行われる．Stage III, IV症例に対しては，放射線・化学療法と組み合わせた外科療法が主体となる．根治性を優先し，拡大手術を行い，再建術が施される．再建術の発達により口腔の形態回復は相当高次元にまで可能となっている．

c． そのほかの口唇炎，舌炎，粘膜症状
（1） 剥離性口唇炎（cheilitis exfoliativa）
口唇が薄く慢性に剥離する．
（2） 肉芽腫性口唇炎（cheilitis granulomatosa）
口唇の柔らかい腫脹．顔面腫脹，巨舌（溝状舌），

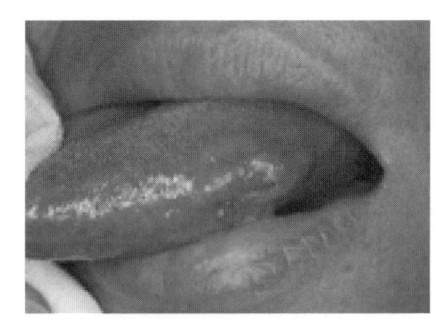

図9.190 舌扁平上皮癌　T1N0M0　Stage I
左舌縁部の潰瘍・膨隆型病変．病変相当部の下顎臼歯部は欠損しており，不適合な義歯が装着されていた．

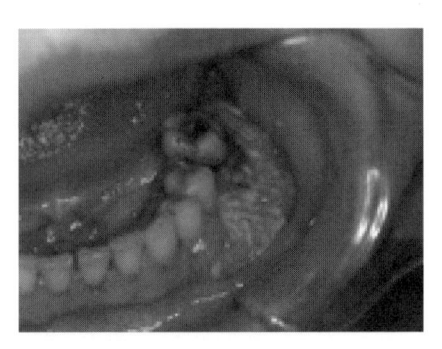

図9.191 下顎歯肉扁平上皮癌　T3N2bM0　Stage IV
左下顎臼歯部歯肉の潰瘍・肉芽型病変，初期の段階では，辺縁性歯周炎（歯槽膿漏）と診断され，歯周治療が施されていたが，病変が増大傾向を示したため，口腔外科を紹介され受診した．

顔面神経麻痺3主徴を伴うものはMelkersson-Rosenthal（メルカーソン-ローゼンタール）症候群．ステロイド全身投与が試みられるが，難治性．

（3） **舌苔**（coated tongue）

糸状乳頭の増殖．食渣や細菌の関与．有熱時，上部消化管異常．皺状舌．

（4） **地図状舌**（geographic tongue）

遊走輪．遊走疹．落屑性表在性舌炎．模様が変化する．治療の必要はないが，疼痛がある場合には含嗽あるいは軟膏の塗布．

（5） **溝状舌**（fissured tongue），**皺状舌**（plicated tongue），**陰囊舌**（scrotal tongue）（図9.192）

形成異常のひとつ．口腔乾燥で起こる．強度のものは遺伝的素因によると考えられる．

（6） **正中菱形舌炎**（median rhomboid glossitis）

角化不全上皮の肥厚増殖．舌の正中線上にみられる菱形の結節様病変．特に治療の必要はない．

（7） **Fordyce（フォーダイス）斑**

頬粘膜にみられる異所性の皮脂腺．麻疹でみられるKoplick斑と類似．

（8） **Koplik（コプリック）斑**

麻疹潜伏期2週間で，口蓋から咽頭，頬粘膜に

表9.30 口腔癌の臨床病期分類

TNM分類	
T―原発腫瘍	
T0：原発腫瘍を認めない，反応なし	
Tis：上皮内癌紅斑のみ	
T1：最大径が2cm以下の腫瘍紅斑＋浸潤，丘疹	
T2：最大径が2cmを超えるが4cm以下の腫瘍	
T3：最大径が4cmを超える腫瘍	
T4：隣接組織，例えば骨髄質，舌深層の筋肉（外舌筋）上顎洞，皮膚に浸潤する腫瘍	
TX：原発腫瘍の評価が不可能	
N―所属リンパ節	
N0：所属リンパ節転移なし	
N1：患側の単発性リンパ節転移で最大径が3cm以下のもの	
N2a：患側の単発性リンパ節転移で最大径が3cmを超えるが6cm以下のもの	
N2b：患側の多発性リンパ節転移で最大径が6cm以下のもの	
N2c：両側または対側のリンパ節転移で最大径が6cm以下のもの	
N3：最大径が6cmを超えるリンパ節転移	
Nx：所属リンパ節転移の評価が不可能	
M―遠隔転移	
M0：遠隔転移を認めない	
M1：遠隔転移を認める	
MX：遠隔転移の評価が不可能（転移のための最低必要な検索が行われなかったとき）	

病期分類

Stage 0	Tis	N0	M0
Stage I	T1	N0	M0
Stage II	T2	N0	M0
Stage III	T3	N0	M0
	T1	N1	M0
	T2	N1	M0
	T3	N1	M0
Stage IVA	T4	N0 or N1	M0
	any T	N2	M0
Stage IVB	any T	N3	M0
Stage IVC	any T	any N	M1

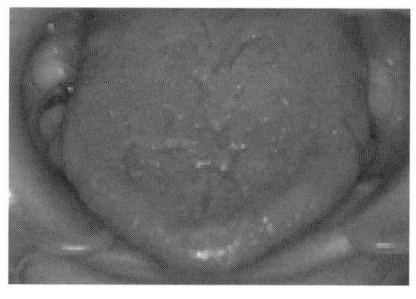

図9.192 溝状舌（fissured tongue）
舌背の表面に多数の溝がみられる．自覚症状はないが，溝が深い場合には食物残渣がたまって不潔になり，炎症を生じ疼痛が発現することがある．

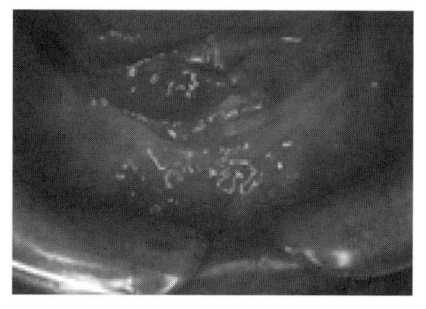

図9.193 義歯性潰瘍（口絵参照）
義歯床縁の圧迫や摩擦が繰り返し加わることにより，口底粘膜に潰瘍が形成されている．床縁を削合し，刺激を取り除くことによって潰瘍は治癒した．

生じる紅暈を伴う小白斑.

（9） 義歯性潰瘍（図9.193）

不適合な義歯による外傷性の潰瘍.

（10） 舌痛症（glossodynia）

舌辺縁がピリピリと痛い．他覚的には正常に見える．神経症． 〔森　良之・高戸　毅〕

文　献

1) 石川梧朗: 口腔病理学II, pp44-262, 永末書店, 東京, 1990
2) 榎本昭二ほか編: 最新口腔外科学（総論）, pp166-227, 医歯薬出版, 東京, 2000
3) 玉置邦彦編: 新皮膚科学大系第17巻　付属器・口腔粘膜の疾患, pp213-281, 中山書店, 東京, 2002
4) 日本頭頸部癌学会編: 頭頸部癌取扱い規約, pp18-25, 金原出版, 東京, 2001

10 皮膚は全身の鏡

皮膚は全身性疾患や体調を反映することがあり，従来から「全身の鏡」といわれる．こうした皮膚病変はデルマドローム（dermadrome）とも総称される．この用語は和製英語ではなく，1947年に刊行された米国の皮膚科医 Kurt Wiener による Skin manifestation of internal disorders (dermadromes) と題するモノグラフで初めて提唱された．その後 dermadrome の用語は欧米では定着せず，もっぱらわが国で頻用されている．ここでは数ある全身性疾患のうちから内臓悪性腫瘍，肝臓病，糖尿病，妊娠について取り上げ，解説したい．

1）内臓悪性腫瘍と皮膚病変

内臓悪性腫瘍と皮膚病変の関連性により
① 特異的皮膚病変である内臓悪性腫瘍の皮膚転移
② 非特異的な皮膚症状としての腫瘍随伴性皮膚病変
③ 砒素や放射線など共通の発癌物質によって皮膚悪性腫瘍のみならず内臓悪性腫瘍を生ずるもの
④ 皮膚症状を伴う先天異常で同時に内臓悪性腫瘍を生じやすい症候群

の4群分類が提唱されている．ここでは②と④を中心に自覚症状に乏しい内臓悪性腫瘍を早期に発見する契機ともなりうる皮膚病変を中心に紹介する．

a．腫瘍反応性皮膚病変

（1） Neuroendocrine syndrome

① 小腸，気管支，卵巣などに生ずるカルチノイド腫瘍から産生されるセロトニン，ヒスタミンを中心とするケミカルメデイエーターにより生ずる顔面などの一過性潮紅，② 肺小細胞癌など ACTH 産生腫瘍による色素沈着，③ 膵のグルカゴン分泌腫瘍（glucagonoma）により環状あるいは蛇行状で痂皮・鱗屑を伴う紅斑と水疱・びらんの混在する汚穢な皮疹を特徴とする壊死性遊走性紅斑などがある．

（2） 皮膚瘙痒症（pruritus cutaneus）

特にホジキン病やリンパ球性白血病など血液・網内系悪性腫瘍での報告が多いが，固形癌でもみられる．その発症機序や起痒性物質は不明であり，因果関係の証明は難しい．

（3） 紅皮症（erythroderma）

紅皮症における内臓悪性腫瘍の併発率は Nicolis らによれば悪性リンパ腫 17.8%，内臓固形癌 3%，Wilson らによれば悪性リンパ腫 8〜24.6%，内臓固形癌 0.8% とされ，リンパ腫が圧倒的に多い．井上らの紅皮症 65 症例の解析では悪性リンパ腫 12%，内臓固形癌 7.7% の合併率で両者に大きな差異はない．丘疹-紅皮症症候群（papulo-erythroderma syndrome）の本邦報告例は 40 例ほどであるが，このうち固形癌 10 例，悪性リンパ腫 3 例と通常の紅皮症に比し悪性腫瘍の合併率が高いことが注目される．紅皮症における内臓悪性腫瘍の合併機序については不明であるが，悪性腫瘍に伴う免疫機能低下により紅皮症が続発するとの仮説，加齢による免疫機構の異常，特に抑制T細胞の機能異常が両者をともに誘発

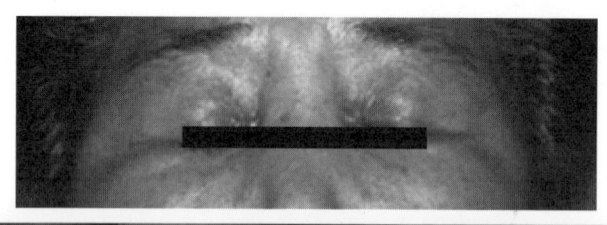

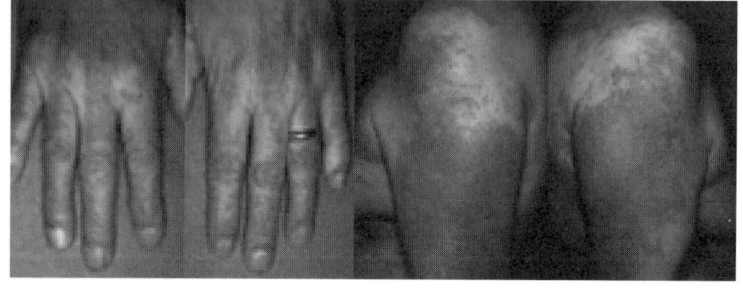

図 10.1 皮膚筋炎（口絵参照）
内臓悪性腫瘍合併例では上眼瞼のヘリオトロープ疹，搔破痕に一致したかゆみの強い紅斑を特徴とする．手指背にはゴットロン徴候がみられる．

するとの仮説がある．

（4） 皮下脂肪壊死（subcutaneous nodular fat necrosis in pancreatic disease）

膵臓癌や膵炎より放出されたアミラーゼやリパーゼが血清中で上昇し，外的刺激や血管透過性の亢進により脂肪組織の間質に漏出し，脂肪壊死をきたすものと考えられている．臨床的には下腿を中心とする下肢に発赤を伴う皮下結節が多発する．

b． 内臓悪性腫瘍に併発する可能性の高い皮膚疾患

（1） 皮膚筋炎（dermatomyositis）

内臓悪性腫瘍の合併率は Callen らの報告によると皮膚筋炎で 26％，多発筋炎で 3.2％，金子らの全国アンケートによると皮膚筋炎（多発筋炎を除く）で男性 43.1％，女性 22.6％，全体で 30.0％，Okayasu らの剖検例の集計（多発筋炎を含む）で男性 53.5％，女性 25.9％と報告されている．皮膚筋炎の発症年齢が高いほど悪性腫瘍の合併率も高い．悪性腫瘍の内訳は胃癌が最も多く次いで肺癌，乳癌，大腸癌，子宮癌などで，一般における順位と大差はない．皮膚筋炎と内臓悪性腫瘍の発症時期は皮膚筋炎の診断が先行するものが約 60％を占める．その先行期間は平均 10.7 か月，最長 8 年でほとんどの症例では 1 年以内に悪性腫瘍がみつかっており，悪性腫瘍の発見契機として重要なデルマドロームと考えられる．これに対し両者が同時に発症するものは 10％，悪性腫瘍の診断が先行するものが 30％，その先行期間は平均 15.6 か月，最長 5 年と報告されている．内臓悪性腫瘍合併群ではヘリオトロープ疹と瘙痒が高率に認められるのに対し（図 10.1），抗 Jo-1 抗体や抗 Mi-2 抗体陽性率は低い．皮膚筋炎における内臓悪性腫瘍合併の機序は不明であり，免疫能の低下により両者が生ずるとの考えと皮膚筋炎は内臓悪性腫瘍に対する免疫学的反応により生ずるとの考えがある．

（2） Laser-Trélat 徴候

脂漏性角化症が内臓悪性腫瘍に合併して，急速に数と大きさを増して発疹性の分布をとり，しばしば瘙痒を伴う臨床症状は最初に記載したドイツ人の Edmund Laser とフランス人の Ulysse Trélat の名前から Laser-Trélat 徴候と呼ばれる．通常，内臓悪性腫瘍が発見される前後 1 年以内に発症する．欧米での報告例は胃癌，大腸癌，乳癌，悪性リンパ腫，肺癌の順に多い．内臓悪性腫瘍も多発性脂漏性角化症も中高年に好発することから，両

者の病因上の関連性についてはエビデンスが不十分との意見もある．しかし悪性黒色腫に合併した症例で尿中TGF-αの推移と皮膚の成長因子受容体発現が並行したとの報告があり，腫瘍から分泌される表皮細胞の成長因子が脂漏性角化症の多発や増大に関与するものと推測されている．

（3） **悪性黒色表皮腫**（acanthosis nigricans maligna）

腋窩部，鼠径部，項頸部，肘窩，膝窩，臍部，肛囲などに左右対称性に角質増殖，乳頭腫症，色素沈着からなる皮疹を生ずる（図10.2）．内臓悪性腫瘍に伴う悪性型に特異的な所見はないが，中高年の発症，口腔粘膜病変が多い，瘙痒を伴うことが多い，毛髪や爪甲の変化が多いことが特徴とされる．掌蹠の牛胃粘膜状変化（tripe palm）も内臓悪性腫瘍に伴うことが多い．黒色表皮腫と前述のLaser-Trélat徴候との合併例もある．内臓悪性腫瘍としては本邦では胃癌が最も多く70％前後を占め，次いで肺癌，乳癌の順である．両疾患の発症順序としては黒色表皮腫先行が18％，同時期発症が60％，悪性腫瘍発見先行が22％の割合である．発症機序としてはLaser-Trélat徴候と同様にTGF-αとEGFレセプターとの関連性が提起されている．

（4） **後天性魚鱗癬**（ichthyosis acquisita）

非遺伝性，後天性に発症する魚鱗癬で本邦報告例の集計では60％に内臓悪性腫瘍を伴う．内臓悪性腫瘍の内訳では悪性リンパ腫や多発性骨髄腫などのリンパ網内系腫瘍が70％を占め，食道癌，胃癌，大腸癌などの固形癌が残りの30％を占める．

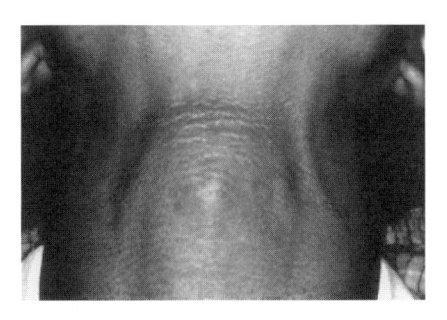

図10.2 悪性黒色表皮腫
進行胃癌合併例．頸部の角質増殖，乳頭腫症，色素沈着よりなる皮疹．瘙痒感を伴う．

（5） **後天性生毛性多毛症**（hypertrichosis lanuginosa acquisita）

急速にうぶ毛が顔・耳介に生育し，全身皮膚に拡大する．内臓悪性腫瘍としては肺癌，大腸癌，膀胱癌，膵臓癌，胆嚢癌，子宮癌，乳癌などがある．多毛を生ずる因子は不明であるが，腫瘍の切除により多毛は軽快する．

（6） **匐行性迂回状紅斑**（erythema gyratum repens）

まれな疾患であるが約80％に内臓悪性腫瘍（乳癌，肺癌，胃癌，子宮癌など）を伴う．環状紅斑が幾重にも重なり，同心円状，木目状，英国刺繍様を呈する．辺縁に鱗屑を伴い，移動，消退，再燃を繰り返す．腫瘍切除により消退する．

（7） **水疱性類天疱瘡**（bullous pemphigoid）

わが国における水疱性類天疱瘡1113例のうち内臓悪性腫瘍合併例は5.8％（対照群0.39％）で，45歳以上の全年齢層で対照群と比し有意差が認められた．内臓悪性腫瘍を伴っていた症例64例のうち消化器系の癌が32例と半数を占める．

（8） **尋常性天疱瘡**（pemphigus vulgaris）

わが国における尋常性天疱瘡496例のうち内臓悪性腫瘍合併例は5％で対照とした1987年厚生省患者調査における内臓悪性新生物の受療率に比し有意に高かった．抗表皮細胞間抗体の抗体価は内臓悪性腫瘍の有無で差異はなかった．本調査では肺癌が最も多かった．

（9） **腫瘍随伴性天疱瘡**（paraneoplastic pemphigus）

大半は非ホジキンリンパ腫，リンパ球性白血病，Castleman腫瘍，悪性・良性胸腺腫などの血液系腫瘍に伴い，重篤な粘膜病変と水疱・びらん，多形紅斑様，苔癬様など多様な皮膚症状を呈する．口腔粘膜症状は必発で高度の口内炎を呈し，びらん，潰瘍に進展する．結膜症状もしばしばみられる．まれに閉塞性細気管支炎を併発し死因になることがある．蛍光抗体直接法では表皮細胞間のIgG沈着に加え，しばしば基底膜部にもIgGや補体の沈着をみる．免疫ブロット法ではデスモプラキン1, 2, エンボプラキン，ペリプラキン230 Kd

BP抗原などとの反応が認められる．

（10） Sweet症候群

本症の約20％に悪性腫瘍を伴う．このうちの85％は骨髄異形成症候群（MDS），急性骨髄性白血病などの血液疾患である．高熱，全身倦怠感などの全身症状とともに大小の滲出性紅斑が多発する．表面に小水疱，膿疱を混ずる．

（11） Bazex症候群（acrokeratosis paraneoplastica）

四肢末端，鼻，耳介に始まる乾癬様紅斑，掌蹠の紅斑性角化局面を特徴とする．咽頭，喉頭，食道などの上部消化管，下口唇，上肺野に原発する悪性腫瘍あるいは頸部リンパ節への転移性腫瘍，特に扁平上皮癌に伴うことが多い．

c. 免疫不全に伴う皮膚病変

（1） 帯状疱疹（herpes zoster）

通常の帯状疱疹が内臓悪性腫瘍のマーカになるかについては否定的見解が多いが，汎発性帯状疱疹では悪性リンパ腫や白血病などの内臓悪性腫瘍合併がしばしばみられる．しかし汎発性帯状疱疹発症時にはすでに内臓悪性腫瘍が明らかなことがほとんどである．放射線治療や抗腫瘍薬の投与が本症の発症誘因になることがある．壊疽性潰瘍形成など本症の皮疹が重症化する場合も内臓悪性腫瘍などの免疫不全を疑う必要がある．

（2） そのほかの感染症

壊疽性潰瘍を形成し難治で広範囲に及ぶ単純性疱疹，深在性真菌症，粘膜カンジダ症，疥癬，特にノルウェー疥癬なども内臓悪性腫瘍を疑うべき感染症である．

d. 皮膚病変を伴う先天異常で悪性腫瘍を生じやすい症候群

表10.1を参照．

2） 肝臓病と皮膚病変

肝臓は予備能力が大きいため全体が障害されないと自覚症状を表しがたい．肝臓病に伴って種々の皮膚症状が生ずることはよく知られている．こ

表10.1 内臓悪性腫瘍の発生頻度が高い先天異常

神経線維腫症1型（NF1）	悪性神経鞘腫 malignant peripheral nerve sheath tumor（MPNST）
Gardner症候群	大腸癌
Cowden病	多臓器癌
Muir-Torre症候群	消化器癌
Bloom症候群	白血病
Chédiak-Higashi症候群	悪性リンパ腫
Wiskott-Aldrich症候群	白血病・悪性リンパ腫
神経皮膚黒色症	軟脳膜悪性黒色腫

こでは皮疹から肝臓病の存在を疑うべき皮膚徴候あるいは皮膚疾患を中心に述べる．

a. 肝臓病を疑うべき皮膚徴候

（1） 黄疸（jaundice）

黄疸とは全身の皮膚や粘膜が生体色素であるビリルビンにより黄色調を呈するもので肝胆道系疾患に伴うことが多い．ビリルビンは肝細胞内でグルクロン酸抱合を受け胆汁中に排泄される．肝・胆道疾患では主に直接（抱合型）ビリルビンの上昇により黄疸を生ずる．血清総ビリルビン値2.5～3 mg/dl以上で黄疸として認識できる．黄疸の出現は血清ビリルビン値上昇から数日遅れ，黄疸の消失も血清ビリルビン値の低下に遅れて生ずる．

（2） 毛細血管拡張（teleangiectasia）

慢性肝炎，肝硬変などの慢性肝疾患患者ではエストロゲンの代謝異常，不活化抑制のためエストロゲンの血管拡張作用が増強されるものと考えられる．エストラジオール/テストステロン比が発症に関与するとのデータもある．毛細血管拡張は血行動態異常，皮膚萎縮を反映する場合もあり，慢性肝疾患に特異的な徴候ではない．

毛細血管拡張性病変が片側の2個以上の神経節領域に帯状にみられるものは片側性母斑性毛細血管拡張症（unilateral nevoid teleangiectasia）と呼ばれ，妊娠中，先天性，思春期女子に多いが，アルコール性肝硬変など慢性肝疾患にもみられる．

（3） 手掌紅斑（palmar erythema）

手掌母指球部，小指球部を中心にみられる血管

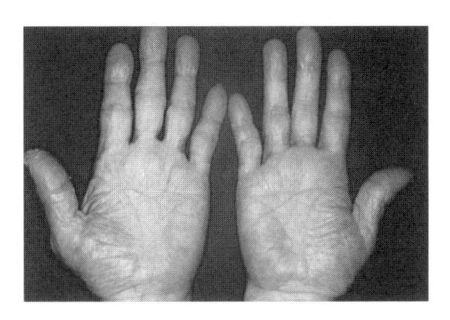

図 10.3 手掌紅斑（口絵参照）
慢性肝炎合併例．母指球と小指球を中心に毛細血管拡張を伴う発赤がみられる．

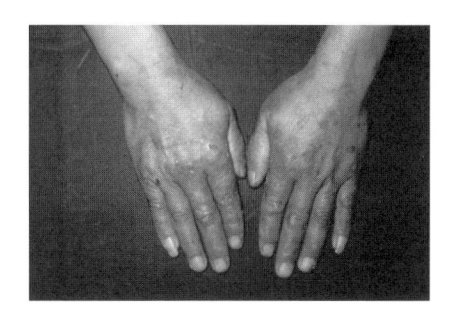

図 10.5 晩発性皮膚ポルフィリン症（口絵参照）
アルコール性肝障害合併例．手背に色素沈着，小瘢痕がみられる．日光曝露により紅斑，水疱，びらんを反復する．

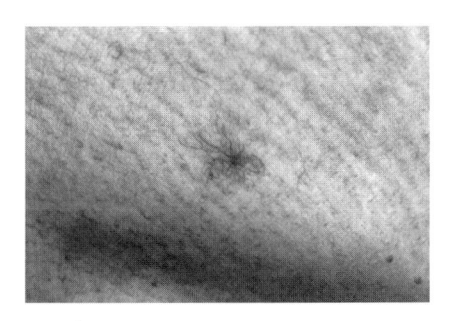

図 10.4 クモ状血管腫
紅色丘疹から毛細血管が放射状に伸びる．慢性肝疾患患者や妊婦にみられるが，健常者にみられることもある．

拡張を伴う発赤で小型の斑が集簇融合してびまん性となる（図 10.3）．触診上温かい．慢性肝疾患のほか妊娠後期，全身性エリテマトーデス，健常人にもみられる．

b. 肝臓病を疑うべき皮膚疾患

（1） クモ状血管腫（vascular spider）

鮮紅色の小丘疹から放射状に伸びる毛細血管が脚を伸ばしたクモの姿に似る血管腫（図 10.4）．肝硬変患者や妊婦にしばしば認められるが，健常人にもみられる．肝疾患患者では紙幣状皮膚と合併することが多い．小児では小型で単発し，母斑的性格が強い．

（2） 紙幣状皮膚（paper money skin）

上腕伸側，胸部，項部，耳後部などに生ずる毛細血管拡張からなる皮疹で，ドル紙幣を光に透かした像に似ることから命名された．慢性肝疾患の皮膚症状として有名であるが，肝疾患を有さない例もある．

（3） 晩発性皮膚ポルフィリン症（porphyria cutanea tarda）

顔面，手背などの露光部に日光過敏に伴う色素沈着，水疱，びらん，皮膚の脆弱性といった臨床像の特徴から本症を疑う（図 10.5）．肝におけるウロビリノーゲン脱炭酸酵素の活性低下により体内に蓄積したポルフィリン体の光毒性反応により皮膚症状を生じるものと考えられる．従来からアルコール性肝障害が原因とされてきたが，近年 C 型肝炎ウイルス（HCV）の関与が指摘されている．わが国でも本症患者の約 85％が HCV 感染者であり，HCV 感染者の方が非感染者に比し本症の発症年齢が低いことから，HCV 感染が先行し，患者側の素因やアルコール多飲などの要因が加わり本症を発症するのではないかとの仮説が提示されている．長崎大学の調査では HCV 感染を伴う本症の約 30％に肝細胞癌を伴い，7 年後までには肝細胞癌合併患者が 60％に達していることから本症の患者は長期にわたる内科的経過観察を要する．

（4） クリオグロブリン血症（cryoglobulinemia）

クリオグロブリンは寒冷により凝集する異常蛋白である．本症のうち単クローンと多クローン免疫グロブリンが混在する混合型クリオグロブリン血症，特に II 型では 42％に HCV 抗体が 84％に HCV-RNA が検出され，高率に HCV 感染を伴う．本症では浸潤性紅斑・丘疹，紫斑，潰瘍，下腿浮腫，網状皮斑などの皮膚症状が高率に認められる．本症をみた場合はクリオグロブリンによる腎障

害，脳血管障害に加え，HCV 感染とそれに伴う慢性肝疾患についても検索が必要である．

（5）扁平苔癬（lichen planus）

わが国の調査では扁平苔癬患者における HCV 抗体陽性率は 38%，コントロール群 6.7% で，odds 比は 8.50 である．世界各地域における陽性率のばらつきが大きいが，世界全体でも odds 比 4.80 とフランスなど一部の地域を除いて統計学的有意差がみられる．HCV は扁平苔癬の発症，症状の増悪，二次的発癌にそれぞれ関与するものと推測されているが，その機序については不明な点が多い．口腔粘膜苔癬を含む本症を診た場合は HCV 感染の有無にも留意が必要である．

（6）Gianotti 病

幼児の四肢末端に始まり，四肢中枢側と顔面に小型の丘疹，紅斑が多発する皮膚病変で B 型肝炎ウイルス（HBV）の初感染により生ずるものを Gianotti 病という．同様の皮疹を呈し HBV 以外のウイルスにより生ずるものを Gianotti 症候群という．近年では後者の頻度が多く，前者はまれである．Gianotti 病において検出される HBV では adr 型が 70%，adw 型 30% とされる．Gianotti 病では肝機能障害やまれにその慢性化，キャリア化の問題や家族へのワクチン接種の必要性が生ずることがある．このため皮疹から本症を疑う場合は HBV など原因ウイルスの検索と肝機能検査が必要である．

3）糖尿病と皮膚病変

わが国の推定糖尿病患者数は 1997 年には 690 万人であったが，2002 年には 740 万人と著しい増加がみられる．糖尿病患者では糖尿病に特異的な皮膚病変，非特異的な皮膚病変を合わせると，約 60% に何らかの皮膚病変がみられ，皮膚科を受診する機会が多い．

糖尿病における皮膚病変はその臨床的意義により

① 糖尿病ないし耐糖能異常が発見される契機となりうる皮膚病変
② 糖尿病の重症度，三大合併症の存在を反映する皮膚病変
③ 糖尿病患者の生命予後，quality of life (QOL) に影響を及ぼす皮膚病変

に便宜上分類される．同一の疾患でも症例により異なる分類に包含されることがあり，絶対的な分類ではない．

a. 糖尿病ないし耐糖能異常が発見される契機となりうる皮膚病変

糖尿病は特徴的な自覚症状に乏しく，健康診断などを契機に発見されることが多い．これに対し耐糖能異常は空腹時血糖値が正常のことが多く，経口糖負荷試験を施行しないと診断できないため，健康診断では見過ごされやすい．これまで耐糖能異常は糖尿病予備軍としての意義しか認められてこなかったが，近年，動脈硬化の重大な要因のひとつであることが判明し，心筋梗塞や脳梗塞により直接生命を脅かすことから，腎症などの従来からの糖尿病合併症以上に重要視されるようになった．以下に挙げる皮膚病変をみた場合はたとえ空腹時血糖値が正常であっても，経口糖負荷試験を行い，耐糖能異常の早期発見に努めるべきである．

（1）汎発性環状肉芽腫（generalized granuloma annulare）

臨床的に環状形態を呈し，病理組織学的には変性した膠原線維の周囲を組織球様細胞が取り囲む，柵状肉芽腫を特徴とする．ひとつの解剖学的領域を越えて皮疹が多発するものを汎発型環状肉芽腫という（図 10.6）．典型疹は診断が容易であ

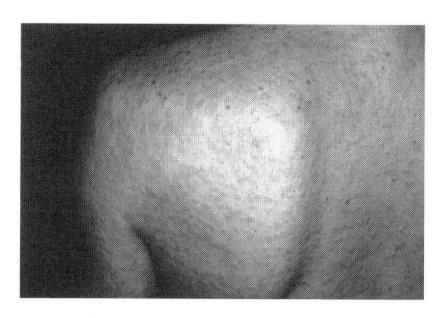

図 10.6　汎発性環状肉芽腫
環状皮疹が 1 つの解剖学的領域を越えて多発．75 g 経口糖負荷試験により耐糖能異常が発見された．

るが，環状形態が不明瞭な非定型疹は組織学的にも柵状肉芽腫の組織構築が不明瞭で診断に苦慮することがある．本症の本邦報告例では約半数に糖尿病・耐糖能異常が報告されているが，経口糖負荷試験まで行うと糖尿病・耐糖能異常の合併率は88％に及ぶ．

（2） **Dupuytren 拘縮**（palmar and plantar fibromatosis）

Dupuytren 拘縮とは狭義には線維腫による手掌腱膜の短縮に基づく手指の拘縮をいう．拘縮にまで至らない手掌の多発性線維腫や足底の線維腫症を含め，広義に Dupuytren 拘縮と呼ばれることが多い．本邦報告例では手掌または手掌と足底に生ずる例で65％に糖尿病を合併しており，耐糖能異常を含めるとさらに高率になると考えられる．これに対し足底のみに生ずる例では糖尿病の合併は37.5％にとどまる．

（3）　澄明細胞汗管腫（clear cell syringoma）

臨床的には通常の汗管腫と何ら変わりはないが，組織学的に細胞質が豊富でグリコーゲンを充満する澄明細胞の増殖からなる汗管腫をいう．全身的な糖代謝異常を反映し，グリコーゲン分解酵素の活性低下により，細胞質内にグリコーゲンが貯留するものと考えられるが，汗管腫細胞のみに貯留する理由は不明である．本邦報告例では71.1％に糖尿病の合併がみられ，特に40歳以上の症例では89.3％に及ぶ．経口糖負荷試験が行われていない症例もあり，耐糖能異常の症例も含めるとほぼ全例になるものと推測され，糖代謝異常に対する特異性がきわめて高い皮膚疾患といえる．

（4）　リポイド類壊死症（necrobiosis lipoidica）

膠原線維の類壊死すなわち壊死に向かって変性過程にあるが，壊死には至らない病態に対して免疫反応を生じ，柵状肉芽腫を生ずる疾患である．臨床的には下腿伸側の境界明瞭で表面に黄色調の光沢がある萎縮を伴う浸潤性紅褐色局面を特徴とする．膠原線維が類壊死をきたす機序については不明である．微小血管障害や膠原線維のグリケーションの関与が考えられているが，まだ微小血管障害を生じていない耐糖能異常の患者にも本症を生ずることがあり，凝固線溶系の異常に基づく局所循環障害の関与が推測される．本症の頻度，糖尿病合併率ともわが国では欧米に比し明らかに低い．本邦報告例では糖尿病の合併は耐糖能異常を含めても35％にすぎない．本症に伴う糖尿病の重症度は様々であり，本症を契機に糖尿病が発見される症例もある反面，腎症や網膜症などの糖尿病合併症を反映する症例もある．

b．**糖尿病の重症度，三大合併症の存在を反映する皮膚病変**

糖尿病歴が長く，糖尿病コントロールが不良な症例では神経障害，網膜症，腎症からなる三大合併症を生じるとともに皮膚にも微小血管障害や神経障害に基づく皮膚病変を生ずる．以下に挙げる皮膚疾患をみた場合は糖尿病合併症の存在を念頭におくべきである．

（1）　糖尿病性浮腫性硬化症（diabetic scleredema）

項部から上背部に好発する皮膚の著しい浮腫性硬化で頸が回らなくなることがある．触診すると健常部との境界は比較的明瞭であるが，皮膚表面は常色か軽度の紅斑や色素沈着がみられるのみで，視診ではわかりにくい．発症機序は不明であるが，グリケーションによるコラーゲンの架橋形成亢進と分解の低下，微小血管障害による局所循環障害に基づく膠原線維と酸性ムコ多糖の産生亢進が考えられている．肥満，糖尿病歴が長い，糖尿病治療に抵抗性でコントロール不良などの要因が本症の発症に関連するとされている．本症患者に伴う糖尿病合併症の頻度は網膜症45％，神経障害18％，腎症14％と報告されている．

（2）　糖尿病性水疱（diabetic bulla）

糖尿病患者の足趾，足縁，踵，下腿伸側に何の誘因もなく突然発症する緊満性水疱または血疱で，周囲に発赤なく自覚症状に乏しい．本邦報告例では組織学的に表皮内型が52.6％と最も多く，表皮下型が36.8％，混合型が10.5％とされている．水疱形成機序としては糖尿病による微小血管障害や神経障害により表皮への栄養障害をきた

し，基底細胞の障害により水疱が形成されるものと考えられる．本症患者は糖尿病歴が長くコントロール不良のことが多く，三大合併症の存在を示唆する．本邦報告例では93.8％に網膜症を，97.2％に神経障害を伴っている．まれにコントロール良好で合併症がない軽症糖尿病例や本症を契機に糖尿病が発見された症例もある．

（3） 前脛骨部色素斑（pigmented pretibial patches）

糖尿病患者の前脛骨部を中心に単発または多発する萎縮性の褐色斑をいう．患者の多くは本病変に対する病識がなく，何らかの外傷後に生じた瘢痕と認識しており，本症を主訴に医療機関を受診することはほとんどない．前脛骨部は外力を緩衝する皮下脂肪組織に乏しいことから，糖尿病による微小血管障害と神経障害を基盤として，無意識のうちに受ける外傷や物理的刺激が誘因となって本症が生ずるものと推測される．本症は臨床的に単発型，散在型（2～4個），5個以上の多発型，線状配列型，局面型に分類される．単発型は60歳以上の健常男性にみられることがある．本症は糖尿病歴が長く，かつ糖尿病コントロール不良の群で頻度が高い．本症を有する患者では網膜症，神経障害，腎症の合併頻度が高い．特に多発型，線状配列型，局面型と本症の症状が高度になるにつれ合併症の頻度も高まる．反対に糖尿病合併症から本症をみると合併症のない患者群では本症の有病率は21％であるのに対し，合併症1つの患者群で52％，2つの患者群で57％，3つの患者群で81％と上昇する．これらの結果から本症は糖尿病の重症度や他臓器の糖尿病合併症の存在を反映する重要な皮膚病変と考えられる．

（4） verrucous skin lesions on the feet in diabetic neuropathy（VSLDN）

1932年にGottronにより記載されたpapillomatosis cutis carcinoidesの基礎疾患は様々であるが，このうち糖尿病性神経障害を基盤とするものに対し1995年GerbigらはVSLDNの名称を用いた．母趾球部，趾腹部，足縁などの加重や慢性刺激を受けやすい部位に一致して多くは片側性に角化性疣状局面がみられる．ときに一部にびらん，潰瘍，浸軟を伴う．糖尿病性潰瘍との移行を示す症例もある．病理組織学的には角質増殖，表皮の乳頭腫状増殖が主体をなし，顆粒細胞の空胞化を伴うことがあるが，ヒト乳頭腫ウイルスはこれまでの報告例では検出されていない．本症をみた場合は128 Hz音叉と10 gモノフィラメントを用いた神経障害の評価を要する．

（5） 後天性反応性穿孔性膠原線維症（acquired reactive perforating collagenosis）

コントロール不良の糖尿病，特に糖尿病性腎症との関連が深い皮膚病変である．本邦報告例では糖尿病合併例が83％，慢性腎不全合併例が52％（1例を除き全例が糖尿病性腎症による），透析患者が40％である．躯幹・四肢に固着性の角栓や痂皮を中心に伴う丘疹・結節が多発する．通常瘙痒，ケブネル現象を伴う（図10.7）．病理組織学的には表皮の杯状欠損と変性膠原線維の経表皮的排泄像を特徴とする．発症機序については未解明の点が多いが，糖尿病ならびに腎不全に伴う皮膚瘙痒症に対する搔破が大きな要因と考えられる．

（6） diabetic digital sclerosis（強皮症様変化）

手指まれに手背に及ぶ強皮症様のびまん性皮膚硬化で，関節の可動制限を伴い，合掌したとき左右の指腹が密着しない．病理組織学的には膠原線維の増生は顕著でないが，膠原線維束が粗大化，ヒアリン化し，しばしば線維束間に空隙がみられる．電顕的に本症では強皮症に比し膠原線維も密度が高くその直径の太いものの割合が大きく，

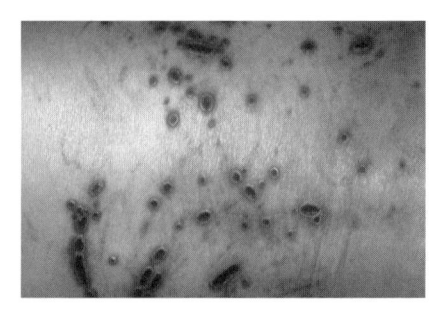

図10.7 後天性反応性穿孔性膠原線維症
糖尿病性腎症のため透析中．中心に痂皮を伴う結節が多発．激しい瘙痒を伴う．

collagen flower がみられるなどの特徴を有する．発症機序は明らかでないが，グリケーションによりコラーゲンの架橋形成が亢進し，プロテアーゼに対する感受性の低下により不溶性コラーゲンの比率が増加しコラーゲンが蓄積するためではないかと推測される．欧米ではⅠ型（インスリン依存性）糖尿病患者の小児で47％，成人を含めた全体で22％の頻度と報告されている．本邦ではⅠ型のほかⅡ型でも報告がみられる．一般には糖尿病歴が長くしかもコントロールの難しい症例に発症しやすい．

（7） 糖尿病性黄色腫（xanthoma diabeticorum）

糖尿病に伴う高脂血症を反映して四肢伸側や臀部など機械的刺激を受けやすい部位に急速に出現する散布性丘疹・小結節で発疹性黄色腫の臨床像を呈する．高脂血症分類ではⅤ型が最も多く次いでⅣ型，Ⅰ型の順である．糖尿病の家族歴を有する青壮年に好発する．治療を自己中断するなどの原因で，糖尿病コントロール不良の状況で発症することが多い．

発症機序としてはインスリン分泌低下によるリポ蛋白リパーゼ活性低下による分解障害，肝でのVLDL 合成の亢進，食事性のカイロミクロン摂取過多が考えられる．食事療法と厳密な糖尿病コントロールにより比較的すみやかに高脂血症が改善され，黄色腫も消退することが多い．

c. 糖尿病患者の生命予後，QOL に影響を及ぼす皮膚病変

（1） 壊死性筋膜炎，壊死性軟部組織感染症（necrotizing fasciitis）

重症の軟部組織感染症で敗血症やショックなど重篤な全身症状を伴い，わが国における死亡率は10％以上である．浅筋膜を中心に生ずるものを壊死性筋膜炎，深筋膜から筋層ときに骨に及ぶものを壊死性軟部組織感染症と呼ぶ．壊死性筋膜炎の本邦報告例を集計すると基礎疾患としては糖尿病が24.3％と最も多く，死亡例46例の解析でも基礎疾患は糖尿病が最多でその半数を占める．原因菌は糖尿病患者では *Staphylococcus. aureus* をはじめとする非A群溶連菌の単独または *Krebsiella* 属，*Enterobacter* 属などの環境常在菌との混合感染が多い．毒性の高いA群溶連菌は糖尿病患者にもみられるが，むしろ健常者に多い．単純X線撮影やCT検査による非 *Clostridium* 性ガス壊疽との鑑別が必要である．糖尿病患者に壊死性筋膜炎を生じやすい理由は詳細には検討されていないが，グリケーションによる免疫担当細胞や免疫グロブリンの機能低下，微小血管障害や微小血栓形成による循環障害などが想定される．治療としては血糖コントロールを含む全身管理と十分な切開，排膿，デブリドマンが必須である．

（2） 糖尿病性潰瘍，糖尿病性壊疽（diabetic ulcer, diabetic gangrene）

糖尿病による末梢神経障害，血行障害，感染を基盤として生ずる足の潰瘍形成・深部組織の破壊をWHO では糖尿病足病変と総称している．四肢の一部の切断を要さない可逆性病変が糖尿病性潰瘍であり，切断を要する非可逆性病変が糖尿病性壊疽である（図10.8）．糖尿病性潰瘍・壊疽はわが国では1970年代以前には比較的まれな疾患とされ，糖尿病患者の0.05〜0.9％とされていたが，近年増加傾向にあり，1990年に施行された全国の診療所から大学病院を含む35施設における調

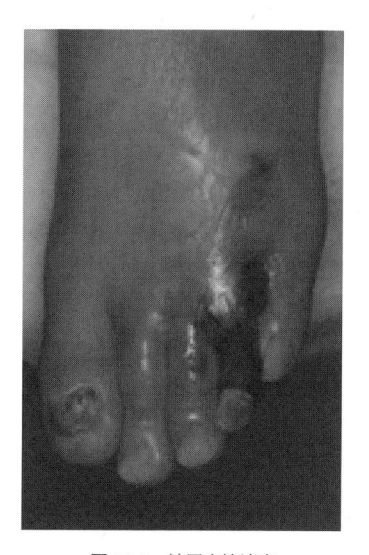

図10.8　糖尿病性壊疽
動脈硬化性血管閉塞症と感染を伴い，急速に壊疽が進行．浅大腿動脈と腓骨動脈間にバイパス術を施行後，足趾を切断．

査では，糖尿病患者のうち糖尿病性潰瘍・壊疽の既往は2%にあると報告されている．男女比は2.8：1，平均糖尿病歴は18年で合併症も高率にみられ，末梢神経障害93%，腎症87%，網膜症87%との報告がある．動脈硬化性血管閉塞症を伴う割合も近年増加し，1999年の報告では80%と欧米並みに達している．糖尿病性潰瘍・壊疽は糖尿病のいわば終末期像であり，8年間の観察期間に29例中15例（52%）が死亡したとの報告がある．死因としては心筋梗塞，脳梗塞が多い．

本症の病態生理として神経障害，血行障害，深部感染があり，これらの有無と程度を適切に評価した上で治療指針を立てる必要がある．神経障害による潰瘍では抗潰瘍療法に加え，糖尿病の十分なコントロール，足趾変形による加重集中を分散（免荷）するフットケアが重要である．高度の動脈硬化性血管閉塞症を伴う症例では血行再建術を要するが，糖尿病患者では血管閉塞がより末梢に多発性に生ずることから外科的血行再建術が困難で高位切断を余儀なくされる症例も多い．近年hepatocyte growth factor（HGF）の遺伝子治療や骨髄または末梢血幹細胞の注射による血管新生療法も試みられている．深部感染，特に急性骨髄炎を伴う場合は切断を余儀なくされるケースが多い．一度四肢の一部が切断されると足のバイオメカニクスの変化からほかの部位における糖尿病性潰瘍・壊疽の再発と新たな切断のリスクが増大する．再発予防のためチーム医療によるフットケアと患者教育が重要である．

4） 妊娠と皮膚

a. 妊娠に伴う皮膚の生理的変化

妊娠に伴い，程度の差はあるものの誰にでも起こりうる生理的変化として以下のものがある．

（1） 肝斑，色素沈着（chloasma, pigmentation）

肝斑はエストロゲンの増加に伴い，妊娠中期に出現する．発症率は妊婦の50～75%といわれている．多くは出産後1年程度で軽快するが，軽快せず持続することもある．好発部位は頬，眼瞼周囲，口囲，前額で左右対称性に分布する．

乳暈，腋窩，外陰部，肛囲など生理的に基底層のメラニン顆粒の多い部位における色素増強は妊婦の90%にみられる．妊娠初期から漸次進行し，出産後には軽快に向かう．

（2） 妊娠性線条（striae gravidarum）

妊娠6～7か月の妊婦の90%にみられる線状の萎縮斑で腹部を中心に臀部，大腿部などに好発する．淡紅色から次第に色素沈着を伴い，出産後には萎縮性瘢痕を残す．発症機序として妊娠に伴う腹囲の増大，体重増加に基づく皮膚の過伸展により弾性線維が断裂すること，コルチコステロイドにより線維芽細胞の増殖が抑制されることが考えられている．

（3） 手掌紅斑，クモ状血管腫（palmar erythema, vascular spider）

いずれも血中エストロゲンの上昇に伴って生ずる．手掌紅斑は妊娠初期に生ずるが，わが国では欧米に比し頻度は低い．クモ状血管腫は妊娠初期から中期に頸部，眼囲，上肢に好発する．

（4） 多毛，脱毛（hypertrichosis, alopecia）

妊娠初期にはコルチコステロイドやアンドロゲンの影響により顔面や四肢などに多毛がみられる．妊娠後期にエストロゲンの影響により休止期への移行が遷延していた毛包が分娩後に休止期に移行するためにびまん性の脱毛を生ずる．出産2～3か月で明らかとなり，6～15か月で軽快する．

（5） 妊娠性歯肉炎，妊娠腫瘍，血管拡張性肉芽腫（gingivitis gravidarum, pregnancy tumor）

妊娠性歯肉炎は症状の程度に差異はあるものの大半の妊婦に妊娠初期より生ずる．出産後は速やかに軽快する．症状が高度で歯肉が腫瘍性に増殖するものを妊娠腫瘍と呼ぶ．組織学的には血管拡張性肉芽腫と同一である．妊娠中期以降に手指や手掌，口唇などに血管拡張性肉芽腫を生ずる．エストロゲンの作用によると考えられ，一般的には分娩後に自然消退する．消退しない場合は出産後に電気焼灼術を行う．

b. 妊娠と特異的な関連性のある皮膚疾患

（1） 妊娠性瘙痒症（pruritus gravidarum）

妊娠後期にみられる全身性の皮膚瘙痒症である．妊娠に伴う肝内胆汁うっ滞が原因とされ，その頻度は 0.02〜2.4% と報告されている．全妊婦の 17% に妊娠経過中に瘙痒があるとされるが，その多くは蕁麻疹や湿疹・皮膚炎など各種皮膚疾患によるものと考えられる．

（2） 妊娠性痒疹（prurigo gestationis）

全妊婦の約 2% に生ずるとされ，発症する時期により early type，late type ならびに重症型に分けられる．重症型は papular dermatitis of pregnancy の名称で報告され，皮疹が全身性で激痒を伴い，尿中絨毛ゴナドトロピンの異常高値を示すとされるが独立性は確立されていない．

ⅰ） early type　妊娠 3〜4 か月，特に 2 回目以後の妊娠の際に発症する．四肢を中心に激痒に引き続いて紅暈を伴う丘疹が生じ，搔破によりびらん，血痂，痂皮を生ずる．急性痒疹の臨床症状に合致する．軽快後に色素沈着や小瘢痕を残す．

ⅱ） late type　pruritic urticarial papules and plaques of pregnancy (PUPPP)，polymorphic eruption of pregnancy も同一疾患であり，わが国では PUPPP の名称が広く使われる．妊娠後期の初妊婦に発症し，皮疹は腹部の特に妊娠線に一致した瘙痒の激しい浮腫性紅斑あるいは丘疹を特徴とする（図 10.9）．皮疹はしばしば臀部，大腿，体幹にも拡大する．頻度は妊娠 240 例に 1 例とされ，発症すると次回以後の妊娠では発症しないことが多く，発症しても症状は軽い．多胎妊娠では本症の頻度がやや高い．児に異常はなく，出産後皮疹と瘙痒は速やかに軽快する．

（3） 妊娠性疱疹（herpes gestationis; HG）

妊娠に伴って生ずる水疱性類天疱瘡類縁疾患と考えられる．発症時期は妊娠後期に最も多く次いで妊娠中期が多く，妊娠初期はまれである．皮疹は慢性に経過し，分娩後数週で治癒することが多い．出生児の生命予後は良好であるが，本症の皮疹を生ずることがある．皮疹の特徴は躯幹・四肢に生ずる著明な瘙痒を伴う多形紅斑様あるいは遠心性環状紅斑様皮疹で，特にその辺縁部に緊満性

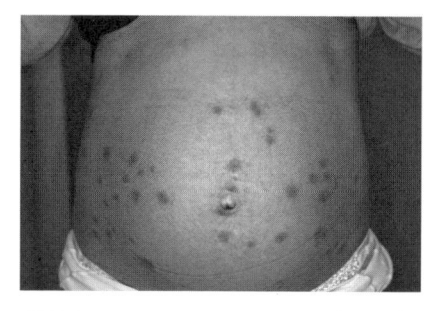

図 10.9　prurigo gestationis, late type (PUPPP)
妊娠 33 週．腹部に瘙痒の強い蕁麻疹様浮腫性紅斑が多発．

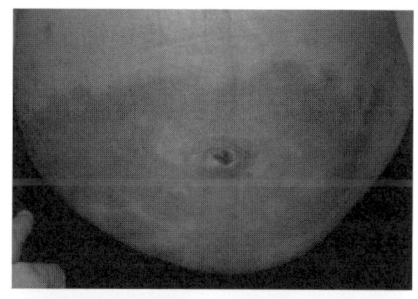

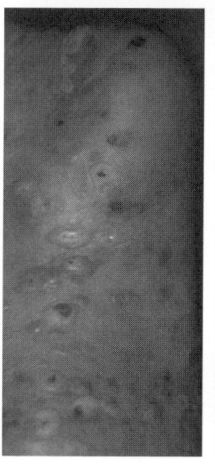

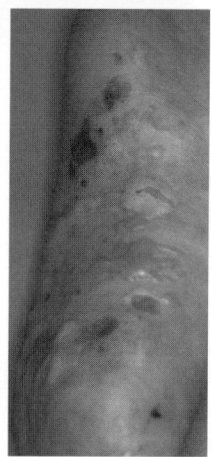

図 10.10　妊娠性疱疹
妊娠 28 週より発症．腹部に浮腫性紅斑，足底に緊満性水疱が多発．BP180 の NC16a 部位リコンビナント蛋白を用いた免疫ブロット法で IgG(+)．herpes gestationis factor 陽性．

水疱・小水疱が配列し，Duhring 疱疹状皮膚炎に似る（図 10.10）．ヒト表皮抽出液を用いた患者血清の免疫ブロット法では水疱性類天疱瘡と同等の割合で BP180 と反応する．BP180 の NC16a 部位のリコンビナント蛋白とも高率に反応する．このほか患者血清中には基底膜に補体を結合させる補

体結合因子（herpes gestationis factor; HG因子）が高率に検出される．生検組織の蛍光抗体直接法では基底膜部へのC3の沈着が高率に認められ，IgGの沈着も半数の症例で証明される．瘙痒のため不眠を訴え，ステロイド薬内服を必要とすることが多く，産婦人科医と連携しながら治療を行う．

（4） 疱疹状膿痂疹（impetigo herpetiformis）

妊娠や副甲状腺機能低下症など何らかのホルモン環境の変化を背景に発症する膿疱性乾癬の1亜型と考えられている．妊娠に関連して発症するのは女性例の約半数とされている．出産や中絶により軽快するとされているが，軽快しない例や軽快しても経口避妊薬により再発した例，月経周期により再燃を繰り返す例などが報告されている．臨床的には浮腫性紅斑あるいは局面状紅斑を生じ，その周囲に多数の膿疱を生ずるKaposi型と紅暈を伴う膿疱が集簇し，周辺に拡大して環状，多環状膿疱となるHebra型がある．好発部位は鼠径部，大腿内側，臍部，乳房部，腋窩，肘窩などであるが全身に及ぶこともある．瘙痒を欠くことが多いが，発熱，全身倦怠感，悪心，嘔吐，下痢などの全身症状を伴うことがある．組織学的にはKogoj海綿状膿疱を呈し，膿疱性乾癬や稽留性肢端皮膚炎と区別できない．膿疱性乾癬でも乾癬の皮疹を欠如する症例があることから，本疾と膿疱性乾癬との鑑別は妊娠やホルモン異常の有無によるのが現実的である．このほか角層下膿疱症，急性汎発性発疹性膿疱症（acute generalized exanthematous pustulosis）との鑑別を要する．

c. 妊娠により影響を受ける疾患

（1） 全身性紅斑性狼瘡（SLE, 全身性エリテマトーデス）

妊娠によるエストロゲン，プロゲステロンの上昇が液性免疫反応を増強し，SLEを増悪させるのではないかと推測されている．活動期のSLEでは妊娠中に60％，出産後に100％の患者が増悪し，非活動期でもそれぞれ25％，55％の患者が悪化したとの報告がある．児にも自然流産，死産，子宮内胎児発育遅延，胎児仮死などのリスクがある．SLEに抗リン脂質抗体症候群を合併すると習慣性流産や死産のリスクが高まる．

（2） 神経線維腫症1型（NF1）

69例のNF1患者における妊娠の影響の調査では神経線維腫のみが増数，増大したものが32例，色素斑のみ増数したものが3例，神経線維腫と色素斑の悪化をみたもの15例，妊娠の影響がなかったもの19例であった．妊娠による神経線維腫の悪化は思春期に神経線維腫が初発することと考え合わせると，ホルモンや神経成長因子の関与が想定されている．

（3） 悪性黒色腫（malignant melanoma）

妊娠中に黒子の新生や色調が濃くなることはしばしば経験される．妊娠中における悪性黒色腫の発生は少ないが，増大したとの報告がある．妊娠中は色素性病変について慎重に経過観察し，変化がみられた場合は早期に切除すること，悪性黒色腫が疑われる場合は妊娠中であっても早期の広範囲切除を行う必要がある．　　　〔末木博彦〕

文　献

1) Freedberg IM *et al.* (ed): Fitzpatrick's Dermatology in General Medicine, pp1609-1621, 1651-1661, 1783-1800, McGraw-Hill, New York, 2003
2) 玉置邦彦ほか編: 最新皮膚科学体系18 全身疾患と皮膚, pp1-56, 80-88, 中山書店, 東京, 2003
3) 北村啓次郎: 内臓悪性腫瘍のデルマドローム．日皮会誌**111**: 1819-1822, 2001

11 赤ちゃんの皮膚

1) 小児の皮膚の特徴

　新生児を含めた小児の皮膚の基本的構造は成人と大きく異なることはないと考えてよいが，小児期を15年間とすると，その間には形態学的にも生理学的にも変化しながら成長をとげるという特徴がある．

a. 皮膚の面積

　成人の皮膚総面積は平均 $1.6\,m^2$ とされている．これに対し，大谷は小児の体表面積は生後3か月半で $2545.8\,cm^2$，4歳で $5756.4\,cm^2$，9歳8か月で $10024.8\,cm^2$ と報告している．したがって新生児は成人の約1/7の体表面積をもつことになるが，体重の増加が平均20倍であるので，新生児の体重1kgあたりの皮膚面積は成人に比べて大であるとしている．

　身体部位の面積比率は，年齢により異なる．例えば頭部は成人で全体の9%であるのに対し，新生児〜幼児は17〜19%と比率が大きい．成人の熱傷の受傷部位面積を割り出す際に用いるWallaceの9の法則は小児には適用できず，Lund-Browderの数値表を用いる．

b. 皮膚全体の厚さ

　上肢の皮膚の厚さの比較平均値で比較すると成人2.1 mm，満期産児1.2 m，未熟児0.9 mmである．小児では表皮全体も角層も細胞個々が小さく薄いために成人より薄いが，満期産新生児においてもその構築は比較的成熟している（表11.1）．皮膚の厚さは主に真皮結合織と皮下脂肪の厚さにより変化が大きい．皮下脂肪の厚さは小児から成人にかけて大きく変化する部分のひとつである．

c. 表皮

（1） 表皮の厚さ

　3つの年齢群において組織学的構造は同様であるが，新生児，特に未熟児では表皮を構成するいずれの細胞層も厚さは薄い．表皮全体の厚さは，成人 $50\,\mu m$，満期産児 $40\,\mu m$，未熟児 $20〜25\,\mu m$ である．

（2） 角層

　新生児では角層の層数は成人とあまり差がない（平均15層）が個々の角層細胞は単一で成人に比べ小さい．未熟児は層数がより少ない（平均5〜6層）．厚さとしては，成人 $9〜15\,\mu m$，満期産児 $9〜15\,\mu m$，未熟児 $4〜5\,\mu m$ である．

小児の角層の皮膚透過性と薬剤の経皮吸収

薬剤の吸収経路は表皮経路と毛包脂腺経路の2つに大別される．未熟児の場合には，角層が非常に薄いので，外用剤を投与する場合や洗浄剤を使用する際に，過度の経皮吸収による中毒を起こさないように注意をする必要がある．一般的に小児は角層が薄く薬剤経皮吸収が成人に比較して容易に起こるとされる解釈が多い．しかし，図11.1および図11.2に示すように，アルコール滴下試験（in vitro）においても，フェニレフリン滴下試験（in viro）においても満期産児の角層透過による薬剤経皮吸収度は，成人のそれとの間に大きな差はないことがわかる．他の海外の薬剤の経皮吸収に対する実験的報告[2]を総合して判断すると角層の防御能力は成人よりやや低下しているが，大きな差はないと考えてよい．ただし，その際の角層

表 11.1　未熟児，満期産児，成人の皮膚構造の特徴とその比較

		未熟児	満期産児	成　人
皮膚の厚さ		0.9 mm	1.2 mm	2.1 mm
表皮の表面		胎脂（ゼラチン様）	胎脂	乾燥
表皮の厚さ		20〜25 μm	40〜50 μm 以下	〜50 μm
角層の厚さ		4〜5 μm	9〜10 μm	9〜15 μm
		5〜6 層	15 層以上	15 層以上
有棘細胞内容		グリコーゲン（+）	グリコーゲン少〜（−）	グリコーゲン（−）
メラニン細胞		細胞数不明	成人若年者の細胞数に近い	年齢とともに細胞数減少
		成熟メラノソーム（まれ）	メラニン生成能低い	メラニン生成能は個人，部位で異なる
真皮表皮接合部		構造は成人に類似	構造，接合とも成人に類似	接合部がよく発達
		接合は脆弱	マーカ抗原豊富	マーカ抗原が非常に豊富
		マーカ抗原は豊富		
真皮乳頭層	網状層との境界	不明瞭	不明瞭	明瞭
	膠原線維の太さ	小	小	小
	細胞密度	密	密	密
真皮網状層	皮下層との境界	明瞭	明瞭	明瞭
	膠原線維の太さ	小	中等	大
	細胞密度	密	中等	疎
弾性線維		小型，未熟な構造，粗	小型，未熟な構造，密	乳頭層〜中層で小型，未熟な構造網状層で大型ネットを構成
皮下層		発達した脂肪層	発達した脂肪層	発達した脂肪層

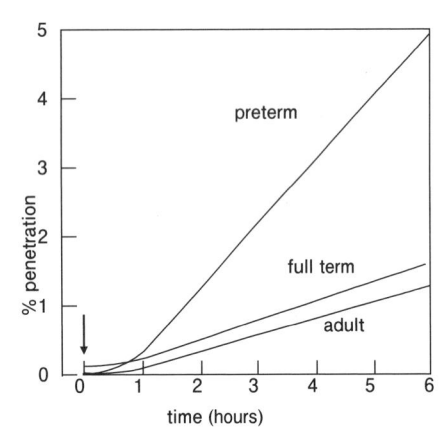

図 11.1　成人，満期産児，未熟児のアルコールの経時的経皮吸収度（in vitro）

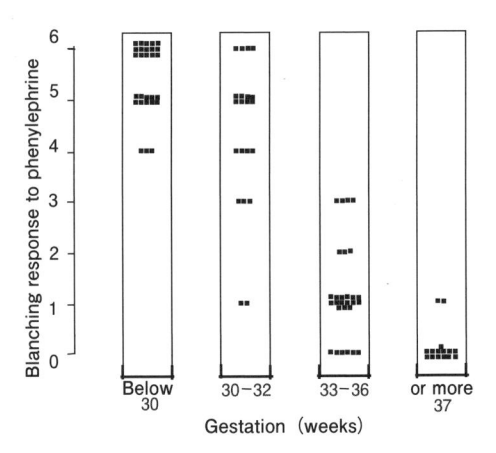

図 11.2　在胎週数とフェニレフリンの皮膚吸収度（in vivo）

水分量，皮膚の損傷の程度が影響することは成人と同様である．

（3）基底層

　新生児のメラニン細胞の数は成人に近い[3,4]という報告がある一方，Fitzpatrick らは単位面積あたりのメラニン細胞数は小児の額部の約 2140 個に対して成人では 2040 個，また 70 歳で約 1145 個と減少傾向を示したと報告している．しかし単位面積あたりにみられる成熟したメラノソームやメラノソーム複合体は，成人に比べ数がかなり少ない．したがって新生児のメラニンの生成能は成人より低いといえる[5]．

（4）真皮表皮接合部

　新生児では，皮膚のどの部位においても真皮と

表皮の接合部の hemidesmosome-basal lamina 複合体は成人と同様に完成されている．また表皮を basal lamina に結合させる hemidesmosome や anchoring filaments / fibrils と関連する基底細胞のケラチンフィラメントの量は成人とほとんど変わりがない．未熟児では，満期産児より皮膚に水疱を形成する傾向が強いが，これは DEJ の形態に未熟さが残されているためである．

d. 真 皮

成人では，真皮乳頭層と網状層を分ける膠原線維束の太さに明瞭な差がある．すなわち乳頭層のものは網状層に比べ明らかに細く，膠原線維束同士の交錯は，乳頭層から網状層に移行するにつれ密であった構造が粗になっていく．また網状層から皮下に向かって，膠原線維束の直径はさらに大きさを増し，太いものとなる．新生児でも，表皮下には細い線維網が張り巡らされているが，乳頭層と網状層の線維はともに成人のそれらよりも細く，両者の区別はつきにくい．新生児の弾性線維の性状は上記の成人のものに類似しているが，線維の直径は成人に比べて非常に細く，構造が未熟である点で異なる．新生児の弾性線維は成人に比べてエラスチンは少ないが，3歳になると成人と同じ構造をとるようになる．

e. 皮膚付属器
（1） 毛囊脂腺系

未熟児と一部の満期産児では，全身を胎毛が覆っている．これらは細く，柔らかく，毛髄がなく成長する能力に限度がある．したがって普通，新生児では胎毛は消失し生毛に生えかわっている[3]．あるいは出産後に初めて胎毛が脱毛する場合もある．

脂腺は子宮内で活動的であり，胎生9か月の終わりには羊水中に脂肪を満たした細胞が分泌されるようになる．そして出生時には全身の皮膚によく発達した大きな脂腺が認められる．しかし成人より小型で腺の多葉性は少ない．成人では，これらは身体の部位によって，大きさと腺葉に差が生じる．未熟児では脂腺の脂質産生細胞の特徴ははっきりと認められるが，新生児や成人のような脂質の分泌は行われていない．新生児の皮脂量は成人と同様に比較的高値を示す．皮脂量は部位により異なり，額部は多いが頬部や顎部ではそれほど分泌はなく，生後3か月に達すると額部を除いてほとんど分泌が停止する（図 11.3）．新生児の活発な皮脂分泌の原因としては，過去にいわれていたような経胎盤的な母体由来のアンドロジェンの刺激による[6]ということよりも，新生児自身の副腎および精巣から分泌されるホルモンの影響がほとんどである[7]ことが提唱されてから久しい．幼児，学童期では脂腺の大きさは減じ，それが思春期に至るまで続き，形態的には脂腺はしばしば未分化細胞による突出物として毛囊上半部に認められる．

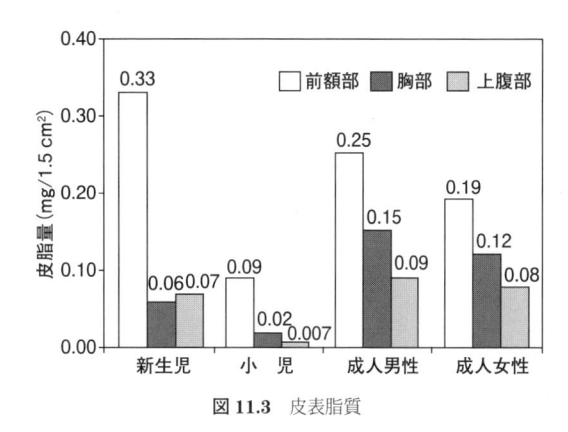

（2） エクリン汗腺

エクリン汗腺はほぼ全身に存在するが口唇，亀頭，包皮内板，陰核には存在していない．エクリン汗腺とその導管の形成は胎生6か月の終わりには完成している[8]が，生後7日までの未熟児は発汗は行われない[3]．新生児でも生後1～数日後に発汗機能が開始する[5,9]．発汗は顔から始まり，次に手掌と体幹へと続く．この発汗機能の開始が出生後すぐに始まらない理由は，構造上の未熟さよりも，交感神経のコントロールが未熟であることによる．神経的発汗の調節が完成するのは2～3歳であり，2歳以下の能動汗腺数は平均170万で，それ以上では220万とされる[8]．皮膚のエクリン汗腺数は出生時に最高となり，以後生涯増えることはない．

図 11.3 皮表脂質

	新生児	小児	成人男性	成人女性
前額部	0.33	0.09	0.25	0.19
胸部	0.06	0.02	0.15	0.12
上腹部	0.07	0.007	0.09	0.08

(皮脂量 mg/1.5 cm²)

2）新生児の発疹

新生児の発疹で重要なものは健常児にみられる一過性の皮膚変化である．まずこれらの存在を知ることが新生児を扱う上で最も大切で，これらと膿疱や水疱を呈する感染症や，先天性ウイルス発疹症，あるいは色素失調症などの遺伝性症候群との鑑別診断がつけられなくてはならない．

a. 新生児の一過性皮膚変化

まず，新生児期には，高頻度に一過性で特有の皮膚変化がみられる．またこれらは，生後1～2か月以内に自然消退するので，放置してよい．

（1）中毒性紅斑

原因は不明であるが，1992年にBassukasは，分娩中に母から児へリンパ球が移行するためのgraft versus host reactionであると唱えている．発症率は新生児の30～70％である．性差，人種差はない．母親の分娩回数が多いほど，また新生児の出生体重を含む成熟度が高いほど発症率は高いとされる．最も好発するのは，躯幹，特に上背部と上胸部であり，ついで四肢，顔にも生ずる．生後1～4日に生じ，存続は2～3日である．平坦ないしやや浮腫性に膨隆する大小不同の1～3 cmの紅斑が散在し，特徴的には，紅斑の中央に白色小丘疹がみられる（図11.4）．ときに1～2 mmの無菌性膿疱のこともあり，周囲に紅斑が取り巻く．この場合は存続が長くなりやすい．掌蹠には生じない．

病理所見：紅斑では，真皮上層は浮腫状で，血管周囲性に好酸球と好中球の浸潤をみる．丘疹では，好酸球浸潤がより著明となる．膿疱の場合には，好酸球浸潤は角層下あるいは表皮内に限局し膿疱内はほとんどが好酸球で占められる．

鑑別診断：特に膿疱を呈した場合に，他の疾患との鑑別が重要である（表11.2）．

（2）そのほかの紅斑

中毒性紅斑以外の紅斑で，斑状と点状に分けられる．前者は大小不同で種々の形状をとる．原因不明で治療の必要はない．

（3）肛囲皮膚炎

出生後数日中，ときには第2週，まれに第3週に発生する新生児特有の肛門周囲の皮膚炎で，おむつ皮膚炎とは異なる．新生児の4～18.9％に生じ，母乳栄養児よりも人工栄養児に多くみられるという．原因については軟便により肛門周囲の表皮pHがアルカリ側に傾くためといわれる．病変は肛門周囲に限局された紅斑を主としており，重症な例では病変部は浮腫状に腫脹し，糜爛面を呈する（図11.5）．

（4）水晶様汗疹

エクリン汗腺の開口部塞栓のために角層内に汗が貯留して生じる．躯幹に好発し，透明で均一な小水疱が多発する．環境の温度，湿度の管理が問題になる．放置しても無症状にあるいは軽度に落屑して治る．

（5）落屑

新生児の約半数に，生後3日からみられる角層の剝離する状態をさす．体幹，手足によくみられる．ときに四肢関節部では亀裂がみられる．一般

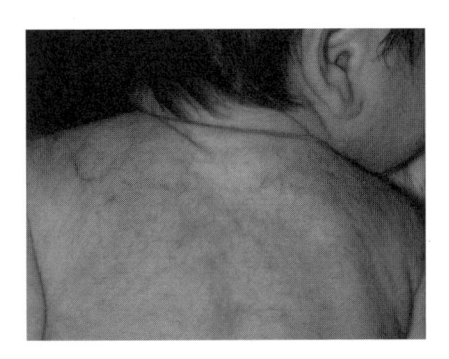

図11.4　新生児中毒性紅斑

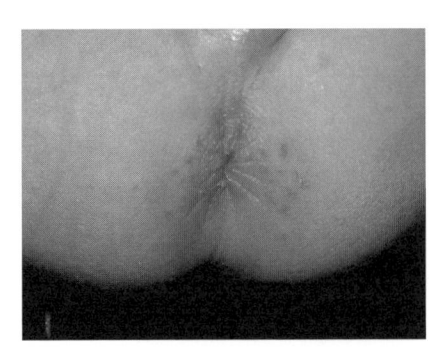

図11.5　新生児肛囲皮膚炎

表 11.2　新生児の膿疱の鑑別

	病理組織所見	検　査
新生児中毒性紅斑	血管周囲，付属器周囲の好酸球浸潤，毛包内，角層下の好酸球の集積	
紅色汗疹		水疱内容の鏡検で仮性菌糸（−）
先天性皮膚カンジダ症		KOH 法鏡検で仮性菌糸と胞子（＋）
一過性新生児膿疱黒皮症	角層内から角層下の好中球浸潤　まれに真皮内浸潤	
乳児肢端膿疱症（通常は生後 1 か月後に発症）	初期には表皮内水疱（主に多核白血球）　軽度の血管周囲性リンパ球浸潤	
色素失調症	表皮内の毛包外にリンパ球を混じえた多数の好酸球浸潤	
細菌感染症（主にブドウ球菌性）		細菌培養
単純性疱疹，水痘		Tzanck スメアで多核巨細胞　蛍光抗体直接法　血清抗体価
self-healing histiocytosis	組織球様細胞の増殖，細胞は免疫染色にて CD1 陽性，電顕にて Birbeck 顆粒	
疥癬		皮膚から疥癬虫体，虫卵の検出
乳児好酸球性毛包炎	毛包内の好酸球浸潤	

のスキンケアで落ち着かず，経過が長い場合には，先天性角化異常を考え皮膚生検を行う必要がある．

（6）網状皮斑
大理石紋様あるいは網状の淡紫紅色斑で，躯幹，四肢にみられる．早産児，あるいは低出生体重児に多いが治療の必要はない．

（7）陰部色素沈着
男児では陰嚢，女児では陰唇に黒褐色の色素沈着が認められるものである．自然退色し治療の必要はない．

（8）処女膜ポリープ状浮腫
腟前庭部のポリープ状の浮腫である．治療の必要はない．

（9）膿疱
乳白色あるいは黄色の小膿疱で，紅斑上に存在しないものをさす．ときにブドウ球菌が検出されるが，洗浄を主軸としたスキンケアでよい．

（10）紫斑
分娩時などの機械的刺激で生じるとされる点状ないし斑状の紫斑である．治療の必要はない．

（11）稗粒腫
顔面に好発する直径 1 mm 程度の白色小丘疹．体幹，四肢，陰股部にも認められる．散在性でときに集簇する．どの年齢にも認められる稗粒腫と同様な表皮嚢腫である．新生児の 10％に認められる．通常のスキンケアでよい．

（12）丘疹
豌豆大までの皮膚面から隆起した紅色皮疹．治療の必要はない．

（13）鼻皮脂
新生児の脂腺過形成による．鼻部に皮膚面から膨隆しない小白色点が集簇する．治療の必要はない．

（14）一過性膿疱黒皮症（参考）
本邦での報告はまれであるが，黒色人種の 15％にみられるという．生直後から体幹部に小膿疱が多発しており，徐々に色素斑に変化する．かつて中毒性紅斑と同義とされたが，現在では別疾患とされ，病理学的には角層下膿疱で，膿疱内は多核白血球で占められる．

b．新生児痤瘡
新生児痤瘡も生理学的一過性病変の代表的な疾患とされてきたが，新生児痤瘡という疾患概念あるいは学名，そのものについては問題があるとし

て論議されている．すなわち，本来の痤瘡とは異なる病態であり，新生児痤瘡様変化というべきであるという意見や，新生児一過性頭部膿疱（transient neonatal cephalic pustulosis; TNCP）という疾患名が適切であるという意見がある．

「新生児痤瘡」とは，古くから教科書的には「通常，生後2,3週間目に始まる新生児の顔面に多発する炎症性の紅斑性丘疹，面皰，および膿疱」と記載されている．

しかし，これらに対して多くの報告は，「新生児痤瘡」と呼ばれてきた疾患は，痤瘡というべき状態ではなく，マラセチア菌類によって起こる，皮膚表在性膿疱性の感染症であるとしている．「新生児痤瘡」と思われる状態の膿疱からは，*Malassezia sympodiasis* が培養されることがほとんどで，*Malassezia furfur* は比較的少ない．しかしながら，いずれにしてもこれらは皮膚常在菌であり，「新生児痤瘡」に対して，どの程度の病原性をもつものかは，明らかにすることができない．

TNCPも「新生児痤瘡」と同様，生後2,3週間目に始まる新生児の顔の炎症性の紅斑性丘疹と膿疱で，数か月で自然消退する．面皰形成がみられることはまれで，特に治療を必要としない．しかし，抗真菌薬を外用すると早く消退させることができる．「新生児痤瘡」とTNCPの本態は同様であると考えられるが，いずれも生理的に活発な性ホルモン分泌がされる期間に一致しており，皮脂腺が刺激されれば面皰形成も起こしうるだろうし，マラセチア菌集落を増生するであろう．

3）新生児・乳児のスキンケア

スキンケアとは，皮膚生理学をふまえて，そのヒトの皮膚を年齢に応じてより健康に保ち，疾患を予防するための皮膚のケアをさしていると考えるとよい．したがって治療のための外用療法とは異なるものであるが，病的な皮膚に対しても治療と並行して行うことは可能であり，治療の補助および疾患の予防に有意義な方法である．

さて，新生児，乳児のスキンケアについて述べる前に，子供の皮膚疾患全体を考えてみたい．国立小児病院（2002年閉院）皮膚科外来の0～15歳の患者を，新生児期，乳児期，幼児期，学童期および思春期と年齢群で分けて，どういう皮膚疾患が一番多いかを調べてみると，どの群も50～60％は湿疹・皮膚炎群である[10]．しかもその割合は1965年から現在まで不変であるといってよいほど変動が少ない．ただし，湿疹・皮膚炎の内容は，新生児期は脂漏性皮膚炎や痤瘡様変化が最多で，乳児期はおむつ皮膚炎，アトピー性皮膚炎が最多というように年齢的な特徴を背景に変化している．これらの事実が何を表しているかというと，子供の皮膚のトラブルは，成長過程における生理学的特徴の変化が原因としてたいへん深くかかわっているということである．

そう考えてみると，子供の皮膚疾患は，その年齢の特徴の欠点を補うようなスキンケアにより，予防が可能であるものが多いことが想定される．

したがって，これから述べる新生児，乳児のスキンケアも疾患の予防を目的としうる方法である．ここでは，双方の月齢によくみられる疾患を例にとりながら，なるべく具体的なスキンケアの方法に触れたい．

a．新生児のスキンケア
（1）新生児の脂漏性変化
ⅰ）頭部脂漏　新生児の生理学的特徴のひとつである皮脂の分泌亢進[3]は，生後2週目頃から白色～黄色の鱗屑，痂皮として，特に前頭部から頭頂部に現れる．したがって健常な新生児においては，退院後に母親がこれに気づくことになる．この皮脂の分泌は1～2か月までに消退するわけであるが，このときに適切なスキンケアを行わないと，脂漏は痂皮化し厚く堆積する．これらは生理的現象であるから，放置してよいと指導する小児科医が多いようであるが，胎脂が生後3日ほどで自然に消退するのとは異なり，頭部脂漏は自然には脱落しない．

予防のためのスキンケア：
・シャンプーで頭皮，頭髪を洗う．
　1日1回行う．ただし通常の固形石けんは，頭

皮以外の皮膚の汚れを落とすためにつくられているため，新生児期の頭部脂漏を洗い落とす目的には適していない．また，使用を続けていると石けんカスが，毛孔付近に付着することもある．シャンプーは，そのほかの皮膚のトラブルが認められない新生児であれば，ベビー用でも成人用でも刺激性の程度は健常人を対象としたものでかまわない．家族にアトピー体質があり，本人も皮膚が易刺激性である可能性があれば，低刺激性シャンプーを使用するとよい．

発症後のスキンケア：
・白色ワセリンか亜鉛華軟膏で湿布する．

脂漏性痂皮は頭皮に固着した状態になると，シャンプー洗浄でも容易に除去することはできない．よく，保健師や小児科医の指導により，あるいは育児書の記載によりオリーブオイルをつけるように指示されるようであるが，初期の薄い鱗屑，痂皮以外には効果はなく，逆に油脂が残存して痂皮の堆積を助長する結果になる．以下の処置を施すと効果的である．

① 白色ワセリンや亜鉛華軟膏などの油脂性保湿外用剤を厚めに塗布する．
② ガーゼやリント布で覆ってストッキネットを帽子型にしてかぶせる．
③ 一昼夜そのままにした後，櫛ですいて軟膏とともに脂漏性痂皮を取り除く．このとき抜毛を伴うことがあるが一時的であることを，あらかじめ養育者に伝えておくとよい．
④ その後シャンプーをする．

ii）顔の脂漏と痤瘡様変化 上記の頭部脂漏と同様に両眉毛部には，脂漏性痂皮が付着することがある．また，前額部と両頬部には新生児痤瘡と呼ばれる痤瘡様変化が好発する（図11.6）．

予防と発症後のスキンケア：
・低刺激性洗浄料を用いて洗顔する．

1日1回行う．低刺激性洗浄料の種類の選択は，上記のシャンプーの選択と基本的には同様である．

洗い方は，指の腹か，柔らかい綿布を用いて丁寧に洗うが，家人にはすすぎ残しがないように注意をする．

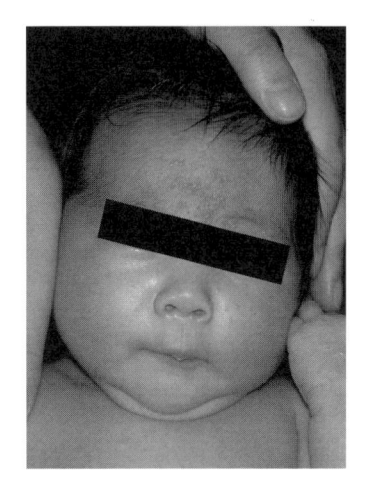

図11.6 新生児痤瘡

（2） 新生児肛囲皮膚炎

新生児期を主体に生後2か月以下までの乳児は，肛囲に特有の糜爛を伴う紅斑を生じやすい．これは，この頃の児は便性がゆるく頻回の排便があるため，肛囲の皮膚のpHがアルカリ側に傾きやすく，また皮膚の厚さが薄く物理的刺激に弱いにもかかわらず清拭される機会が多いので皮膚炎が惹起されると考えられている．これも生後3か月以降は生じにくくなる皮膚炎ではあるが，児は排便のたびに痛がって泣き，また二次感染を起こすことがあるため治療と予防が必要である．

予防と発症後のスキンケア：
・便を洗い流した後，白色ワセリンで保護膜をつくる．

なるべく便がおむつの中にとどまる時間を短くするには，おむつをこまめにとりかえることに留意することが第一であることを養育者に念を押す．

便の始末をする際には，物理的刺激を肛囲の皮膚になるべく与えないようにするため，清拭をやめて微温湯で洗い流すようにする．その後柔らかい布で押さえるように水分をとり，治療用の外用薬を使用する．治療と平行して，排便後洗浄するたびに，白色ワセリンなどの保護膜をつくる性質をもつ軟膏をスキンケアとして塗布しておくと治療効果が上がる．もちろん発症前から行う習慣があれば予防として有効である．

b. 乳児のスキンケア
（1） 乳児の顔の湿疹

　生後3か月を迎えた乳児は，新生児期とは反対に皮脂腺からの分泌活動はほとんど停止し皮脂膜は形成されにくくなる．それに加えて乳児の表皮角質水分量は成人女性よりも少なく（図11.7），また経皮水分蒸散量は成人と差がない[11]ことを考慮すれば自ずと乳児期のスキンケアの重要性が明らかになってくる．したがって特に冬季には乳児の皮膚は乾燥型皮膚炎を起こしやすい．この皮膚炎は乾燥と紅斑から発症し，やがて湿潤する湿疹病変を生じるが，顔の中では頬部の凸部のみにみられる特徴がある（図11.8）．この理由は唾液や食物を頻回に拭かれるため，布による刺激を強く受ける部位の角質層が破壊されバリア機能を低下させるからである．

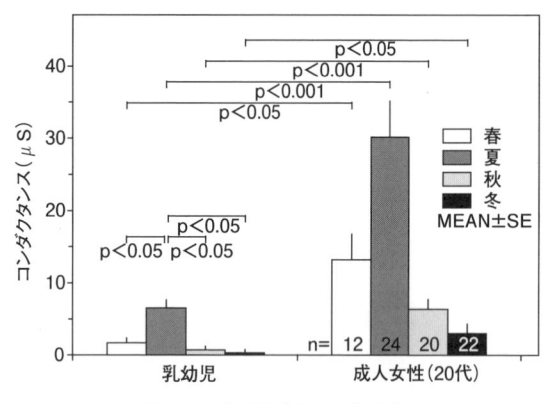

図11.7 角質水分量の季節変動

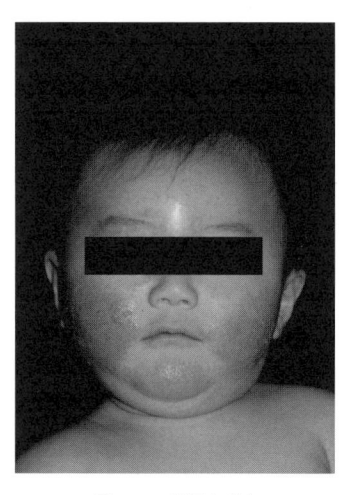

図11.8 乳児皮膚炎

　以上のことは，乳児アトピー性皮膚炎についても共通した現象である．

予防と発症後のスキンケア：

・低刺激性洗浄料を用いて洗顔する．

　1日1回行う．母親が乳児の顔を洗うときに洗浄料を使わない理由は，乳児の皮膚は弱く刺激を受けやすいので，洗浄料は害があるという概念から生じている．それにもまして湿疹ができているとなると，よけいに洗浄料は刺激を与えて症状を悪化させると考えるようである．

　しかし，乳児の顔は，成人よりもバリア機能が低い上に，唾液，食物および戸外遊びの際につく汚れなどが付着することは避けられないのであるから，成人よりもスキンケアを必要とするはずである．また，湿疹の部位は適切に洗浄して二次感染を防ぐことが大切である．これらの汚れは洗浄料を用いた方がたやすく洗浄できる．洗浄料そのものは洗い残しがなければ，乳児の顔に刺激を与えることはない．アトピー体質の児に対しては低刺激性洗浄料を選択すべきではあるが，皮膚のトラブルがみられない児であれば普通刺激の洗浄料を使用しても問題はない．ただし殺菌剤を配合した薬用洗浄料は毎日使用するべきでない．

・清拭後と洗浄後は，必ず保湿する．

　上記の洗浄は，入浴時に行われるのが普通である．そのほか，乳児は昼間には唾液の始末や食事の後などに，何度となく顔を拭かれて生活している．しかし，そのたびごとに保湿外用剤あるいは市販の保湿クリームなどを外用している養育者は少ない．これを是正するには，外出時などにも保湿剤を携帯させ，具体的に外用するのは10回以上などと回数の指示も与えることがコツである．病院で処方する場合の保湿外用剤は前記と同様白色ワセリンがよい．

（2） おむつ皮膚炎

　布おむつに代わり，不織布の紙素材の使い捨ておむつが普及して，おむつ皮膚炎は減少した．その理由は，布おむつの素材である綿は，洗濯のたびごとに線維が硬化する性質があるため，おむつ内部の皮膚がそれにより微細に傷つけられるが，使い捨ておむつではその欠点が改善されているた

めである.

一方で使い捨ておむつには，布おむつとは違って，漏れ止めストッパーと呼ばれる，腰部と鼠径～大腿部にかかるシャーリング加工を施した伸縮性部分に紅斑や丘疹，または汗疹を生じさせることが多いという欠点がある．

予防と発症後のスキンケア：

・使い捨ておむつでもこまめに替えて，清拭する．

使い捨ておむつが尿の吸収面で改良されると，長時間の使用が問題となることは申すまでもないが，排尿してあっても，皮膚が濡れている印象がないので，清拭せずにおむつ替えをする養育者が多くなることも問題である．特に夜間は1度も交換することがないので，おむつは過飽和状態になっている場合もある．しかし翌朝は清拭もせずに新しいおむつをあてる養育者が多い．

・清拭後に保湿する．

上述した乳児の顔の湿疹と同様，おむつの当たる皮膚に対しても清拭をした後，皮膚を保湿し，また保護する目的で，白色ワセリンなどを塗布しておけば，おむつ皮膚炎も予防することができる．先に触れたように，漏れ止めストッパーの当たる部位や臀部の皮膚の擦れあう部位には，特に留意しておむつ交換ごとにケアを行うことを習慣にするとよい．

（3） 汗　疹

汗疹は，汗管内の汗貯留症候群である．新生児，乳児期に一般的にみられるのは紅色汗疹である．これは皮膚単位面積あたりの汗腺数の密度が一生において最も高い時期であるため，高温多湿環境下で容易に生じるものである．

予防と発症後のスキンケア：

・高温多湿の環境を避ける．

夏季にかぎらず，冬季でも過度の暖房や着せすぎで発症する．エアコンディショナーを使用し，室温20～24℃，湿度55％前後に整備するとよい．

・夏でも綿のTシャツ型の下着を着せる．

皮膚表面に汗が排泄された直後に吸湿することが発症を防ぐ．したがって夏季でも皮膚に密着する綿の下着を着せた方がよい．汗疹は前胸部や腋窩部に好発するので，ランニング型，キャミソール型のような，襟首が大きく開いて袖のない型の下着は効果がない．また下着は汗をかいたらすぐにとりかえるようにする．

・石けんや洗浄料の使用と入浴の回数を過度にしない．

気温が30℃以上で湿度80％以上という夏季であっても養育者がクーラーを使わない方針をとる家庭がある．そのため養育者は患者とともに何度も行水をし，そのたびに石けんあるいは洗浄料も使っているが汗疹は治らないと受診する．これは石けんあるいは洗浄料は皮膚に残存すると汗腺の閉塞を助長したり，角層のバリア機能も低下させ，また入浴の回数が過度になると角質層が膨潤してやはり汗腺を閉塞させるためである．

（4） 皮膚の感染

乳児は，幼児期のように戸外での遊びや集団生活が一般的になる年齢に比べ，細菌およびウイルスによる皮膚感染症は多くはない．しかし，前述したように乳児期は皮膚の皮脂膜が形成されない時期に至り，したがって角層のバリア機能が低下するため，兄弟姉妹から，あるいは保育園などの集団生活において容易に皮膚の感染を受ける．以下は，乳児期に最も多くみられる伝染性膿痂疹と伝染性軟属腫のスキンケアについて述べる．

ⅰ）伝染性膿痂疹のスキンケア　　本症の原因菌は黄色ブドウ球菌が最多で，一部溶血性連鎖球菌によるものがある．いずれにせよ，皮膚が病巣であるため，内服療法に加えて皮膚に対する直接の手入れが正しく行えるか否かは，皮膚の細菌数の減少が左右され治癒に至る日数の長短を決定づけることになる．また，本症は再発しやすい疾患であり，その予防にも関係が深い．

・洗浄料で病巣部を洗浄する．

水疱を破るような強い摩擦は，病巣を拡げ，患者に苦痛を与えるので避けさせ，洗浄料の泡を使い静かにシャワーの流水で病巣部を洗い流すように，養育者を指導する．また水疱形成期が去り痂皮形成期に至ったら，痂皮は細菌の所在場所であるので，疼痛のない程度に洗浄料をつけたタオルやガーゼなどで痂皮を落としながら病巣を洗浄させると再発予防になる．

・包帯やバンドエイドはしない．

　これらは病巣部の洗浄後に何度もとりかえればよいが，1日1回したままで病巣は洗ってはいけないなどという指導を受けている場合がよくある．これは病巣部の細菌数を増加させることになる．

・爪を短く切り，鼻をほじらせないようにする．

　本症を繰り返す患者を注意して診察すると，鼻腔に膿痂疹が残存している場合がある．また幼児の爪が清潔であることは養育者のスキンケアに対する認識のバロメーターである．

・全身の皮膚の保湿をする．

　本症はアトピー性皮膚炎に合併しやすい．アトピー性皮膚炎の患者は，専門医の指導のもとに湿疹の治療を正しく行い，またその後あるいはそれと並行して清潔と保湿を基本としたスキンケアを日頃から行っておく．これはアトピー性皮膚炎の患者のみならずすべての乳児に共通していえることである．

ⅱ）伝染性軟属腫のスキンケア　　本症が発症すると，個々の軟属腫の周囲に軟属腫反応（molluscum reaction）といわれる瘙痒感を伴う湿疹性変化が生ずる．患者はこれを搔破し自ら病巣を播種させる．したがって，病巣周囲には非ステロイド系消炎外用剤などの外用療法を施されることが多いが，それと並行してやはり洗浄とシャワー浴を行い，その後の保湿に心がけるように指導する．本症もアトピー性皮膚炎に合併しやすいため，伝染性膿痂疹の予防とまったく同様の予防法が大切である．

〔佐々木りか子〕

文　献

1) Cartilidge PHT, Rutter N: Skin barrier function. Text book of Fetal and Neonatal Phsyology, 2nd ed., pp771-788, WB Saunders, Philadelphia, 1998
2) Rutter N: Percutaneous drug absouption in the newborn: Hazard and uses. *Clin Perinatal* **14**: 911-930, 1987
3) Becker SW, Zimmermann AA: Further studies on melanocytes and melanogenesis in the human fetus and newborn. *J Invest Dermatol* **25**: 103-112, 1955
4) Hamada H: Changes in melanocyte distribution of the normal human epidermes according to age. *Jpn J Dermatol* **82**: 223-232, 1972
5) Solomon LM, Esterly NB: Neonatal dermatology. I. The newborn skin. *J Pediatr* **77**: 888-894, 1970
6) Ramasatry P, Downing DP, Pochi PE et al.: Chemical composition of human skin surface lipids from birth to puberty. *J Invest Dermatol* **54**: 139-144, 1970
7) Pochi PE, Strauss JS: Endocrinologic control of the development and activity of the human sebaceous gland. *J Invest Dermatol* **62**: 191-201, 1974
8) Hashimoto K, Gross BG, Lever WF: The ultra-structure of the skin of human embryos I. The intraepidermal eccrine sweat duct. *J Invest dermatol* **45**: 139-151, 1965
9) Bruck K: Temperature regulation in the newborn infant. *Biol Neonat* **3**: 65-119, 1961
10) 佐々木りか子: 小児皮膚疾患にはどんな病気が多いか？　やさしい小児皮膚科学（斉藤隆三編），皮膚科診療プラクティス9, pp6-10, 文光堂, 2000
11) 川尻康晴ほか: 乳幼児の皮膚生理的特性第1報．日小皮会誌**12**(1): 77-81, 1993

12 皮膚病の治療

12.1 ステロイド外用薬

1) ステロイド外用薬とは

ヒト副腎皮質から分泌される副腎皮質ホルモンは数種類あるが，その代表的なもののひとつがグルココルチコイド（糖質コルチコイド，糖質ステロイド）であり，強力な抗炎症作用を有する．本来，「ステロイド」という用語は構造上ステロイド核を有する物質の総称であるが，われわれが一般に使う「ステロイド外用薬」という語は，グルココルチコイドの抗炎症効果を狙って開発された合成グルココルチコイド外用薬のことをさしている．

ステロイド外用薬の有効性は，1952年にSulzbergerとWittenが初めて報告して以来50年以上の歴史がある．わが国では1953年に酢酸ヒドロコルチゾン軟膏が初めて市販された．その後開発が進み，1979年にはストロンゲストのランクであるプロピオン酸クロベタゾール軟膏が発売された．剤形の追加などはあるものの，ステロイド外用薬の開発は70〜80年代をピークに出揃った感がある．しかしそれ以降も，炎症性皮膚疾患に対してステロイド外用薬に匹敵する効果と安全性をもつ外用薬は開発されておらず，ステロイド外用薬は現在においても皮膚科治療において主軸をなす，最も重要な治療薬である．

1990年代に入ると，ステロイド外用薬の副作用ばかりが強調され，誤解を与えるような報道も一役買って，ステロイド恐怖症，ステロイド忌避，脱ステロイド療法などの言葉が氾濫した．その結果必要な治療を中止してしまい，皮膚疾患が悪化するという患者にとって非常に不利益な事態となった．日本皮膚科学会や皮膚科専門医の啓発活動により，現在やや落ち着いてきてはいるが，一部でまだ十分な理解が得られていない．ステロイド外用薬は，正しい知識の下で適切に用いれば，非常に安全で効果的な薬剤である．それとともに，適応疾患，使用法などについて熟知した医師のもとで治療を行い，副作用をより少なく抑えることが重要である．

2) 作用機序

ステロイド剤は細胞内に存在するグルココルチコイドレセプターに結合し，薬理作用を発揮する．核内に移行してDNA上のグルココルチコイド応答配列（glucocorticoid response element）に結合し，抗炎症的な遺伝子の転写を促す．また，グルココルチコイドレセプターがAP-1，NF-κBと結合してその活性を抑制する．AP-1，NF-κBは炎症性サイトカイン遺伝子などの発現を増強する転写因子である．そのためその作用は非特異的で，多くの細胞に対して抗炎症効果を発揮する一方で，副作用を引き起こすことになる．

3） ステロイド外用薬の特徴

　ステロイド外用薬には5段階の強さがあり，それぞれのランクに複数の薬剤が存在する．それらに剤形の違いなどを合わせるとかなりの種類の薬剤が存在することになる．また年齢や体の部位により薬剤の経皮吸収にかなりの差があるため，適切で安全な外用を行うためにはステロイド外用薬に関してのみでなく，外用薬一般についても専門的な知識が必要である．

a． ステロイド外用薬の強さ

　ここでいう強さとは主に血管収縮能をさしている．ステロイド外用薬を塗ると皮膚の血管が収縮して見た目上蒼白になるが，この作用がどれくらい強いかが，その薬剤の血管収縮能である．この血管収縮能と薬剤開発時の比較試験の結果などを考慮して表12.1に示す5段階のランクが決められている．強いほうからストロンゲスト，ベリーストロング，ストロング，ミディアム，ウィークの5段階である．ただしこの強さの設定はあくまでも目安であり，同一ランク内でも臨床的な効果に差があったり，剤形により同じ薬剤でも強さの差が生じたりしうる．

b． ステロイド外用薬の剤形・基剤

　ステロイド外用薬に限ったことではないが，皮膚外用薬には軟膏，クリーム，ローション，ゲル，テープ，スプレーなどの多くの剤形がある．また

表12.1　ステロイド外用薬のランク（日本皮膚科学会アトピー性皮膚炎治療ガイドライン2004改訂版より引用）

	一般名	代表的製品名
ストロンゲスト	0.05％プロピオン酸クロベタゾール	デルモベート®
	0.05％酢酸ジフロラゾン	ジフラール®，ダイアコート®
ベリーストロング	0.1％フランカルボン酸モメタゾン	フルメタ®
	0.05％酪酸プロピオン酸ベタメタゾン	アンテベート®
	0.05％フルオシノニド	トプシム®
	0.064％ジプロピオン酸ベタメタゾン	リンデロンDP®
	0.05％ジフルプレドナート	マイザー®
	0.05％ブデソニド	ブデソン®
	0.1％アムシノニド	ビスダーム®
	0.1％吉草酸ジフルコルトロン	テクスメテン®，ネリゾナ®
	0.1％酪酸プロピオン酸ヒドロコルチゾン	パンデル®
ストロング	0.3％プロピオン酸デプロドン	エクラー®
	0.1％プロピオン酸デキサメタゾン	メサデルム®
	0.12％吉草酸デキサメタゾン	ボアラ®，ザルックス®
	0.1％ハルシノニド	アドコルチン®
	0.12％吉草酸ベタメタゾン	ベトネベート®，リンデロンV®
	0.025％プロピオン酸ベクロメタゾン	プロパデルム®
	0.025％フルオシノロンアセトニド	フルコート®
ミディアム	0.3％吉草酸酢酸プレドニゾロン	リドメックス®
	0.1％トリアムシノロンアセトニド	レダコート®，ケナコルトA®
	0.02％ピバル酸フルメタゾン	ロコルテン®
	0.1％プロピオン酸アルクロメタゾン	アルメタ®
	0.05％酪酸クロベタゾン	キンダベート®
	0.1％酪酸ヒドロコルチゾン	ロコイド®
	0.1％デキサメタゾン	デカダーム®
ウィーク	0.5％プレドニゾロン	プレドニゾロン®
	1％酢酸ヒドロコルチゾン	コルテス®

同じ軟膏という剤形をとっても，ワセリンを主とする油脂性基剤とマクロゴールを主とする水溶性基剤などがあり，クリームにも水中油型（O/W 型）と油中水型（W/O 型）が存在する．主薬は同じでも剤形や基剤により吸収率や刺激性などに違いが生じるため，症状に合わせて主薬はもちろん，剤形，基剤も選択しなければならない．発疹が湿潤しているか，乾燥しているか，水疱・びらん・潰瘍があるかなどの症状により剤形，基剤を決定する．一般に油脂性軟膏剤は広く使用可能であるが，クリーム剤やローション剤はびらん面などには皮膚刺激性が生じ適切でないことが多い．またどの剤形も使いうる場合には，患者の塗りやすさや気に入った塗り心地を考慮して選択することも少なくない．すなわち，頭皮には塗りやすさのためにローション剤を処方することが多い，べたつきを嫌う患者には軟膏剤よりクリーム剤を処方すると喜ばれる，掻破を防ぐ目的や亀裂などにはテープ剤が適している，などである．

c. 経皮吸収

ステロイド外用薬は分子量が 400〜500 程度であり，正常皮膚からも吸収される．ただし炎症によりバリア機能が障害されている部位ではより吸収が高まる．また，薬剤の経皮吸収の度合いは角層の厚さにより異なるため，体の部位によってかなりの差がある．前腕内側の吸収率を 1 とした場合のほかの部位の吸収量は，顔面頬部で 13 倍，陰嚢では 42 倍，角層の厚い手掌で 0.83 倍，足底では 0.14 倍と報告されている．つまり皮膚の厚い掌蹠などでは弱めのステロイド外用薬では効果を得にくく，逆に顔面や陰部では副作用が出やすいので注意を要するということである．さらに，経皮吸収は皮膚の温度や角層の水分含有率，年齢（一般に，小児や高齢者では皮膚が薄いことから，皮膚外用薬の吸収率が高いといわれている）によっても異なることが知られている．ODT（occlusive dressing technique）と呼ばれる密封療法（外用薬を塗布したあとにポリエチレンフィルムで密封する）やテープ剤などは薬剤を密封して経皮吸収を高めるため，苔癬化した部位や痒疹結節などに用いられる．単純塗布より大きな効果が期待できるが，反対に副作用も増すので，注意が必要である．

4） ステロイド外用薬の使用法

a. 適応症

湿疹，皮膚炎を主とする炎症性皮膚疾患に広く使用される．その他，脱毛症，尋常性白斑，肥厚性瘢痕，ケロイド，皮膚悪性リンパ腫，熱傷など適応範囲は広い．ただし，保険適応となっている疾患は薬剤により異なっている．

b. 用法，用量

特に薬剤使用量の上限は設定されていないが，慢性皮膚疾患で長期外用が必要な場合は専門医の診察下での処方が必要であり，漫然と外用を続けることは控える．個々の症例の症状や部位，年齢などに合わせて強さのランクと量を決定し，皮疹の改善時には強さのランクを弱くしたり，外用量を減らしたりする．疾患にもよるが，一般には 1 日 1〜2 回患部に外用する．

アトピー性皮膚炎に対しては，日本皮膚科学会によりアトピー性皮膚炎治療ガイドラインが作成され，その中で皮疹の重症度と外用薬の選択について具体的に述べられている．

また，適切な外用量の目安として，finger tip unit（FTU）という単位が提唱されている．成人の人差し指の第 1 関節に 5 g 入りチューブを押し出したときの量が約 0.5 g であり，この量で成人の手のひら 2 枚分を塗るのが適量といわれている．

5） 副作用

ステロイド外用薬の副作用は全身性の副作用と局所性の副作用に大別できる．もともと外用薬とは，全身性の副作用を少なくし，局所で最も効果が高くなるようにデザインされた優れた薬剤であるが，使い方を誤れば，きわめてまれだが全身性の副作用も生じかねない．

表12.2　ステロイド外用薬の局所性副作用

1)	細胞ないし線維増生抑制作用によるもの	皮膚萎縮，星状偽瘢痕，皮膚線条，ステロイド紫斑，乾皮症，毛細血管拡張，創傷治癒遅延
2)	ホルモンの作用によるもの	ステロイド痤瘡，多毛
3)	免疫抑制作用によるもの	細菌性毛包炎，白癬などの真菌症
4)	その他	酒皶様皮膚炎，ステロイド緑内障，接触皮膚炎

当然であるが，一般に強いランクの薬剤ほど副作用は発現しやすいといえる．ただ，個々の薬剤の特徴により，局所性副作用の出やすさと全身性副作用の出やすさが完全に比例しているわけではない．また，全身性副作用を軽減するためにアンテドラッグと呼ばれる薬剤が開発されている．これは，局所でしか薬理作用を有さず，血中に吸収されると不活性化される薬剤で，酪酸プロピオン酸ベタメタゾン，ジフルプレドナート，酪酸プロピオン酸ヒドロコルチゾンなどがこの範疇に入る．

ステロイド外用薬は，保湿剤と混合して使用されることも少なくないが，その場合保湿剤で2倍に希釈したからといって効果，副作用が半減するわけではない．保湿剤により皮膚透過性が増すため，効果，副作用が逆に増す可能性もあることを知っておくことは重要である．

最近では，副作用を軽減するために，例えばアトピー性皮膚炎ではタクロリムス軟膏，乾癬では活性型ビタミンD_3外用薬をステロイド外用薬とうまく併用することによって，ステロイド外用薬の効果を生かしながら局所性副作用を減らす治療が可能となっている．

a. 全身性副作用

全身性の副作用とは，経皮吸収されたステロイドが血中に取り込まれ，ステロイド内服時に生じる副作用と同様な症状（骨粗鬆症，消化性潰瘍，糖尿病，下垂体副腎皮質機能抑制など）が起こるものである．専門医の下で適切に外用すれば，このような副作用はたいへんまれである．一般に外用ステロイド量が30 g/週を超えなければ問題ないとされているが，ステロイド外用薬のランク，外用部位や範囲，期間，皮疹の性状，患者の年齢などによって一概にはいえない．紅皮症など全身に強めのランクの薬剤を長期にわたって外用する場合，びらんなど経皮吸収が増している症状の場合，小児に用いる場合などは気をつけなければならない．

b. 局所性副作用

通常の使用をしている場合，ステロイド外用薬で問題となるのは，局所性の副作用である（表12.2）．

（1） 皮膚萎縮，ステロイド紫斑，毛細血管拡張など

ステロイドはその作用機序により，表皮の増生抑制，線維芽細胞が産生する線維成分の増生抑制，脂肪織の増生抑制作用があるので，それにより表12.2に述べる様々な変化が起きうる．皮膚萎縮やステロイド紫斑は特に高齢者で起こりやすい．ステロイド外用薬は，短期使用においては毛細血管の血管収縮を起こすが，外用が長期にわたると血管周囲の支持組織が弱くなるため徐々に血管拡張を起こす．毛細血管拡張やその結果生ずる顔面・頸部などの潮紅はこの作用によるものである．顔面・頸部はステロイド外用剤の経皮吸収が高いため，これらの副作用も起こりやすくなる．露出部である顔面の潮紅，毛細血管拡張は患者のQOLを大いに下げるので，特に顔面・頸部では，たとえ弱いランクのものであっても，ステロイド外用薬を長期間継続して使用することは避け，長期間の外用が必要な場合は次節に述べるタクロリムス軟膏を選択するなどの注意が必要である．

（2） ステロイド痤瘡，多毛

ステロイドホルモンの作用によるものである．ステロイド外用薬では細菌性毛包炎の合併も多いが，痤瘡の新生，悪化にはステロイドホルモンが毛包へ直接作用することもかかわっている．多毛は小児で多くみられる副作用である．

（3） 皮膚感染症

ステロイドの免疫抑制作用により，細菌性毛包炎や白癬の発現や悪化が認められる．

（4） 酒皶様皮膚炎

ステロイド外用薬の長期の外用により，顔面に潮紅，毛細血管拡張，痤瘡様丘疹，皮膚萎縮を伴う病変が現れる．ステロイド外用薬を速やかに中止しなければならない．

（5） 接触皮膚炎

接触皮膚炎の治療薬であるステロイド外用薬においてもまれに接触皮膚炎を生じることがある．外用を続けて発疹の悪化がみられるときには常に鑑別しなくてはならない．ステロイド外用剤の主薬が原因のこともあれば，基剤，添加物などが原因のこともある．

（6） ステロイド緑内障

ステロイド点眼薬で緑内障が起こる可能性があるため，眼囲の外用は必要以上に行わないことが必要である．

（7） その他

白内障については，ステロイド外用薬との関係は否定的な報告が多い．同様に，色素沈着についても，ステロイド外用薬において，そのような副作用は考えにくく，湿疹，皮膚炎をうまくコントロールできていない症例で起こる炎症後の色素沈着を誤って解釈しているものと考えられる．

〔岸本恵美・江藤隆史〕

文　献

1) 中川秀己: ステロイド外用薬の副作用. 皮膚科の臨床 **43**: 60-65, 2001
2) 江藤隆史: アトピー性皮膚炎の外用療法. アレルギー科 **19**: 498-506, 2005
3) 相馬良直: ステロイド外用剤の副作用. 皮膚科の臨床 **48**: 69-76, 2006

12.2　タクロリムス軟膏

1）タクロリムス軟膏とは

　タクロリムスは，移植時などに用いられてきた免疫抑制剤であり，リンパ球に対して抑制効果をもつことから外用薬としての開発が始まった．先に同じく免疫抑制剤であるシクロスポリンの外用薬開発の計画があったが，経皮吸収には分子量が大きすぎて，実現しなかった．その後シクロスポリン（分子量1200）より分子量の小さいタクロリムス（分子量822）の外用薬開発が進められ，0.1％タクロリムス軟膏は，世界に先駆けて，成人のアトピー性皮膚炎に対して1999年にわが国で承認された．その後海外でも開発が進み，0.03％小児用軟膏は欧米で先に承認されたが，2003年にはわが国でも小児用0.03％軟膏が2〜15歳のアトピー性皮膚炎に対して承認されている．これによりアトピー性皮膚炎の治療の幅が拡がり，特に今までステロイド外用薬のみではコントロールの困難であった顔面，頸部の発疹に対して著効を示す例が多く，注目されている．

　このような薬剤は，外用では全身的な免疫抑制作用を有さず，局所の免疫反応を調節するため，局所免疫調整薬と呼ばれるようになっている．海外では，タクロリムス軟膏より効果はやや弱めであるが，類似の構造をもつピメクロリムスクリームも市販されている．

2）作用機序

　タクロリムスは，T細胞の細胞質内のFK-506結合蛋白と結合することにより，脱リン酸化酵素であるカルシニューリンの活性化を抑制する．その結果，サイトカイン遺伝子の発現を抑制し，IL-2をはじめとするT細胞のサイトカインの産生を抑制する．さらに，肥満細胞，好塩基球，好酸球のからのサイトカインの産生やランゲルハンス細胞の抗原提示能を抑制する作用なども報告されている．

3）タクロリムスの特徴

a．ステロイド外用薬がもつ局所副作用を有しない

　0.1％タクロリムス軟膏は，ストロングクラスのステロイド外用薬と同程度の治療効果を有することが示されている．一方で，タクロリムス軟膏は，ステロイド外用薬がもつような皮膚萎縮，毛細血管拡張などの局所副作用を有さない．そのため，特に皮膚が薄くステロイド外用薬による局所副作用が問題となる顔面や頸部の炎症性病変に対して利用価値が高い．また，体幹・四肢の慢性的な病変で，すでにステロイド外用薬を長期間外用し皮膚萎縮などの局所副作用がでている部位に外用するのにも適している．

b．正常な皮膚からは吸収されにくい

　タクロリムスは分子量が822と大きく，正常な皮膚からはほとんど経皮吸収されない（分子量500以上の物質は正常皮膚からは容易に経皮吸収されない）．しかし，バリア機能の破壊された炎症のある皮膚からは吸収される．このことはつまり，炎症のある病変部からのみ吸収されるということである．医師が患者に指導するとき，ステロイド外用薬は湿疹，皮膚炎の生じている部分のみに外用し，それ以外の部分は保湿剤などを外用するように塗り分けを指導する．しかしアトピー性皮膚炎など全身に発疹を生じうる疾患では，ステロイド外用薬と保湿剤を厳密に塗り分けることは物理的にも時間的にもかなり困難である．一方タクロリムス軟膏は，皮膚炎のある部分からしか吸収されないので，一面に塗布しても必要な部位に

しか作用しない．このことは患者の外用のコンプライアンスを上げるのにも役立つと考えられる．しかし，過度にバリア機能が破壊された状況では吸収量の増加から副作用が発現するため，広範なびらんを生じている症例や極端にバリア機能の破壊されている状態（Netherton 症候群など）では使用してはならない．

c. 外用初期の刺激感

使用開始時に半数以上の症例で，塗布部位に灼熱感，ひりつき，瘙痒などの皮膚刺激感を伴う．一般には，タクロリムス軟膏を外用して発疹が改善すれば，それに伴って刺激感は減少し，数日間外用を続けていると消失するといわれている．顔面，頸部に外用した場合やびらんを伴う場合には高率に皮膚刺激感が認められる．刺激感が高度な場合には外用を中止せざるをえない症例もまれに存在するため，使用前の丁寧な説明が大切である．すなわち，刺激感を伴っても外用を続けて差し支えないこと，症状の改善とともに刺激感は減少し数日で消失することを説明する（ただし 2 週間外用しても刺激感が消失しない場合や，症状の改善がみられない場合は外用を中止して来院してもらう）．さらに，使用の工夫として，顔面に高度の炎症を認める場合には，まずステロイド外用薬を 3 日から数日程度の短期間外用し，ある程度炎症を抑えてからクロリムス軟膏に移行すれば，刺激感も軽度ですむ．初めてタクロリムス軟膏を外用する場合は，額のみからなど部分的に開始してもらい，徐々に外用範囲を増やしていくと，不安も少なくスムーズに導入できる．また，間歇的に使用すると外用再開ごとに刺激感を伴うことがあり，そのような症例では，完全に症状がなくなるまで，少なくとも 2〜3 日ごとには定期的に外用をするように指導する．

4）タクロリムス軟膏の使用法

a. 適応症

現在タクロリムス軟膏の保険適応があるのはアトピー性皮膚炎のみである．しかし，使用経験が増えるにつれ，アトピー性皮膚炎以外にも有効であることが示されている．例えば，酒皶，酒皶様皮膚炎に対してもタクロリムスが有効な症例が多数みられ，従来の薬剤のみでは治療の難しかった患者に朗報をもたらしている．また顔面に慢性的に発疹が続く脂漏性皮膚炎や乾癬の症例にも治療の幅が拡がった．アメリカでは成人に対して 0.1％軟膏と 0.03％軟膏の両方が承認されているが，日本では成人は 0.1％軟膏しか処方できない．

b. 用法，用量

1 日 1〜2 回塗布する．成人（16 歳以上）では 0.1％タクロリムス軟膏を 1 回塗布量 5 g まで，小児では，2〜5 歳（体重 20 kg 未満）では 1 回塗布量 1 g，6〜12 歳（20 kg 以上 50 kg 未満）では 2〜4 g，13 歳以上（50 kg 以上）では 5 g までとされている．

粘膜には使用不可であるが，眼瞼皮膚にも使用できる．密封療法についてはデータがなく，血中濃度を高める可能性があるので外用は単純塗布に限られる．

c. 他剤との混合について

現在までに，保湿剤やステロイド外用薬との混合についてその効果，安定性，安全性に対するエビデンスはなく，安易な混合は避けるべきである．

5）副作用

前述のように，ステロイド外用薬がもつ皮膚萎縮，毛細血管拡張，多毛などの局所性副作用は有さない．しかし，免疫抑制作用があるため，ステロイド外用薬と同様に，皮膚感染症のリスクが若干高まる．痤瘡の発現や悪化が認められる例がある．

6）タクロリムス軟膏使用上の注意事項

a. 発がんのリスクの説明

タクロリムス軟膏の添付文書には，警告の文書が入れられている．① 治療に精通している医師

のもとで使用すること，② 発がんのリスクについて説明すること，③ 潰瘍，明らかに局面を形成しているびらんには使用禁止であることの3点だが，②の発がんのリスクについての説明義務については以下に補足する．それらは，① マウス塗布がん原性試験において，高い血中濃度の持続に基づくリンパ腫の増加が認められていること，② 本剤との因果関係は明らかではないが，外国においてリンパ腫，皮膚がんの発現が報告されていること，を説明しなければならないというものである．ただし，①については，マウスは皮膚が薄く血中濃度が上昇しやすいが，ヒトが適正に外用した場合には血中濃度が持続的に上昇することは起こらないと考えられること，②については，日本で今までに（最長で10年使用）リンパ腫，皮膚がんの発生の報告はなく，外国でもリンパ腫や皮膚がんと明らかな因果関係のある合併は報告されておらず，自然に発症する割合を上回るものではないと考えられること，より適切な症例に適正な使用をすれば安全性は問題ないと考えられる．日本皮膚科学会でも，タクロリムス軟膏の安全性に関する見解を提示し，適正な使用を呼びかけており，この発がん性の説明をする際には，患者の不安を煽らないように十分に理解して説明すべきである．

b. 日光曝露の回避

紫外線による皮膚腫瘍発生のリスクを上げないため，外用後，山や海のレジャーなど紫外線の強い場所にいくことを避ける．また，使用中，PUVA療法などの紫外線療法との併用も禁忌である．ただし，通学・通勤など日常生活における日光曝露に関しては問題ない．炎天下での体育の授業がある日などには朝外用せずに夜のみ外用するように指導する．

c. 使用禁止

（1） 潰瘍，びらん面

潰瘍，重度のびらんでは，タクロリムスの吸収が高まり血中濃度が上昇する危険性があるため，使用してはならない．

（2） 妊婦，授乳婦

安全性が確立していないため，妊婦への使用は禁止，使用中の授乳は避ける．

（3） 低出生体重児，未熟児，乳児または2歳未満の幼児

使用経験がなく安全性が確立していないため使用が禁止されている．

（4） そのほか

魚鱗癬様紅皮症の患者（Netherton症候群など）でも吸収が高まり，血中濃度が上昇する危険性があるため使用してはならない．タクロリムスの経口剤や注射剤では腎障害や高カリウム血症が高頻度にみられるため，高度の腎障害や高度の高カリウム血症がある症例はそれらを悪化させる可能性があるので，使用してはならない．さらに，添付文書上での禁忌ではないが，色素性乾皮症など光高発癌性の疾患に罹患している場合も使用を控える．

d. 使用量の制限

前述のように，タクロリムス軟膏には，1回使用量の上限が設けられているため，それを超えての外用をしてならない．そのため，皮疹が広範囲に及ぶ場合はステロイド外用薬などとの併用が必要となる．

〔岸本恵美・江藤隆史〕

文　献

1) FK506軟膏研究会: アトピー性皮膚炎におけるタクロリムス軟膏0.1%および0.03%の使用ガイダンス. 臨床皮膚科 **57**: 1217-1234, 2003
2) 中條園子・竹原和彦: プロトピック軟膏のガイドラインとがん原性についての説明義務. 臨床皮膚科 **59**: 93-96, 2005

12.3 保 湿 剤

1) 保湿剤とは

保湿剤は，皮膚の水分を保つ外用薬，つまり乾燥皮膚を防ぐ外用薬のことをさす．皮膚の保湿には古くは油分が必要だと考えられていたが，現在では角層の水分保持が重要であることがわかっている．各々の製剤はこの角層の水分保持を高める働きをもつことによって効果を発揮している．

保湿剤は，アトピー性皮膚炎，老人性乾皮症，種々の角化症（魚鱗癬，掌蹠角化症，胼胝など）などに広く用いられている．角化症に使用される場合には，肥厚した角質を除去するための皮膚軟化剤としての効果を併せもつ製剤がある．

2) 保湿剤の種類

①～④は医薬品で，保険診療内での処方が可能である．

① **尿素含有製剤**（ウレパール®，ケラチナミン®，パスタロン® など）：尿素は天然保湿因子のひとつである．尿素製剤は亀裂や炎症を伴う場合には刺激感を生ずる場合があるので注意を要する．また，尿素には角質溶解作用もあり，皮膚軟化剤としての作用ももつ．

② **ヘパリン類似物質含有製剤**（ヒルドイド® など）：ヘパリン類似物質は，その高次構造と極性基が水分子を吸着することにより，角質水分保持増強作用を有している．

③ **白色ワセリン**：皮脂膜と同様に皮膚に油脂膜をつくることで水分の蒸散を抑制し，角層の水分保持に貢献する．ワセリンには白色ワセリンと眼科用ワセリン（プロペト®）があり，眼科用ワセリンは白色ワセリンから微量の不純物を除いて精度を上げたもので，より刺激性が少ない．刺激が少ないため，眼囲や炎症を伴う皮膚にも外用可能だが，かなりのべたつきがある．

④ **ビタミン含有製剤**：ユベラ® 軟膏（酢酸トコフェノール，ビタミン A 含有），ザーネ® 軟膏（ビタミン A 含有）などがある．ビタミン E の血行促進作用，ビタミン A の角化抑制作用などにより，角化症などに適応がある．

⑤ **その他**（市販品）：角層の水分保持に重要と考えられている角質細胞間脂質のセラミドを配合した保湿剤も市販品として発売されている．その他，ヒアルロン酸，アミノ酸，水溶性コラーゲンなどの保湿因子を含んだ様々な製品が市販されている．効果については，エビデンスのあるものから，そうでないものまで幅広く市販されているのが現状である．

3) 保湿剤と他剤の混合

臨床の場で，保湿剤を他剤と混合して処方することは頻繁に行われている．特に高齢者や慢性の皮膚疾患患者などで，外用のコンプライアンスを上げることを目的に行われることが多い．患者から混合処方を希望されることもあり，日常診療では外用薬の混合は避けられないのが現状である．しかし，外用薬は本来単独使用を考えて主薬，基剤，剤形が開発されたものであり，混合には下記の点を留意してほしい．

a. 混合後の安定性

混合によって基剤の pH が変化すると，主薬の含量が変化する．一部のステロイド外用薬（17位モノエステル型：リンデロン V®，デルモベート®，キンダベート®，ロコイド® など）では基剤がアルカリ性に傾くとエステル転移により含量が低下し，活性型ビタミン D_3 軟膏では，尿素軟膏やサリチル酸などの酸性の薬剤との混合で含量が低下するため注意を要する．

液滴分散型薬剤（アルメタ®，フルメタ®，プロトピック®，ドボネックス®，オキサロール®，ボンアルファ®）は，主薬を基剤内に最高濃度に溶かしこみ，液滴状にして均等に分散させ皮膚移行性を高めている薬剤だが，混合によってその分散が偏るため，混合すべきでない．

混合により乳化が破壊され，分離することも少なくない．特にO/W型の製剤は，油脂性のステロイド軟膏との混合により乳化破壊を生じやすく，ステロイドの透過は半減する．また，分離した水分の細菌汚染も問題となる．

b． 混合後の効果，副作用

ステロイド外用薬を尿素軟膏やヘパリン類似物質含有製剤と混合すると，保湿剤により皮膚透過性が増加する．その結果，薬剤によっては希釈したにもかかわらず，ステロイドの作用，副作用は減弱しないばかりか増強することもありうる．白色ワセリンで希釈した場合にもステロイドの作用が減弱しない報告があり，副作用軽減目的での安易な混合，希釈は避けるべきである．

〔岸本恵美・江藤隆史〕

文　献

1) 江藤隆史・大谷道輝: 皮膚外用剤の混合による製剤学的および臨床への影響. 日本皮膚科学会雑誌 **114**: 2080-2087, 2004

12.4 光線療法

光線療法は，古代の太陽崇拝に端を発して，経験的な日光浴療法を経て科学的な治療法へと発展してきた．近年，急速な光生物学，光皮膚科学の進歩に伴い，実験的データや理論に基づいた光線療法や光化学療法が行われるようになった．利用する光線の種類と波長を図12.1に示した．

光線を単独で照射する治療を狭義の光線療法という．一方，光線に対する感受性を高めるために薬剤を投与した後に光線照射する治療を光化学療法という．

日光浴でも治療が可能であるが，有効波長や照射量の調節が難しく天候まかせで実用的ではない．光線療法を目的とした種々の人工光源が開発されている（表12.3）．

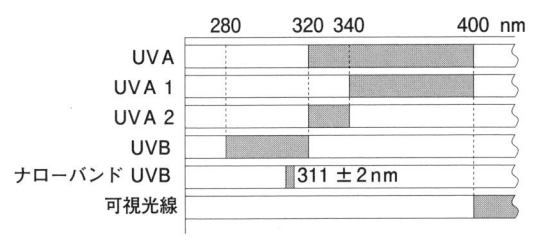

図12.1 光線療法に利用する光線の波長

表12.3 光線療法・光化学療法の種類

光線療法	
日光浴	UVA1
UVB	可視光線（新生児黄疸）
ナローバンドUVB	
光化学療法	
Goeckerman療法	
PUVA療法（内服療法，外用療法, bath療法, extracorporeal）	
光力学療法（ヘマトポルフィリン（hematoporphyrin），アミノレブリン酸（aminolevulinic acid），フェオホルビドa（Pheophorbide a））	

1) PUVA療法

a. 歴史

古代インドやエジプトでは，植物のエキスと日光によって白斑（シロナマズ）が治療された記録がある．有効成分が，ソラレンであることが1940年代になって明らかとなり，白斑の治療に用いられるようになった．ソラレン（psoralen）の頭文字と長波長紫外線（UVA）を組み合わせてPUVA療法と呼ぶ．1960年代，作用の一部が明らかとなり乾癬の治療にもPUVA療法が用いられるようになった[1]．

b. 紫外線光源

PUVA療法の光源としては，蛍光灯型のblack lightがあり，全身照射用の装置も開発されている．

c. 適用と方法

（1）乾癬

外用療法と内服療法がある．外用療法の利点は，病変部に高濃度のソラレンを作用させることができ紫外線照射時間が短くてすむ．しかし，病巣部のみに塗布すれば，非病変部での皮疹の新生を予防する効果がない．一方，内服療法は，治療効果のみならず皮疹予防効果もある．しかし，ソラレン内服中には日光を回避する必要があり入院治療が望ましい．Bath-PUVA療法は，浴湯にソラレンを溶解して入浴し，その直後にUVAを照射する．全身皮膚に作用する利点がある．

外用療法は，ソラレンを塗って1～2時間後にUVAを照射するのが一般的方法で，治療効果や日焼け様の副作用の有無を勘案して照射線量を徐々に増量する必要がある．治療頻度は，週に3回程度が適当である．効果が出るまでには，5～

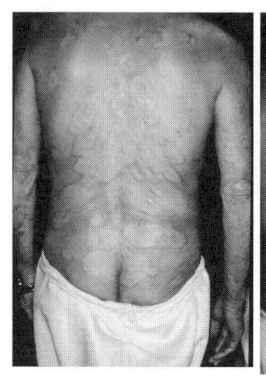

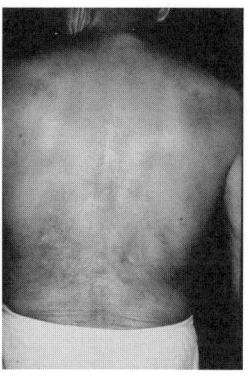

図 12.2　尋常性乾癬の内服 PUVA 療法
オクソラレン® 30 mg 内服と UVA 3 J→5 J/cm² 照射を 1 週間に 3 回行った．20 回後には完全に皮疹は消失した．

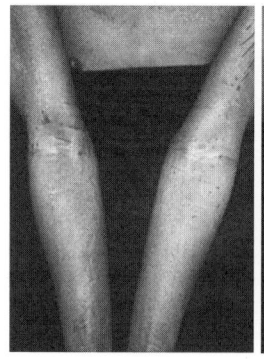

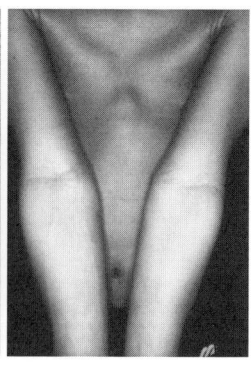

図 12.3　アトピー性皮膚炎の内服 PUVA 療法（口絵参照）
紅皮症状態の重症アトピー性皮膚炎が 25 回の PUVA 療法で著しく改善した．

10 回の治療を要し，15〜20 回後に皮疹の消退することが多い．

内服 PUVA 療法は，ソラレン約 0.6 mg/kg を内服して 2 時間後に UVA を照射する．光源としては全身照射装置を使用することが望ましい．皮膚反応や治療効果を参考に照射量を増減することが多い（図 12.2）．尋常性乾癬に対する治療効果は，外用よりも内服あるいは bath-PUVA 療法の方が優れている．PUVA 療法はほかの治療法に比べて皮疹の再発が少ないという利点がある．

（2）　尋常性白斑（シロナマズ）

PUVA 療法の手技は，乾癬の治療とほぼ同様である．白斑部位が軽い紅斑を維持する程度の線量が適当である．治癒までには乾癬よりも長期間の治療を要する．毛孔に一致した点状の色素斑が出現し，次第に数と大きさを増して癒合し病巣部を埋めつくす．

治療成績は部位あるいは病型によって異なる．顔面および頸部の病巣が最も治療に反応しやすく，躯幹と四肢の中央部がこれに次ぐ．手，足，口唇，乳頭部などを侵す末端型は最も治りにくい．治療効果には患者の理解と通院状況が大きく影響する．① 12 歳以上の患者，② 12〜24 か月間の継続治療が可能な患者，③ 末端型以外の白斑が治療の対象となる．

週に 2〜3 回の治療から開始することが理想的である．色素再生に伴って随時，治療間隔をあけてもよいが，完治までには総計 100 回以上の治療を要する場合が多い．

（3）　アトピー性皮膚炎

Morison らは，夏期に軽快するアトピー性皮膚炎患者があることに着眼し，15 名の重症例に内服 PUVA 療法を施行し，良好な結果を得て報告した[2]．その効果は，乾癬と比較して皮疹の軽快および消退までにより頻回の照射を要する傾向がある．

われわれは，113 例の重症アトピー性皮膚炎の入院患者に対して，それまでの治療に加えて内服 PUVA 療法を行った．週に 3 回の治療で，重症度スコアが 4 週後には 49％，8 週後には 20％に減少した[3]．

PUVA 療法の適用となる症例は，成人の広範囲重症のアトピー性皮膚炎で，ステロイド外用療法などの標準的治療に抵抗して QOL が著しく低下している患者である（図 12.3）．

（4）　菌状息肉症

皮膚の悪性リンパ腫である．本症の初期および菌状息肉症の前駆症と考えられる局面状類乾癬には，PUVA 療法が最もよい治療法と思われる．また，腫瘍期の症例でも内服 PUVA 療法単独で著効することもある．腫瘍に対する効果が不十分であれば，エトレチナート，インターフェロンあるいはエトポシドなどと併用すると，それぞれの単独よりも有効なことが多い．他の疾患と比較して速効する傾向があり，5 回前後の照射で効果の発

表 12.4　PUVA療法が奏効する疾患

乾癬	扁平苔癬
尋常性白斑	円形脱毛症
菌状息肉症	多形日光疹
局面状類乾癬	日光蕁麻疹
Sézary症候群	色素性蕁麻疹
アトピー性皮膚炎	強皮症
掌蹠膿疱症	GVH（移植片対宿主）反応
結節性痒疹	

現をみることが多い．皮疹消退後の維持療法により再発予防効果も期待できる．

（5）　光線過敏症

多形日光疹，慢性光線性皮膚炎，日光蕁麻疹などの光線過敏症を光線療法で治療すると抵抗性を獲得することもある．アレルギー機序が関与する重症例が対象であり，色素性乾皮症や紅斑性狼瘡などの光線過敏症は禁忌である．

（6）　そのほかの適応症

上記の疾患以外にも表12.4に挙げるような種々の疾患に対してPUVA療法の有効性が報告されており，他の治療法に抵抗する症例には試みる価値がある．

d. 副作用

（1）　急性障害

UVAを過剰に照射すれば，やけど様の皮膚炎が生じる．また，炎症部位に皮疹の増悪や新生をみることもある．しかし，多くの場合，UVAの減量あるいは一時的な中断でよく，治療を中止する必要はない．内服療法では，ときに胃腸症状を訴えることもある．

（2）　慢性障害

慢性的な頻回照射により，皮膚の乾燥，萎縮，黒子様色素斑などを生じる．

動物実験では，白内障の誘発も実証されており，内服PUVA療法では紫外線遮断眼鏡などで眼の保護をする必要がある．

PUVAが遺伝子変異を誘導する可能性があり，最も危惧される副作用は，長期間連用した場合の皮膚悪性腫瘍発生の危険性である．有棘細胞癌や基底細胞癌が報告されており，特に白色人種では注意が必要である．日本人にも無謀な過剰照射をすればごくまれには発生しうる．

e. 禁　忌

日本乾癬学会のPUVA療法ガイドラインが定める禁忌（治療してはいけない場合）を以下に示す．

（1）　絶対禁忌

① 皮膚悪性腫瘍の合併あるいは既往歴のある者．

② 高発癌リスクの者（dysplastic nevus syndrome，色素性乾皮症，過去に砒素の内服や接触歴，放射線照射歴のある者など）．

③ 顕著な光線過敏を有する者（遺伝性光線過敏症，白皮症，ポルフィリン症，光線過敏性膠原病など）．

④ 妊娠中あるいは授乳中の女性．

（2）　相対禁忌（避けた方がよい症例，実施の際には厳重な経過観察が必要）

① 10歳未満の者．

② 光線過敏性を有する薬剤，免疫抑制薬を服用中の者．

③ 白内障，光線増悪性自己免疫性水疱症（天疱瘡・類天疱瘡など），重篤な肝・腎障害，そのほかの重篤な疾患を合併する者（ただし内服PUVA）．

④ ソラレン過敏症．

f. 併用療法

PUVAの適応疾患の中で特に乾癬は，きわめて慢性に経過して長期の治療を必要とするため，いかなる治療法も副作用防止のための工夫が必要である．PUVA療法も単独ではなく，レチノイド内服，ステロイド，ビタミンD_3外用などとの併用あるいはこれらの治療法に順次変更するローテーション治療が望ましい．

g. なぜ効くのか

乾癬に対するPUVA光化学療法は，PUVAがDNA合成を抑制するという実験結果を論拠に応用されたものであり，同様の考えから菌状息肉症

の治療にも拡大された．しかし，PUVA療法が有効な疾患は必ずしも増殖性皮膚疾患のみではない．特に，尋常性白斑に対する効果は，最も古くから知られているが，消失した色素細胞が再生するということは，むしろ細胞増殖の抑制機能とは逆の結果である．円形脱毛症についても同様と思われる．これらを含めた適応症の中には，アレルギーあるいは自己免疫が発症機序として疑われる疾患も少なくない．その後，免疫担当細胞への作用を介して，PUVA療法が免疫抑制作用を発揮することが明らかとなってきた[4]．その他，種々の作用が知られており，奏功機序は単一ではないと考えられる．

2）UVB療法

a．光源

紫外線単独による光線療法に有効な波長はUVB領域にある．UVAは皮膚深部への透過性に優れるものの，それ単独では治療効果も紅斑誘発にもUVBの約1000倍の紫外線量が必要で，照射時間がきわめて長くなるため実用的ではない．UVAはソラレンなどの光感作物質を併用して光化学療法に利用されることが多い．UVCは正常皮膚での紅斑誘発作用はあっても，ほとんどが皮膚の浅層で吸収されるため，特に角層が肥厚した乾癬の皮疹には治療効果がない．

治療用のUVB光源としては，蛍光灯型のsunlampが乾癬そのほかの疾患の治療法に広く用いられている．

b．最少紅斑量の測定

UVBは単独照射でも容易に急性炎症が出現する．過剰な照射は患者に苦痛が生じるばかりではなく，乾癬が増悪，拡大する危険性もある．紫外線あるいは日光に対する反応性には個人差があるため治療に先立ってUVBに対する最少紅斑量（minimal erythema dose; MED）を個々の患者で測定することが望ましい．

例えば，背部の皮膚に複数の区画を設ける．それぞれの区画に対して，$25, 50, 75, \cdots, 150 \, mJ/cm^2$のようにUVBを照射する．24時間後に紅斑発生の有無を判定する．照射野全体に紅斑を発生せしめるのに要する最少のUVB量をMEDとする．

照射量は下記の計算式によって算定される．

照射量(mJ/cm^2)
　＝照射率(mW/cm^2)×照射時間(sec)

日本人のsunlampに対するMEDは，およそ$50 \sim 150 \, mJ/cm^2$である．

c．照射量

乾癬には，患者にとって不快なsunburn反応を避けるために，初回照射量としては，最少紅斑量の1/2〜2/3が適当と思われる．しかし，くり返し照射するうちに紫外線に対する抵抗性を獲得するため，照射量を少しずつ増加する必要がある．増量のしかたは，紫外線紅斑の有無や治療効果を考慮して個々の症例で決定する．紫外線照射後にごく軽度の紅斑が生じる程度が適当とされている．

d．照射間隔

1週間に2〜5回の照射が標準的である．週に1回からの治療開始では効果が期待できない．著者は，月，水，金曜日などのように週に3回の治療を行うことが多い．

e．維持療法

乾癬では多くの症例で，20〜30回照射で皮疹はほぼ消失する．乾癬やアトピー性皮膚炎は疾患の性質上，一旦皮疹が消失しても維持療法が必要であり，すべての治療を中止すれば早晩皮疹が再発する．

UVB維持療法による乾癬の再発予防効果に関して，米国の多施設共同による報告がある[5]．165名の患者を1週間に3回のUVB照射で治療し，平均27回の治療で皮疹は一旦消失した．その後，UVBによる維持療法を行った群では，1週に2回の治療を4〜8週間継続した後，1週間に1回照射として4か月間観察した．もう一方の群にはUVBによる維持療法を施行せずに両群における再発の状態を比較した．両群とも，保湿剤とステ

ロイド外用剤の使用は許可した．維持療法を受けた群では，133日後も75%の患者で再発がなく，181日後でも半数で再発がみられなかった．一方，UVBによる維持療法を受けなかった群では，75%の患者が77日後には再発しなかったが，181日後に再発のなかった患者は28%にすぎなかった．

f. 併用療法

PUVA療法と同様に乾癬にはレチノイド内服，ステロイド外用剤，ビタミンD_3外用剤を併用することが多い．アトピー性皮膚炎でも，抗アレルギー剤内服やステロイド外用剤，保温剤などを併用する．

g. 副作用

PUVA療法の副作用とほぼ同様で，急性副作用として日焼け，慢性副作用として光老化と皮膚癌がある．UVB療法の発癌性は，臨床的な経験からPUVA療法と比較してきわめて低いと考えられる．

3) ナローバンドUVB療法

a. 作用波長と光源

乾癬に対する光線療法の有効波長は295〜313 nmにあることが明らかにされた．さらに，紅斑惹起作用の強い波長が混在すると治療に有効な十分量の照射が制限されるため，短波長側の領域をカットする工夫が施された．このようにして開発されたのが，311 nmをピークとする狭い波長（311±2 nm）の紫外線光源でナローバンドUVBといわれる．

b. 適応症

乾癬が主な適応症であるが，アトピー性皮膚炎，尋常性白斑，菌状息肉症の初期にも試みられている．

c. 最少紅斑量（MED）

UVBの短波長領域を含まないため通常の

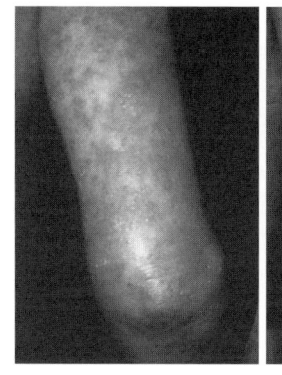

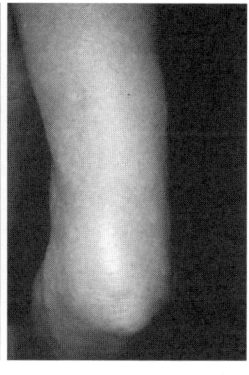

図 12.4 尋常性乾癬のナローバンドUVB療法
400 mJ→1000 mJ/cm^2照射を1週間に3回行った．12回照射後には皮疹が消失した．

sunlamp（ブロードバンドUVB）に対するよりも高いMEDを示す．しかし，ナローバンドUVBに対するMEDは報告者により差がある．われわれが測定した日本人の結果では約800 mJ/cm^2，森田らによれば578 mJ/cm^2である．

d. 照射量と照射間隔

Krutmannが提唱するプロトコールでは，MEDの50〜70%を初回照射量とする．炎症反応が生じなければ，スキンタイプによって照射量を10〜20%ずつ増量する．紫外線紅斑が明らかになれば，程度に応じて減量するか，あるいはその照射量に固定する．われわれは，MEDを測定することなく，300〜500 mJ/cm^2より開始し，4〜5回照射ごとに100 mJ/cm^2づつ増量し，1000〜1200 mJ/cm^2を維持量とすることが多い（図12.4）．

1週間に3〜5回の治療を行うことが多い．

e. 治療効果

Waltersらは，ナローバンドとブロードバンドUVBを乾癬の同一患者の左右に，1週間に3回，6週間照射して効果を比較検討した．ナローバンドUVBを照射した側では，2週間後に37%，4週間後に73%の改善をみたのに対して，ブロードバンド側では2週間後が17%，4週間後が47%であった．最終観察の6週間後には，ナロー

バンドUVBにより11名中9名で皮疹がほぼ消失したが，ブロードバンドで治療した部位で同程度の改善をみたのは11名中の1名のみであった．

森田らは，尋常性乾癬の日本人患者23名をナローバンドUVBで治療して報告した．治療回数は8～30回で，治療成績は，寛解15例，改善4例，やや軽快1例であった．残りの3例では，不変もしくは悪化の状態で中止された．

一般的にナローバンドUVBの治療効果は，内服PUVA療法と同等か，わずかに劣るのみで，ブロードバンドUVBよりも良好な効果が得られている．また，皮疹消失後の寛解期間も長く，Greenらの治療成績では，1年後の寛解率がナローバンドで38％，ブロードバンドでは15％であった．

f. 副作用

ナローバンドUVBで1MED以上を照射するとブロードバンドと比較して強度の紅斑を生じて1週間以上持続することがある．病理組織学的にも2MEDのナローバンドを照射した皮膚では，2MEDのブロードバンドよりも5～10倍の日焼け細胞(sunburn cell)が形成された．ナローバンドUVB療法は歴史が浅く発癌性に関しては明らかではない．動物実験では，ブロードバンドとナローバンドUVBの発癌性は同等とする報告，ブロードバンドの方が発癌性が高いとする報告，ナローバンドの方が高いとする結果があり，一定していない．

4) UVA1療法

a. 波長

UVA（320～400 nm）を波長によってUVA1（340～400 nm）とUVA2（320～340 nm）に区別することがある．1992年Krutmannは初めてUVA1照射でアトピー性皮膚炎の治療を行った[6]．

b. 適応症

アトピー性皮膚炎がおもな適応症であるが，紅斑性狼瘡，限局性強皮症，菌状息肉症などにも試みられている．

c. 照射量と照射間隔

多くの場合は，130 J/cm^2という大量（high dose）を照射する．症状や疾患によっては，中等量（50～60 J/cm^2）や少量（10～30 J/cm^2）照射が行われることもある．原法では，15日連日で治療する．

d. 治療効果

急性重症のアトピー性皮膚炎を大量のUVA1（130 J/cm^2）で10日間連日で治療した結果は，ステロイド外用や従来のUVA-UVB療法と比べて優れた効果を示したという報告がある．

e. 副作用

UVA1療法には急性の副作用はないが，慢性副作用については歴史が浅く不明なため，現時点では治療対象を慎重に選択すべきである．

f. 作用機序

大量UVA1療法後のアトピー性皮膚炎では，治療が進むに従って，皮疹部真皮の炎症部位に出現していたTリンパ球が消退するという報告もある．また，ヒトの皮膚に中等量（30～60 J/cm^2）のUVA1を照射すると，抗原提示細胞（ランゲルハンス細胞）の数が減少し，機能提示能も障害されることから，UVBと同様の免疫抑制作用も考えられる．

5) 光力学療法

a. 原理と方法

光力学反応とは，光エネルギーによって励起された光感作物質のエネルギーが酸素に転嫁されて生じる活性酸素による作用である．皮膚科領域の光力学療法（photodynamic therapy; PDT）は，ポルフィリン関連物質，特に20％のアミノレブリン酸(5-amino-laevulinic acid; ALA)の外用と可視光線照射で行うことが多い．皮膚に吸収されたALAは，プロトポルフィリンIXに変化し，

630 nm 付近の光によって治療効果を発揮する．ALA を局所塗布して 4〜6 時間後に光照射する．光源としてはレーザー，キセノン，メタルハライド，タングステンランプなどを使用する．症例によっては，スライドプロジェクターでも治療することができる．

b. 適応症

日光角化症，ボーエン病，表在性基底細胞癌などの表在性皮膚癌の治療に効果を示す．悪性腫瘍以外では，尋常性疣贅（いぼ），尋常性痤瘡（にきび），老人性脂腺増生症などにも試みる価値がある．

光生物学，光免疫学，光皮膚科学の急速な進歩によって，光線療法は最も古く最も新しい治療法となり，適応疾患も拡大しつつある．奏効機序や副作用も科学的な根拠に基づいて理論的な解釈が可能となってきた．種々のアレルギー性あるいは自己免疫性皮膚疾患への作用機序として，紫外線の抗アレルギー作用（免疫抑制効果）が考えられている．移植臓器の拒絶反応防止にも応用されようとしている．光線療法には，今後一層の進展が期待される．

〔堀尾　武〕

文　献

1) Parrish JA, Fitzpatrick TB, Tanenbaum L, Pathak MA: Photochemotherapy of psoriasis with oral methoxsalen and longwave ultraviolet light. *N Engl Med* **291**: 1207–1211, 1974
2) Morison WL, Parrish JA, Fitzpatrick TB: Oral psoralen photochemotherapy of atopic eczema. *Br J Dermatol* **98**: 25–32, 1978
3) Uetsu N, Horio T: Treatment of persistent severe atopic dermatitis in 113 Japanese patients with oral psoralen photo-chemo-therapy. *J Dermatol* **30**: 450–457, 2003
4) 堀尾　武・岡本祐之・橋本洋子ほか: 光線療法の奏功機序—特に光免疫学的機序について. 皮膚 **39**: 218–224, 1997
5) Stern RS, Armstrong RB, Anderson TF *et al.*: Effect of continued ultraviolet B photo-therapy on the duration of remission of psoriasis: A randomized study. *J Am Acad Dermatol* **15**: 546–552, 1986
6) Krutmann J, Czeck W, Diepgen T *et al.*: High-dose UVA 1 therapy in the treatment of patients with atopic dermatitis. *J Am Acad Dermatol* **26**: 225–230, 1992

12.5 レーザー治療

レーザーは light amplification by stimulated emission of radiation という言葉の頭文字を連ねてできた言葉で，文字どおり光を増幅したものである．通常の光との大きな違いは，レーザー光では位相と波長がそろっている（coherent）ため，平行な（collimated）光であるが，通常の光は位相や波長がそろっていない（incoherent）ため，発散する（divergent）光であるということである．そのため，通常の光であると光源から離れると光のエネルギーが減衰するが，レーザー光はどこまで行っても，強い光エネルギーをもちつづけることができる．つまり両者の大きな違いはその照射エネルギーで，そのほかの点では大きな違いはない[1]．

1) 生体に及ぼす光の作用

生体に及ぼす光の作用は，光化学作用と光熱作用である．その他高いピークパワーを有するパルスレーザーには，光音響効果，つまり衝撃波（shock wave）が認められる．

一方，生体には種々の分子が存在するが，主に蛋白と水から構成されている．蛋白は，紫外線により光化学反応を受け変性する．また核酸も紫外線により変性する．一方水は，赤外線を吸収し，吸収された光はほとんどが熱に変換され，酵素の失活，蛋白の変性，組織の凝固・壊死をきたす．また生体に存在する色素は可視光線を吸収し，熱を生ずる．つまり可視光線は，多量の光感作物質が存在するという病的状態（ポルフィリン症など）以外は光化学反応を引き起こすことはなく，メラニンやヘモグロビンなどの色素に吸収され，熱に変換される．

2) レーザー治療の原理

selective photothermolysis（SP）という「コロンブスの卵」的発見により，レーザー治療は一変した．SPの骨子は，①目的とする色素に到達し，特異的に吸収される波長，②目的とする細胞・組織の thermal relaxation time よりも短い照射時間，③目的とする細胞・組織を破壊するのに十分な照射エネルギーの3条件を満たす光を照射すれば，色素病変を瘢痕なく治療できるというものである．

具体的にいうと，赤あざにはヘモグロビンに吸収される波長，色素病変にはメラニンに吸収される波長の光を用いなければならない．ただしメラニンは黒い色素なので，可視光線であればどの波長の光でもよい．また波長によって皮膚への深達度が異なり，可視光線では，波長が長いほど皮膚の深達度が高い．したがって皮膚深部に存在する病変に対しては長い波長の可視光を使用しなければならない．

しかし，目的とする色素に到達し，それに吸収される波長の光を照射しただけでは瘢痕形成を防ぐことはできない．それは照射時間が長いと，ターゲットに吸収された光エネルギーはやがて周りの組織に拡散し，周りの組織に非特異的な熱傷害が生ずるからである（図12.5）．これを防ぐためには，照射時間を短くし，ターゲット内で生じた熱エネルギーが周りの組織に移行する時間（thermal relaxation time）よりも短い時間内にレーザー照射をやめなければならない．このレーザー照射時間をレーザーのパルス幅，あるいはパルス時間といい，瘢痕ができないためにはパルス幅がナノ秒（nsec），つまり10億分の1（10^{-9}）秒といった非常に短い時間でレーザー照射を終了しなければならない．つまり，レーザー治療に使用するレー

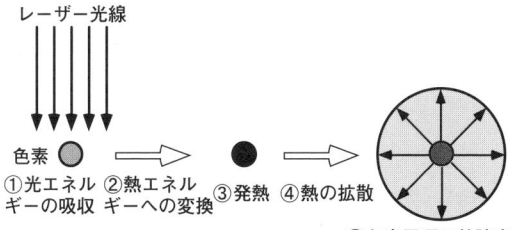

図12.5 特定の色素に吸収される光を照射した場合の光エネルギーの推移

特定の色素が存在する部位にその色素に吸収されるレーザー光を照射すると，① レーザー光は色素に吸収される．そして ② 光エネルギーは熱エネルギーに変換され，③ その色素が熱せられる．やがて ④ 熱せられた色素からまわりの組織に熱が拡散し，色素の温度が下がると同時に ⑤ 周りの組織に熱障害を及ぼす．

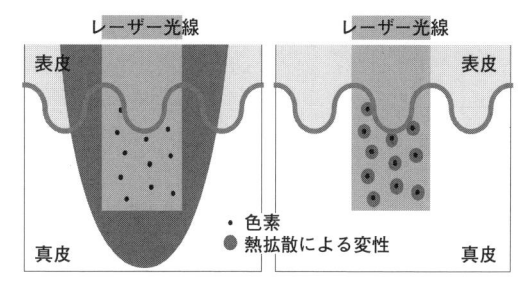

図12.6 従来のレーザー療法（連続照射）とselective photothermolysis（パルス照射）の違い

連続照射だと色素に吸収された光エネルギーが周りの組織に拡散し，熱変性をきたすが，パルス照射だと光エネルギーを色素だけに限局できる．

ザー光はパルス光でなければならず，照射時間（パルス幅）が長いほど，瘢痕形成を生じやすく，照射時間が短いほど瘢痕形成がみられない（図12.6）．もちろん照射エネルギーが高いほど，治療効果も高くなるが，また副作用の可能性も増す．

3） レーザー治療機器

現在発売されているレーザー装置は数多く存在するが，上記のような理由で，レーザーの種類が同じであってもパルス幅が異なれば，適応疾患は異なり，また副作用の程度も異なる．つまりレーザー治療の適応疾患は機種で決まるのではなく，レーザー光の波長とパルス幅で決定される（表12.5）．

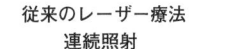

4） 色素性皮膚病変に対するレーザー治療

メラニンの増加によって色がついた病変を色素病変という．可視光であればどの波長の光でもメラニンに吸収されるが，血管の傷害を起こさないためにはヘモグロビンに吸収されない 630 nm 以上の波長の光が望ましい．またメラノソームの熱緩和時間である 50 nsec よりは短いパルスレーザーでないと瘢痕を生ずる可能性がある．つまり色素病変の治療にはレーザーのパルス幅がナノ秒といった非常に短い時間でレーザー照射を終了しないと，瘢痕形成がみられる．さらに病変を破壊するのに十分な照射エネルギーでなければならな

表12.5 レーザー光のパルス幅と波長による適応疾患のおおよその目安

パルス幅（照射時間）	波長（nm）	適応	瘢痕形成
ナノ秒（10^{-9}：nsec）	630 nm 以上	肝斑を除くすべての色素病変	−
	630 nm 未満	肝斑を除く表皮内の色素病変	−
マイクロ秒（10^{-6}：μsec）	630 nm 以上	肝斑を除く表皮内の色素病変	+
		抜毛〜脱毛	+
	630 nm 未満	肝斑を除く表皮内の色素病変	+
	特に 585 nm 前後	血管腫特に単純性血管腫	+
ミリ秒（10^{-3}：msec）	630 nm 以上	肝斑を除く表皮内の色素病変	++
		脱毛	++
		皮膚の若返り（skin rejuvenation）	++
	630 nm 未満	肝斑を除く表皮内の色素病変	++
	特に 585 nm 前後	太い血管からなる血管腫	++
秒（sec）		小腫瘤の焼灼	+++

表 12.6 色素性皮膚病変の治療に有効な Q スイッチレーザーの比較

レーザーの種類	Q-switched ruby laser	Q-switched Nd:YAG laser	Q-switched alexandrite laser
波長（nm）	694	1064	755
深達度	真皮下層	真皮〜皮下脂肪織	皮下脂肪織
メラニンへの吸収効率	良い	悪い	良い
パルス幅（nsec）	20〜40	5〜10	50 または 100
メラノゾームの TRT*	TRT より短い	TRT より短い	TRT よりやや長い
衝撃波の強さ	中等度	高度	軽度
瘢痕形成	ない	少ない	少ない
その他	太田母斑治療に最適	スキャナーを要する	

TRT: thermal relaxation time（熱緩和時間）

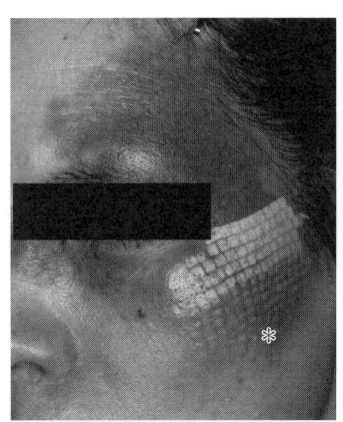

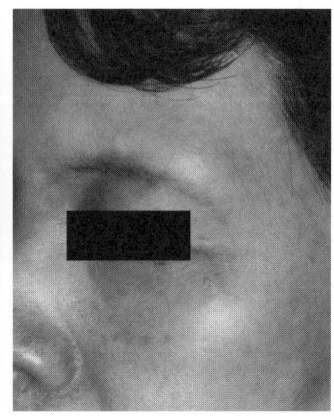

図 12.7 太田母斑に対するレーザー治療効果
左図は太田母斑に Q スイッチルビーレーザーを照射した直後にみられた immediate whitening phenomenon（IWP）を示す．レーザー照射のスポットサイズが 4 mm 四方であるので，レーザー照射直後には 4 mm 四方の IWP がみられる．しかし照射後時間がたつと，IWP（＊）は徐々に目立たなくなり，その辺縁に蕁麻疹様紅斑がみられるようになる．右図はこの太田母斑患者のレーザー治療 7 回後の臨床像．ほぼ完全といってよいほど皮疹は消褪している．

い．このような条件を満たすレーザーとしては Q スイッチのルビー，アレキサンドライト，Nd:YAG のレーザーがある（表 12.6）．

　Q スイッチレーザーを色素病変に照射すると，瞬時に色が白くなる（immediate whitening phenomenon; IWP）（図 12.7 左）．やがて（10〜20 分），IWP は消失し，レーザー照射部に蕁麻疹様紅斑がみられる．また表皮にメラニンが増加している病変では，レーザー照射直後に糜爛が生じたり，照射翌日に小水疱がみられることがある．これはメラニンが多く存在する表皮基底層が主に熱変性をきたすためである．

　糜爛や小水疱が生じた場合は，数日するとレーザー照射野に褐色の痂皮・落屑が付着し，その痂皮・落屑は通常 1 週間から 10 日ほどすると剥がれ落ちる．痂皮・落屑が剥がれると褐色の色調は消失し，かわりに紅斑となっていることが多い．この紅斑はやがて炎症後の色素沈着となるが，炎症後色素沈着は通常数か月で消褪する（図 12.8）．しかし場合によっては色素沈着が半年近く続くこともある．

　これら Q スイッチレーザーはすべての色素病変に使用できるが，色素病変によってはその反応が異なり，また無効なものも存在する．そこでレーザー治療の観点から，メラニンが真皮に増加したものと表皮に増加したものに分けて，レーザー治療の反応を述べる．

a. 色素が真皮に増加している病変

　パルス幅がナノ秒の Q スイッチレーザーでな

```
whitening          20分
蕁麻疹様膨疹            数時間
紅斑                  半日
糜爛               1日
小水疱              1日
痂皮                  5～10日
炎症後色素沈着                    3～4か月
                                          時間
レーザー照射    7～10日後 レーザー照射1か月後
              (化粧可能)(炎症後色素沈着のピーク)
```

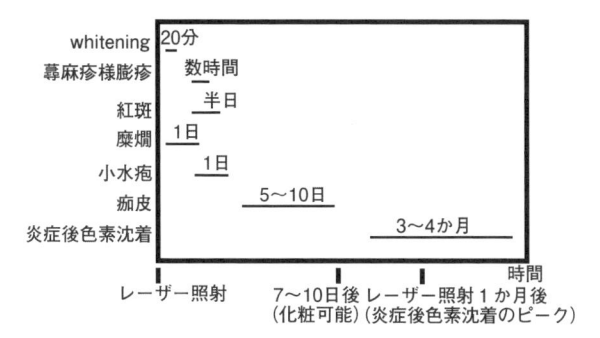

図12.8 Qスイッチレーザー照射後の皮膚の肉眼的変化

いと治療効果はない．それより長いパルス幅（マイクロ秒，ミリ秒）のレーザーは無効である．

（1）メラノサイトが真皮に増加している病変（dermal melanocytosis）

太田母斑などの青あざは真皮にメラノサイトが増加している病変（dermal melanocytosis）で，治療にはQスイッチレーザーでなければならず，Qスイッチレーザー照射を繰り返せば瘢痕を残すことなく色を薄くすることができる（図12.7右）[2]．しかしレーザー照射後に生ずる炎症後色素沈着があるうちにレーザー照射すると，レーザー光は表皮のメラニンに吸収され，治療効率が悪い．さらに炎症後色素沈着の原因となった活性化された表皮メラノサイトを破壊することになり，脱色素斑を生ずる恐れがある．したがって炎症後色素沈着が治まってから，通常3～4か月以上間隔をあけてレーザー治療を行う．しかし真皮深層にメラノサイトが存在する場合は，メラニンへの吸収効率が悪くても波長の長い光で治療しないと皮膚深部に届かない．

（2）色素性母斑，青色母斑

Qスイッチレーザー治療によって確実に色調は薄くなるが，母斑細胞の数が多かったり，皮膚深部にまで存在すると，多数の治療回数を要する[2]．しかも色素を有していない母斑細胞（C型母斑）はレーザー照射によって破壊されない．

特に，先天性の色素性母斑は，母斑細胞が多くかつ皮膚深部まで存在するので，Qスイッチレーザーで治療すると，多数の治療回数を要する．そこで，このような場合は，パルス幅がマイクロ（10^{-6}）秒やミリ（10^{-3}）秒のロングパルスレーザーを使用すると，治療回数を減らすことができる（図12.9）．なぜならば，Qスイッチレーザーはピンポイント爆弾と同じであるが，ロングパルスレーザーはメラニンを有している細胞集団を広範囲に破壊するからである．ただし，その分周りの組織にも熱障害を及ぼし，瘢痕や脱色素斑をきたす可能性が高い．

またメラニン含有量が少ない母斑細胞からなる色素性母斑は，レーザー照射により色を薄くすることはできるが，メラニンを含まない母斑細胞はそのまま残り，隆起性の病変が扁平化することはない．そのため隆起している色素性母斑では，外科的に切除した方がよいかもしれない．特に小さな色素性母斑では，レーザーメスや電気メスで焼却しても，傷跡はあまり目立たない．

（3）刺青

刺青は人工的に色素を真皮内に注入したもので，墨汁が注入されることが多い．墨汁は黒い色素であるため，あらゆる可視光線を吸収するので，墨汁による刺青にはQスイッチレーザーが有効

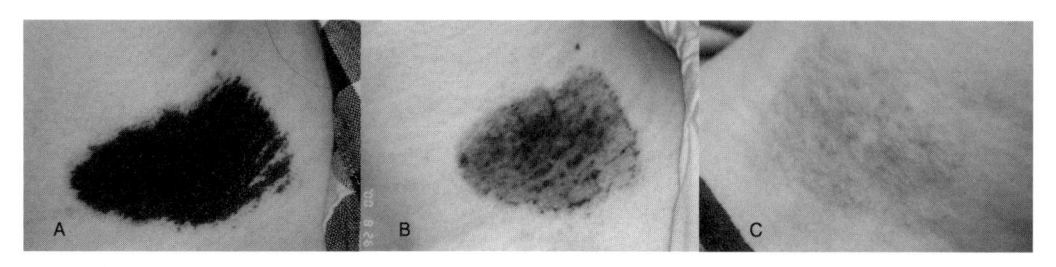

図12.9 左上腕に生じた先天性色素性母斑（A：レーザー治療前，B：ノーマル発振のルビーレーザー治療2回後，C：さらにQスイッチルビーレーザー治療7回後）
最初にノーマル発振のルビーレーザーで2回治療したおかげで，かなり治療回数を少なくできた．しかし軽度の色素脱失や瘢痕がみられ，まったく正常な皮膚というわけではない．

である．しかし種々の色がついている刺青（decorated tattoo）の場合，個々の色素に吸収される波長のレーザー光を照射しなければならず，治療は困難である．また肌色のアートメイクには酸化鉄や酸化チタンなどが使用されており，これらの物質はレーザー照射により，黒色化するので，注意を要する．外傷性刺青もQスイッチレーザーが有効で，一般に真皮内に刺入された異物は少量のことが多いので治療回数は少なくてすむことが多い．

b. メラニンが表皮内のみに増加している病変

表皮のみを選択的に除去すればよいので，ナノ秒のパルス幅のレーザー光ばかりでなく，マイクロ秒，ミリ秒のパルス幅のレーザー光でも治療は可能である．ただしパルス幅が長くなると瘢痕形成の可能性が高くなるので，エネルギー照射量を減らさなければならない．逆に照射エネルギーを下げすぎると治療効果がないことになる．さらにパルス幅が長いレーザーでは照射直後に IWP がみられないため，適切なエネルギー照射量を決めることができない．つまりパルス幅が長くなるに従って，治療の安全域が狭くなる．特に炭酸ガスレーザーのように連続照射のレーザー装置では瘢痕形成は必発である．したがって表皮内にメラニンが増加している色素病変に対しても，ナノ秒のパルス照射が可能なQスイッチレーザーが安全域の点から最も優れている．

（1） 炎症後色素沈着

通常の炎症後色素沈着は半年以内，遅くとも1年以内に自然に消失するので，治療の必要はない．もし治療後に色素沈着が1年以上も残っている場合は，表皮に存在するメラニンが真皮に滴落し，組織球に貪食されて色が残っているため，いわば刺青状態となっているわけである．このような場合は，Qスイッチレーザー照射が有効である．

レーザー治療後にも一過性の炎症後色素沈着が生ずることが多いが，これは以下のような理由からである．一般に休止期のメラノサイトにはメラニンがほとんどないため，休止期のメラノサイトにQスイッチレーザーを照射しても，メラノサイトはあまり傷害を受けず，主に表皮基底細胞が熱変性を受ける．そのためレーザー照射後色素病変がなくなるが，表皮が再生する際に，照射野辺縁や照射野に残存したメラノサイトが活性化し，色がかえって濃くなる．これがいわゆる炎症後色素沈着である．

一方レーザー照射部位のメラノサイトが活動期にあれば，メラノサイトは破壊され，脱色素斑となる．したがってレーザー治療後炎症後色素沈着が生じているとき（通常はレーザー照射後1か月後）にレーザー治療を繰り返し受けると，脱色素斑となる可能性が高い．

（2） 茶あざ（カフェ・オ・レ斑，扁平母斑，ベッカー母斑）

日本でいう扁平母斑（欧米ではカフェ・オ・レ斑と呼ばれる）のレーザー治療に対する反応は，以下の3種類である．

① レーザー照射後一時的に色調は薄くなるが，すぐに炎症後色素沈着をきたし，レーザー照射1か月後にはレーザー治療前よりも色が濃くなる．
② レーザー照射後色調は薄くなるが，毛穴に一致して色素増強をきたす．
③ レーザー照射後きれいに色素病変が消失する．

①②は放置していると数か月〜半年後にはもとの褐色斑となるが，治療効果があるとはいえない．③は半年〜1年で再発することがあるが，再照射を繰り返せば再発までの期間が伸び，再発してくる色も以前より薄くなるので，レーザー治療の価値がある．大体③のタイプは5人に1人以下で，半数以上は①のタイプのことが多い．また乳幼児の方が成人より③の場合が多いようである．一方，欧米でいう扁平母斑（speckled lentiginous nevus）の淡褐色斑は上記と同じ経過をたどるが，点状の黒色斑は母斑細胞からなるため，レーザー照射により確実に色は薄くなる．

（3） 老人性色素斑

老人性色素斑は，老化による表皮ケラチノサイトの異常であるため，レーザー照射によりメラニンを有している病的ケラチノサイトを破壊すれ

ば，正常表皮が再生する．もちろんこの場合も一過性の炎症後色素沈着がみられるが，通常数か月程度（日光にあまり曝露されない部位では半年程度）で消失する．その他メラニンが増加している老人性疣贅などの皮膚腫瘍もレーザー治療に反応するが，対象となった腫瘍の厚さに応じて，何回か治療を繰り返さなければならない．

（4）粘膜の色素斑

粘膜の色素斑は，レーザーを1回照射するだけで消失し，炎症後色素沈着もみられない．それは通常の粘膜ではメラノサイトが存在しないためである．

（5）肝斑

レーザー治療後（10日前後）に痂皮が剥がれると，色が消失するが，すぐに炎症後色素沈着が生じ，レーザー治療1か月後にはかえって色素増強がみられる．その後数か月～半年で，もとの色調に戻るが，レーザー治療は無効である．

（6）雀卵斑

わが国で雀卵斑を主訴に来院する患者の1/3は太田母斑であり[3]，残りの2/3は小型の老人性色素斑か色素性母斑であるので，それぞれの疾患に適した治療を行う．

5）血管腫に対するレーザー治療

血管腫に対するSPの条件を満たすレーザーには波長577～590 nm，パルス幅450 μsecのflashlamp-pulsed tunable dye laserなどがある．これらのレーザーは血管腫に有効であるが，すべての血管腫に効果があるわけではない．つまり波長577～590 nmの光の皮膚深達度には限界があるため，深部に存在する血管腫には無効である．また血管腫のレーザー治療は，赤血球に吸収されたレーザー光の熱エネルギーが血管壁に拡散し，血管壁を破壊することによって達成される．したがってあまりにも短い照射時間であると，赤血球のみが破壊され血管壁は障害を受けない（図12.10）．また逆に照射時間が長すぎると，血管の周りの組織にも障害を及ぼすことになる．現在汎用されている色素レーザー（製品名：SPTL-1b）

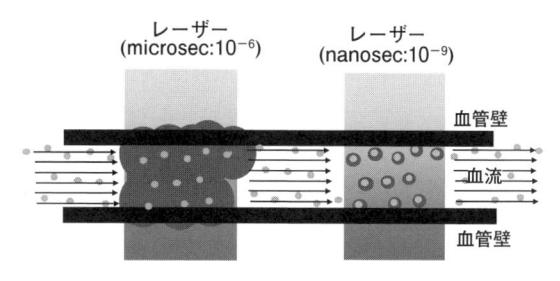

図12.10 血管腫に対するレーザー治療のメカニズム
赤血球に吸収されたレーザー光は熱エネルギーに変換され，やがて赤血球から周りの組織に拡散する．赤血球から拡散した熱エネルギーが血管壁を破壊すると血管腫の治療になる．しかしパルス幅が短すぎると，赤血球しか破壊できず，またパルス幅が長すぎると，熱エネルギーは血管壁からさらにその周りに組織にも伝わり，瘢痕をきたす．

のパルス幅は小児の血管径から熱の拡散理論に基づいて計算されたものである．そのためこの太さの血管からなる血管腫の治療には適しているが，それより太い血管には効きが悪い．つまり太い血管にはパルス幅が長いレーザーを，細い血管にはパルス幅が短いレーザー装置を使用した方がよい．ただし，パルス幅が長くなると，瘢痕をきたす可能性が高くなるので，表皮を冷却する装置をつける必要があり，最近太い血管をターゲットとした色素レーザー（製品名：Vbeam）が発売された．

さらに血流が早いと，レーザー光の熱エネルギーが血流によって運び去られてしまい，治療効果が劣る．このように血管腫の治療には血管腫の存在する深さ，血管の太さ，血流の早さ，血管壁の厚さ，赤血球密度などがレーザー治療の有効性に影響を与える．いずれにせよ，当初レーザー治療に反応がみられても，何回かレーザー治療を行うと，それ以上の改善がみられなくなる．このような場合はレーザー治療の限界と考え，さらなるレーザー治療を行うべきではない．

a. 単純性血管腫

レーザー治療が有効であるが，すべての症例にレーザーが有効というわけではなく，四肢，特に下肢のものは有効率が低い．治療時期は基本的にいつでもよいが，頭・頸部に生じた血管腫は，成

人になると皮下に血管が増殖し，病変が隆起してくることがある．このようになるとレーザーの効きが悪くなるので，レーザー治療は，病変が隆起する前に行うべきである．また上眼瞼に生じた単純性血管腫は眼圧亢進症状をきたし，視力障害をきたす可能性があるので，早期の治療が必要である．

b. いちご状血管腫

本症は基本的に自然退縮する傾向にあるため，全例治療する必要はない．しかし生後1年以内では眼を数日被うだけで弱視をきたすことがあり，また巨大な血管腫による圧迫症状がみられた場合は，治療を開始しなければならない．また耳，鼻，口唇などに生じた場合も，潰瘍化し，皮膚欠損となることがあるので，治療をした方がよい．このような場合の治療法はステロイド投与である．レーザー治療は病変が隆起する増殖期には効果がなく，退縮期であれば，治療効果がある．しかし無治療部も自然消褪するため，7，8歳頃には治療した部位と未治療部位の差は認められなくなる．そのため何回もレーザー治療を繰り返していると，7，8歳以降はレーザー治療部位の方が，未治療部より瘢痕形成が目立つようになる．

6）小腫瘍の焼灼

レーザー光線の熱作用による組織の非特異的な焼灼を目指したものがレーザーメスで，代表的なものが炭酸ガスレーザーである．レーザーメスは基本的には電気による熱エネルギーによって組織を凝固・焼却する電気メスと同じであるが，非接触ですむため，奥行きのある病変（口腔内病変など）を凝固・焼却するのに有用で，また通電しなくてよいのでペースメーカー使用者にも用いることができる．さらに最近のファイバースコープの発達により，内視鏡下で目的とする組織を凝固・焼却できる利点を有している．しかし皮膚疾患は表面に存在するため，あえてレーザーメスを使用するメリットはあまりない．ただしレーザーは，レーザー光の spot size を絞ることが可能なため，微小な腫瘍の凝固・焼却には電気メスよりは優れている．ただし，治療後の瘢痕形成は必発である．特に鼻と上口唇の間の皮膚はケロイドになりやすいので，この部位に生じた皮膚腫瘍の焼灼には用いない方がよい．

レーザー治療の原理をよく理解し，皮膚病を正しく診断できれば，レーザー治療に失敗することはない．しかし依然として，このレーザー理論を理解しないまま，不適切な治療あるいは不必要なレーザー治療がレーザー治療の専門家と称している医師によって行われているのが現状である．なお，レーザー脱毛，レーザーによる皮膚の若返り（skin rejuvenation）については13章を参照されたい．

〔渡辺晋一〕

文　献

1) 渡辺晋一：レーザー療法．最新皮膚科学大系第2巻（玉置邦彦総編集），pp190-199，中山書店，東京，2003
2) 渡辺晋一：色素性母斑に対するレーザー治療（Qスイッチレーザー）．*Visual Dermatology* **2**: 1186-1188, 2003
3) 渡辺晋一：しみ・そばかすの実態．香粧会誌 **24**: 287-295, 2000

12.6　液体窒素による凍結療法

1）歴　史

　局所組織に超低温を作用させ，その組織を破壊させることを目的とした治療法をクライオセラピー (cryotherapy) またはクライオサージェリー (cryosurgery) といい，日本語では凍結療法または冷凍凝固療法という．その適応はあらゆる外科領域にわたる．皮膚科では古くからドライアイス（雪状炭酸）を使用した雪状炭酸圧抵法が行われてきたが，最近では，より簡便で適応の広い液体窒素を使用する方法が一般的となっている．

　皮膚科領域における凍結療法の歴史は，19世紀末，White などのアメリカの医学者による液体空気の利用に始まる．液体空気は－190℃であり超低温を得られたが，当時の技術では臨床の現場に安定して供給するのは難しく，普及はしなかった．20世紀に入り，ドライアイスが使用されるようになった．これは－79℃でしかないが，入手が簡単で液体空気よりも蒸発しにくく，任意の大きさ，形に成型できるという利点をもつため，広く使用されるようになった．そして20世紀中頃からは，液体窒素（－196℃）が安定して安価に供給できるようになり，冷凍療法の適応は飛躍的に拡大した．

　わが国の皮膚科で液体窒素を使用した一番早い報告は，おそらく1966年の田所，黒川によるもの[1]であろう．しかし実際に普及しはじめたのは1970年代後半になってからで，全国の皮膚科に広まったのは1980年に入ってからである．今日では，皮膚科を標榜する医療機関のほとんどすべてで行われている．きわめて標準的な治療法となっている．

2）液体窒素について

　無色透明な液体で，沸点は－195.8℃．すなわち常温下では，液体窒素自体の温度は－195.8℃の超低温であり，周囲の熱により速やかに気化してゆく．気化すると気体窒素となるが，窒素は大気の80％を占める不活性の気体であり，当然ながら無害無臭である．専用の金属製の断熱容器に入れて保存するが，蒸発して減っていくため，毎週のように補充が必要である．蒸発による消耗を防ごうとして容器を密閉すると，気体窒素の圧により爆発するおそれがあるので，決して密閉してはならない．

　非常にさらさらした液体で，衣類にかかっても染み込んだり付着したりすることなく流れ落ちるので，凍傷となることはない．直接皮膚にかかった場合も同様であり，少し赤くなってひりひりする程度である．このように，液体窒素は超低温の液体であるが，容器の転倒や破壊などの事故が起こっても人体や環境に対する危険はほとんどなく，扱いやすい．

3）原　理

　組織に凍結壊死をもたらすためには，組織を－20～－40℃の低温にまで下げる必要があり，急速な冷凍 (rapid freezing) と，ゆっくりとした解凍 (slow thawing) が効率的な壊死のために重要である．このような凍結・融解のサイクルを3回以上繰り返すと，より完全な壊死が得られる．通常用いられている綿球法では，得られる壊死の深さは皮表から1～2 mmであり，真皮中層以下の深さには届かないため，表皮ないし真皮上層までの浅在性の病変が適応となる．

4）方 法

a．綿球法
木製または金属製の棒の先に種々の大きさの綿球を巻きつけ，綿球に液体窒素を含ませて，患部にあてる方法である．液体窒素は小型の金属製の容器（子供の遠足に使う保温水筒でよい）に分注して使用する．特殊な器具を必要とせず，持ち運びも容易で簡便であるため，最も普及している方法である．

b．スプレー法
専用のボンベ付きスプレー（クライオサージ®など）を用いて，液体窒素を霧状にして直接病変部に噴霧する方法である．一度に広範囲を凍結できる利点があるが，特殊な機器を購入する必要があるのと，十分な深達度が得られにくい，ボンベ付きスプレーはかなり重量があって手が疲れるなどの理由で，あまり普及していない．

c．その他
液体窒素で冷却した銅ディスクを圧抵する方法や，冷却した金属製の鑷子で挟むなどの方法などがある．

5）適応となる疾患（表12.7）

主な適応は，尋常性疣贅をはじめとしたウイルス性疣贅と，老人性疣贅（別名：脂漏性角化症）である．この2疾患に対しては液体窒素凍結療法が第一選択（最初に行うべき治療）であり，それが無効の場合に限り，手術などの別の方法を考える．血管拡張性肉芽腫（別名：化膿性肉芽腫，ボトリオミコーゼ）も液体窒素凍結療法で治すことが可能だが，よほど上手にやらないとうまくとれないことが多く，場合によってはかえって増大してしまうこともあるので，手術による切除を第一選択とし，切除ができない場合に液体窒素を選択するのがよい．皮膚癌のうち，表皮内にとどまる癌（ボーエン（Bowen）病，日光角化症など）は液体窒素が有効であるが，治療が不十分で癌細胞が残ると再発するので，やはり手術を第一選択とし，手術不能例に液体窒素を選択する．いわゆるほくろ（母斑細胞母斑，色素性母斑）は，ほくろの細胞（母斑細胞）が真皮の深くまで及んでいることが多く，液体窒素療法による表面的な治療では再発率が非常に高いため，一般に適応とならない．

6）実際の治療と経過

皮膚に液体窒素をあてるとチリチリとした痛みを感じるが，がまんできないほどではないため，通常は麻酔は行わない．軽いやけどと同じ状態なので，当日はひりひりと痛むが翌日には痛みは引いている．大きな疣贅などで強い治療を行った場合には，2～3日痛みが続くこともある．その場合には鎮痛剤を処方する．治療後の局所処置は必要ないが，細菌感染のおそれがあると思われるときは，抗生物質含有軟膏（ゲンタシン®など）を外用することもある．1～2日後に局所に水疱が

表12.7　凍結療法の適応疾患

ウイルス性疣贅など	尋常性疣贅，足底疣贅，ミルメシア，青年性扁平疣贅，尖圭コンジローマ，伝染性軟属腫，ボーエン様丘疹症
脈管腫	血管拡張性肉芽腫，老人性血管腫，粘膜の血管腫，いちご状血管腫
上皮性良性腫瘍	脂漏性角化症，糸状線維腫，粘液嚢腫，老人性色素斑
上皮内癌	日光角化症，ボーエン病，白板症，表皮内悪性黒色腫
皮膚悪性腫瘍	悪性黒色腫，基底細胞癌，有棘細胞癌，oral florid papillomatosis，転移性皮膚腫瘍，カポジ（Kaposi）肉腫
その他	円形脱毛症，尋常性乾癬，multicentric reticulohistiocytosis, angiolymphoid hyperplasia with eosinophilia，ケロイド，不良肉芽，など

生じることもあるが，むやみに破ったりしないのがよい．1週間から10日後に黒くなって痂皮（かさぶた）化し，やがて自然に脱落する．

a. 尋常性疣贅，尖圭コンジローマ

液体窒素を浸した綿球を疣贅の頂点に接触させる．ジューという音がするが，これは液体窒素が皮膚の熱に触れて沸騰蒸発している音である．疣贅の周囲 1～2 mm の範囲までが白く凍結したら綿球を離し，自然に解凍するのを待つ．この凍結・融解サイクルを 2～3 回繰り返す．小さな疣贅には小さな綿球，大きな疣贅には大きな綿球を用いる．通院は 2～3 週に 1 回でよいが，難治性の場合には毎週行うこともある．再診時は前回の治療により痂皮化した部分をメスで除去し，同じことを繰り返す．小さい疣贅は 1 回の治療でとれることが多いが，通常は複数回の治療が必要である．特に爪囲と足底に生じた場合は難治であり，数十回に及ぶ繰り返しの治療が必要となることもまれではない．

b. 青年性扁平疣贅

液体窒素を行うと，隆起はとれるが色素沈着が残ることが多く，あまりよい適応ではない．特に隆起が強いものを選んで行うこともある．

c. 老人性疣贅

尋常性疣贅と同じ治療を行うが，一般に尋常性疣贅よりは治療に対する反応がよいので，治療回数は少なくすむことが多い．1 cm 以下の通常の老人性疣贅ならば，1～2 回の治療ですべて脱落する．

d. 血管拡張性肉芽腫

尋常性疣贅よりも反応が悪いので，より綿球の圧抵時間を長くし，凍結・融解サイクルの回数を多くする．治療は毎週行う必要がある．強力なステロイド外用剤（デルモベート®など）を併用するとより効果的である．

e. ボーエン病，日光角化症

手術不能例に対し行うことがある．良性疾患の場合よりも強めに凍結させ，すべての癌細胞を壊死させるように行う．

〔相馬良直〕

文　献

1) 田所瑞穂・黒川　覚: 液体窒素の皮膚科治療への応用. 皮膚臨床 **8**: 576-581, 1966
2) 鈴木　正: 最新皮膚科学大系 2 巻（玉置邦彦編）, pp166-169, 中山書店, 東京, 2002

12.7 皮膚外科手術

皮膚外科（特に顔面などの手術）においては，できるだけ傷跡を目立たなくすることが重要な目標のひとつであり，そのためには形成外科的な手技・知識が必要となってくる．そこで本節では，形成外科の基本的手術手技・方法を中心に述べる．

1) 手術器具

形成外科で用いられる手術器械は，一般外科など他の外科系各科で使用されるものに比べより繊細・微細な構造をしている（図12.11）．これは，皮膚縫合や皮下縫合に使用される糸も外科系他科に比べ細いものを用いており，また皮膚など軟部組織に対する操作も細やかであるためである．

形成外科の基本的操作で特徴的といえるのは，皮膚軟部組織に対する丁寧さ，優しさであり，atraumatic（愛護的）と表現される．いいかえれば，できるだけ侵襲（組織傷害）の少ない手術操作であり，それによって少しでも瘢痕形成などを少なくすることを心がけている．

2) 皮膚切開と縫合

a. 皮膚切開

皮膚に一旦切開を入れるとその傷跡が完全に消えることはない．したがってどのような方向の切開が目立たないかということが重要な意味をもつ．原則的には，皺の方向に皮膚切開線を一致させると傷跡は目立ちにくい．その理由は，皺と一致した方向では一般に縫合創にかかる緊張が少なくなる（その結果細い傷となりやすい）ことと，線状の傷が皺のように見えるためである．

例えば顔面では，年をとるほど皺のラインははっきりしてくるが，若い人でもしかめっ面をさせるなどして表情を変えさせ皺をつくるようにすると明らかとなる（図12.12）．したがって皮膚腫瘍の切除などの際には，この皺のラインに沿った切開線を設定するようにする．

b. 縫合

皮下縫合では，皮下組織から真皮層に糸をかけて創面同士を密着させる「真皮縫合」が用いられる．この縫合法により皮膚面にかかる緊張が和らげられ，その結果瘢痕部が拡がるのを防止でき，幅の狭い傷跡とすることができる．この皮下縫合には，非吸収性のナイロン糸が古くから用いられ

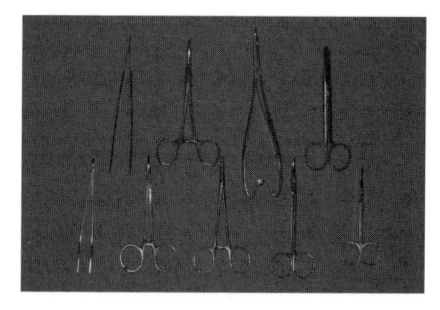

図12.11 一般外科用の標準的手術器械と形成外科の手術器械（上段が一般外科などで用いられる器械，下段が形成外科で用いられる器械）
左から，鑷子，ペアン，持針器，鋏．いずれも形成外科用の器械の方が小さく，先端部が繊細な構造となっている．

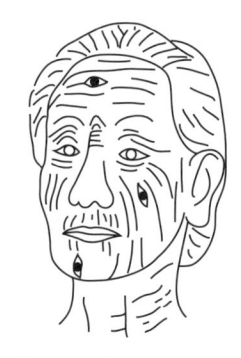

図12.12 顔面の皺の方向
皮膚腫瘍の切除に際しては，切開線が皺の方向に一致するようにデザインを行うと，最終的な傷跡が目立ちにくくなる（黒い部分が皮膚腫瘍である場合の切除予定線を示している）．

てきたが，最近では合成吸収糸も改良が進んだため多用されている．

真皮縫合が確実になされていれば，創縁は軽度隆起し密着しているので，表層の固定はテープや皮膚接着剤などを使用してもよいが，より厳密に皮膚面を接合させるために一般に皮膚縫合を追加する．この皮膚縫合は，術後の創腫脹を見越し可及的に緩やかに縫合する．使用する糸も顔面などでは，非常に細い7-0，6-0などのナイロン糸を用いる．

c. 抜 糸

表層の縫合糸の長期の留置は，たとえ細い糸でも糸痕を残すので，避けるべきである．原則として顔面では，術後5〜7日，四肢・体幹では術後7日〜10日くらいで全抜糸を行う．

3) 植 皮

古くから多くの外科系分野で使用されてきた方法であるが，表皮層と真皮層の一部を含む皮膚薄片を採取し，創部に縫合固定し，創の治癒を図る手技である．

植皮は採取される皮膚の厚さにより，分層植皮と全層植皮に分類される．

a. 分層植皮

真皮層の一部が含まれる植皮であり，全層植皮に比べ皮膚が薄い分だけ生着しやすく，新鮮熱傷・外傷例など感染を伴う創傷に対しよい適応となる．しかし，術後植皮片の収縮に伴う拘縮や色素沈着をきたしやすく，関節可動部や整容的再建が目的となる部位の修復には不適である．

b. 全層植皮

文字どおり皮膚全層を植皮片とするもので，移植する創傷部位の血流状況などが良好でなければ生着は難しい．しかし，一旦生着し，術後の遮光や圧迫などの後療法を行えば，拘縮や色素沈着は比較的少ない．顔面などへの整容的な植皮には本法が用いられる．なお，移植された植皮片は，その色調，質感などもとの部位の性質を維持するため，顔面への植皮など整容的な治療では，皮膚採取部の選択に配慮が必要である．具体的には，顔面への全層植皮の場合であれば，耳前部・耳後部・鎖骨上部などから採皮し，手掌への植皮には足底周囲の部位から採皮する．

c. 採取法

植皮片の採取方法であるが，分層植皮の場合には，各種のダーマトーム，シルバーナイフ，カミソリやメスなどを用いて行われる．

中でもダーマトームは分層植皮片採取専用の器械であり，半筒ドラムとそれに同軸の刃を有し，ドラムに粘着性のテープを貼ることにより皮膚を押さえつけながら採取するタイプが最も一般的である（図12.13）．そのほかに電動式のものや，フリーハンド型などのタイプがある．いずれも器械に目盛がついており，ほぼ所定の厚さの皮膚を採取できるようになっている．

d. 固定法

植皮の生着機序として，移植直後は組織液の浸透による栄養補給を受け，その後は毛細血管の吻合・新生により移植床からの本格的な血液の供給が始まるとされている．したがって，術直後は植皮片を移植床と密着させ，血行再開までの安静固定を図ることが重要となる．

一般的な植皮片固定法としては，タイオーバー法がある．これは，植皮片の辺縁にかけた縫合糸を用いて，植皮片上においたガーゼや綿花ごと圧迫・固定する方法である（図12.14）．

なお，このタイオーバー固定は感染などの合併症がなければ約1週間後に解除する．

4) 皮 弁

皮弁（flap）とは，皮膚だけに限らず軟部組織や硬組織をも含めた複合組織移植法のひとつである．元々は遊離植皮（skin graft）に対する用語であったが，近年，組織への血行形態の解明とともに種々の新しい皮弁が開発され，様々な分類が

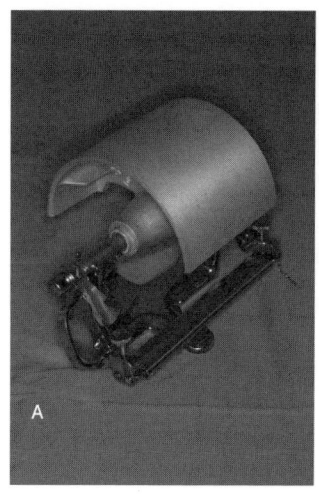

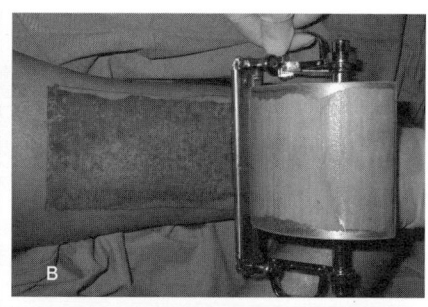

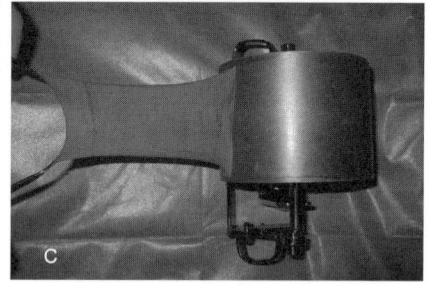

図12.13 分層皮膚を採皮するのに一般的に用いられている Padgett-Hood 型ダーマトーム．ドラム面に粘着性のテープを貼付し，皮膚に押し付けながらドラムを回転させ，持ち上がった皮膚を付属した刃で削皮する．なお，採取する皮膚の厚さは目盛で調整できるようになっている．
（A）本体，（B）採皮中（大腿より皮膚を採皮している），（C）ドラムから植皮片を剥がすところ．1回の操作で最大10×15 cmのシート状の分層皮膚を採取できる．

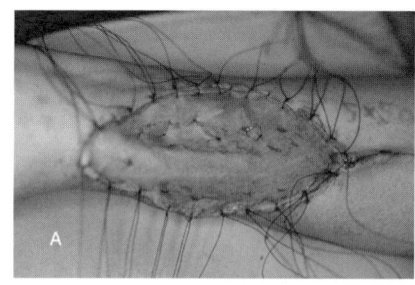

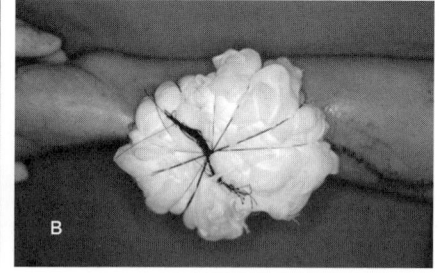

図12.14 植皮片の固定を行うためのタイオーバー法
（A）前腕への植皮（前腕皮弁採取後），（B）この植皮部にガーゼを厚めにあて，植皮片を縫合した糸で上からしっかり固定する．

提唱され若干の用語の混乱がみられている．しかし本来は，組織の一部が身体との連続性を保ったまま移動される有茎の組織弁であり，その連続部分（茎，pedicle）を通して血行が保たれているものである．以下に基本的かつ代表的な分類について述べる．

a. 移動法による分類
（1） 局所皮弁
局所皮弁とは，欠損部周囲の組織の移動法であり，比較的小範囲の欠損の修復に利用される．種々の移動の方法があるが，基本形として，advancement flap（前進皮弁），transposition flap（移行皮弁），rotation flap（回転皮弁）の3つに分けられる（図12.15）．

欠損部周囲の組織の移動であるため，術後も周囲皮膚と色調・質感が適合するという大きな利点がある（図12.16）．ただ，血行の面からは特定の血管系に頼らないため，デザインなどを誤ると皮弁の壊死を生じる危険性がある．

（2） 遠隔皮弁
欠損部から離れた身体の部位にデザインされた

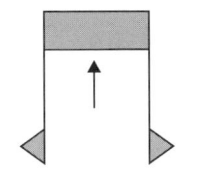

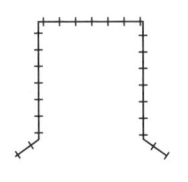

(A) 前進皮弁* (advancement flap)

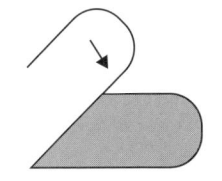

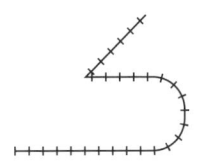

(B) 移行皮弁** (transposition flap)

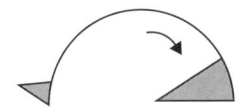

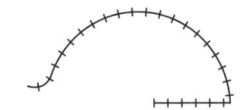

(C) 回転皮弁 (rotation flap)

図12.15 局所皮弁の基本形（いずれも斜線の部分が欠損部で，その周囲の皮膚・皮下組織を矢印の方向に移動させて被覆する）
*：伸展皮弁などとも訳される．**：横転皮弁，転位皮弁などとも訳される．

皮弁を移動させる方法で，頭頸部再建におけるDP皮弁（deltopectoral flap），大胸筋皮弁や，指損傷における鼠径皮弁などが挙げられる（図12.17）．これらの皮弁は，茎部に特定の栄養血管を有し血流が良好であるため比較的広範囲の欠損部の修復に利用できるが，皮弁茎部の切離など複数回の手術が必要となることや，術後一定期間の安静・固定が必要なため患者にとって負担となることなどの欠点がある．さらには，遊離皮弁（6項）の普及などにより，最近では第一選択となることは少なくなっている．

b. 血行による分類

皮弁が，解剖学的に名称のついた特定の血管系により栄養されているかどうかにより大きく以下のような分類がなされる．

(1) random pattern flap

茎部周囲からの皮下血管網などを通じた不特定な血流により栄養されるもので，皮弁茎部の幅に対し，生着可能な皮弁の長さは2倍程度とされる．上記の局所皮弁は多くがこのタイプとなる．

(2) axial pattern flap

既定の動静脈を皮弁内に含み，その動静脈の走行方向に長くデザインされた皮弁である．この栄養血管だけを剝離し茎として大きく移動させるこ

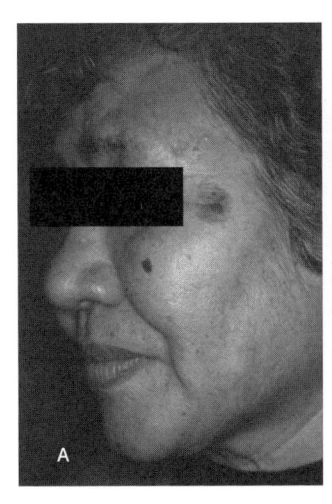

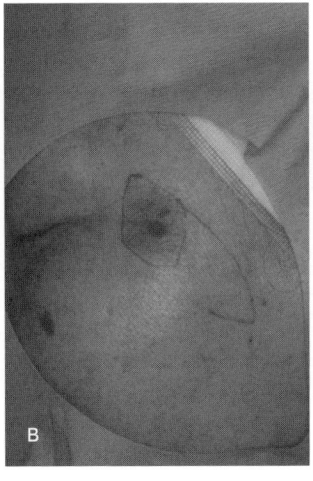

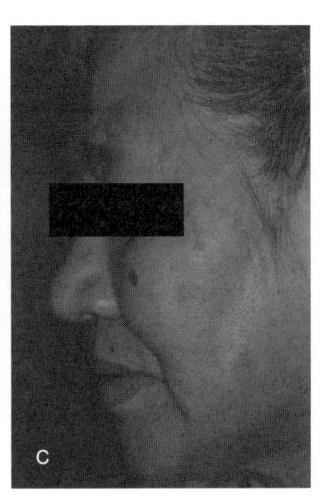

図12.16 顔面皮膚腫瘍の症例
(A) 術前：左頰部に脂漏性角化症を認める．(B) 術中：腫瘍は外眼角に近く単純な切除・縫縮では眼瞼の変形が生じるので，hatchet flap（回転皮弁と移行皮弁の両方の要素を有する局所皮弁：皮弁が手斧の形に似ているのでこの名称がある）をデザインした．(C) 術後1年：上下眼瞼の変形はなく，傷跡もほとんど目立たない．

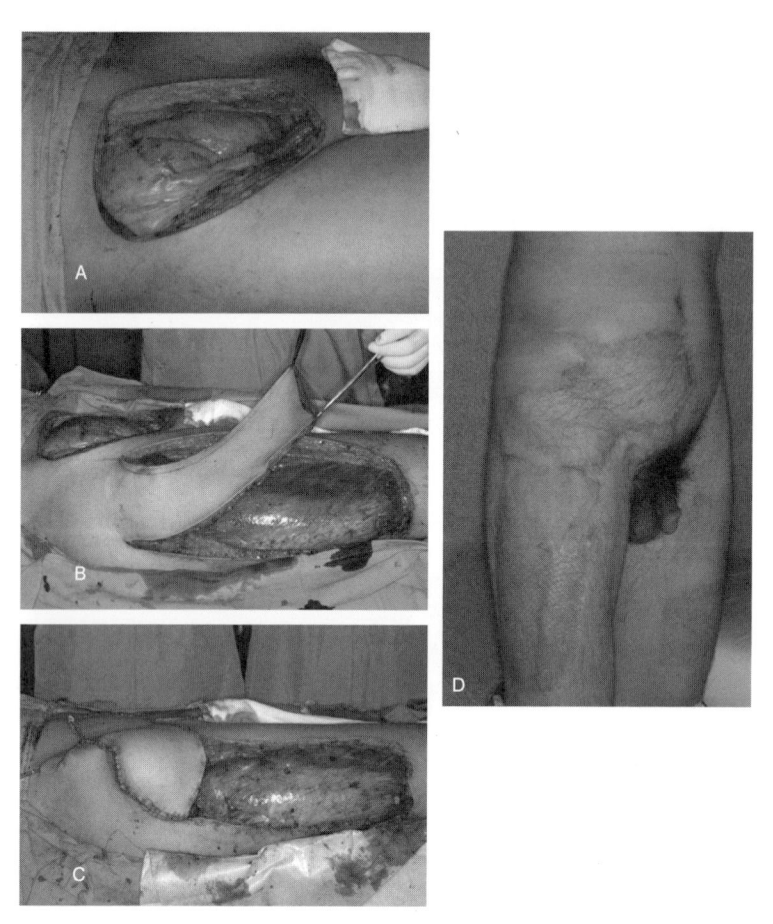

図 12.17 腹壁 MFH（malignant fibrous histiocytoma, 悪性線維性組織球腫）の症例
(A) 腫瘍切除後の欠損．(B) 大腿筋膜張筋皮弁を挙上したところ．(C) 欠損部に皮弁を移動し, その後に生じた大腿の欠損部には植皮を行う．(D) 術後1年の状態．

とも可能であり，さらには血管茎を切り離して遊離皮弁として移植することも可能である．

5) tissue expansion 法（組織拡張法）

人体の皮膚・軟部組織は，例えば妊娠時の女性の腹壁のように，緩徐な外力の作用によりかなりの程度まで伸展させることができる．この皮膚の伸展性を利用して，医原的に所定の部分の皮膚・皮下組織を拡張させ，欠損部の修復に用いるのが本法である．

本法で使用する器材（エキスパンダー）は，シリコン製のバッグ本体とリザーバー（生理食塩水を注射器で注入するためのドーム）からなり，本体の容量や形態も種々の種類が販売されている．

実際の手技としては，欠損の状況に応じたエキスパンダーを最初の手術で欠損部周囲の皮下に埋入する．術後2週間後くらいから，リザーバーを通して1週間に1度生理食塩水の注入を開始するが，1回の注入量はエキスパンダー全容量の10%程度を目安とする．すると最初の手術から約2か月ほどで full expansion となるが，この状態でできれば数週間おいて皮膚の伸展を十分に得た後に，2回目の手術としてエキスパンダーの抜去と同時に伸展した皮膚・皮下組織による欠損部の修復を行う（図 12.18）．

本法の利点は，身体のあらゆる部位に適応可能であり，欠損部周囲の皮膚を利用するので，再建後も色調や質感に違和感が少なく整容的な治療に適していることである．一方，欠点としては，少

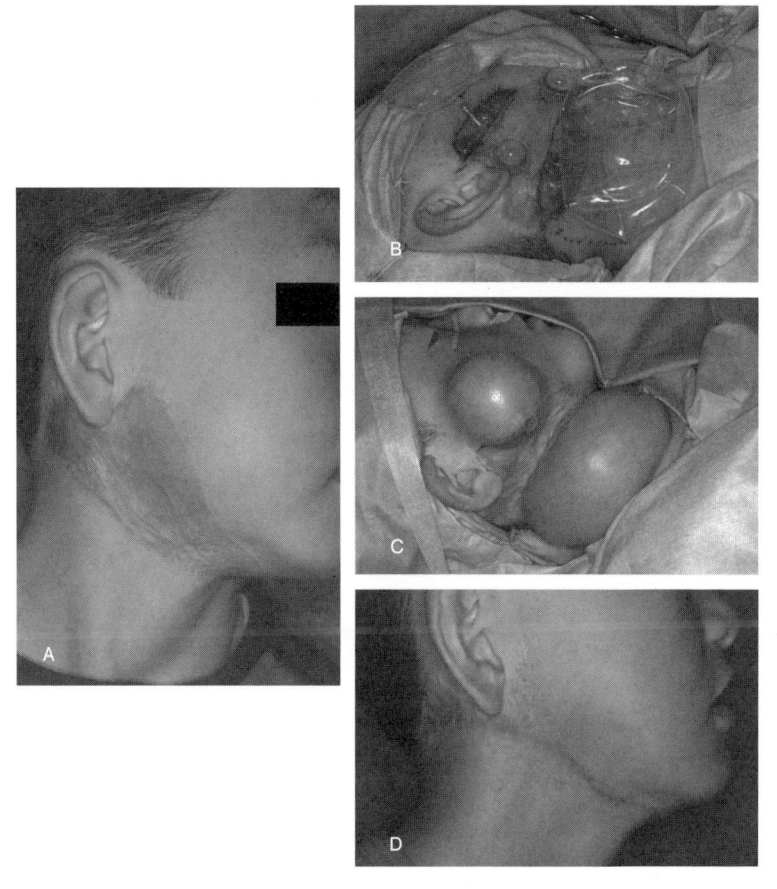

図 12.18 頬部熱傷後瘢痕の症例
（A）術前：右頬部に熱傷を負い，植皮を施行されたが，色素沈着などが目立つため，エキスパンダーによる形成術を予定した．（B）初回手術で瘢痕部の上下の皮下にエキスパンダーを挿入する．（C）エキスパンダーを十分に膨らませた後，2回目の手術を行う．エキスパンダーを摘出し，伸展して余裕のできた皮膚・皮下組織で瘢痕部を被覆する．（D）術後2年：直線状の傷となり，頸部の拘縮もみられない．

なくとも2回の手術を要すること，伸展させる部位によっては膨隆が目立ったり，運動制限が必要となるため一時的にしても社会生活上の支障が生じること，幼少児では十分な理解が得られず適応となりにくいことなどが挙げられる．

6）遊離皮弁

皮弁（4項）でも述べたが，特定の血管系で養われる皮弁をその栄養血管基部で切断・遊離し，欠損部に移行し，その移植床の動静脈と血管吻合することにより，血行を保ったまま（生きたまま）組織を移植する方法である．本法では，皮膚・皮下組織・筋肉・骨・腸管などどのような組織であろうと，またこれらが組み合わさった組織であろうとも，血行支配領域さえ確認されていれば，その組織本来の性質・創治癒力をほぼ損なわずに移植できるという大きな利点がある．この方法を可能にしたのは，身体各部位における血行形態の解明が進んだことと，手術用顕微鏡や手術器具の発達であり，現在では口径1mm以下の血管でも安全確実に吻合できるようになっている．

遊離皮弁移植術の基礎となる微小血管吻合に関しては，歴史的には，1965年のTamaiらの世界初の切断指再接着に始まるが，計画的に組織を移植するいわゆる遊離皮弁の最初の成功例は1972年のHariiらの頭皮皮弁移植である．以後，種々の皮弁が開発され，身体各部位の再建に応用され，

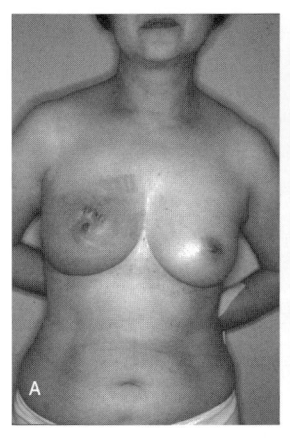

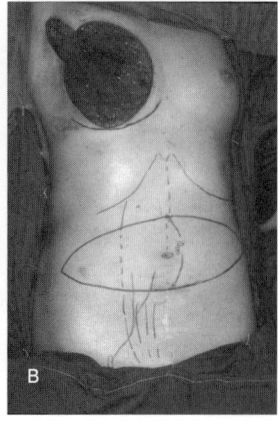

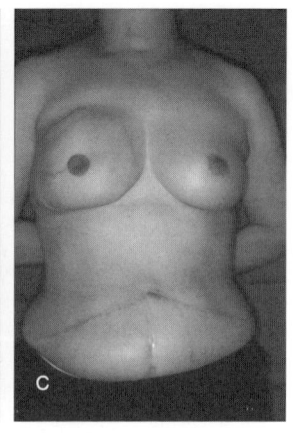

図 12.19 乳癌切除後の即時再建例[4]
(A) 術前:右乳がん. (B) 術中:胸筋温存乳房切除術 (Patey法) 後, 遊離腹直筋皮弁をデザインした. (C) 術後1年あまりの状態. 乳輪も作成されており, 再建乳房の形態も良好である.

治療成績の向上に大きく寄与してきた.

本法の特徴は, 血流に富んだ組織を移植できる, 欠損部の再建に適した種類・量の組織を身体各部位から幅広く選択できる, 一旦遊離された組織なので欠損部への逢着・固定が比較的自由に行えるといった点が挙げられる. 一方, 欠点としては, 口径の小さい血管同士の吻合であるため血栓形成などによる移植組織への血流途絶で移植組織が壊死に陥る可能性が挙げられるが, その率は4%前後である.

以上のような利点から, 今日では, 頭頸部腫瘍切除後の再建, 乳がん切除後の乳房再建 (図12.19) などに代表される各種悪性腫瘍切除後の広範囲組織欠損の修復, 陳旧性顔面神経麻痺の動的再建, 四肢の開放性骨折や骨髄炎, 放射線潰瘍の治療などに, 本法は幅広く適応されており, 再建外科の中核に位置する確固たる地位を確立している.

形成外科の手術手技は, 皮膚外科を行う上で基本となる手技といえる. 本節では, 基本的な縫合法や植皮から, 皮弁, 遊離組織移植まで幅広く形成外科の手技を中心に簡単に述べた. 皮膚外科を志す臨床医や, 皮膚疾患の治療に関心のある方々に少しでもお役に立てれば幸いである.

〔中塚貴志・市岡　滋・時岡一幸〕

文　献

1) 波利井清紀監修: TEXT 形成外科, 第2版, 南山堂, 東京, 2004
2) *Skin Surgery* 形成外科増刊号**44**, 2001
3) Harii K: Microvascular tissue transfer. Fundamental technique and clinical applications, Igaku shoin, 1983
4) 中塚貴志ほか: 腹直筋皮弁による乳房再建. 手術**55**(8): 1261-1266, 2001

12.8 内服療法

皮膚科領域において内服療法が重要となるのはいかなるときであろうか．病変の主体が深さや広がりからみて外部から容易に到達できる場合は外用療法が重要となろう．内服療法が大きな役割を果たすのは，病変の主体が真皮あるいはそれ以下にある場合，通常の外用では到達できない部位に病変がある場合，そして病変が広汎な分布をとる場合などが挙げられる．ここでは感染症における内服療法（細菌感染症，真菌感染症，ウイルス感染症など），抗アレルギー薬，免疫抑制薬などについて概説する．

1) 皮膚科における内服療法

a. 抗生物質，抗菌薬

細菌感染症においては，起炎菌の同定を行い，それに感受性のある抗生物質を使う，ということが基本であるが，注意するべき点がいくつかある．抗菌薬の効果の程度はMIC（最小発育阻止濃度）により表されることが多いが，これは基本的にシャーレの中の培地上での発育の阻止をみているものである．皮膚の感染症の場合は炎症の場が皮膚であることを思い起こさなければならない．すなわち，皮膚への移行ということも考えて薬物を選択する必要がある．表12.8に示したごとく，皮膚への移行がよい（皮膚組織内濃度が血中濃度の0.7倍以上）とされている抗菌薬はマクロライドであるクラリスロマイシン（CAM，クラリス®），エリスロマイシン（EM，エリスロシン®），ロキシスロマイシン（RXM，ルリッド®），スパルフロキサシン（SPFX，スパラ®），フレロキサシン（FLRX，メガロシン®），レボフロキサシン（LVFX，クラビット®），アミカシン（AMK，アミカシン®），クリンダマイシン（CLDM，ダラシン®）である．中等度の移行（皮膚組織内濃度が血中濃度の0.4～0.7倍未満）を示すものにはミノサイクリン（MINO，ミノマイシン®），トスフロキサシン（TFLX，オゼックス®），セファクロル（CCL，ケフラール®），セフォチアム・ヘキセチル（CTM-HE，パンスポリンT®），セフジニル（CFDN，セフゾン®），セファゾリン（CEZ，セファメジン®），アモキシシリン（AMPC，サワシリン®）がある．一方，セフジトレン・ピボキシル（CDTR-PI，メイアクトMS®），セフポドキシム・プロキセチル（CPDX-PX，バナン®），イミペナム/シラスタチン（IPM/CS，チエナム®）などは移行が悪く（皮膚組織内濃度が血中濃度の0.4倍以下）注意が必要である．

内服の間隔，投与量も重要で，ペニシリン系，セフェム系では同じ投与量であればMICを考えつつ回数を多く分割投与した方が効果が上がるが，アミノグリコシド（非経口）では濃度依存性の効果があるためにあまり分割するのは得策ではない．また，レボフロキサシンにあっては，最近の研究から1回100 mgにて1日3回内服するよりも，1回200 mgとして1日2回内服する方が効果がよいとされている．

抗生物質の抗菌作用以外の働きが最近注目され

表12.8 皮膚への移行

皮膚への移行がよい（皮膚組織内濃度が血中濃度の0.7倍以上）	クラリスロマイシン，エリスロマイシン，ロキシスロマイシン，スパルフロキサシン，フレロキサシン，レボフロキサシン，アミカシン（非経口），クリンダマイシン
中等度の移行（皮膚組織内濃度が血中濃度の0.4～0.7倍未満）	ミノサイクリン，トスフロキサシン，セファクロル，セフォチアム・ヘキセチル，セフジニル，セファゾリン，アモキシシリン
移行が悪い（皮膚組織内濃度が血中濃度の0.4倍以下）	セフジトレン・ピボキシル，セフポドキシム・プロキセチル，イミペナム/シラスタチン

ている．以前からミノマイシンは抗菌作用に加えて抗炎症作用があることが知られてきたが，最近ではマクロライド系抗生物質の抗炎症効果が注目されている．これは12～16員環の大ラクトン環を基本骨格として，1つ以上のアミノ酸あるいは中性糖を有する抗生物質で，14員環をもつものはEM，CAM，RXMであり，15員環はアジスロマイシン，16員環はロキタマイシン，ジョサマイシン，ミデカマイシンとなっている．特に14員環のマクロライドの作用が注目されており，抗菌作用はもとより，モチリン様作用（消化管蠕動ホルモン様作用），抗炎症作用，免疫調整作用，抗バイオフィルム作用，血管新生抑制作用などが報告されている（表12.9）．皮膚科領域では実際に湿疹・尋常性乾癬においてその作用が報告されている．ただし，抗炎症効果だけ狙っての抗生物質の長期連用は耐性菌の出現を考えると十分な注意が必要である．

間接的に作用を発揮しているもうひとつの例として，尋常性痤瘡における抗生物質の内服療法が挙げられる．尋常性痤瘡とはいわゆる「にきび」のことである．尋常性痤瘡はその成因として毛嚢開口部の閉塞，脂腺の増大などによる面皰の形成に始まり，毛嚢の常在菌である *Propionibacterium acnes*（アクネ菌）が毛嚢内で増殖することにより病態が完成する．アクネ菌はリパーゼを産生し，それにより皮脂中の中性脂肪はグリセリンと脂肪酸に分解される．この脂肪酸は毛嚢壁を刺激し，また破壊を惹起する．これと同時に，アクネ菌が存在することにより白血球の一種である好中球が毛嚢内に集まり，組織を障害する活性酸素を放出する．したがって，治療に際しては毛嚢内に存在する嫌気性菌であるアクネ菌に対して抗菌作用のある薬剤を用いることと，すでにそこで起きている炎症に対して抗炎症効果のある薬剤を用いることが重要である．これらの観点からみると，ロキシスロマイシンがその条件を満たしている．

b. 抗真菌薬

広汎な分布をとる白癬，外用剤の到達しにくい爪白癬などでは抗真菌薬内服が有用である．皮膚の真菌症に対して用いられる抗真菌薬は本邦では2種類ある．ひとつはテルビナフィン（ラミシール®）であり，もうひとつはイトラコナゾール（イトリゾール®）である．テルビナフィンは本邦での用量は1日125 mgと欧米に比べてやや少ないが，効果は良好であり，爪白癬の場合通常は3～4か月で軽快している．テルビナフィンの場合，投与開始前に1回，投与開始後は月に1回は末梢血検査，肝機能検査，CKの検査が必要である．テルビナフィンはイトラコナゾールと異なり，併用禁忌薬が現時点では報告されていない点が利点である．一方，イトラコナゾールではテルビナフィンのような厳格な検査は指示されていないが，併用禁忌薬がある．ピモジド（オーラップ®），ペプリジル（ペプリコール®），キニジン，シサプリド（リサモール®）はイトリゾールにより代謝が遅延，血中濃度が上がり，また心電図上でQTの延長，不整脈をみることがある．シンバスタチン（リポバス®）は代謝の遅延と横紋筋融解症が問題となる．アゼルニジピン（カルブロック®），ニソルジピン（バイミカード®）は血中濃度上昇，エルゴ

表12.9 14員環マクロライドの多彩な作用

項目	作用	関係する細胞
サイトカイン産生調整	IL-2・IL-3・IL-4産生抑制	リンパ球
	IL-6・GM-CSF産生抑制	気管支上皮細胞
	IL-8産生抑制	好中球，単球
	TNF-α産生抑制	単球，マクロファージ
好中球機能抑制	好中球走化性抑制	好中球
	活性酸素種産生抑制	
	IL-8蛋白産生・遺伝子発現抑制	
	抗酸化作用（RXM>CAM>EM）	

タミン（カフェルゴット®），ジヒデルエルゴタミン（ジヒデルゴット®）は血中濃度上昇と血管の攣縮，トリアゾラム（ハルシオン®）は血中濃度の上昇と副作用発現増強，塩酸バルデナフィル（レビトラ®）は血中濃度の上昇などの副作用があり，併用禁忌薬として能書に記載されている．これら併用禁忌薬は年々増加しており，常に最新の情報を収集すべく気をつける必要がある．ちなみに口腔カンジダ症に用いられるミコナゾール（フロリード® ゲル）は剤型がゲル製剤なので見落としがちであるが，嚥下するように設計してあるため，内服したのと同じことになりピモジド，キニジン，トリアゾラム，シンバスタチン，アゼルニジピン，ニソルジピン，エルゴタミン酒石酸塩，ジヒドロエルゴタミンメシル酸塩は併用禁忌薬である．

爪白癬の場合，イトラコナゾールによるパルス療法が行われることがある．これは1日400 mgを2回に分割して内服，1週間続け，3週間休薬するというスケジュールを1セットとして3回実施するというものであり，患者によってはこの方がコンプライアンスが向上することがある．ちなみにこの処方は現在のところ爪白癬にのみ保険適応である．イトラコナゾールではもう1点注意するべきことがある．それは内服のタイミングであり，吸収をよくするために食事直後の内服とされている．

c. 抗ウイルス薬

単純疱疹，帯状疱疹の治療において抗ウイルス薬が用いられる．現在内服薬として利用可能なものはアシクロビル（ACV，ゾビラックス® など）とそのプロドラッグである塩酸バラシクロビル（VACV，バルトレックス®）である．VACVはACVの経口吸収性を改善したもので，ACVに必須アミノ酸のひとつであるL-バリンをエステル結合させたものである．経口投与後すみやかに腸管から吸収され，主として肝臓において活性代謝物であるACVに変換され，ヘルペス群ウイルスに対して強力に作用する．ACVはヘルペスウイルス感染細胞にとりこまれるが，このとき宿主の正常細胞と比べると感染細胞により強い親和性がある．水痘・帯状疱疹ウイルス（VZV）あるいは単純ヘルペスウイルス（HSV）感染細胞内ではアシクロビルはウイルス性チミジンキナーゼによりアシクロビル-1-リン酸となる．ウイルス性チミジンキナーゼの存在しない正常細胞ではこのステップを欠く．アシクロビル-1-リン酸がさらに宿主の酵素によりアシクロビル-2-リン酸となり，さらにリン酸化されアシクロビル-3-リン酸（活性型アシクロビル）となる．アシクロビル-3-リン酸はデオキシグアノシン-3-リン酸と拮抗して，ウイルス性DNAポリメラーゼを抑制し，デオキシグアノシン-3-リン酸がウイルスDNAに取り込まれるのを阻害する．アシクロビル-3-リン酸はウイルスDNA鎖にとりこまれ，DNA鎖の伸長を停止させ，ウイルスの増殖を抑制する．アシクロビル-3-リン酸はデオキシグアノシン-3-リン酸に比べて正常細胞DNAポリメラーゼに対する親和性が低く，正常細胞への影響は少ない．これらのことから，選択的にVZV, HSV感染細胞で選択的に効果を発揮することがわかる．

ACVとVACVの作用を比較検討したデータによると，HSVによる口唇・顔面ヘルペス，カポジ水痘様発疹症ではVACV（1日2回内服）がACV（1日5回内服）に比べて有意に高い有効性を示した．とくにカポジ水痘様発疹症では著効例の割合が高かった．帯状疱疹においても，1日3回の内服にもかかわらず同等の有効性を示した．これらのことからVACVが臨床的に優位と考えられる．ACVおよびVACVは腎機能障害の患者において血中濃度が高くなることが報告されており，腎不全患者また加齢に伴い腎機能が低下していることが考えられる高齢者ではその程度に応じて用量調節が必要である（表 12.10）．

ACVは培養細胞ではヘルペスウイルス属であるEpstein-Barrウイルス（EBV）の増殖を抑制するが，臨床的には伝染性単核症に対して効果が認められていない．

2) 抗アレルギー薬

皮膚科領域においては非常によく用いられてい

表12.10　腎機能障害者におけるVACVの減量の目安

クレアチニンクリアランス (ml/min)	バラシクロビルの投与量	
	単純疱疹	帯状疱疹
>30	1回500 mgを1日2回	1回1000 mgを1日3回
15～30	1回500 mgを1日2回	1回1000 mgを1日2回
<15	1回500 mgを1日1回	1回1000 mgを1日1回

血液透析を受けている患者にあってはクレアチニンクリアランスが15 ml/min未満の推奨用量を採用し，また透析日は透析終了後に内服するものとする．

表12.11　主な抗ヒスタミン薬の特性

一般名	代表的商品名	体内動態	
		T_{max}	$t_{1/2}$
第一世代			
マレイン酸クロルフェニラミン	ポララミン	2	12～15
塩酸プロメタジン	ヒベルナ	2～3	13
フマル酸クレマスチン	タベジール	4	5～8
塩酸ジフェンヒドラミン	レスタミン	2～4	5～8
塩酸ホモクロルシクリジン	ホモクロミン	1	データなし
塩酸シプロヘプタジン	ペリアクチン	9	データなし
第二世代			
塩酸アゼラスチン	アゼプチン	4～6	16.5
オキサトミド	セルテクト	2～4	5.2
メキタジン	ゼスラン	5～8	32.7
塩酸エピナスチン	アレジオン	1.9	9.2
塩酸オロパタジン	アレロック	1	8～10
フマル酸ケトチフェン	ザジテン	2.8	6～8
ベシル酸ベポスタチン	タリオン	1.2	2.4
塩酸セチリジン	ジルテック	1.4	7
ロラタジン	クラリチン	1.7～2.9	14
塩酸フェキソフェナジン	アレグラ	1.9～2.2	7.7～13.8
エバスチン	エバステル	4～6	15
フマル酸エメダスチン	レミカット	3.1	7

る薬剤である．抗アレルギー薬とは，アレルギー疾患の免疫反応で生じるケミカルメディエーターの遊離を抑制したり，あるいは放出されたケミカルメディエーターの作用と拮抗したりする物質である．ここでは大きく2つに分けて概説する．ひとつは抗ヒスタミン作用のある薬剤であり，もうひとつはケミカルメディエーター遊離抑制がその主効果である薬剤である．その分類と詳細を表12.11に示した．

a. 抗ヒスタミン作用をもつ抗アレルギー薬

1950年代から用いられていて主にヒスタミンH_1受容体拮抗作用がその薬効であるものを第一世代と呼び，ケミカルメディエーター遊離抑制作用を示すものを第二世代と呼ぶことがある．第一世代の薬剤は抗コリン作用が分離できておらず，緑内障や前立腺肥大の合併している症例では使えない．かかる症例では第二世代が適応である．副作用である眠気も第一世代には強いものが多い．

これは中枢神経系におけるヒスタミン受容体を介した作用である．眠気を生じなくても，薬物内服後に数字置き換え法などの認知機能検査を実施すると，その成績は多くの場合顕著に低下することが知られている．例えばマレイン酸クロルフェニラミン（ポララミン®）2 mgを緩徐に静注した後，眠気はプラセボ投与時とは変わりないにもかかわらず，認知機能がウイスキー水割り4杯程度摂取後と同等のレベルまで低下していることが報告されている．このことはすなわち，薬物により「自覚しない機能低下状態」に陥って，その結果運転障害による致命的事故，職場での生産能力低下と労働災害，在宅患者の転倒，学生の学習能力低下といった問題を起こす可能性があるということである．要するに「眠くなければ他の活動は普段と同じようにできる」という考えは間違いということになる．それでは機械の操作を行うような職種の人は何を抗アレルギー薬として使うべきか．P糖蛋白のよい基質であり，中枢神経系からくみ出されやすいとされるフェキソフェナジン（アレグラ®）はこのような副作用の頻度が低い．航空機の操縦能力に関する種々の認知機能検査によってもフェキソフェナジンの安全性が示されている．ゆえに第一選択はフェキソフェナジンといえよう．このほかに，ロラタジン（クラリチン®）が添付文書に「運転には従事させない」「注意させる」などの記載がない．また，エピナスチン（アレジオン®），エバスチン（エバステル®），ベシル酸ベポスタチン（タリオン®）が中枢神経系への影響の少ないものとして知られている．

飲むタイミングとしては1日1回の薬剤は晩とすることが多い．これは多少なりとも生じる眠気を逆に利用してみるという考えである．最近は1日1回内服の薬が多いが，1日2回とされている薬剤でも1日1回にて（1日量は変えず）効果をみたところ，薬効には大差なく，眠気の出方が1日量を2分割した方に強かったという報告がある（オロパタジン）．

抗アレルギー薬のうちおもにCYP3A4により代謝を受けるものがあり，その経路が同時に摂取した薬剤により抑制，未変化体が増加して副作用が出現した例があった．すなわち，テルフェナジン（トリルダン®，発売中止）やアステミゾール（ヒスマナール®，発売中止）の2剤は未変化体ではヒスタミン受容体への活性はないが心毒性があり，抗真菌薬やマクロライドなどCYP3A4を巡る相互作用により未変化体の血中濃度が上昇，QT延長をきたしたりTorsades de Pointesと呼ばれる致死的不整脈を生じたりした．近年では単代謝経路の薬物を候補として選ばない，あるいは未変化体のまま排泄される薬物を選ぶなど工夫がなされており，オロパタジン，ベシル酸ベポスタチン，セチリジン，エピナスチンなどは未変化体として体外に出る割合が高い．このときオロパタジン，ベシル酸ベポスタチン，セチリジンにあっては尿中排泄の度合いが高く，腎不全患者，透析患者でのかゆみのコントロールのために用いるときは用量を減らして経過をみるなどの配慮が必要である．

b. 抗ヒスタミン作用をもたない抗アレルギー薬

皮膚科領域においてはトラニラスト（リザベン®）とトシル酸スプラタスト（アイピーディ®）が重要である．食物アレルギーという観点からはDSCG（ディソディウムクロモグリケート，インタール®）が挙げられる．

トラニラストはナンテンの葉の成分の誘導体の抗アレルギー作用を検討する過程で発見された物質で，本邦で初めての抗アレルギー薬である．肥満細胞や好塩基球からのケミカルメディエーターの遊離を抑制する．また，線維芽細胞からのTGF-β1の分泌を抑制することからコラーゲンの合成を抑制するため，肥厚性瘢痕やケロイドの治療にも用いられている．副作用として頻尿，血尿，残尿感などの膀胱炎様症状をみることがあり，これは開始後8週目までにでることが多い．

トシル酸スプラタストは肥満細胞からのケミカルメディエーター遊離を抑制するのみならず，IL-4やIL-5などのいわゆるTh2サイトカイン産生抑制機能を有しているのが特長である．IL-4はIgMからIgEへのクラススイッチを誘導する

表 12.12　ステロイド経口剤の種類と特徴

一般名	代表的商品名	生物活性半減期（時間）	抗炎症作用力価比	電解質コルチコイド作用力価比
ヒドロコルチゾン	コートリル	8〜12（短時間型）	1	1
酢酸コルチゾン	コートン	8〜12（短時間型）	0.8	0.8
プレドニゾロン	プレドニン	12〜36（中間型）	4	0.8
メチルプレドニゾロン	メドロール	12〜36（中間型）	5	0.5
トリアムシノロン	レダコート	24〜38（中間型）	5	0
デキサメタゾン	デカドロン	36〜54（長時間型）	25	0
酢酸パラメタゾン	パラメゾン	36〜56（長時間型）	10	0
ベタメタゾン	リンデロン	36〜56（長時間型）	25	0

ために重要であるが，IL-4 産生抑制は IgE の減少につながる．また，IL-5 は好酸球の遊走や増殖に関連しているため，この経路から好酸球性の炎症を抑制することができる．さらに，本薬剤は抗原感作により発現増加した IgE に対する低親和性受容体である FcεRII を抑制する．これらのことから，アトピー性皮膚炎における効果が期待されている．

DSCG は地中海沿岸の *Amni Visnaga* の種子より抽出された Khellin から合成された薬剤である．この薬剤自体は消化管から吸収されにくいが，腸管局所において食物抗原の体内への吸収を抑制し，また IgG や IgM による免疫複合体の生成も抑制するとされている．この薬剤は食前に内服するのが原則である．

3) 副腎皮質ホルモン

1949 年に Hench がリウマチにおける有効性を報告して以来，強力な抗炎症作用と免疫抑制効果が各種の炎症性疾患・自己免疫性疾患に応用されている．その作用時間と生物学的作用から各薬剤を区別している（表 12.12）．皮膚科領域では重症の接触皮膚炎，中毒疹，自己免疫性皮膚疾患などにおいて使用される．生体内でも副腎皮質から産生される糖質コルチコイドが存在しており，それらは受容体に結合して核内に入り，遺伝子の調節を行うことによって作用を発揮している．同じ経路を通って作用を発揮するステロイド剤はしたがって全身投与した場合に様々な副作用が生じる

表 12.13　ステロイド剤の主な副作用

感染症	細菌・ウイルス・真菌感染症
循環器系	高血圧・血栓症・動脈硬化症
消化器系	消化性潰瘍・膵炎
中枢神経系	ステロイド精神病（不眠・鬱状態など）
代謝・内分泌系	耐糖能異常・電解質異常・高脂血症・満月様顔貌・肥満
骨障害	骨粗鬆症・大腿骨頭壊死・骨折
血液障害	白血球・血小板増加　好酸球減少
皮膚障害	皮膚萎縮・皮下出血・痤瘡
眼障害	白内障・緑内障
その他	成長遅延・副腎不全・創傷治癒遅延

（表 12.13）．長期にわたり投与されると視床下部-脳下垂体-副腎機能の抑制が起こり，副腎が萎縮する．したがって，突然の中断が起こると内因性のステロイドが産生できずに急激な副腎皮質ホルモン欠乏状態となり，非常に危険な状態（副腎クリーゼ）になる．一般に中等量（15〜30 mg/日）を半月以上続けると発現すると考えられる．したがって，感染症を併発した場合でも中止することなくその治療に当たる必要がある．銀杏や漆，毛染めによる接触皮膚炎では短期療法（プレドニンとして 1 日 30〜40 mg/日で 7 日以内）が有効であり，その際は視床下部-脳下垂体-副腎機能の抑制は起こらず，急激な投与中止（数日ごとに減量していく）でも問題はないといわれているが，そのほかの場合は症状や検査所見が改善し落ち着いた時点で減量開始，2 週間に 10％程度の割合で維持量まで減量を行う．副作用対策としてもう一点注目すべきこととしては，骨粗鬆症の治療においては今日ではビスフォスフォネートを用いるのが

一般的とされていることである．

4) 免疫抑制剤

　免疫抑制剤のうち，シクロスポリン（ciclosporin）が乾癬の治療に導入され一定の効果を上げている．シクロスポリンは1970年に真菌の一種である *Tolypocladium inflatum Gams* の培養液中から得られた11個のアミノ酸からなる疎水性の環状ポリペプチドで，主としてヘルパーT細胞に作用し，インターロイキン（IL）2などのサイトカイン産生を阻害することにより強力な免疫抑制作用を示す．国内ではベーチェット（Behçet）病，乾癬，ネフローゼ症候群，再生不良性貧血，赤芽球癆などの疾患に用いられている．

　シクロスポリンは細胞内に入るとシクロフィリンに結合し，その複合体がさらにカルモジュリンの存在下でカルシニューリンに結合してその働きを阻害する．T細胞の活性化の経路でカルシニューリンの働きは重要である．すなわち，様々なシグナルにより細胞内カルシウム濃度が上昇し，カルシニューリンが活性化され，さらに *IL-2* 遺伝子の転写調節因子NFATの細胞質サブユニットを脱リン酸化，核内へ移行させ *IL-2* 遺伝子が発現する．

　尋常性乾癬では誘因となる何らかの刺激により表皮ランゲルハンス細胞，樹状細胞がT細胞を活性化し，IL-2やインターフェロンγなど種々のサイトカインを産生させる．また直接T細胞も刺激され，サイトカインが放出される．このサイトカインの産生をシクロスポリンは阻害すると考えられている．それに加えて表皮細胞への直接作用も示唆されている．

　シクロスポリン投与時には次の点に関して注意が必要である．

　① **腎機能**：シクロスポリンは腎血管の収縮をもたらす．この作用は用量依存的である．投与開始後1か月は2週に1度，その後は月に1度のペースで血清クレアチニンとBUNを測定する．血清クレアチニンが投与前の平均値の130％を超えるようであれば0.5〜1.0 mg/kg/日を目安に漸減し，

表12.14　シクロスポリンとの併用
　　　　以下の点について注意する．

作用の増強	免疫抑制薬
相互の副作用の増強	ニフェジピン（歯肉増殖） アルダクトン（高カリウム血症） サイアザイド（高尿酸血症）
血中濃度上昇	CYP3A4阻害による 　アミオダロン，カルシウム拮抗薬 　マクロライド，アゾール系抗真菌薬 吸収時の腸管内の代謝阻害による 　グレープフルーツジュース
血中濃度低下	CYP3A4誘導による 　リファンピシン，チクロピジン， 　トログリタゾン，カルバマゼピン， 　セイヨウオトギリソウ

場合によっては中止する．

　② **高血圧**：血管拡張物質であるプロスタグランジンの合成阻害，血管収縮物質のトロンボキサンA₂の産生亢進，自律神経への作用，腎機能障害による二次的な変化などが理由として考えられている．血圧が160/95以下にコントロールできないようであれば降圧剤を併用する．ARBが第一選択である．血圧のコントロールが困難であれば0.5〜1.0 mg/kg/日を目安に漸減し，場合によっては中止する．以前用いられていたニフェジピンは促進などの歯肉増殖の報告があり現在では推奨されていない．

　③ **肝機能障害**：AST，ALT，Al-P，LDHの上昇がみられている．AST，ALTが正常上限を50％以上超えるようであれば0.5〜1.0 mg/kg/日を目安に漸減し，場合によっては中止する．

　④ **多毛**：しばしばみられるが，中止により軽快する．

　⑤ **歯肉肥厚**：しばしばみられるが効果と副作用を勘案して継続か否かを検討する．

　⑥ **振戦，頭痛，知覚過敏**：血清マグネシウムが低下する症例に多い．減量または中止により軽快する．

　⑦ **消化器症状**：嘔吐・食欲不振・下痢・腹痛などがある．対症療法を実施，軽快しない場合は減量または中止を検討する．

　⑧ **高カリウム血症，高尿酸血症，低マグネシ**

ウム血症：シクロスポリンの減量または中止により軽快する．

⑨ 感染症：感染症が重症化したり日和見感染が生じたりする．かかる場合はシクロスポリンを中止する．生ワクチンは禁忌である．

シクロスポリンは免疫抑制効果があり，またCYP3 A4により代謝される．これらの点をふまえて表12.14のごとき組み合わせについては注意が必要である．

セント・ジョーンズ・ワート（学名：*Hypericum perforatum*，和名：セイヨウオトギリソウ）は，主にヨーロッパから中央アジアにかけて分布している多年生植物で，これを含有する製品は米国や欧州で広く流通しているが，これらを摂取することにより薬物代謝酵素であるチトクロームP450，特にサブタイプであるCYP3 A4およびCYP1 A2が誘導されることが知られている．このような製品を摂取することにより，シクロスポリンの効果が減少することが報告されている．

興味深いのは食品との相互作用である．平常時にシクロスポリンの代謝能力が高いヒト（Cmaxの低い個体）ほど，グレープフルーツジュースの効果が増大するとする報告がある．シクロスポリンの静脈内投与時には影響がみられず，経口投与の際にバイオアベイラビリティの上昇があったという報告があるため，グレープフルーツジュース中に含まれる物質の作用と考えられる．ある種のフラボノイド特にナリンジンやクエルセチン，ケンフェロールはグレープフルーツジュース中に含有されており，相互作用のみられないオレンジジュース中には含まれていない．このナリンジンはグレープフルーツの苦みの原因とされており，最も多量に存在するフラボノイドである．グレープフルーツジュース中に300〜800 mg/l存在し，腸内で加水分解されアグリコンのナリンゲニンに変換される．ナリンジンやナリンゲニンが腸管のCYP3 A4を阻害していることが示唆されている．

5）レチノイド

本邦においてはエトレチナートが乾癬群，魚鱗癬群，掌蹠角化症，ダリエー病，掌蹠膿疱症，毛孔性紅色粃糠疹および紅斑性角化症，口腔白板症，口腔乳頭腫および口腔扁平苔癬に適応がある．経口投与されたエトレチナートは腸管および肝臓のエステラーゼにより加水分解されて活性代謝物になる．これは血中でアルブミンと結合して標的細胞に運搬される．標的細胞では活性代謝物とレチノイン酸結合蛋白が結合して核内に入り，さらにそれがDNAと結合して活性核レセプター複合体が形成され特定のタンパク質が合成されて薬理活性が生じる．投与2週後から5週後にかけて作用が発現する．この薬剤を使用するにあたっては催奇形性に十分な注意を払う必要がある．処方時には作用と副作用について説明し，同意を書面で得ることとなっている．女性では投与中および投与中止後少なくとも2年間，男性にあっては投与中および中止後少なくとも6か月間は避妊が必要である．また，投与中および中止後少なくとも2年間は献血を行わないものとされている．

以上，皮膚科領域で頻用される内服薬について概説した．内服薬においてはしばしば改訂される添付文書の記載に注意し，併用禁忌，併用注意などの追加について情報を得ておく必要がある．

〔川久保洋〕

12.9 ケミカルピーリング

1) ケミカルピーリングとは

ケミカルピーリングは，1ないし数種類の化学物質を皮膚に塗布することにより，一定の深さで皮膚を剝脱し，皮膚の新生をはかる治療法で，メスを用いない化学的手術療法ともいえる．用いる薬剤の種類や濃度などにより，皮膚への反応，すなわち剝脱される皮膚の深さがコントロールされる．現在広く用いられているグリコール酸は，α-ヒドロキシ酸（α-hydroxy acid; AHA）のひとつである（図12.20）．α-ヒドロキシ酸はフルーツに含まれているため（表12.15），別名フルーツ酸とも呼称され，若返り美容液として低濃度で多くの化粧品に使われている．α-ヒドロキシ酸は角層の結合力を弱め，その結果，角層の剝離を亢進する作用と線維芽細胞の代謝を活発にする作用，およびメラニン生成における律速酵素チロシナーゼ活性を抑制する作用がある（表12.16）．この作用を利用してしみ（角層を剝がすことにより古いメラニンを除去およびメラニン生成の抑制），痤瘡（毛孔の閉塞を除去し，皮脂の分泌を抑制する），脂漏性皮膚炎，しわ・たるみ（線維芽細胞の代謝を活発にする）を治療し，改善することができる．他に，さめ肌の治療においても効果がある．

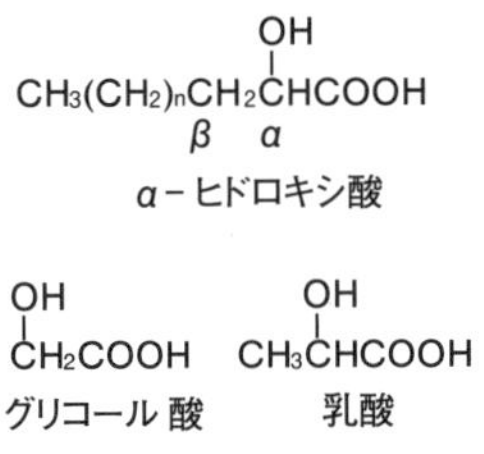

日本皮膚科学会ケミカルピーリングガイドライン2001が作成されたが，本ガイドラインは改訂され，日本皮膚科学会ケミカルピーリングガイドライン2004が公表された[1]．米国のガイドラインでは，剝離深度は，① superficial-depth peeling（浅層ピーリング），② medium-depth peeling（中間（深）層ピーリング），③ deep-depth peeling（深層ピーリング）と分類され，それぞれ用いる薬剤が記載されている．本邦のガイドラインでは，こ

$$CH_3(CH_2)_nCH_2\underset{\alpha}{\overset{\underset{|}{OH}}{C}}HCOOH$$
$$\underset{\beta}{}$$

α-ヒドロキシ酸

$$\underset{グリコール酸}{\overset{\underset{|}{OH}}{C}H_2COOH} \qquad \underset{乳酸}{CH_3\overset{\underset{|}{OH}}{C}HCOOH}$$

図12.20 α-ヒドロキシ酸，グリコール酸，乳酸の化学構造式

表12.15 自然界に含まれるα-ヒドロキシ酸

グリコール酸	さとうきび
乳酸	サワーミルク
リンゴ酸	リンゴ
クエン酸	柑橘類
酒石酸	ぶどう

表12.16 α-ヒドロキシ酸の作用機序

ケラチノサイト	表皮剝離促進（落屑酵素カテプシンDの活性化），メラニン除去促進，表皮再生の促進，表皮構造の改善
メラノサイト	チロシナーゼ酵素活性抑制
線維芽細胞	増殖促進，コラーゲン産生促進，ヒアルロン酸産生促進，真皮の肥厚化
そのほか	抗炎症効果，脂腺抑制

表12.17 ケミカルピーリングの深達度による分類

レベル	剝離深度による分類名称	組織学的剝離の深さ
I	最浅層ピーリング	角層
II	浅層ピーリング	表皮顆粒層から基底層の間
III	中間（深）層ピーリング	表皮と真皮乳頭層の一部から全部
IV	深層ピーリング	表皮と真皮乳頭層および網状層に及ぶ深さ

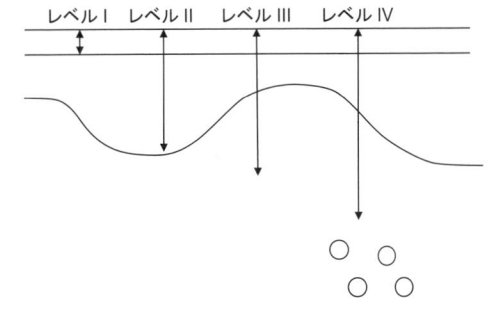

の剥離深度について単純かつ明解となるよう，レベルI〜IVと4段階に分類している（表12.17）．

表皮に壊死をきたすような皮膚剥離を伴うレーザー療法およびレベルIII以上のピーリングは，痂皮（いわゆるかさぶた）が生じ，通常の化粧ができるようになるまで回復するのに数日を要す．また，日本人を含めた東洋人では，痂皮形成を生じるような炎症をきたした場合，色素沈着をおこしやすい．レベルI, IIのケミカルピーリングは，いわゆるダウンタイム（数日にわたり化粧ができない時間）がなく，日常生活に支障をきたさない治療法として本邦においても広く受け入れられるようになっている．以下に，グリコール酸を用いたレベルI, IIのケミカルピーリングについて紹介する．

a. ケミカルピーリングの手技・手順[2)]
（1）洗顔
化粧やサンスクリーン剤などをクレンジングで除去した後，石けんなどを用いて洗顔し，皮脂を除去する．

（2）治療準備
ヘアバンドやシャワーキャップにて髪の毛が治療の妨げにならないようにする．中和剤や冷却時の水だれ防止のため，首周りをタオルで覆う．

（3）脱脂
有機溶剤である pre-peel cleanser（われわれが用いているのは25％エタノール水溶液）を脱脂綿に含ませ，ピーリングを施行する部位を丁寧に拭く．アルコール綿に対するかぶれなどのアレルギーの既往の有無について，あらかじめ確認しておく．痤瘡患者は皮脂量が多いので，皮膚表面にむらができないよう，脱脂綿への皮脂付着状況をみながら，十分に取り除く．これは，水溶性のグリコール酸を皮膚へ十分に透過させるための pre-treatment である．ここから以降，眼は閉じておいてもらう．

（4）ピーリング剤の塗布
脱脂後，ピーリング剤を刷毛で塗布する．ピーリング1回目の患者には前額から塗布を始め，両頬，鼻，下顎へと塗布を進める．約20 sec以内で全体の塗布を終える．眼，口唇粘膜にピーリング剤がつかないよう細心の注意を払う．

pH未調整のグリコール酸を用いる場合のおおむねのピーリング濃度，および施行時間の目安は表12.18[3)]のとおりである．痤瘡患者では皮脂量は多いが，セラミドが少なく角層の水分保持能が低下している場合がある．冬にピーリングを施行する際には，角質の状態をよく観察する必要があり，弱めの条件でピーリングを施行すべき場合がある．また，痤瘡患者ではスクラブ，すなわち顔面をごしごしとこすって洗うようなスキンケアを行っている場合があるが，この処理により物理的に角層が剥がれて薄くなっているので，ピーリング剤が浸透しやすくなり，思わぬ強い反応を生じることがある．したがって，ピーリング塗布時の皮膚の変化を注意深く観察しておく必要がある．

POINT：痤瘡患者では炎症の強い部位やびらん面がみられることがあるが，これらの部位はピーリング液塗布による痛みが強いので，あらかじめその旨をよく説明しておく．また，膿疱形成部位では，ピーリング後に排膿がみられ，同部は痂皮形成，そして一過性の色素沈着となることをあらかじめ説明しておく．

（5）ピーリング剤の除去と洗顔
弱アルカリの2％炭酸水素ナトリウム液（pH 8.8）をスプレーにて紅斑反応の強い部位から粉霧し，中和反応による白い泡がみられなくなるまで，十分に中和する．中和液が首筋にたれないよう，ガーゼおよびタオルで受ける．中和液はガーゼで吸うようにし，擦らない．眼に中和液が入らないよう，眼はしっかり閉じてもらい，眼囲の液はガーゼで速やかに吸う．

患者に水道水で洗顔してもらう．

表12.18 グリコール酸濃度と時間[3)]

年齢	濃度（w/v％）	時間（分）
10〜20代	20〜35	2-3
30代	35	3
40代	35〜50	3-4
50代	50	3-5
60代	50〜70	3-5
70〜80代	70	3-5

（6） 冷　　却

水を含ませて凍らせたガーゼをおく．冷たいのを好む患者と好まない患者がいるので，凍ったガーゼを用いるか，水で少しぬるくしたガーゼを用いるかは患者の意向に応じる．5～15分．ぬるくなったら交換する．特に紅色反応が強かったり，痛みを訴える場合は，この時点で十分に冷却する．

（7） 後処置

痤瘡の場合，ピーリングにより膿疱蓋がとれて排膿が起きている部位において，自然排膿では不十分で，疼痛を伴うようであれば，圧出して排膿する．浸潤を伴う紅色丘疹では，ピーリング後同部が腫脹し，疼痛を伴うことがある．穿刺後，排膿処置を施行する．開放面皰からは面皰内容物の排出がみられる．軽く圧することにより容易に圧出できる．

局所に強い浮腫性紅斑が生じ，冷却後も疼痛が生じていたら，テラコートリル軟膏®もしくはリンデロンVG軟膏®を外用し，翌日来院してもらう．

排膿処置のない場合には，通常に化粧をして帰宅してもらう．

（8） 治療プログラム

2～3週間に1回，4回治療にて，痤瘡の場合は面皰，紅色丘疹，軽度の瘢痕の改善が得られる．主として面皰よりなる軽症の痤瘡患者では，1～2回の治療にて改善が得られる．紅色丘疹の多い炎症性痤瘡では，抗生剤内服とピーリングを併用すると，紅色丘疹の改善がより早く得られる．

ピーリングを終了して，角栓除去に働くスキンケアをしなければ，2か月弱で痤瘡の再燃がみられる．グリコール酸ローションを普段のスキンケアとして併用すると，改善効果はより長く持続する．

（9） 術後の経過およびケア

皮膚の角層が薄くなるため，紫外線に対して過敏となるので，遮光に努める．ピーリング施行後2か月は十分な遮光が必要である．冬期では，ピーリング中は保湿剤によるケアが必要となる．

紫外線に対して過敏となる結果，局所の免疫能が低下し，単純性ヘルペスの再燃がみられることがあるので，あらかじめヘルペスの既往について確認しておく．

（10） ピーリング時の条件設定

用いるグリコール酸製剤，および塗布条件，塗布する皮膚の状態により，ピーリングの反応が異なってくる．留意すべき要因については表12.19にまとめた．

b．治療効果

痤　瘡　毛孔の閉塞が解除されるため，痤瘡の新生を抑制する．また，グリコール酸の抗炎症効果により紅斑反応の抑制，また真皮の再生により瘢痕の改善がみられる．作用機序，留意すべき点，問題点は表12.20[4)]にまとめた．

色素沈着症　表皮のターンオーバーを亢進させることにより，古いメラニンが除去されて，早い場合，約2週後には色素斑の消失がみられる．また，メラニン生成における律速酵素チロシナーゼ活性を抑制することにより，頑固な表皮性メラ

表 12.19　α-ヒドロキシ酸ピーリングに影響する因子

濃度
時間
α-ヒドロキシ酸の剤型，pH
ピーリングの頻度
皮膚に浸透するピーリング剤の量
年齢（光老化の程度）
術前の皮膚状態

表 12.20　痤瘡におけるケミカルピーリングの作用機序，留意点，問題点

作用機序
1. 角栓融解作用により，早期に面皰や丘疹を改善．膿疱の排出促進により，*P. acnes* を減少
2. 抗脂腺作用
3. 抗炎症作用による紅斑の改善
4. 膠原線維増生促進作用により皮膚のきめや瘢痕を改善

留意すべき点
1. 痤瘡の重症度
2. 皮膚の状態（皮脂量，水分量，角層の状態）
3. 患者の年齢
4. 併用療法

問題点
1. 治療効果があまり持続しない（数週間）
2. 角層の水分保持能の低下（セラミドの減少による）
3. 重症例の中には抗炎症効果が不十分な例がある

ノサイトの活性化による色素沈着の改善が得られる.

角化異常症　角質層の結合力を弱め，角層を薄くすることにより，魚鱗癬などの治療に威力を発揮する.

しわ，たるみ　線維芽細胞の代謝を活発にすることにより，皮膚にはりがでてくる.

2) グリコール酸の作用機序

a. しみ改善

グリコール酸ピーリングにより日光黒子などの顔面の色素斑が改善する機序としては，主として表皮ターンオーバー亢進による過剰メラニン排出促進によることが考えられる．しかし，乳酸はメラニン生成の律速酵素であるチロシナーゼのmRNA発現を抑制し，美白作用を示すとの報告がなされている．そこで，ピーリングに頻用されているグリコール酸にもメラニン生成抑制作用があるのか否かについて，マウスメラノーマ細胞B16を用いて検討した．実験では，乳酸のみならずグリコール酸もメラニン生成を抑制することが判明した（図12.21）[5]．また，グリコール酸はマウスおよびヒトのチロシナーゼ活性抑制効果を有する（図12.22）[5]．次のしわの改善機構において述べるように，グリコール酸は角化細胞のIL-1αの遊離を促進するが，放出されたIL-1αは，メラノサイトにパラクリン機序にて作用し，メラニン生成を抑制する．したがって，グリコール酸ピーリングのしみ改善にかかわる作用機序としては，少なくとも表12.21のような3点が考えられる.

b. しわ改善

グリコール酸ピーリングは，痂皮を形成することなく，浮腫性紅斑が生じる程度の炎症を皮膚に惹起する条件で，光老化皮膚を改善させることができる．すなわち表皮のみならず真皮にも作用し

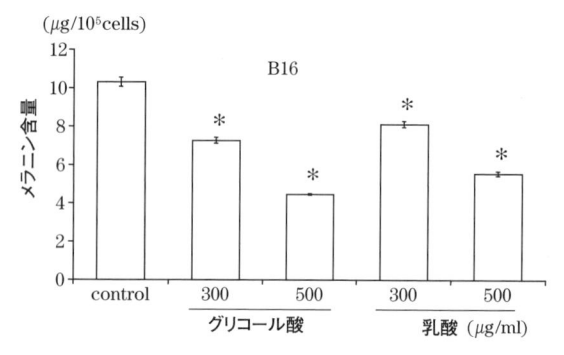

図12.21　グリコール酸および乳酸のメラニン生成抑制[5]
培養マウスメラノーマ細胞B16にグリコール酸および乳酸を添加し，5日後にメラニン量を測定．$*p<0.05$.

表12.21　グリコール酸の色素斑治療における作用機序

1. 表皮ターンオーバー促進による早期メラニン排出による皮膚色の改善
2. グリコール酸のチロシナーゼ活性抑制によるメラニン生成抑制
3. ケラチノサイトからのIL-1αの放出促進，IL-1αのチロシナーゼ活性抑制

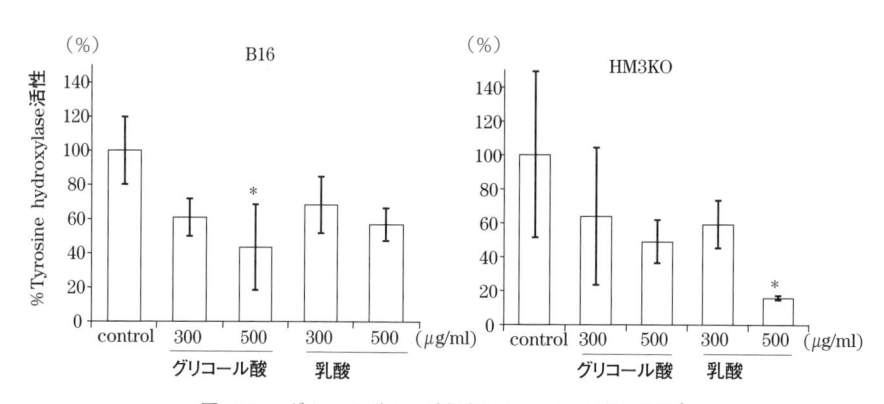

図12.22　グリコール酸および乳酸のチロシナーゼ活性抑制[5]
培養マウスメラノーマ細胞B16およびヒトメラノーマ細胞HM3KOにグリコール酸および乳酸を添加し，5日後にチロシナーゼ活性を測定．$*p<0.05$.

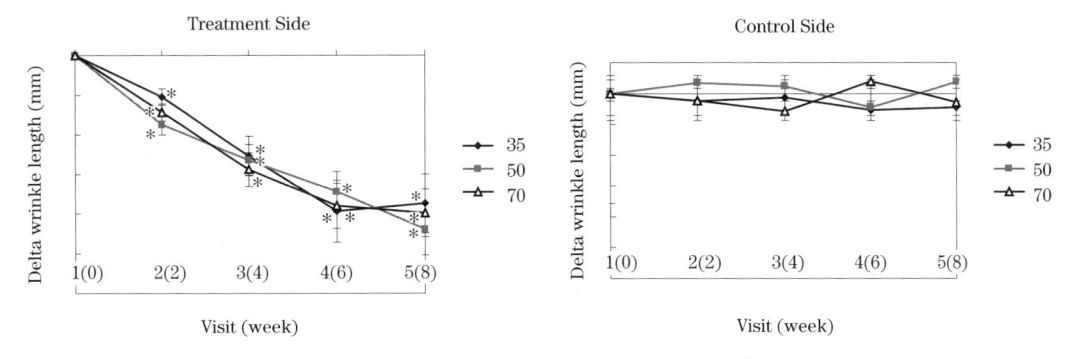

図 12.23 グリコール酸濃度別のしわの総長の変化[6]

35%：10代3名，20代18名，30代6名，40代4名，50代1名．
50%：10代4名，20代18名，30代13名，40代11名，50代11名，60代2名，70代1名．
70%：60代3名，70代1名，80代1名．

て rejuvenation（若返り）効果が誘導される．グリコール酸を添加した培養線維芽細胞を用いた実験にて，線維芽細胞のコラーゲン産生が促進することが示されており，GA が真皮に到達して作用しているのではないかと考えられてきた．

　グリコール酸ピーリングの効果は，イオンに遊離しない形でのグリコール酸の皮膚への浸透に基づくものであるため，主として用いるグリコール酸の pH とその濃度，時間により，浸透度が決定される．したがって，高濃度グリコール酸ピーリングの方が，皮膚へ深く浸透し，線維芽細胞のコラーゲン産生を促進して，しわの改善に働くと予想された．しかしながら，図 12.23 に示すように，35, 50, 70%（w/v）のグリコール酸濃度群間ではしわの治療効果に相違はみられなかった[6]．用いたグリコール酸の濃度は，痂皮形成を起こさないで紅斑反応を誘導する条件としたので，高齢者ほどグリコール酸による紅斑反応は生じにくいために，70%で治療したのは 60 歳以上の者であった．これら年齢層では，しわの性状が深いために酸が十分真皮に浸透してもしわ改善効果が低い結果になったのかもしれない．しかしながら，35%群と50%群では，その平均年齢は各々28歳，38歳であるので，単に酸の浸透度のみが重要であるとするなら，50%群の方が，より効果が高いはずである．グリコール酸による紅斑反応誘導と小じわ改善とが相関したことより，酸の浸透よりもグリコール酸ピーリングの紅斑反応誘導および誘導後

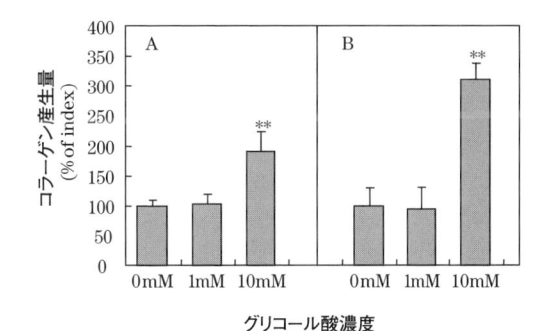

図 12.24 グリコール酸の培養線維芽細胞のコラーゲン産生に対する作用[7]

A. 培養線維芽細胞に 0, 1, 10 mM グリコール酸ナトリウム塩を添加し，24 時間後コラーゲン産生量を ELISA にて測定．
B. 培養角化細胞に 0, 1, 10 mM グリコール酸ナトリウム塩を添加し，24 時間後本培養上清を回収し，培養線維芽細胞に加えてさらに 24 時間後にコラーゲン産生量を ELISA にて測定．
$**p<0.01$．

にかかわる因子，例えば角化細胞，線維芽細胞，血管内皮細胞，炎症細胞から誘導されるサイトカインなどが間接的にしわ改善に働いたものと推察される．

　実際塗布したグリコール酸が皮膚のどこまで浸透しているかという点に関して，明らかにした報告はない．皮膚の主たる構成細胞は角化細胞であり，皮膚に塗布した薬物に最初に反応するのは角化細胞であることから，角化細胞がグリコール酸に反応して，何らかの因子を放出して線維芽細胞におけるコラーゲン産生を促進させるように働い

ている可能性が考えられる．図12.24に示すように，Okanoらは培養線維芽細胞におけるコラーゲン産生をグリコール酸は促進するが，グリコール酸により角化細胞から放出された因子がグリコール酸とともに培養線維芽細胞におけるコラーゲン産生をより促進することを明らかにした[7]．さらに，グリコール酸で刺激を受けた線維芽細胞（A）とグリコール酸により角化細胞から放出された因子とグリコール酸の両者で刺激を受けた線維芽細胞（B）のコラーゲン産生および分解にかかわる遺伝子群の発現を検討すると，グリコール酸で刺激を受けた線維芽細胞（A）ではⅠ型コラーゲンα1（α1(I)）の遺伝子発現が高くなる．一方線維芽細胞（B）ではより高いα1(I)の発現の誘導のみならず，コラーゲン分解に働くmatrix metaloprotease（MMP）-1,3の発現の上昇がみられた．したがって，グリコール酸に反応した角化細胞はコラーゲン産生を増強させる因子を放出するが，同時に分解誘導因子も放出していることが考えられる．角化細胞から遊離され，MMPsを誘導する因子としてIL-1αが知られているが，グリコール酸により角化細胞からIL-1αが放出されてくることが示された（図12.25）[7]．

以上まとめると，グリコール酸は角化細胞に作用してIL-1αを遊離するが，IL-1αは紫外線などで早期に誘導されるprimary cytokineであり，種々のサイトカインの誘導にかかわるので，何らかのサイトカインネットワークが生じて，IL-1αのMMPs誘導によるコラーゲン分解作用に

トータルとして優るコラーゲン産生の誘導が生じるものと考えられる．

3） グリコール酸の角層剥離機序

レベルⅠ, Ⅱのグリコール酸ピーリングを施行すると角層が剥がれやすくなり，通常グリコール酸ピーリング3〜4日後では，日焼け後のようにがさがさとなる．角層が剥離（落屑）するためには，角質細胞同士を接着しているデスモソームが分解される必要がある．このデスモソーム分解にはカテプシンDと角層特異的キモトリプシン（stratum corneum chymotryptic enzyme; SCCE）およびトリプシンが関与していることが明らかになっている（図12.26）．SCCEは，pH8付近のアルカリ性に至適pHをもつが，弱酸性でも活性を保持する．顆粒層上部のlamellar bodyで産生され，細胞間脂質の放出に伴い角質細胞間へ移動することが確認されている．トリプシンは中性付近の落屑およびSCCEの活性化に関与していると考えられている．カテプシンDはpH2〜5付近の酸性に至適pHをもち，顆粒層上部から角層全域に存

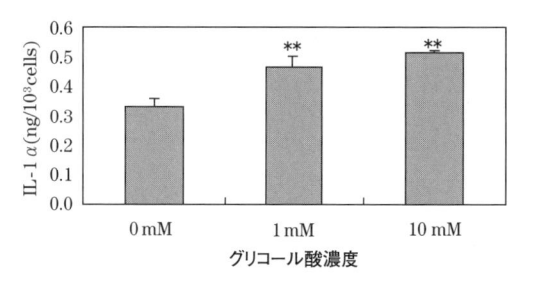

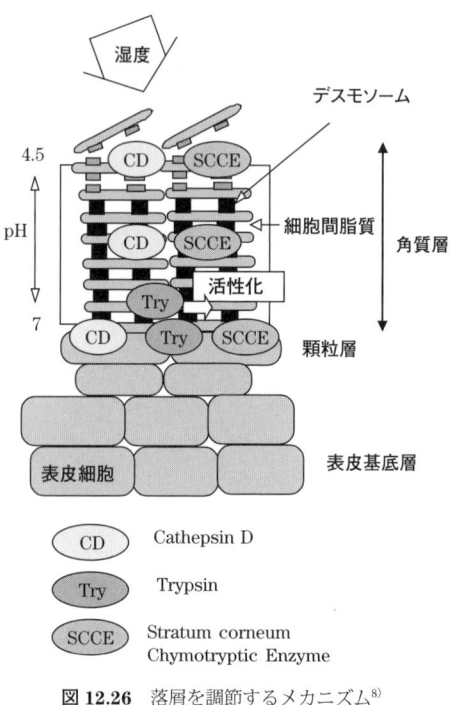

図12.25 グリコール酸添加後の培養角化細胞からのIL-1αの遊離量[7]
培養角化細胞に0, 1, 10 mMグリコール酸ナトリウム塩を添加し3時間培養後，グリコール酸を含まない新しい培地に変えてさらに21時間培養し，この培養上清中のIL-1α量をELISAにて測定．**$p<0.01$．

図12.26 落屑を調節するメカニズム[8]

在する．角層は図12.26に示すように，最下部ではpH 7付近の中性であるが，上層（外層）にいくに従い低下していき，最外層ではpH 4.5～5.4の弱酸性である[8]．

ピーリングに用いる35～70%（w/v）濃度のグリコール酸はpH 1前後であるため，ピーリングにより角層が酸性に傾き，結果として酸性に至適pHを有する剥離酵素の活性が高まり，角層剥離が亢進するのではないかと予想される．そこで，ヒト上腕内側に50%（w/v）濃度のグリコール酸（pH 0.9）水溶液を30分塗布し，2%炭酸水素ナトリウム液（pH 8.8）にて中和し，中和直後，2, 7, 9, 14, 19, 22日後にテープにて2層目の角層を採取し，カテプシンDおよびSCCEの酵素活性を測定した．図12.27に示すように，SCCEは経過中酵素活性に変動がみられなかったのに対し，カテプシンDでは，2日目まで低下し，7日以降に活性増加がみられた[8]．GAピーリングによる角層のpHの動きを検討すると，GA塗布直後，中和後も2～10層目の角層はpH 2～3の酸性に傾いており，これは24時間以降に回復することがわかった（図12.28（a））[8]．また，図12.28（b）に示すようにカテプシンDの酵素活性はこの付近でpH 5のときよりも活性が高い．したがって，グリコール酸を30分塗布している間に角層の酸性化によりカテプシンD酵素の活性化が誘導されたために，その後採取した酵素の in vitro での活性が低下したものと推察される．

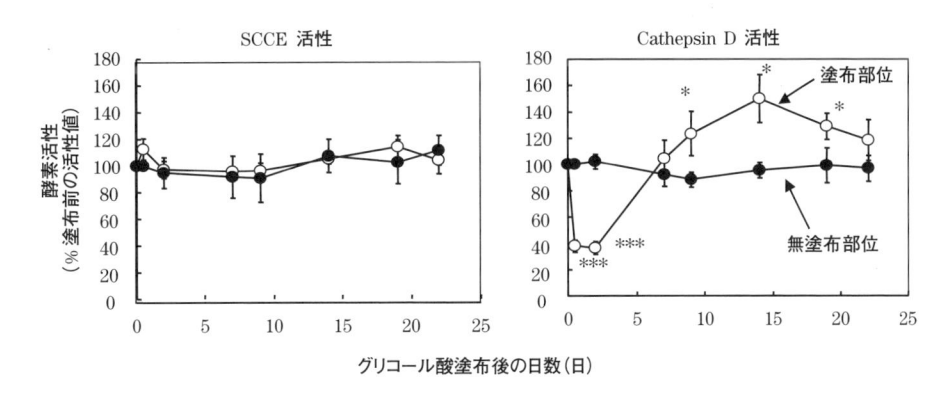

図12.27 グリコール酸ピーリングによる角層剥離酵素の変動[8]
ヒト上腕内側に50%（w/v）濃度のグリコール酸（pH 0.9）水溶液を30分塗布し，2%炭酸水素ナトリウム液（pH 8.8）にて中和し，中和直後，2, 7, 9, 14, 19, 22日後にテープにて2層目の角層を採取し，酸化インスリンB鎖を基質としてカテプシンDおよびSCCEの酵素活性を測定．○GA塗布部位，●GA無塗布部位．$p<0.05$，**$p<0.001$．

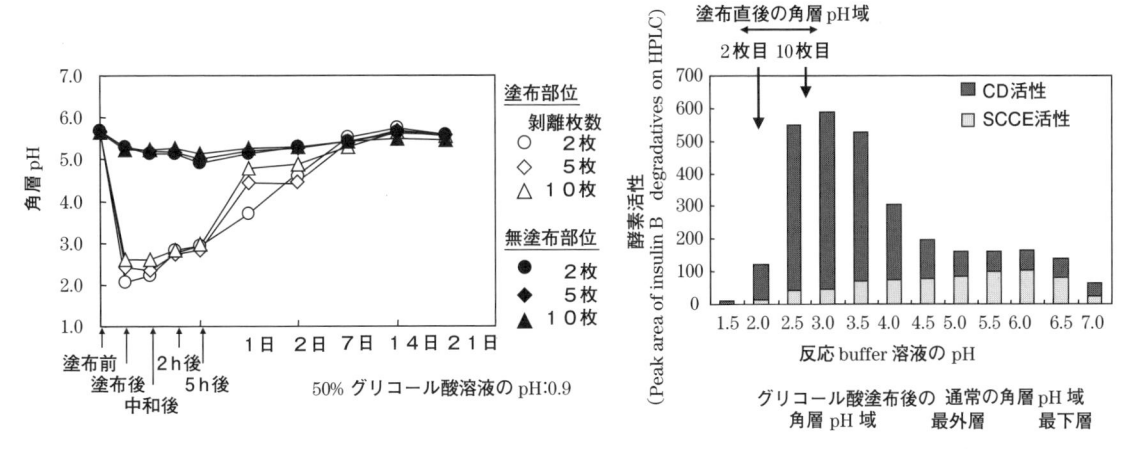

図12.28 グリコール酸ピーリング後の角層のpHの変動および角層剥離酵素のpH依存性活性強度[8]
(a) 角層のpH，(b) カテプシンDおよびSCCE酵素のpH依存性活性強度．

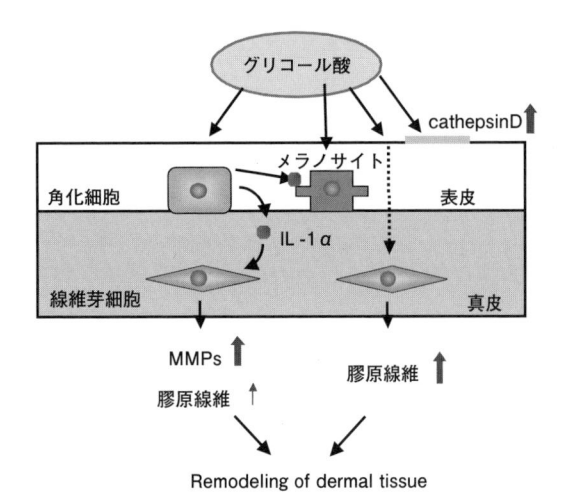

図12.29 グリコール酸の皮膚細胞に対する作用

このようなSCCEとカテプシンDの酵素活性の変動から，グリコール酸ピーリング後の角層剥離には，少なくとも以下の2つの機序が考えられる．①角層の下層（テープストリッピング10層目）に至るまで酸性（pH 3）に傾くためにカテプシンDが角層下層まで急速に活性化される，②新規にカテプシンDが産生されて数週にわたる長期活性増強が生じる．これら角層の状態の変動は，グリコール酸ピーリング後のスキンケアの際に考慮すべき要素と考えられる．

ケミカルピーリングが単に皮膚を剥脱して，再生を促すのみならず，皮膚細胞に対し，種々の作用を有することが明らかになってきている．塗布されたグリコール酸は角化細胞，メラノサイト，そして真皮にまで到達するのであれば，線維芽細胞に作用して，サイトカインの放出などを誘導し，各種皮膚反応を惹起させると同時に，酸性の水溶液であることにより，角層のpH勾配を一時的に変動させて剥離酵素の活性を修飾する（図12.29）．これらの機序がより明確になると，よりよい治療プロトコールおよびスキンケアを確立するのに役立つものと期待される．〔船坂陽子〕

文献

1) 古川福実・松永佳世子・伊藤正俊・上田説子・菊地克子・戸佐真弓・船坂陽子・宮崎孝夫・久野有紀・山本有紀・岸岡亜紀子・北島康雄・古江増隆（日本皮膚科学会ケミカルピーリングガイドライン2001改訂に関する検討委員会）：日本皮膚科学会ケミカルピーリングガイドライン2004. 日皮会誌 114: 953-957, 2004
2) 船坂陽子：高い適応のある疾患. ケミカルピーリング―これが私のコツと技（古川福実・船坂陽子・上田説子編），南山堂，pp3-8, 2003
3) 船坂陽子：グリコール酸による色素斑の治療. 臨皮 55: 135-139, 2001
4) 船坂陽子：ケミカルピーリングの基礎と臨床. Aesth Dermatol 12: 57-64, 2002
5) Usuki A, Ohashi A, Sato H, Ochiai N, Ichihashi M, Funasaka Y: The inhibitory effect of glycolic acid and lactic acid on melanoma cells. *Exp Dermatol Suppl* 2: S43-S50, 2003
6) Funasaka Y, Sato H, Usuki A, Ohashi A, Kotoya H, Miyamoto K, Hillebrand G, Ichihashi M: The efficacy of glycolic acid for treating wrinkles: Analysis using newly developed facial imaging systems equipped with fluorescent illumination. *J Dermatol Sci Suppl* 1: 53-59, 2001
7) Okano Y, Abe Y, Masaki H, Santhanam U, Ichihashi M, Funasaka Y: Biological effect of glycolic acid on dermal matrix metabolism through dermal fibroblasts and epidermal keratinocytes. *Exp Dermatol Suppl* 2: S57-S63, 2003
8) Horikoshi T, Matsumoto M, Usuki A, Igarashi S, Hikima R, Uchiwa H, Hayashi S, Brysk MM, Ichihashi M, Funasaka Y: Effects of glycolic acid on desquamation-regulating proteinases in human stratum corneum. *Exp Dermatol* 14: 34-40, 2005

13 美容皮膚科

皮膚の老人性徴候（老徴）は加齢によって発生する生理的皮膚変化と考えられるが，できることなら老徴を取り除いて，若々しく見せたいと思うのは誰でも感じる強い欲求である．このような皮膚病変に対しては，有効な治療法がなかったため，その悩みをもつ患者の多くは，エステや怪しげな民間療法に走り，金銭的トラブルや火傷，接触皮膚炎などの皮膚傷害がみられた．しかし最近の医学の発達により，いくつかの老徴は治療可能な疾患になってきた．

1）美容皮膚科の治療

美容外科領域の治療法には脂肪吸引・注入術や顔面除皺術などの大小様々な外科的治療法がある．特に顔面除皺術は術者の熟練を要し，神経損傷や皮膚壊死などのリスクもあることから手軽に行えるものではない．さらに，麻酔などのトラブルも多い．そこで登場してきたのが，プチ整形と称するものである．このプチ整形の多くは技術的にはそれほど難しくはないため，エステでも簡単にできるわけであるが，医師法の壁のため，医師免許を有している者でなければ行うことはできない．

2）プチ整形の種類

a．レーザー療法

レーザーはあざの治療ばかりでなく，美容皮膚科の分野でもよく使われる重要な治療手段である．レーザー治療の詳細はすでに述べてあるので，ここでは主に美容皮膚科におけるレーザー治療について記載する．

（1）赤ら顔の治療

血管腫の治療に有効な色素レーザーは毛細血管拡張症にもある程度効果があるため，赤ら顔の治療手段となる．しかしレーザー治療の項目で述べたように，血管腫用のレーザーはすべての血管腫に効果があるわけではなく，副作用もある．あくまでも試みてよい治療ということである．ただしパルス幅の長い血管腫用のレーザーは以下に述べるように皮膚の若返りの目的で使用することができる．

（2）レーザー脱毛

後述（5b項参照）．

（3）皮膚の若返り（skin rejuvenation）

i）photoablation ablationとは様々な方法により表面の物質あるいは組織を除去することをいうが，photoablationは光によるablationを意味する．レーザーによるablationはレーザービームを絞ることにより，ピンポイントサイズの穴をあけることが可能で，さらにその深さも正確にコントロールできる．そのため，フリーハンドで行う手術と比べ，より正確な除去手術が可能である．photoablationに使用されるレーザーは主に2種類あり，ひとつは炭酸ガスレーザーなどの遠赤外線を照射する赤外線レーザーで，もうひとつは紫外線レーザーである．

赤外線は水に吸収され，その熱作用により組織を気化する．連続照射であると熱が周りの組織に伝わり，レーザー照射野の辺縁あるいは下床に熱変性をきたすが，照射時間が短いパルス光であると，レーザー照射野辺縁の熱変性を少なくすることができる．このような短パルスのレーザーで，

レーザー照射野表面組織の水分を一瞬のうちに気化することによって表面組織を除去することを，thermal ablation と呼んでいる．

一方，短パルスの紫外線レーザーは，一瞬のうちにレーザー照射野表面の蛋白組織を破壊し，ナイフで削りとったように表面組織を除去することができる．このようなレーザーの光化学作用による ablation を chemical ablation と呼んでいる．chemical ablation は周りの組織に熱傷害を残さず，水分含有量の少ない組織にも有効で，また1回の照射でサブミクロンという厚さの組織の除去が可能であり，thermal ablation より正確でコントロールしやすいという利点を有している．

ⅱ) **laser skin resurfacing**　laser skin resurfacing（レーザー治療により皮膚を平らに仕上げること）は，老化のために変性に陥った真皮上層をレーザー照射で除去（photoablation）し，その後新たに再生した真皮によって小じわを目立たなくする方法である．つまり皮膚上層に瘢痕を形成することによって，皮膚にひきつれを起こし，小じわを目立たなくするものである．しかしわれわれ黄色人種では，この治療法で瘢痕形成をきたす可能性が高く，実際頸部や口囲では著しい瘢痕形成がみられることが多い．したがって黄色人種を対象にする場合は，レーザーの spot size つまり照射面積を非常に小さくしないと瘢痕が目立ってしまう．そこで，最近照射面積が非常に小さいレーザー（fractional laser skin resurfacing）が開発された．しかしこのレーザーでも副作用の可能性が払拭されたわけではない．

ⅲ) **nonablative laser**　laser skin resurfacing は黄色人種には非常にリスクが高いので，レーザー照射と同時に皮膚表面を冷却装置で冷やし，表皮の傷害をできるだけ少なくするレーザー（nonablative laser）が開発された．nonablative laser は，レーザー光の波長により水 specific レーザーと血管 specific レーザーに分かれるが（図13.1），その中間の波長のレーザーでもよい．なぜならば nonablative laser はレーザーの非特異的熱反応を利用したものなので，真皮に到達する波長の光であればどれでもよいからである．ただし

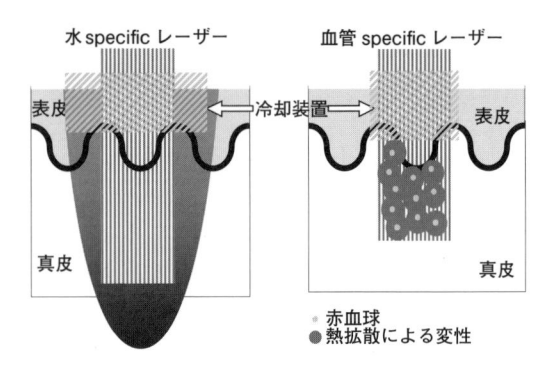

図 13.1　nonablative laser による皮膚の若返り
レーザー光線により真皮成分の熱変性を起こし，その修復過程で真皮の再生を誘導して皮膚の若返りを目指すもので，表皮のダメージを防ぐために皮膚表面の冷却装置は必須である．

パルス幅はあまり短いと色素に選択的に吸収されるため，ミリ秒のパルス幅の光を用いなければならない（12.5節参照）．当然パルス幅が長いと瘢痕形成をきたすため，照射エネルギーを下げざるをえず，その結果皮膚のしわ伸ばし効果はそれほどではない．

① **水 specific レーザー**：水に吸収される高出力の光を照射すると，組織に熱変性が起き，変性した組織を修復するために皮膚の再生が起き，結果的に皺伸ばしが可能となる．そこで，皮膚の若返りを目指すレーザーは，水に吸収され，かつ深部に到達する近赤外線が用いられている．

② **血管 specific レーザー**：パルス幅が長く，ヘモグロビンに吸収される波長の光を照射すると，血管の周りの組織も熱変性を受ける．その結果血管周囲の結合組織は傷害され，新たな組織が再生され，結果的に皮膚の若返りを図ることができる．一般に血管 specific レーザーの方が，皮膚の深達度が低いため，水 specific レーザーよりは皮膚の若返り効果は少ないかもしれないが，赤ら顔などの症状もとれる．

b．高出力パルス光発生装置による治療

selective photothermolysis（12.5節参照）の骨子はエネルギーが高いパルス光は色素病変を選択的に破壊することができるというもので，使用する光源は何もレーザーとは限らない．したがってIPL（intense pulse light）などの高出力のパルス

光を照射できる装置は，レーザーと同じような使い方ができる．しかし，レーザーほど高い照射エネルギーの光を照射することはできず，その出力はせいぜいミリ秒のパルス光を照射するレーザーと同じである．

（1） 利　点

高出力パルス光発生装置の利点は，通常の光源なので，同様のスペックをもったレーザーより，値段が安いことが挙げられる．さらにレーザーでは単一の波長の光しか照射できないが，高出力光発生装置では多種類の光を含んでいるため，たった1台の装置でヘモグロビンにもメラニンにも吸収される波長の光を同時に照射することができる．また，フィルターで，ある領域の光をカットすることも可能である．

ただしレーザー装置と比べ，高出力の光を照射することができないため，治療効果には限界がある．しかしその分皮膚の傷害が少なく，レーザーより安全性は高いため，初心者でも簡単に行える治療法である．さらに皮膚傷害が少ない（裏返せば治療効果も少ない）ため，治療直後すぐに患者は化粧できるので，患者にも喜ばれ，まさにエステ向けの治療法といえる．ただしこの治療も医療行為とみなされているので，エステで行うと医師法違反となる．

（2） 適　用

パルス幅がミリ秒のレーザーと同じなので，老人性色素斑や毛細血管拡張症の治療や脱毛に用いられる．ただしエネルギーはレーザー装置よりかなり低いため，色調の濃い老人性色素斑には有効であるが，色調の薄い老人性色素斑には無効である．血管腫に対しては，比較的太い血管からなる血管腫にある程度の効果がみられる（図13.2）．

また，パルス幅がミリ秒なので，nonablative laserと同じような使い方ができる．これをphotofacialと称している．しかしnonablative laserでも，skin rejuvenation効果は何回も繰り返さないと目に見える効果がでない．ましてや，レーザーより照射出力が低い光発生装置では，skin rejuvenation効果はより不明瞭である．しかしこの光発生装置はメラニンにも吸収される波長の光を含んでいるため，脱毛が可能で，photofacialを繰り返していると，産毛がなくなり，肌がすべすべした感じとなるため，患者には喜ばれるかもしれない．

（3） その他

この装置も通常のレーザー装置と同じように，治療後一過性の炎症後色素沈着を起こす．色調が薄い老人性色素斑では，むしろ炎症後色素沈着によって，治療1か月後にかえって色が濃くなることが多い．このとき再び治療を行うと，老人性色素斑は，出力の低い光発生装置にも反応するようになる．その結果，老人性色素斑もとれるようになる．患者は何回も通わなければならないが，病院の収入は増加する．ただしレーザーも含めこの装置は，肝斑には無効であるため，肝斑に何回もこの治療を繰り返していると，炎症後色素沈着が治まらず，肝斑はよけい濃くなるし，色調の薄い肝斑が顕在化する．

c．ケミカルピーリング

グリコール酸やフェノールなどの化学薬品を皮膚に塗って，その化学作用により，皮膚を溶解させ，皮膚を剝脱させる（peeling）方法である．

（1） 手　技

最初に洗顔し，皮膚の汚れをとる．そしてグリコール酸やサリチル酸などの化学物質を塗る．ある程度の時間がたってから，中和剤によってその

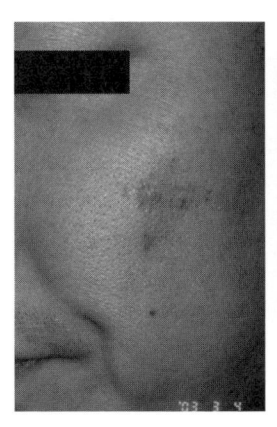

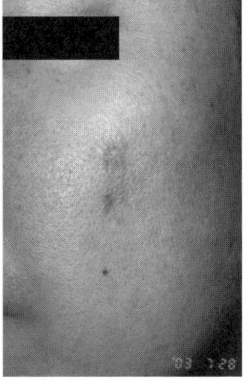

図 13.2 高出力パルス光発生装置（Medilux）による血管腫の治療
左：治療前，右：治療4回後．

表 13.1　ケミカルピーリングの深達度による分類

レベル	剥離深度による分類	組織学的剥離の深さ
レベル I	最浅層ピーリング	角層
レベル II	浅層ピーリング	表皮顆粒層から基底層の間
レベル III	中間(深)層ピーリング	表皮と真皮乳頭層の一部から全部
レベル IV	深層ピーリング	表皮と真皮乳頭層および網状層に及ぶ深さ

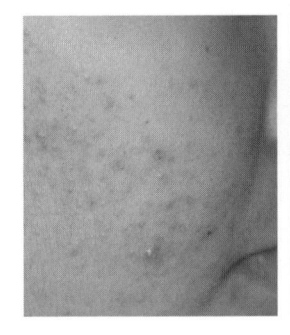

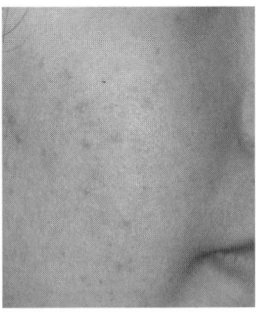

図 13.3　ケミカルピーリングによるにきび治療
左：治療前，右：35％グリコール酸によるケミカルピーリング4回後．

反応を止めた後，洗顔を行う．

（2）種　類

皮膚の剥離する深さにより，浅層（superficial），中間層（medium），深層（deep）の3種類のケミカルピーリングに分類されるが，浅層ピーリングはさらに角層を剥離するケミカルピーリングとそれより深いが表皮に留まるケミカルピーリングに分かれる（表13.1）．使用される薬剤は，ピーリングする深さのレベルにより異なる．また使用する薬剤が同じでも，その濃度やpH，外用時間，あるいは肌質によりピーリングされる深さが異なる．そのため，ピーリングされる皮膚の深さの微妙なコントロールはできない．

（3）注意点

皮膚が深い部位まで剥脱されると脱色素斑や瘢痕を形成するため，皮膚表面だけのピーリング（superficial chemical peeling）に留めた方が無難である．深いピーリング（deep chemical peeling）は瘢痕形成がみられるため，皮膚に生じた小腫瘍の除去の目的で，小範囲あるいはピンポイントのピーリングを行う分にはそれほど問題とならないが，広範囲のピーリングは危険である．

（4）適応疾患

ケミカルピーリングは剥離する深さにより適応となる疾患は様々である．

i）痤　瘡　表皮浅層のケミカルピーリングは基本的にはセロファンテープで皮膚を剥がすテープストリッピングと同じであるが，ケミカルピーリングは毛穴のように陥凹した部位の角化もとることができるので，炎症を伴わない痤瘡（にきび）の治療に有用である（図13.3）．

わが国ではにきび治療には抗菌化学療法しか保険の適応がないため，炎症を伴わない痤瘡，つまり面皰には治療手段がない．一方日本以外の国では以下に述べるレチノイド外用薬が10年以上前から発売されているため，痤瘡治療にケミカルピーリングが行われることはない．レチノイド外用薬の方が，ケミカルピーリングのように手間隙がかからず，また患者も病院を頻回に受診する必要はなく，コンプライアンスも高いからである．

ii）皮膚腫瘍　白人では老人性角化腫のような前癌状態の皮膚病変が多発していることが多い．このような場合，外科的切除は手間隙がかかるが，深層ピーリングはピーリング液を塗るだけですむので，治療は簡単である．しかも老人性角化腫であれば，大きな局面となることは少ないので，深層ピーリングを行っても瘢痕形成はあまり目立たず，特に高齢者だと瘢痕はより目立たない．ただしピーリングされる深さにより病変がとりきれないこともあるので，悪性腫瘍の場合は，やはり外科的切除の方が確実である．

iii）皮膚の若返り（skin rejuvenation）　欧米では深層ピーリングによるしわ伸ばしが行われている．しわの除去には真皮までの除去が必要であるが，真皮まで除去すると瘢痕となるため，白人より瘢痕形成の頻度が高い日本人に深層ピーリングが行われることは通常ない．ただし表皮浅層のケミカルピーリングを何回も繰り返すと，表皮のターンオーバーが亢進し，炎症を起こすため，結果的に真皮上層の膠原線維の再生を促す．そこで長期にケミカルピーリングを繰り返せば，小皺の改善は多少認められる．

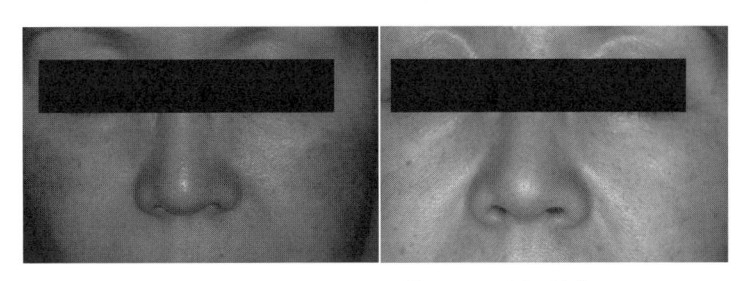

図 13.4 5%ハイドロキノン外用による肝斑の治療
左：治療前，右：ハイドロキノン外用2か月後．

（5）日本皮膚科学会のケミカルピーリングガイドラインの問題点

このケミカルピーリングは日本皮膚科学会のガイドラインでは毛孔性苔癬，炎症後色素沈着，日光色素斑（老人性色素斑），肝斑，雀卵斑にも適応があるとなっているが，炎症後色素沈着はケミカルピーリングをしなくても自然に消失する．また肝斑やそのほかの疾患に対しても，ケミカルピーリングの効果はない．さらにケミカルピーリングはピーリングされる皮膚の深さによって適応が異なるのに，その記載もない．

d. 外用療法
（1）ハイドロキノン

種々の美白剤が肝斑にある程度の効果があるが，その中で最も効果があるものはハイドロキノンの外用である（図13.4）．発赤などの皮膚の刺激症状を起こすが，5％程度の濃度であれば，それほど多くはみられない．軽度な刺激症状は2週間程度外用を繰り返せば，消失することが多い．またハイドロキノンはレチノイドや浅層ピーリング後に使用するとハイドロキノンの浸透が高まり，ハイドロキノンの外用効果が高まる．

しかし肝斑以外の色素病変がハイドロキノンの外用で薄くなることはあまりない．確かにハイドロキノンは皮膚の色調の改善には役立つが，老人性色素斑の場合，病変部ばかりでなく，その周囲の正常部皮膚の色調も薄くなるので，色素斑のコントラストはかわらないからである．

（2）レチノイド

レチノイドの作用は基本的にケミカルピーリングと同じである．この薬剤は皮膚の角層のターンオーバーを亢進させ，異常角化を抑えるので，面皰の治療に有効で，古くより化膿性炎症を伴わない痤瘡の治療に使用されている．世界中で使用されており，レチノイドの外用が認可されていないのはアジアでは日本だけである．そのため，日本ではにきび治療にケミカルピーリングがもてはやされている原因となっている．

レチノイドはケミカルピーリングと同様長期の使用により，真皮上層に炎症を起こし膠原線維の再生を促すため，小じわの改善に役立つ．レチノイドの外用は毎日患者自身でできるので，通院の手間隙が省け，コンプライアンスの点でケミカルピーリングより優れている．しかし，いずれにせよしわ伸ばし効果は肉眼的に明瞭に認識できるものではなく，下記の注入療法とは比較にならない．

（3）そのほかの外用薬

ビタミンCやトラネキサム酸などの外用がしみ治療に使用されているが，これらが有効だという科学的根拠はない．

3）しみ・そばかすの治療

しみは皮膚科の教科書では肝斑の俗称とされている．しかし，しみを主訴に病院を訪れる患者をみてみると，肝斑の患者は意外と少なく，大部分は老人性色素斑であり，次いで成人発症の太田母斑のことが多い．また化粧品かぶれなどの炎症後色素沈着や固定薬疹なども含まれている（図13.5）．このように世間一般では後天的に生ずる種々様々な色素病変をしみと呼んでおり，大型のものをしみ，小型の点状のものをそばかすと呼んでいるようである．したがって，しみ・そばかす

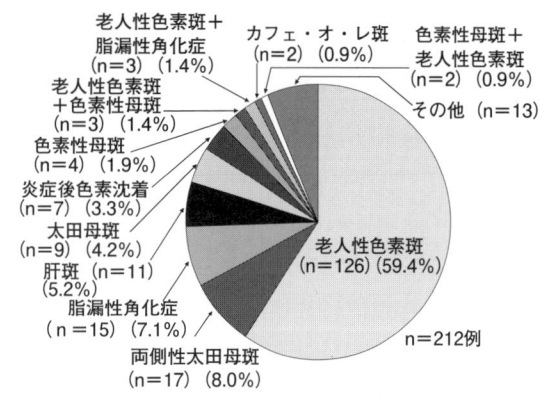

図 13.5 しみを主訴に来院する患者の内訳
老人性色素斑が60％近くを占めるが，皮膚科の教科書でしみと同義語とされている肝斑はそれほど多くない．ここでいう太田母斑は片側性の太田母斑で，両側性太田母斑は遅発性両側性太田母斑様色素斑やacquired dermal facial melanocytosis などと呼ばれているものをさす．

の治療には，正確な診断を下し，それに基づいた治療をしなければならない．

a. 老人性色素斑（日光色素斑）の治療

老人性色素斑はメラノサイトの異常による色素病変というよりは，光老化による表皮ケラチノサイトの異常であるため，メラニンを有している表皮細胞を基底細胞ごと除去すれば，正常表皮が再生して，一過性の炎症後色素沈着がみられるものの，老人性色素斑は消失する（図13.6）．

したがって，レーザー治療ばかりでなく，液体窒素療法，ピーリング療法（ケミカルピーリング，高濃度のレチノイドの外用など）でも表皮だけを選択的に除去すれば治療は可能である．しかしパルスレーザーによる治療以外では，瘢痕を残さずに表皮のみを選択的に破壊することが困難である．つまり液体窒素療法では圧抵時間やその強さ，ケミカルピーリングでは薬剤濃度，pH，塗布時間などによって，除去される深さが異なる．その結果，治療の程度が軽いと，病変の表層が除去されるだけで，治療効果がなく，真皮の方まで傷害が及ぶと瘢痕となる．つまりピーリング療法で老人性色素斑の治療をするためには，病変部が糜爛するまでピーリングをしなければならず，手間隙や副作用を考えるとレーザー治療の方が，はるかに簡単で治療効果も確実である．ただしレーザー治療ではたった1回の治療ですむ．ケミカルピーリングやレチノイドの外用の方が時間がかかり，患者の通院回数も増えるため，病院の収入は増え

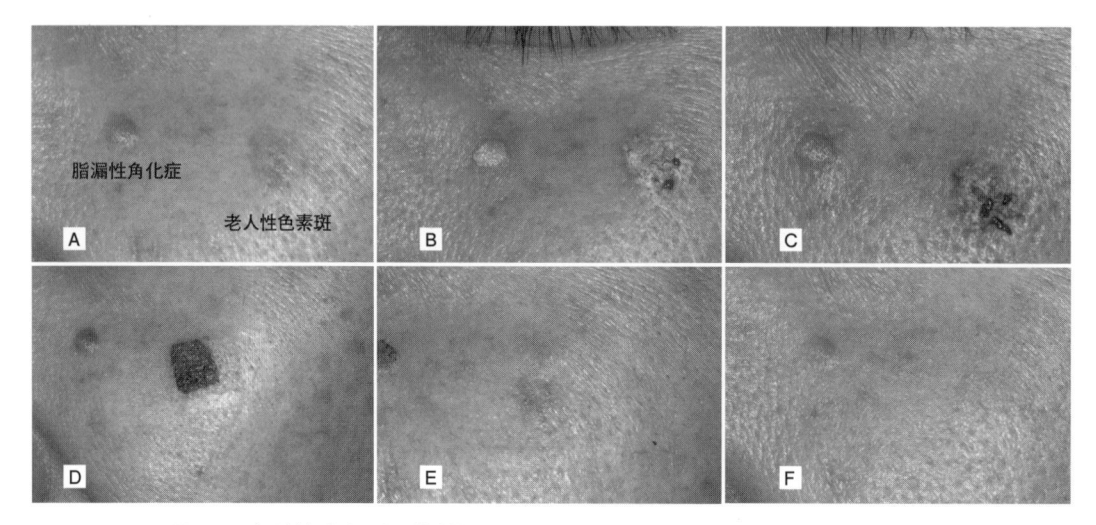

図 13.6 老人性色素斑と老人性疣贅のQスイッチルビーレーザー照射後の変化（口絵参照）
A：治療前，B：レーザー照射直後，C：レーザー照射30分後，D：レーザー照射1日後，E：レーザー照射1週間後，F：レーザー照射1か月後．
老人性色素斑はレーザー照射直後BのようにIWP（immediate whitening phenomenon）がみられるが，やがてIWPは消失し（C），翌日にはレーザー照射部位が痂皮となっている（D）．さらに1週間後には痂皮はとれているが（E），軽い紅斑がみられ，1か月後には紅斑も消失し（F），老人性色素斑は完全に消えている．ただし症例によりレーザー照射後1か月をピークとする炎症後色素沈着がみられることが多いが，炎症後色素沈着は自然に消失する．この症例の老人性疣贅の方は，厚みがある分たった1回のレーザー治療では消失していない．

る．そして最終的には，治らなかったものだけを，レーザー治療することもできる．患者の多くは最終的にしみ（老人性色素斑）がとれれば，不必要な治療を受けたことに気づかないものである．

　レーザー治療では，Qスイッチレーザーでなくても，パルス幅がマイクロ秒やミリ秒のロングパルスレーザーでも治療は可能である．ただし，ロングパルスレーザーではIWP（12.5節参照）がみられないため，レーザーの照射エネルギーを決定するのが困難である．つまりQスイッチレーザー以外は安全域が狭いので，Qスイッチレーザーを使用した方がよい．しかしロングパルスレーザーの方が表皮に存在するメラノサイトも傷害を受けるため，脱色素斑をきたしやすいが，同時に炎症後色素沈着の可能性はQスイッチレーザーより少ないかもしれない．また炭酸ガスレーザーは，メラニンに吸収される光でない上に，基本的に連続照射なので，皮膚腫瘍の焼灼にはよいが，色素病変の治療には適さない．

b. 色素沈着がある老人性疣贅（脂漏性角化症）

　色素沈着がある老人性疣贅もその隆起があまり目立たないと，しみと誤診されることがある．ケミカルピーリングやレチノイドの外用は皮膚を削る治療法であるため，老人性疣贅の表面の角化を軽減させることができる．そのため，扁平な脂漏性角化症をしみと称している人にとっては，ケミカルピーリングやレチノイドの外用はしみに有効となる．

　レーザー治療も有効であるが，対象となった腫瘍の厚さに応じて，治療を繰り返さなければならない．この場合はロングパルスレーザーの方が，少ない治療回数ですむ．

c. 肝斑の治療

　最近dermal type（真皮型）の肝斑という概念が提唱されているが，これは遅発性両側性太田母斑様色素斑や色素失調のみられる色素斑を誤診しているものと考えられる．このような色素斑は，Qスイッチレーザーで治療可能であるが，他の治療は無効である．

　一方本当の肝斑，つまりepidermal type（表皮型）の肝斑は，紫外線を避けるだけである程度の改善がみられるが，唯一の治療法は美白剤の外用で，その中で最も有効なものがハイドロキノンである．肝斑に対し，ピーリング療法やレーザー治療を行うと，表皮が剥離されるので，一時的に色が薄くなる．しかし治療後1か月程度すると炎症後色素沈着のためにかえって色が黒くなる．通常はピーリング療法やレーザー治療後にハイドロキノンの外用が行われるため，最終的に色が薄くなるが，ピーリング療法やレーザー治療で肝斑がよくなるわけではない．

　通常ハイドロキノンの外用を1か月以上続ければ，肝斑の色調の改善が認められる．しかし外用を中止し，しばらくするともとの色調に戻る．また5％のハイドロキノンで改善があまりみられない場合は，濃度を上げてもよいが，その分脱色素斑となる可能性があり，いわゆる白斑黒皮症の状態になることに注意しなければならない．

d. 雀卵斑の治療

　わが国で雀卵斑を主訴に来院する患者の1/3は肥田野のいうパラパラ型の太田母斑（symmetrical type of nevus Ota）であり，残りは小型の老人性色素斑や小型の色素性母斑である．欧米の教科書にあるような雀卵斑，つまり日光曝露部位に広範に生じ，夏に目立ち，冬には数も大きさも減少するというものは，日本ではほとんどみられない．老人性色素斑や色素性母斑の治療はすでに記載してあるが，いずれにせよQスイッチレーザーが有効である．ただしパラパラ型の太田母斑は通常の太田母斑より色素量が少ないため反応が早く，たった1回の治療でもかなりの色調の改善がみられることが多い．

e. 粘膜の色素斑の治療

　粘膜の色素斑は，レーザーを1回照射するだけで消失し，炎症後色素沈着もみられない．それは通常の粘膜ではメラノサイトが存在しないためである．また粘膜は瘢痕形成が目立たないので，ロングパルスレーザーや液体窒素療法でも治療は可

能である.

しみを訴える患者の60％近くは老人性色素斑で，この場合は色素沈着がある異常となった表皮を基底層ごと剝離すればよい．いくつかの治療手段があるが，最も安全で治療効果が確実なのはQスイッチレーザー照射である．ただし一過性の炎症後色素沈着があることを患者によく説明しておかなければならない．一方太田母斑様色素斑などの真皮メラノサイトーシス（dermal melanocytosis）もしみとされているが，この場合はQスイッチレーザーでないと治療は不可能である．また肝斑の治療には紫外線を避けることと，ハイドロキノンの外用である．このようにしみにはいくつかの色素病変があり，その疾患によって治療手段が異なる．したがって正確な診断を下すことがしみ治療の鍵を握る．しかし実際は，種類が異なるいくつかのレーザー装置や高出力光発生装置で治療を行ったり，ピーリング療法や外用療法を行えば，そのうちのどれかでよくなるので，必ずしも正確な診断が下せなくても，問題になることは少ない．いくつかの治療を組み合わせて総合的に治療を行っている医師は診断能力がないのかもしれないし，ビジネスに長けた医師かもしれない．

4）しわの治療

a．注入療法

小じわを目立たなくする方法としては，皮膚に吸収されにくい物質を注入して，皮膚の陥凹，へこみを目立たなくする方法がある．

（1）注入物質の種類

注入異物には種々の物質があり，数十年前には液体シリコンやパラフィンなどの流動性のある異物を用いていたが，異物の移動，炎症，潰瘍などの副作用のため，現在ではほとんど使用されていない．現在主流となっている自己組織以外の注入材料はコラーゲンやヒアルロン酸である．例えばウシコラーゲンとしては，Zyderm® I, Zyderm II, Zyplast®, アテロコラーゲンの 1, 2, 3％があり，ヒトコラーゲンとしては Cosmoderm® I, Cosmoderm II, Cosmoplast® がある．狂牛病の結果ウシコラーゲンが問題となり，ブタコラーゲン（Evolence）も開発された．豚の皮膚はヒトに近いため異物反応はほとんど認められていない．またヒトコラーゲンや生物製剤でないヒアルロン酸製剤（Restylane®, Perlane®, Restylane fineline, Restylane touch, Hylaform® fineline, Hylaform, Hylaform plus など）も異物反応が少ないため皮内反応は不要とされている．

これらの注入材料のいくつかは米国のFADに認可されているが，日本で認可されているものは少ない．日本では，医師の裁量権が大きいため，厚労省が認可していない薬品でも，医師が責任をもち，患者が納得しさえすれば，患者に使用しても違法ではない．ただし，その結果に対しては，その医師がすべて責任をもつことになるので，注意が必要である．かつて隆鼻術や豊胸術にシリコンなどが使用され，後に悲惨な結果を生んだことを忘れてはならない．

いずれにせよ，これらの注入物はやがて皮膚に吸収されるため平均2～5か月しか治療効果を持続できない．ただし，注入する材料（架橋の有無や分子量）やその量，あるいは注入部位によって，効果の持続時間は多少異なる．

（2）適　応

眉間の縦じわ，額の横じわ，鼻根部の横じわ，目じりのしわ，鼻唇溝，口唇周囲のしわなど，顔面のしわ，たるみのほとんどの部位のしわが適応になる．外傷や炎症後の陥凹性病変（にきび痕など）なども適応となるが，陥凹性病変の治療効果は必ずしも満足のいく結果になるとは限らない．また同じしわであっても，比較的容易に治療効果が得られやすい場所と，効果が得られにくく，でこぼこなどのトラブルが起きやすい部位がある．

（3）治療上の注意点

真皮浅層に注入するとでこぼこや皮膚の色が白く変化する可能性が高いが，真皮深層に注入すると，治療効果がでにくく，しかもしわの改善効果の持続時間も少ない．少なくとも皮膚表面にできているしわには，表皮直下の真皮に注入しないと治療効果は認めにくい．このときに注入する材料はコラーゲンの方がよく（図13.7），ヒアルロン

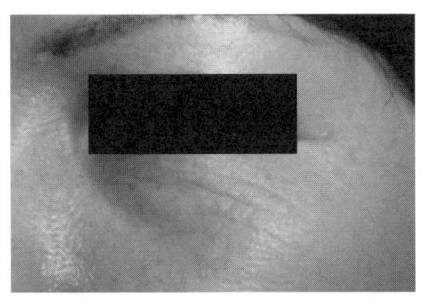

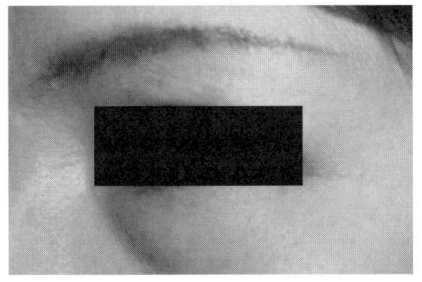

図 13.7 コラーゲン注入によるしわの治療（征矢野進一神田美容外科院長提供）（口絵参照）
上：治療前，下：治療後．

酸は粘性が高く，隆起性が高いため，真皮浅層に注入すると皮膚のでこぼこや，皮膚の白色化が目立ち，しかも注入後の圧迫による矯正がしにくい．逆にコラーゲンは，表皮直下に注入しないと皮膚の隆起が起こらず，結果的に治療効果がはっきりしない．

（4） 皮内反応

ウシコラーゲンを使用する場合は，治療前に皮内反応を必ず行い，発赤・腫脹などの陽性反応がみられたものはヒトコラーゲンやヒアルロン酸などの製剤を使用する．しかし，これらの物質に含まれる微量な物質によってアレルギー反応がみられることもあるため，すべての製剤で皮内反応を行った方がよい．しかし皮内反応を表皮直下に注入しないと陽性反応が明瞭に見えないこともあるため，その判定には注意を要する．

（5） 副作用

副作用は，内出血，でこぼこ，注入剤が白く透けて見えたり，瘢痕などである．また正確に行った皮内反応が陰性であっても，遅発性の発赤・腫脹がみられることがある．この遅発性の反応の原因は不明で，また前もってそれを予測することもできない．しかし，遅発性の発赤・腫脹も一過性であり，注入した物質が生体内で吸収されると，これらのアレルギー性反応もみられなくなる．そこで，これらの注入異物を最初から一度に大量に注入しない方が無難である．

（6） ポリ乳酸，非吸収性物質の注入療法

Sculptra®といったポリ乳酸製剤があり，炎症を起こして肉芽を形成してボリュームをだすということで，FDAにおいてAIDSによる脂肪萎縮治療用限定で認可されている．その他，生体に吸収されない注入物（ソフトフォーム，ウルトラソフトなど）による注入療法もある．生体に吸収されないぶん半永久的であるが，注入療法後の修正は不可能である．異物であるため，囊腫のようになったり肉芽腫を形成する可能性があり，後年いつそれが炎症を起こしたり，感染を起こすかわからない．また膠原病を引き起こす可能性もあり，それなりのリスクを伴うため，インフォームド・コンセントをきちんと行わない限り，使用しない方がよい．

b. ボツリヌス毒素の注射療法

ボツリヌス毒素注射療法は，ボツリヌス菌が産生する神経毒ボツリヌス毒素を，目標とする筋肉またはその周辺組織に注入することによって，神経筋接合部の伝達を阻害して，一時的な筋弛緩作用を得るものである．

（1） 適 応

眼瞼痙攣，片側顔面痙攣，痙性斜頸などの治療に用いられていたが，その後，表情筋収縮によるしわの改善にも有効であることがわかり，しわの治療に広く用いられるようになった．そのほか，多汗症，頭痛，過活動性膀胱などの治療にも使用されている．

（2） ボツリヌス毒素の種類

AからG型の7種類があるが，現在このうち効果が強く，物理的に安定なA，B型が注射用薬剤として，製品化されている．今のところ，A型ではBotox®（Allergan, USA），Dysport®（Ipsen, UK），BTXA（Lanzhow, 中国），B型ではMyoblock®（Elan, USA）がある．しかし，B型製剤は効果の持続時間が1か月程度と短いため，

持続時間の長いA型，特にBotox，Dysportが一般に使用されている．注入すると薬効は，一般に注射後2～3日から発現し，1～2週間後にピークに達し，約3～5か月間効果が持続する．

（3） 副作用

主な副作用は眼瞼下垂で，平均して5％の頻度でみられる．そのほかは注射部位の出血斑，発赤，浮腫，頭痛，複視などであるが，ほとんどが軽度で一過性である．また眉間のしわとりを目的とした注射では，眉頭の部位が下がり，眉尻は通常の位置に留まるので，眉毛外側がつり上がってしまうことがある．そのため，注射前に額にしわを寄せたときの眉毛の挙上の程度を調べるべきである．

表情の変化や眉毛下垂によるまぶたの腫れなどは，大部分は過剰な投与による治療対象外の周辺表情筋麻痺によるものである．したがって，最初は直径1.5～2 cmの領域1部位に対し，Botox 1.25単位程度から投与して，2～3週間様子をみて効果が弱ければ，2.5単位に増量するという方法が無難である．

（4） その他

この治療法は眼瞼下垂などの副作用もあるが，注射する部位と，注射する薬剤の投与量を間違えなければ，比較的安全に誰でもできる治療法である．筋肉内に注射しなくても，皮下注射でも効果はある．額や目じりのしわをとることが可能で，患者の満足度も高い．しかし表情筋を麻痺させる治療法なので，俳優や政治家には不向きで，また口囲に注射すると，表情がなくなって能面のようになる可能性もある．またその持続時間も半年ももたないため，治療を繰り返す必要があり，その結果血中に中和抗体ができて，効きが悪くなることがある．しかし最近のBotoxは毒素の純度が上がり，反復投与でも抗体産生はきわめてまれになったとされている．

5） 脱 毛

脱毛には皮膚表面に出ている毛を除去するdepilationと毛を毛球部からすべて抜去するepilationがある．前者には剃毛，剪毛，化学的除毛，研磨法があり，後者には抜毛，抜毛剤による脱毛，電気脱毛，レーザー脱毛などの方法がある．depilationでは脱毛処理直後から毛が生えてくるため，頻回に脱毛処置を行わなければならないが，epilationでは脱毛処置回数が少なくてすむ．しかし，いずれの方法でも毛包を破壊しない限りはまた毛が生えてくるため，毛包を完全に破壊し，永久脱毛を行う治療法が開発された．

a． 電気脱毛

従来より永久脱毛には，毛包に挿入した金属製の細いプローブ（ニードル）に通電し，毛包を破壊する電気脱毛法が行われていた．電気脱毛には通電する電気の種類により電気分解法，電気（熱）凝固法と両者をミックスしたブレンド法がある．電気分解法は直流電気を使用し，プローブ周囲の組織液を電気分解し，その結果生ずるアルカリ液で化学的に毛包を破壊する方法である．しかし通電時間が非常に長いため現在はほとんど行われていない．

電気（熱）凝固法は高周波電流を使用し，プローブ先端に生じる熱で毛包を破壊する方法である．この装置は通常の電気メスの機器に脱毛モードとして取り付けられており，通電時間が非常に短くてすむため便利であるが，表皮の傷害も大きいため，絶縁針を用いた脱毛専用機も開発されている．

ブレンド法は電気凝固法と比べやや通電時間が長いが，通電の出力は少なくてすむため，組織破壊は毛包内に限局し，麻酔の必要もないという利点がある．一般に日本の医療機関で行われている電気脱毛法の多くは絶縁針を用いた電気凝固法で，美容業界で行われている脱毛法はブレンド法である．

しかしいずれの方法でも毛の1本1本にプローブを挿入しなければならず，治療に時間がかかること，うまく毛根部にプローブが挿入されないと脱毛効果がないこと，また電気凝固法では痛みを伴うため麻酔を要することなど，欠点も多く認められ，今や以下に述べる光脱毛が主流になりつつある．

b. 光（レーザーを含む）脱毛

光脱毛は selective photothermolysis（12.5 節参照）の理論を毛に応用したもので，過剰な毛を永久的に減少させる簡便で有用な方法である．光による脱毛にはパルス幅が大体 10～50 msec の高出力のパルス光が理想的で，しかも冷却装置が装着されたものがよく，いくつかのレーザー装置や光発生装置が脱毛に有効であることが示されている（図 13.8）．

光脱毛は光を照射するだけなので，電気脱毛より手技は簡単で，しかも治療時間も大幅に少なくてすむ．また痛みも電気脱毛ほどではなく，無麻酔で行えることも光脱毛のメリットといえる．ただし光脱毛ではたった 1 回の治療で永久脱毛となることはなく，何回か光脱毛を繰り返す必要がある．しかし電気脱毛でも必ずしも正確に毛包へプローブが挿入されるとは限らないため，実際には電気脱毛と光脱毛で治療回数にそれほど大きな差はない．

光脱毛の副作用は紅斑と毛包周囲の浮腫で，痂皮や水疱形成，あるいは色素沈着や色素脱失がみられることもあるが，これらの副作用は通常一過性である．これらの副作用を防ぐ方法として，皮膚色を薄くする，治療前に日焼けをしない，照射中に皮膚表面を冷やすなどの方法がある．しかし皮膚色に合わせたエネルギー照射量で治療することが何よりも大切である．

6) 男性型脱毛症（若はげ）の治療

男性型脱毛症は壮年になると誰でも起りうる脱毛症で，このような悩みに対し，育毛剤がある．育毛剤の多くはわが国では医薬部外品が主流であったが，最近医薬品としての育毛剤が日本でも発売されるようになった．

a. ミノキシジル

ミノキシジルはもともと小児の血圧降下剤として開発されてものであるが，多毛という副作用が報告され，その外用剤が開発された．海外では 2% や 5% のミノキシジルが医薬品として発売されているが，わが国では 1999 年に 1% のミノキシジルを配合した育毛剤（リアップ®）が医薬品として発売された．この発毛剤は頭頂部の脱毛にはある程度の効果がみられるが，前頭部の脱毛には効果がみられない．また外用を止めるともとに戻ることも報告されている．

b. フィナステリド

男性型脱毛症は男性ホルモンに依存して生ずることはよく知られた事実である．前立腺肥大の薬剤として開発されたフィナステリド（プロペチア®）はⅡ型 5α-還元酵素を阻害する抗男性ホルモン阻害剤で，男性型脱毛症に有効であることが確かめられ，現在飲む毛生え薬として，わが国でも 2006 年から保険適用外の医薬品として発売されている．この薬剤はミノキシジルが無効な前額の脱毛にも有効で，従来の育毛剤より明らかな発毛効果があるが，内服を中止すると，もと（投与開始時ではなくフィナステリドを投与せずに脱毛が進行した状態）に戻るという欠点がある．性欲減退などの男性ホルモン阻害に起因すると思われる副作用は，プラセボとほとんど差がないことが報告されている．

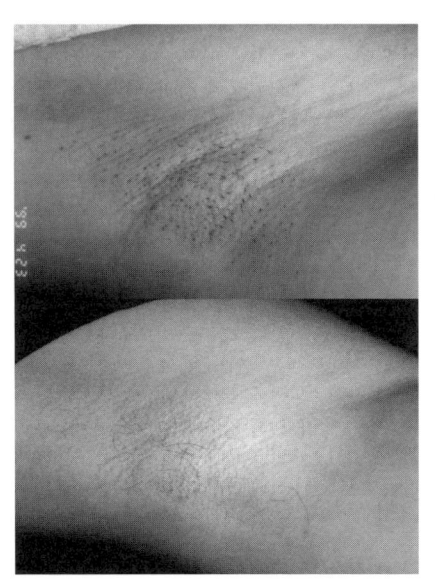

図 13.8 脱毛用レーザー装置 LightSheer®（波長 800 nm，パルス幅 30 msec）による腋窩の脱毛
上：治療前，下：レーザー脱毛 5 回後．

c. 植毛術

男性型脱毛症の外科的治療法には遊離植毛術，皮弁法（有茎皮弁，遊離皮弁），頭皮切除術（scalp reduction）など様々な術式がある．頭皮切除術は脱毛斑部を手術により，縫い縮めて脱毛斑部を縮小する方法である．

男性型脱毛症は男性ホルモンの影響で，前頭部や頭頂部に起りやすく，側頭部や，後頭部には起こりにくい．そこで，脱毛斑部を切除して，毛が残っている側頭部や，後頭部を皮弁として脱毛斑部に置き換える手術法があり，これを皮弁法という．しかし皮弁法だと大げさな手術となるため，側頭部や，後頭部に残存している毛髪を毛根を含めて採取し，採取した皮片を細切して，1本の毛や束となった毛（bundle hair）に分けて，それを脱毛部に遊離移植する遊離植毛術が現在主流になっている．手術によって移植された毛髪は，ドナーの性質を受け継ぐため，ドナーの毛がなくならない限り，正常のヘアサイクルを保ち成長する．そのため，人工植毛などと異なり，一度生着すれば，特別な手当ては必要ない．しかし，頭髪の総数を増やす治療法でなく，毛が残っている部位から脱毛部に毛を移し替える治療法である．また植毛した毛は2週間から3か月の間に一度休止期に入るため，その約80％が脱落する．この傾向は20，30歳代に多くみられる．

人工植毛術は，わが国では遊離植毛術より認知度が高いが，瘢痕形成，感染，異物肉芽腫などを引き起こすため，米国では禁止されている．

〔渡辺晋一〕

文献

1) 渡辺晋一：レーザー療法．最新皮膚科学大系第2巻（玉置邦彦総編集），中山書店，東京，pp190-199, 2003
2) 古川福実・松永佳世子・伊藤正俊・上田説子・菊地克子・戸佐真弓・船坂陽子・宮崎孝夫・久野有紀・山本有紀・岸岡亜紀子・北島康雄・古江増隆：日本皮膚科学会ケミカルピーリングガイドライン2004, 日皮会誌 114 (5): 953-957, 2004
3) 渡辺晋一：シミ・そばかすの実態．香粧会誌 24: 287-295, 2000
4) 渡辺晋一：レーザー脱毛．*Aesthetic Dermatology* 13: 83-91, 2003

14 化粧品・医薬部外品

14.1 育毛剤

1) 内服育毛剤

男性型脱毛症（androgenetic alopecia; AGA）は，青年期から壮年期の男性にみられる脱毛症で，頭頂部と前頭部の頭髪が徐々に細く疎となり，脱毛局面が拡大していく病像を呈する．板見の調査によると，日本人男性の約30％が抜け毛，薄毛を認識しており，もちろんその率は高齢者に高いものの，20歳代でも12.5％，30歳代では20.5％に上ることが示されており，これから類推すると，日本人男性全体で1260万人が薄毛を意識していることになり，その悩みはきわめて大きい[1]．

これまでAGAに対する治療法としては，医薬部外品の血行改善による発毛を期待する外用剤が多く用いられてきたが，その効果は十分な満足感を与えるものではなかった．ところが最近，AGAの発症メカニズムが明らかにされるとともに，新しい作用機序を有する内服治療剤フィナステリドが開発され，AGA治療は新たな時代を迎えている．

a. AGAの発症メカニズム

血中のテストステロンは毛乳頭細胞内で，II型5α-還元酵素によって，より生理活性の強い5α-ジヒドロテストステロン（DHT）に変換され，このDHTが核内受容体と結合して複合体を形成し，この複合体がDNAの特定部位と結合して，遺伝子発現を増強させ，蛋白を合成し，それが毛母細胞を成長あるいは抑制して発毛をコントロールしている．毛母細胞の抑制因子としてはTGF-βが代表的で，毛周期を繰り返すうちに成長期を短縮し，退行期を誘導することにより，毛包が十分に成長する前に縮小してしまう，いわゆる毛包のミニチュア化を生じて脱毛してしまうという現象をもたらすことがわかってきている[2]．

b. フィナステリドの作用

フィナステリドはII型5α-還元酵素阻害剤である．すなわち，テストステロンが活性の高いDHTに変換されるのを阻止することにより，毛包のミニチュア化を予防することが期待される．また，I型5α-還元酵素には作用を有さないために，テストステロンの必要な機能には影響を及ぼすことが少ない．本剤の有効性は，AGAのモデルであるベニガオザルでの実験で示され，臨床試験においても高い有効性が確認され，1997年にFDAより認可された．わが国では，2001年から治験が開始され，順調に進行し，2005年12月に発売された．

c. 本邦での試験成績

本邦では，20歳以上50歳以下の男性AGA患者を対象に，フィナステリドの1 mg錠，0.2 mg錠，

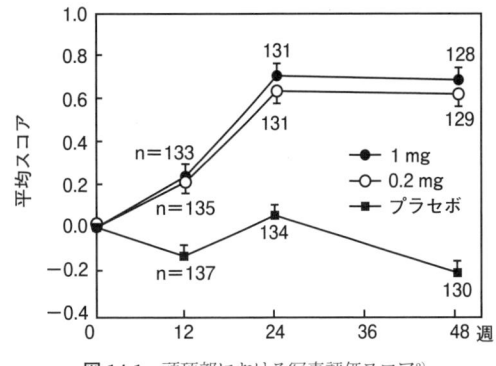

図 14.1 頭頂部における写真評価スコア[3]

プラセボ錠を1日1回内服する，3群間の多施設共同二重盲検比較試験が，期間を1年間として行われた．評価方法は写真評価とし，撮影条件を標準化し，写真を米国の判定機関に送付して，3名の熟練した皮膚科医が経時的効果を判定する客観的方法を採用した．その結果は，図14.1に示すように1 mg，0.2 mgともに内服3か月後より増毛効果が認められ，6か月後にピークに達し，1年後まで維持されることが示された．特に1 mg群では，軽度改善以上が59％を占め，残りの40％でも維持されており，脱毛が進行したのはごく少数であった．その後も継続試験が行われたが，全期間を通じて重篤な副作用はみられず，懸念された性機能に関する副作用の頻度もきわめて低く問題にならなかった[3]．

d. 今後の展望

以上の成績より，本邦では0.2 mg錠と1 mg錠の2剤が発売され，使用されている．まず0.2 mg錠で開始して，効果が不十分であれば1 mg錠に切り替える使用方法が考えられる．いずれにせよ，本剤の有する効果は，これまでのAGA治療剤と比較すると圧倒的に高いことから，今後のAGA治療は本剤を中心として，他の治療法を補助的に使用するという形に変化していくと予想する．

〔川島　眞〕

文　献

1) 板見　智: 日本人男性における毛髪（男性型脱毛症）に関する意識調査. 日本医事新報 No.4209: 27-29, 2004
2) 川島　眞: フィナステリドによる男性型脱毛症の治療. 臨皮 **59**(5増), 97-100, 2005
3) Kawashima M et al.: Finasteride in the treatment of Japanese men with male pattern hair loss, Eur J Dermatol **14**: 247-254, 2004

2) 外用育毛剤

毛において，頭皮より外にでた部分を毛幹，頭皮の内部（目に見えない部分）を毛根と呼ぶ．毛幹に作用する化粧品に，シャンプー，コンディショナー，パーマネントウェーブ剤，ヘアカラーそしてヘアスタイリング剤（整髪剤）がある．一方，毛根に作用する化粧品に外用育毛剤がある．

本項では，外用育毛剤の機能，種類，脱毛のメカニズムそして薬剤などを中心に述べる．

a. 外用育毛剤の種類

外用育毛剤は，アルコール水溶液に各種薬効成分を配合した剤で，頭部に用い頭皮機能を正常化し，また頭皮の血液循環を良好にして毛根の機能を高めることにより，発毛，育毛促進および脱毛防止そして，ふけ，かゆみの防止効果を有するものである．

種類としては，薬効成分の種類や配合量，そして効能効果の差異によって化粧品，医薬部外品，一般用医薬品，医療用医薬品の4種類に分類される．

薬事法における化粧品での効能効果は，「ふけ，かゆみをおさえ頭皮を健やかに保つ」に限定される．医薬部外品では，「毛生促進，発毛促進，育毛，養毛，ふけ，かゆみ，脱毛の予防」が認められている．一方，「円形脱毛症，発毛不全，脂漏性脱毛症，粃糠性脱毛症」などの病的脱毛症に対しては医薬部外品育毛剤の対象外であり，医薬品による適応が必要とされる[1]．さらに効能効果表現として，一般用医薬品は「壮年性脱毛症における発毛，育毛及び脱毛の進行予防」が認められた．

医薬品や医薬部外品の原則的な剤型は液状であって，クリーム状は認められない[2]．

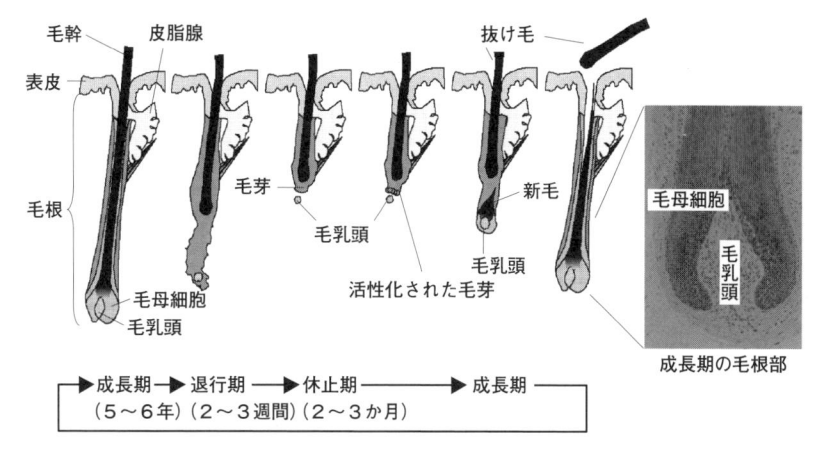

図14.2 ヘアサイクル（毛周期）
1本1本の毛髪には独立した寿命があり，成長，脱毛，新生を繰り返している．これをヘアサイクルと呼ぶ．成長を続ける成長期，成長が停止して毛球部が萎縮していく退行期，完全に成長が停止し，毛根が退縮した休止期に分類される．

b. 男性型脱毛と女性の薄毛メカニズム

脱毛の中で最も多くみられるのが男性型脱毛で，思春期以降の男性に多くみられる．

その特徴は，頭頂部から前頭部における毛髪が太毛から徐々にうぶ毛化し，最終的には毛がなくなる現象である．一方，女性の薄毛の多くは，形態的に男性の男性型脱毛とは異なり，頭部全体が疎毛になる．

（1） 男性型脱毛のメカニズム

男性型脱毛では，毛髪の太さが著しく細くなっており，径が 40 μm 以下の毛髪，いわゆる，うぶ毛の比率が高い．一方，毛髪密度は 150〜300 本/cm² 程度で個人差によるばらつきが大きく，男性型脱毛者と非脱毛者とでは統計的な差は認められなかった[3]．

毛髪は，成長期，退行期，休止期のヘアサイクル（図14.2）を繰り返しているが，男性型脱毛では，5〜6年ある成長期の短縮，つまり，太い毛に育ちきれずにうぶ毛のまま休止期に移行する毛包のミニチュア化の方が，毛髪本数の減少に比較し寄与が大きい．

したがって，男性型脱毛の改善には，発毛を促すよりも，うぶ毛を太毛にすることが重要である．

（2） 女性の薄毛メカニズム

日本人女性の薄毛では，非薄毛者で 160〜170 本/cm² 程度の毛髪密度が，100 本/cm² 程度かそれ以下となっており，平均的な太さも 80〜90 μm が 60 μm 程度に減少している．

これらの変化はほぼ年齢に相関している．特に 50 歳代以降では，毛径の減少に加え，休止期の長期化による毛髪密度減少が観察される[4]．毛髪密度の低下は，休止期毛が成長期になることが少ないためである．また，髪の細りについては径が 60 μm 程度の細毛の増加であり，男性型脱毛でみられる 40 μm 未満のうぶ毛は，あまり認められない．したがって，女性の薄毛には，細くなった髪を太くし，さらに休止期の状態で留まっている毛を活性化し発毛させることが重要である．

c. 脱毛の原因と外用育毛剤の有効薬剤
（1） 脱毛の原因

先に述べたように，男性型脱毛の特徴は，ヘアサイクルにおける通常の成長期の期間が短縮されることにより，髪が十分に育たないまま抜け落ちることである．また，女性の薄毛は，毛髪密度の減少で，休止期状態の毛が多く，成長期への移行がスムーズにいかないことによる頭部全体の疎毛化が特徴である．そこで，現在考えられるその主な原因を以下に示す．なお，③の男性ホルモン関与に関しては男性型脱毛に限定される．

① 毛包，毛球部の新陳代謝機能の低下
② 頭皮生理機能の低下

表 14.1 市販外用育毛剤の主な薬剤および配合成分
（店頭で買える医薬部外品および一般用医薬品の外用育毛剤）

作　用	薬剤および配合成分
血行促進	ニコチン酸ベンジル，センブリエキス，ビタミンE誘導体，ソフォラ抽出エキス，セファランチン，パナックスジンセンエキス，塩化カルプロニウム（医薬品限定），ミノキシジル（医薬品限定）
細胞賦活	パントテニールエチルエーテル，パンテニールアルコール，感光素，ニコチン酸アミド，ペンタデカン酸グリセリド，ショウキョウチンキ，6-ベンジルアデノプリン，ジアルキルモノアミン誘導体，t-フラバノン，アデノシン
抗男性ホルモン	エストラジオール，エストロン
殺菌	ヒノキチオール，イソプロピルメチルフェノール，レゾルシン
抗炎症	β-グリチルレチン酸，グリチルリチン酸誘導体，l-メントール
抗脂漏	イオウ，チオキソロン，塩酸ピリドキシン
保湿	冬虫夏草，マイカイ花エキス，ボタンピエキス，アルテアエキス，イチョウエキス，オトギリソウエキス，コレウスエキス，オスモインエキス，黄杞エキス，トレハロース，アマチャ抽出エキス

③ 男性ホルモン関与による毛包機能低下
④ 頭皮緊張による局所血流障害
⑤ その他（栄養不良，ストレス，薬物による副作用など）

（2）外用育毛剤の有効薬剤

市販育毛剤の主な薬剤および配合成分を表 14.1 に示した．脱毛の原因は必ずしも1つではなく複数の原因の相互作用によるものと考えられていることから，配合される薬剤も種々の組み合わせにより配合されている．

脱毛の原因からの薬剤対応として，① 毛包，毛球部の新陳代謝機能低下については，血行促進および細胞賦活作用のある薬剤，② 頭皮生理機能の低下については，殺菌，抗炎症，抗脂漏作用のある薬剤，③ 男性ホルモン関与による毛包機能低下については，抗男性ホルモン作用のある薬剤，④ 頭皮の緊張を緩和し，柔軟にする目的で保湿効果のある成分が配合されている．

表 14.1 の中で，最近開発された t-フラバノンそしてアデノシンは，主に毛乳頭に働き毛成長や退行期への移行を遅くすることにより，ミニチュア化した薄毛のヘアサイクルを，本来の太毛のヘアサイクルに戻す効果があると考えられる[5]．

外用育毛剤の医薬部外品では，男性女性の区別なく使用できるため，女性用とは訴求していない商品も多いが，経口医薬品育毛剤（医療用医薬品）のフィナステリドのように女性には使用できないものもある．そんな中で，女性用の外用育毛剤では，パナックスジンセンエキスや生薬エキスの組み合わせ（センブリエキス＋ニンジン抽出液＋ショウキョウチンキ），また，ミノキシジルのように女性での臨床試験の結果をもとに薬事取得したものもある．今後，さらなる薄毛要因の基礎研究が進み，新たな作用機序に基づいた有効成分の開発が期待される[5]．

〔植村雅明〕

文　献

1) 光井武夫編: 新化粧品学（第2版），pp448-452, 南山堂, 2001
2) 日本公定書協会編: 医薬品製造指針, 薬業時報社, 1986
3) 田島正裕: 育毛剤開発における太毛化の意義. *FRAGRANCE JOURNAL* **29**(3): 33-38, 2001
4) 浜田千加ほか: 女性の薄毛について. 日皮会誌**112**, 725, 2002
5) 田島正裕: 最近の育毛剤の進歩と育毛剤の開発動向. *FRAGRANCE JOURNAL* **33**(12): 17-24, 2005

14.2 美白剤

1) 美白・美白剤の定義

『美白』という言葉は，すでに一般用語として広く消費者に認知されており，その明確な定義はないものの，肌の色を白く・均一でむらのない状態に保つことを意味していると考えられる．また，『美白剤』は，そのような肌を具現化するための有効成分と定義できる．広義には紫外線カット剤なども美白剤に含まれるが，本節では，薬事法上，効能表現が許された美白化粧品の有効成分，すなわち，生化学的な作用にて美白を達成する成分を美白剤と定義する．

2) 各種美白剤とその作用機序

現在，美白作用を標榜する各種抽出エキスが存在するが，そのほとんどは，保湿剤の名目で化粧品などに配合されている．また，色素沈着症治療に用いられるハイドロキノンやレチノイン酸なども治療薬としての認可を受けているものではなく，医師の裁量の範囲で治療に用いられる．このため，本節では，紫外線照射により実験的に誘導したヒト色素沈着や，肝斑などの色素沈着症に対して有効性が示され，医薬部外品の有効成分として認可された美白剤（図14.3）のみについて，その作用機序ごとに紹介する．なお，各成分の詳細な作用については，文献[1-5]を参照されたい．

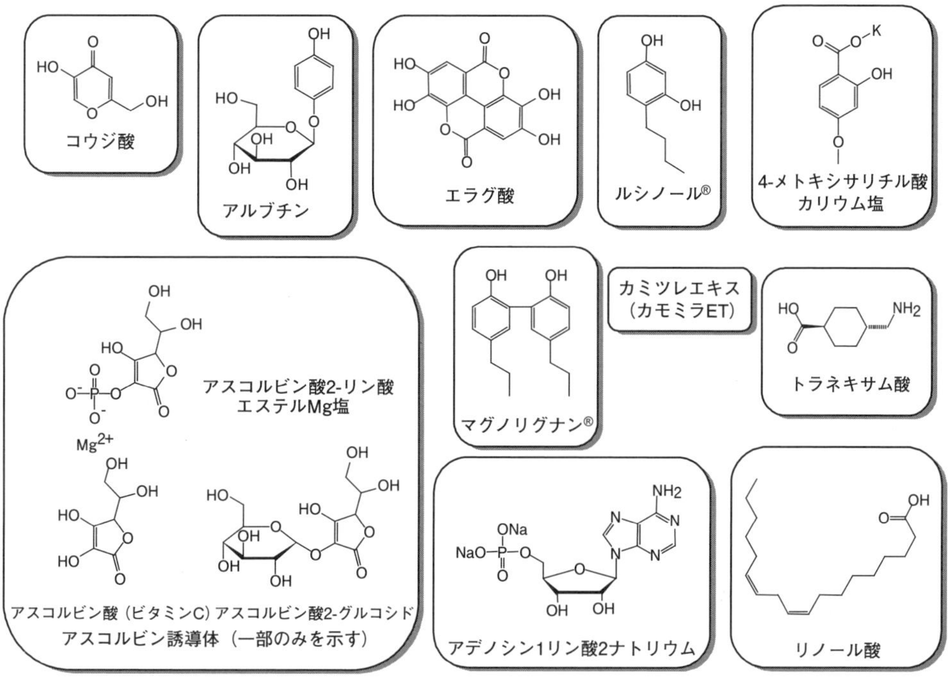

図14.3 美白医薬部外品成分

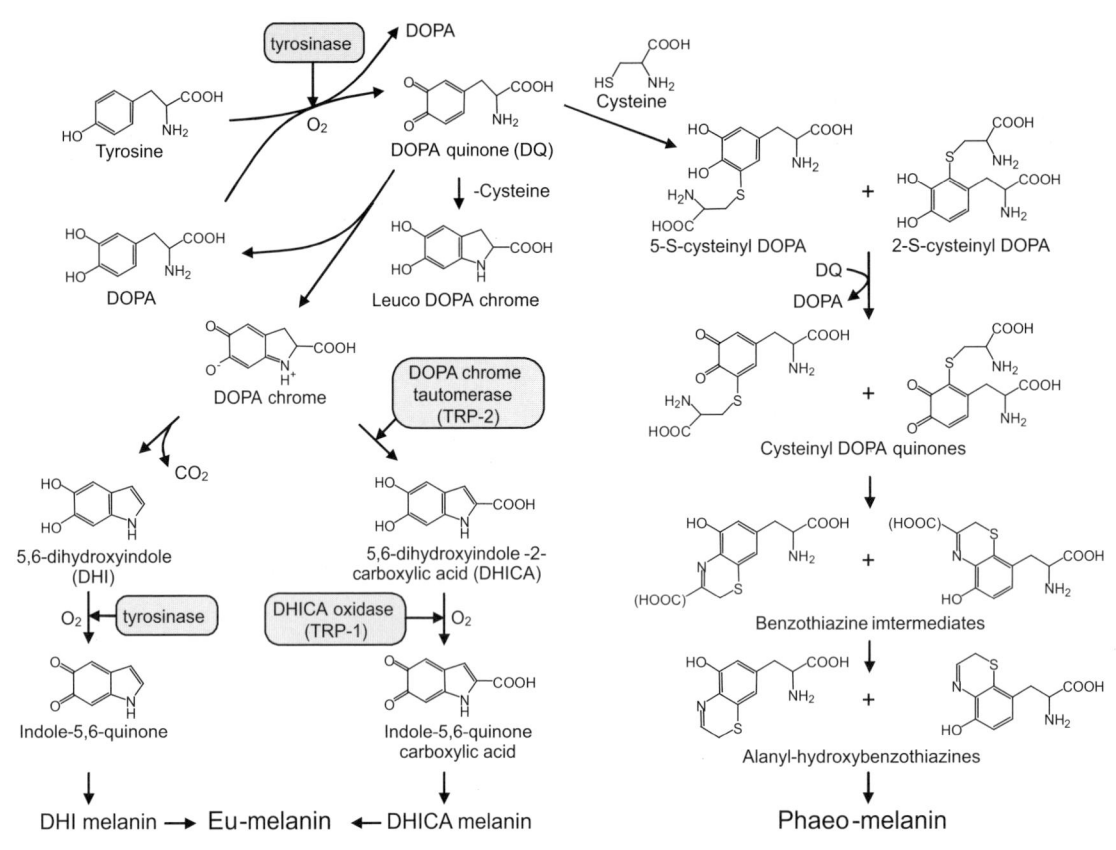

図14.4 メラニン産生経路（文献6を一部改変）

a. メラノサイトに作用する美白剤

図14.4にメラニンの産生経路について示した．メラノサイトに作用する美白剤は，そのほとんどがメラニン産生の鍵酵素とされるチロシナーゼに対して作用する．また，チロシナーゼ関連酵素であるTRP1（tyrosinase-related protein-1）やdopachrome tautomerase（DCT, TRP2）に対する作用が認められるものもある．

（1）アスコルビン酸およびアスコルビン酸誘導体

アスコルビン酸（ビタミンC）のほか，アスコルビン酸2-リン酸エステルマグネシウム，2-リン酸エステルナトリウム塩および2-グルコシドなどが部外品成分として承認を受けている．アスコルビン酸，アスコルビン酸誘導体ともに，メラニン生合成経路のドーパキノンをドーパに還元することによりチロシナーゼ活性を抑制する．また，抗酸化作用により，紫外線照射時に発生する活性酸素による酸化ストレスを軽減し，メラノサイトの活性化を抑制することが報告されている．

（2）コウジ酸

酒やみそ，しょうゆなどに使われる麹の中に含まれる発酵代謝成分であり，チロシナーゼまたはDCTの補欠分子族である銅をキレートすることにより，酵素活性を阻害する．また，メラニンの重合を阻害し，淡色化する作用が報告されている．なおコウジ酸については，大量投与した発癌実験から肝臓癌を引き起こす可能性が報告され，2003年3月，厚生労働省安全対策課からコウジ酸を含有した化粧品などの輸入や製造販売を一時中止するよう指示されたが，追加安全性試験の結果などから，適正に使用される場合にあっては安全性に特段の懸念はないと判断され，2005年11月2日付で通知は廃止されている．

（3）アルブチン

ハイドロキノンにグルコースが β 結合した配糖

体化合物であり，コケモモなどの植物の葉に存在することが知られている．チロシナーゼ活性阻害作用（拮抗阻害）のほか，TRP1活性阻害作用，転写以降の調節によるチロシナーゼタンパク抑制作用，活性酸素消去作用が報告されている．

（4）エラグ酸

イチゴなどの果物やタラなどの植物に広く存在するポリフェノール化合物である．銅イオンをキレートすることによりチロシナーゼ活性を阻害すること，また，抗酸化作用を有することが報告されている．

（5）4-n-ブチルレゾルシノール（ルシノール®）

レゾルシン誘導体の一種である．チロシナーゼ活性阻害作用（拮抗阻害）のほか，転写以降の調節によるチロシナーゼタンパク抑制作用，TRP1活性阻害作用が報告されている．

（6）リノール酸

大豆油脂中に多く含まれるC18必須不飽和脂肪酸である．メラノサイトにてつくられるチロシナーゼのユビキチン化を促進し，プロテアソームによるタンパク分解を促進することによってチロシナーゼ量を減少させる．また，角層の剥離を促進することでメラニンを皮膚からスムーズに排出させる作用もあることが報告されている．

（7）4-メトキシサリチル酸カリウム塩

フェノール性水酸基を有する化合物についてチロシナーゼ活性阻害などおよびメラニン生成抑制作用などを指標として評価し，得られた合成化合物である．チロシナーゼ拮抗阻害作用を有する化合物の中では最も新しい美白剤である．

（8）5,5′-ジプロピル-ビフェニル-2,2′-ジオール（マグノリグナン®）

ホオノキなどの植物に含まれるポリフェノールの一種であるマグノロールなどのフェノール2量体をもとに誘導体化された美白剤である．チロシナーゼタンパクの成熟を阻害し，チロシナーゼのメラノソーム内への移行を抑える．その結果，メラノソーム内のチロシナーゼ量が減少し，メラニン産生が抑制されることが報告されている．

b. メラノサイトを活性化する刺激因子に作用する美白剤

しみ・そばかすは，紫外線など様々な刺激によりメラノサイトが活性化し，メラニン産生が亢進することにより生じると考えられている．また，紫外線照射時には，表皮ケラチノサイトから様々なメラノサイト刺激因子が分泌されることが報告されている．以下の美白剤は，それら刺激因子に作用してメラニン産生を抑制する．

（1）カミツレエキス（カモミラET）

キク科の植物であるカミツレの抽出エキスである．紫外線照射の際，表皮ケラチノサイトから分泌されるエンドセリン-1（ET-1）によるメラノサイトの活性化を抑制し，メラニン産生を抑制する．その作用機序は，ET-1がメラノサイトのET-1受容体に結合することにより上昇するイノシトール-3リン酸（IP3）の産生を抑制し，IP3による細胞内カルシウム動員の上昇を抑えることでメラノサイトの活性化を抑制することが報告されている．

（2）トラネキサム酸（トランス-4-アミノメチルシクロヘキサンカルボン酸，t-AMCHA）

抗プラスミン作用を有する医薬品であるが，美白，または肌荒れ・荒れ性の効果効能を有する医薬部外品の有効成分としても承認されている．紫外線照射の際，表皮ケラチノサイトから分泌されるメラノサイト活性化因子のひとつであるプロスタグランジンの生成を抑制するほか，チロシナーゼに対する競争阻害作用を有することが報告されている．

c. 皮膚からのメラニン排出に作用する美白剤

表皮のターンオーバーを促進して，メラニンの排出を促す作用を有する美白剤である．

アデノシン1リン酸2ナトリウム（AMP2Na）

2004年に「メラニンの蓄積を抑え，しみ・そばかすを防ぐ」という新しい医薬部外品の効能効果を取得した美白剤である．表皮のエネルギー代謝を促進し，ターンオーバーを促すことでメラニンを体外に排出する作用を有することが学会報告

されているが，その詳細な作用機序は不明である．

今後，色素沈着のメカニズム解明の進歩とともに，ますます多様な作用機序を有する美白剤が開発されると思われる．しかし，美白剤の使用者は，しみの予防だけではなく，改善をも期待しており，その点において様々なしみ疾患に対して改善効果が期待できる作用点の解明が今後の美白剤開発の鍵になるのではないかと考えられる．

〔横山浩治〕

文　献

1) メラニン色素の制御と美白剤の開発. *FRAGRANCE JOURNAL SPECIAL ISSUE* No.14, フレグランスジャーナル社, 東京, 1995
2) 最新のメラニン研究と美白剤の開発. *FRAGRANCE JOURNAL SPECIAL ISSUE* No.18, フレグランスジャーナル社, 東京, 2003
3) 伊藤正俊編: シミとシワ―そのスキンケアの実際―. Monthly Book Derma No.98, 全日本病院出版会, 東京, 2005
4) 溝口昌子: 11 美白剤. 光老化皮膚（川田　暁編）, pp153-65, 南山堂, 東京, 2005
5) 横田朋宏・佐々木　稔: マグノリグナンのチロシナーゼ成熟阻害作用とその美白効果. *FRAGRANCE JOURNAL* **34**(2): 80-83, 2006
6) Ito S: *Pigment Cell Res* **16**(3): 230-236, 2003

14.3 日焼け止めクリーム（サンスクリーン剤）

日光には紫外線（波長190～400 nm），可視光（波長400～780 nm），赤外線（波長780 nm以上）などが含まれている．紫外線は皮膚に対して急性の障害である日焼けのみならず，慢性の障害である光老化や皮膚癌を引き起こす．日焼け止めクリーム（以下サンスクリーン剤）は日焼けの予防だけでなく，光老化や皮膚癌の予防にもきわめて重要な役割を果たしている[1,2]．また皮膚科領域では，日光によって生じる病気（光線過敏症という）や日光によって悪化する病気の予防にも使用される．最近ではレーザー治療やケミカルピーリングの後の治療にも使用されている．本節では最近の外用サンスクリーン剤の特徴と使用方法を解説する．

1） 紫外線の予防におけるサンスクリーン剤の位置

紫外線の予防をサンスクリーン剤だけで行おうとすることは不可能である．必ず，① 長時間日光に当たらない，② 洋服・帽子・日傘・眼鏡を用いる，③ サンスクリーン剤を併用する，の3つを組み合わせる必要がある．また洋服・帽子・日傘・眼鏡には紫外線防御効果を高めたものが市販されているので，それらを使用するとさらによい．

2） サンスクリーン剤の条件と有効成分

サンスクリーン剤の条件は，高い防御効果，安全性，安定性，実用性，耐水性，低い感作能をもっていることである[1]．

外用サンスクリーン剤の有効成分は無機系素材と有機系素材に分類されることが多い（表14.2）[3]．無機系素材としては，酸化チタン，酸化亜鉛，酸化鉄，アルミニウムなどがある．これらは紫外線の散乱作用だけでなく，一部のものは紫外線の吸

表14.2 サンスクリーン剤の有効成分（文献3より引用）

無機系素材		
酸化チタン	アルミニウム	マイカ
酸化亜鉛	酸化セリウム	カオリン
酸化鉄	酸化ジルコニウム	セリサイト

有機系素材

UVB 吸収剤
　桂皮酸系（cinnamic acid）
　　2-ethyl-hexyl-p-methoxycinnamate（Parsol MCX）
　　ethoxyethyl methoxycinnamate（Cinoxate）
　PABA 系
　　p-aminobenzoic acid（PABA）
　　amyl dimethyl PABA（Padimate A）
　　octyl dimethyl PABA（Padimate O）（Escalol 507）
　カンフル系（camphor derivatives）
　　3-(4-methylbenzylidene)-camphor（Eusolex 6300）
UVA 吸収剤
　ベンゾフェノン系（benzophenone）
　　oxybenzone（Eusolex 4630）
　ベンゾイルメタン系（benzoylmethane）
　　4-t-butyl-4′-methoxydibenzoylmethane（Parsol 1789）
　　isopropyl-methoxydibenzoylmethane（Eusolex 8020）
UVB/UVA 吸収剤
　terephthalylidene dicamphor sulfonic acid（Mexoryl SX）

収作用ももっている．有機系素材としては，UVB（中波長紫外線，280～320 nm）吸収剤として桂皮酸（cinnamate）系，パラアミノ安息香酸（p-aminobenzoic acid; PABA）系，カンフル系がある．UVA（長波長紫外線，320～400 nm）吸収剤としてはベンゾフェノン（benzophenone）系，ベンゾイルメタン（benzoylmethane）系がある．UVB・UVA ともに吸収作用があるものとしてMexoryl SX などがある．

a． 無機系素材

従来の無機系素材はその散乱作用が利用されてきた．最近，無機系素材に対して微粒子化（粒子径50～150 nm），超微粒子化（10～50 nm），形状

の改良，複数物質の複合化などの改良が行われてきた．その結果無機系素材でも，紫外線の吸収作用がより強力になってきている．

酸化チタンは高い散乱能を示し，従来用いられた一次粒子径が250 nm程度のものは白く見えるという欠点があった．この欠点を改善するために，微粒子化，超微粒子化が図られた．微粒子酸化チタン（粒子径50～150 nm）はUVAの吸収作用と散乱作用の両者を併せもつ．超微粒子酸化チタン（10～50 nm）はきわめて高いUVB吸収作用をもつ．また微粒子酸化亜鉛（粒子径15～35 nm）はUVAの吸収作用がある．さらに微粒子酸化チタンや酸化亜鉛にシリカコート処置をすることによって，高い光安定性，良好な分散性，高い透明性が得られた．

b. 有機系素材

桂皮酸系のParsol MCXはUVB吸収が主体であるがUVAも一部吸収し，本邦では多くの製品に配合されている．PABAとPABAエステルは古典的なUVB吸収剤であるが，副作用が多いため，これらを除いたPABAフリー製品が多い．ベンゾフェノンは12種類あり，No.3のオキシベンゾン（oxybenzone）が有名である．ベンゾイルメタンはUVAの吸収剤として有名であり，特にParsol 1789がよく使用されている．UV吸収剤は一般に化学的に不安定なものが多い．大量の紫外線曝露によってサンスクリーン剤のUVBの吸収効果は変化しないが，UVAの吸収効果が低下するため注意を払う必要がある．

c. 最近のサンスクリーン剤の特徴

後述するように日本ではSPF値が最大50＋までとなった．また後述するPA表示をしたサンスクリーン剤が多くを占めている．べたつき感や白く見える点も従来製品に比べて大きく改善している．主要成分として有機系素材1～2種と無機系素材を組み合わせた製品が多い．有機系素材としてはParsol MCXが最も多く，そのほかParsol 1789やオキシベンゾンも配合されている．無機系素材のみを配合してSPF値を30～40程度表示している製品もみられ，「吸収剤無配合」として市販されている．

3） サンスクリーン剤はどのように評価するか

a. SPF値（sun protection factor）

日焼けは，紫外線に当たって8～24時間後に赤くなって（サンバーン），その後3～5日後に黒くなる（サンタン），2つの反応からなる．SPF値とは，UVBによるサンバーンをどれだけ防ぐことができるかを示す指標である．SPF値は，サンスクリーン剤を塗布した部位の最少紅斑量（minimal erythema dose; MED）の，塗布しなかった部位のMEDに対する比で計算する．すなわち，SPF値の大きいものほど防御効果が優れている．屋外の日光では，平均的日本人では約20分が1 MEDに要する時間である（真夏，伊豆下田，快晴，正午前後，背部皮膚）．SPF値10の製品を使用すれば，20×10＝200分間日光に当たって初めてサンバーンが生じることになる．

SPFのガイドラインとしては，アメリカ（FDA），オーストラリア，日本（日本化粧品工業連合会，粧工連），EU（COLIPA），南アフリカなどがそれぞれ発表している．それらのガイドラインにおいて基本的な方法はほぼ同一であり，2003年に粧工連とCOLIPAと南アフリカでハーモナイゼーションが図られ，International Sun Protection Factor（SPF）Test Methodとして発表された[4]．

日本の製品の多くは，粧工連の自主基準[4]に従っている．1999年粧工連はSPF測定基準の改訂版を制定し，SPF値の上限を50＋とした．したがって現在日本の製品ではSPF値の最高値は50＋である．

ガイドラインで得られたSPF値は実際の屋外の使用時にも同じ効果を発揮するとは限らない．なぜなら，サンスクリーン剤は屋外の自然光下という厳しい条件のもとで使用されるため，室内で測定されたSPF値よりも当然低い効果しか期待できない．

b. PA分類（protection grade of UVA）

UVAはUVBによる日焼け反応を増強する作用がある．また光老化にも重要な役割を果たしている．したがって日本におけるサンスクリーン剤はUVBだけでなくUVAにも効果があるものがほとんどであり，それらは広域サンスクリーン剤と呼ばれている．UVAの防御効果については，PA分類（粧工連）[4]が国内製品に表示されている．これはUVAによる即時型色素沈着（immediate tanning; IT）に対する防御効果を示している．すなわち，照射2～4時間後にみられるIT反応を指標とし，PFA値（protection factor of UVA）を計算する．PFA値が2以上4未満であればPA＋，PFAが4以上8未満であればPA＋＋，PFAが8以上であればPA＋＋＋となっている．

4）サンスクリーン剤の副作用

サンスクリーン剤による副作用としては，接触性皮膚炎や光接触性皮膚炎が多い．PABAが最も多く，次いでEusolex 8020，オキシベンゾンなどが報告されている．本邦ではベンゾフェノン系によるものが多く，Parsol MCXによる接触性皮膚炎の報告もある．Parsol MCXとParsol 1789に同時に接触過敏をきたし，さらにUVAによって悪化した症例も報告されている．また湿布剤中に含まれるケトプロフェンとオキシベンゾンに対して同時に光接触過敏をきたした例も報告されている[5]．オキシベンゾンは種々の薬剤や食物に安定剤としても使用されており感作される危険性が高い．

近年正常人にオキシベンゾンを含んだサンスクリーン剤を大量に外用したところ，尿中にオキシベンゾンとその代謝物の排泄が認められ，皮膚からのオキシベンゾンの吸収に対して注意を促す報告もみられた．

5）サンスクリーン剤の使用方法

a. サンスクリーン剤はどのように使うか

健常人が日常外出時に使用する製品はSPF値がそれほど高い必要はなく5～20程度でよい．むしろ吸収剤が無配合のものや低刺激性のものが望ましい（表14.3）．健常人が屋外でスポーツをするときに使用する製品は，SPF値が比較的高いもの（15～40程度）がよい．特に海水浴やプールでの露光の際は耐水性にも配慮したものがよい（表14.3）．さらにスキンタイプ別にサンスクリーン剤を選択するべきである．

スキンタイプとは日焼けのしやすさを3群に分けた分類である[6]．真夏の日光に1時間（3 MEDに相当）当たった場合に普通に赤くなり普通に黒

表14.3 サンスクリーン剤の適応（文献3より引用）

種　類	対　象	SPF値	PA分類	備　考
日常用サンスクリーン （daily-use sunscreen）	正常人	5～20 スキンタイプⅠ（10～20） スキンタイプⅡ（10～20） スキンタイプⅢ（5～15）	PA＋	低刺激性， 吸収剤無配合
レジャー用サンスクリーン （occasional-use sunscreen）	正常人	15～40 スキンタイプⅠ（30～40） スキンタイプⅡ（20～40） スキンタイプⅢ（15～25）	PA＋	耐水性
光線過敏患者用サンスクリーン （sunscreen for photodermatosis）	光線過敏症患者 紫外線によって悪化する皮膚疾患患者	40以上	PA＋＋＋以上	作用波長に対応
色素性病変後療法用サンスクリーン （sunscreen for post-treatment）	色素性病変を治療した後の患者	15～40	PA＋＋以上	

スキンタイプは佐藤と川田の日本人のスキンタイプ分類（1986）による．

くなる人がJ-II，より赤くなりやすく黒くなりにくい人がJ-I，赤くなりにくく黒くなりやすい人をJ-III である．サンスクリーン剤を選択するとき，J-I やJ-II の人はより SPF 値の高い製品が望ましい（表 14.3）．

最近レーザー光や intense pulsed light による色素性病変治療の後療法としてサンスクリーン剤を使用する頻度が増加している．この場合は日常的に使用でき，さらに UVB と UVA の両方に対応した製品がよい．すなわち SPF 値は 15〜40 と比較的高く，また PA も＋＋以上の製品が望ましい（表 14.3）．

b. サンスクリーン剤の塗布量

ベルギーとフランスの学生を対象に実際の日光浴でのサンスクリーン剤の使用量を検討した研究では，平均 $0.39\ mg/cm^2$（規定量の 1/5）ときわめて低値であったという．日本でも塗布量を規定の 1/2 にしたところ，SPF 値が 20〜50％に低下したという報告がある．現在一般の人々が実際に使用する状況下では塗布量が少ないため，製品に示された SPF 値よりもかなり低い SPF 値しか期待できない．したがって規定量を塗布すべきである．

c. サンスクリーン剤は塗り直しすべきか？

コストや煩わしさのため，多くのサンスクリーン剤ユーザーはほとんど塗り直しをしていないのが現状である．しかし実際の使用条件下で，表示された SPF 値に少しでも近い防御効果を得るためには，2〜3 時間ごとに塗り直すことが重要である．

d. 耐水性

耐水性をうたっている製品もあるが，発汗や水泳によってサンスクリーン剤の効果は低下する．したがって発汗・水泳による効果の低下をあらかじめ予測して，サンスクリーン剤を使用すべきである．

e. サンスクリーン剤の使用上の注意

サンスクリーン剤を使用するにあたっては，① 目的・スキンタイプによってサンスクリーン剤を選択する，② 十分な量を塗布する，③ なるべく短時間ごとに塗り直す，④ SPF 値を過信しない，⑤ 耐水性を過信しない，⑥ 副作用も起こりうる，などの注意が必要と思われる．

〔川田　暁〕

文　献

1) 川田　暁・佐藤吉昭: 光防御とサンスクリーン剤. 光線過敏症改訂第 3 版（佐藤吉昭監修），pp263-282, 金原出版，東京, 2002
2) 川田　暁: 光老化のメカニズム, 治療, 予防. 先端医療シリーズ 38 皮膚疾患の最新医療（斎田俊明・飯塚一編），pp217-220, 先端医療技術研究所，東京, 2006
3) 川田　暁: サンスクリーン. 皮膚臨床 44: 1249-1255, 2002
4) 日本化粧品工業連合会: 紫外線防止用化粧品と紫外線防止効果―SPF と PA 表示―, 2003 年改訂版, 2003
5) Kawada A, Aragane Y, Asai M, Tezuka T: Simultaneous photocontact sensitivity to ketoprofen and oxybenzone. *Contact Dermatitis* **44**: 370, 2001
6) Kawada A: Risk and preventive factors for skin phototype. *J Dermatol Sci* **23** (Suppl 1): S27-S29, 2000

14.4 しわとりクリーム

Kligmanらの形態学的しわ（wrinkle）分類によれば，目尻や額などに多くみられ直線状に走る線状じわ（linear wrinkle），頬や首などにみられる菱形や三角形状の図形じわ（glyphic wrinkle），大腿，腹部などの弛緩した皮膚にできる細かなひだ状の縮緬じわ（crinkle）の3つに大別される．また，笑ったり眉をひそめるなど顔の表情の変化に伴って一時的に生じるしわを表情じわ（facial expression line）といい，慣習的に縮緬じわや目の周囲に現れる比較的浅いしわを小じわ（fine line）と呼ぶ．このようなしわに対して予防や改善効果を有する化粧品は消費者から強く望まれているものの，日本ではメーキャップ効果を除けばしわに言及した効能表現が認められておらず，抗しわを公に標榜した化粧品は発売されていない．一方，ヨーロッパでは化粧品に「抗しわ製品（anti-wrinkle products）」という区分が存在しており，アメリカでは化粧品のカテゴリーにこのような区分は存在しないが，しわを一時的に改善することが効能表現として認められている．

近年，化粧品技術の目覚ましい発展，特に有効成分の開発，製剤技術の革新によってしわの予防や改善効果のある化粧品が開発されており，また各国で規制の違いはあっても市場に流通している化粧品自体の皮膚に対する作用が大きく異なるわけではなく，海外の化粧品が日本にいながら容易に入手できる今日，グローバリゼーションを一層進めるために，日本においてもしわの予防・改善に関する効能表現が認められることが必要と思われる．化粧品あるいは医薬部外品におけるしわ効能の認可を得るために，日本化粧品工業連合会ではしわ評価法ガイダンス[1]を作成し，また香粧品学会では目尻を対象にした抗しわ製品評価ガイドライン[2]を作成・公表し，厚生労働省に働きかけているが，現時点では大きな動きは認められていない．

1) しわの形成要因と形成メカニズム

しわの形成要因は大きく内的要因と外的要因に分けられる．内的要因としては加齢による老化，内分泌系の変化，免疫系の変化，細胞活性の低下，遺伝などがある．また外的要因としては紫外線，乾燥などがある．しわはこれらの要因が複雑に絡みあって形成され，それぞれの要因の寄与度によってできるしわの程度が異なる．以下に現在考えられているメカニズムについて述べる．

a. 角層機能の低下
主に表在性の浅いしわの発生要因で，角層水分量の低下やそれに伴う角層の肥厚化によって皮膚の柔軟性が失われ，しわが生じる．

b. 表皮の菲薄化
加齢とともに表皮細胞の増殖活性が衰え表皮が薄くなり，また加齢により表皮-真皮接合部は平坦になり皮膚の弾力性が失われ，しわが生じる．

c. 真皮コラーゲン（collagen）線維の減少およびコラーゲン線維束構造の乱れ
紫外線によってMMP（matrix metalloprotease）が活性化される，あるいは発現が亢進されることにより真皮中のコラーゲンの分解，断片化あるいは真皮コラーゲン線維束構造に乱れが生じることにより皮膚弾力性が低下し，しわが形成される．

d. エラスチン（elastin）の変性
長期的な紫外線照射によってエラスターゼ（elastase）が活性化されオキシタラン線維（基底膜直下から表皮に対して垂直に走行している細いエラスチン線維）の断片化・消失あるいは真皮エラスチンの変性・彎曲化によって皮膚弾力性が低

下し，しわが生じる．

e. ヒアルロン酸（hyaluronic acid）の減少

加齢に伴い皮膚中のヒアルロン酸量が減少し，特に表皮の保水性が低下してしわの形成を引き起こす．

f. 血管新生

紫外線によって表皮のトロンボスポンジン-1（thrombospondin-1; TSP-1）と血管内皮増殖因子（vascular endothelial growth factor; VEGF）の発現バランスが狂い（TSP-1優位な状態からVEGF優位な状態への移行），血管新生が誘導され，そこからエラスターゼやMMPを産生する好中球が皮膚組織中に浸潤しエラスチンやコラーゲンを分解・変性させ，しわ形成につながる．

g. 基底膜（basement membrane）の損傷

基底膜は表皮と真皮の接合部に厚さ約 $0.1\,\mu m$ のシート状物質として存在し，IV型コラーゲン，ラミニン，プロテオグリカンなどから構成され，皮膚に力学的強度をもたせる役割を果たしている．紫外線に長い間さらされた皮膚では表皮基底細胞でゼラチナーゼ（MMP-2, -9）が産生され，基底膜を破壊し皮膚の弾力性が低下ししわが形成される．

h. 活性酸素（reactive oxygen species; ROS）・フリーラジカルの生成

紫外線が皮膚に照射されるとフリーラジカルや活性酸素（一重項酸素：$^1O_2$，スーパーオキシドアニオン：$\cdot O_2^-$，ヒドロキシラジカル：$\cdot OH$，過酸化水素：H_2O_2）が生成され，細胞膜などの脂質過酸化やコラーゲン線維やエラスチン線維の架橋などによる蛋白変性，活性酸素除去酵素群の不活性化，DNA損傷などを引き起こし，真皮のマトリクス構造の変性や細胞機能を低下させ，しわを形成させる．

2）しわとりクリーム

上述のように化粧品・医薬部外品においてはしわに関する効能は認められていないが，様々なしわ形成要因に対処し実質的にしわを改善させる効果をもつ化粧品は開発されており，以下にそのいくつかについて述べる．

a. レチノール（retinol）配合クリーム[3]

アメリカFDAは1997年にレチノイン酸配合製剤をしわなどの光傷害皮膚の改善剤として認可した．そのしわ改善メカニズムは真皮線維芽細胞のコラーゲン産生の促進，表皮角化細胞間にヒアルロン酸などのムコ多糖類の沈着促進，真皮MMPの発現抑制，エラスチン線維損傷の修復，表皮細胞の増殖などである．しかし，日本では催奇形性の観点から医薬品でも承認されておらず，化粧品原料としてはその類縁体であるレチノール（ビタミンA）および酢酸レチノール，パルミチン酸レチノールが用いられている．いずれも生体内ではレチノールを経てレチナール，レチノイン酸に代謝されると考えられている．レチノールは表皮細胞のヒアルロン酸合成促進作用があり（図14.5），また角層水分量も増加させ，しわ改善効果をもつ．レチノール配合クリーム（750 ppm）を1日2回，

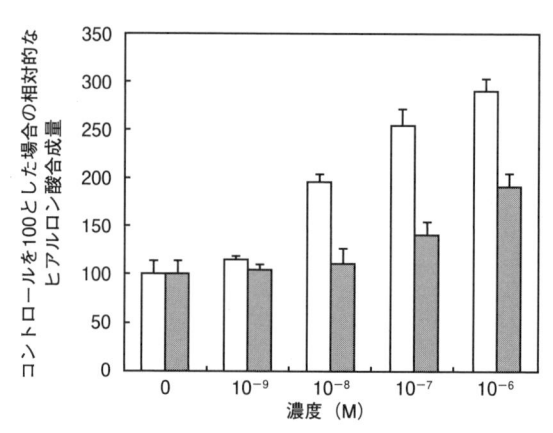

図14.5 培養ヒト皮膚表皮細胞のヒアルロン酸合成へ及ぼすレチノイドの影響[3]
□：レチノイン酸，■：レチノール．
ヒトケラチノサイト培養系にレチノールを添加することにより，ヒアルロン酸の産生能は上昇した．

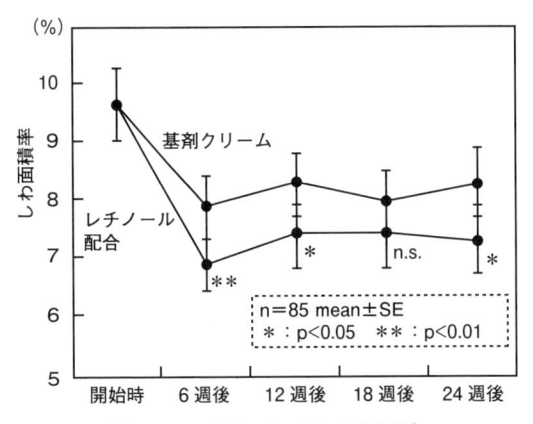

図 14.6　レチノールのしわ改善効果[4]
750 ppm レチノール配合クリームを使用したとき，6 週後において，しわ改善が認められ，その状態が 24 週後まで継続した．

24 週間使用したときの目尻のしわの改善効果を図 14.6 に示す．一定面積に占めるしわの割合（しわ面積率）は使用開始後 6 週間でプラセボ群に比べレチノール配合群で有意に低下し，しわ改善が認められ，その状態が 24 週間後まで継続した．

b. ショウキョウ（ショウガの根茎）抽出液配合クリーム[5]

線維芽細胞由来エラスターゼ活性を特異的に抑制すると真皮弾性線維の彎曲化や皮膚の弾力性低下が抑えられ，しわ形成も抑えられる．様々な植物抽出液からエラスターゼ阻害を示す物質を探し，ショウキョウ抽出液が見いだされた．1% ショウキョウ抽出液を配合したクリームの効果（健常

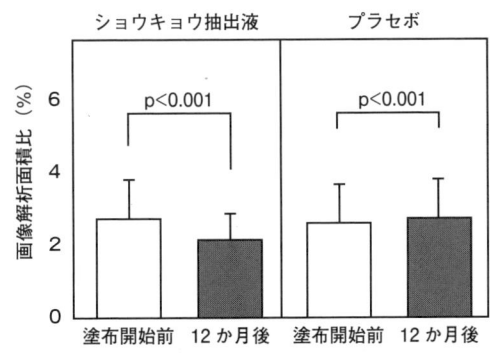

図 14.7　ショウキョウ抽出液のヒト長期使用試験による抗しわ効果[5]
1% ショウキョウエキス配合クリームを 12 か月使用することにより，しわは改善された．

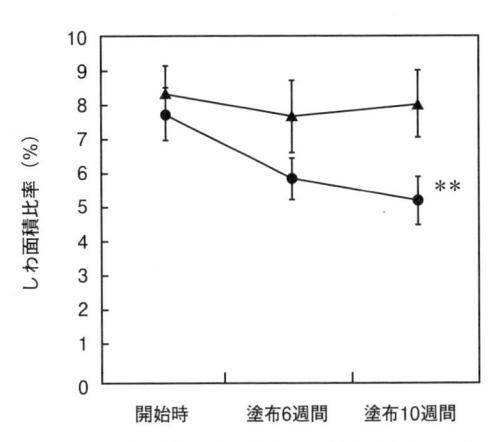

図 14.8　ヒト目尻部しわ面積比率に対するウルソール酸ベンジル（UAB）有効性[6]
●：0.2% UAB 配合クリーム，▲：プラセボクリーム．
n=15，平均値±SE，**：p<0.01, paired t-test.
0.2% UAB 配合クリームを 10 週間使用することにより，しわは改善された．

日本人男性 20 名を対象に 1 日 2 回，12 か月塗布）をプラセボと比較した結果，目尻および下眼瞼のしわはレプリカ画像解析でプラセボ群で有意に増加したのに対し，ショウキョウ配合群では有意に減少し，しわ改善・防止効果が認められている（図 14.7）．

c. ウルソール酸ベンジル配合クリーム[6]

ウルソール酸は様々な植物中に存在する天然トリペルテンの一種で抗炎症作用や抗酸化作用，光老化で変性した真皮コラーゲン線維束構造の改善作用などが認められている．ウルソール酸は化粧品基剤に対して難溶性のため，その誘導体としてウルソール酸ベンジルが用いられている．目尻にしわを有する日本人男女 15 名（平均年齢 48.9 歳）を対象に，0.2% 配合クリームを 1 日，2 回 10 週間使用させしわの状態を評価した結果，図 14.8 に示すようにしわ面積率は有意に低下し，しわ改善に有効である．

d. クロレラエキス配合化粧品[7]

培養ケラチノサイトにクロレラエキス 0.01% を添加すると TSP-1 の遺伝子，蛋白量ともに増加する．この系に紫外線（UVB）を照射するとクロレラエキス無添加系に比べ TSP-1/VEGF 値は有

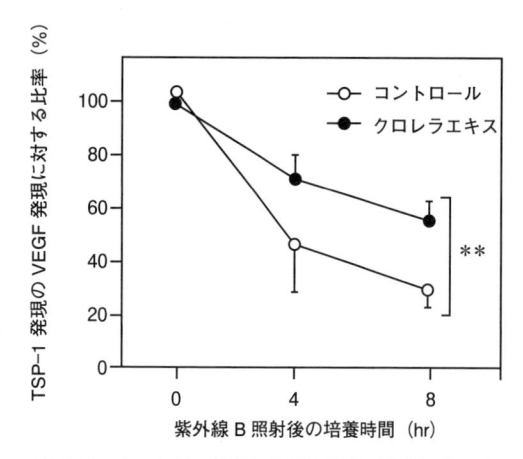

図14.9 クロレラエキスによる紫外線B照射によって誘導されたVEGFおよびTSP-1遺伝子発現バランスの破綻抑制[7]
クロレラエキスを添加することによりTSP-1は増加し，紫外線照射によって下がったTSP-1/VEGF値を上昇させ，バランスの乱れを抑制する．

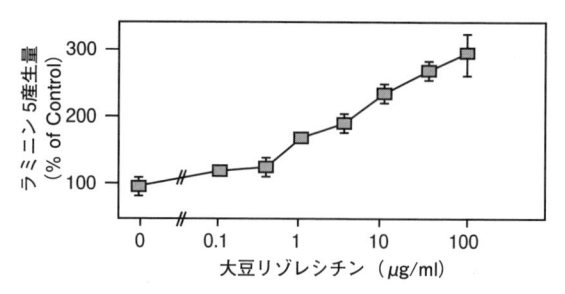

図14.10 ラミニン5の産生に及ぼす大豆リゾレシチンの影響[9]
ヒトケラチノサイト培養系に大豆リゾレシチンを添加し，24時間後に産生されたラミニン5をエライザー法にて検出した．大豆リゾレシチン添加量の増加とともにラミニン5の産生は上昇した．

意に増加し（図14.9），紫外線照射によって生じるTSP-1とVEGFのバランスの乱れを抑制する．また，誘導されたTSP-1は血管内皮細胞に作用してアポトーシスを誘導し血管新生を抑える．紫外線を照射したヒト皮膚にクロレラエキスを塗布すると血管新生が有意に抑制され，しわの予防・改善に有効である．

e. 大豆リゾレシチン配合クリーム[8]

ラミニン5は表皮基底膜に特異的なラミニンで表皮-真皮接合に必須の物質である．大豆リゾレシチンがラミニン5の産生を高め（図14.10），紫外線でダメージを受けた基底膜の再生を促し皮膚弾力性を回復させ，しわ改善に役立つ．

上述した抗しわ製品の機能は単なる保湿作用によるしわ改善効果よりも格段に優れているものの，まだ消費者を十分満足させるものではない．その理由としてしわ形成には未解明の要因がまだ多く関与しており，それらに対応できていないからと考えられる．今後，新たなしわ形成メカニズムが発見され，それに対処した薬剤の開発が期待される．

〔高橋元次〕

文　献

1) 化粧品工業連合会: シワ評価法ガイダンス. 日本香粧品科学会誌 **28**(2): 118-125, 2004
2) 日本香粧品学会抗老化機能評価専門委員会: 新規効能取得のための抗シワ製品評価ガイドライン. 日本香粧品学会誌 **30**(4): 316-332, 2006
3) 圻 信子: レチノール含有抗シワ化粧品の研究開発. FRAGRANCE JOURNAL **29**(2): 37-42, 2001
4) 高橋元次: 皮膚の機器診断. 美容皮膚科学, pp126-144, 南山堂, 東京, 2005
5) 森脇 繁: 線維芽細胞エラスターゼ活性阻害剤のシワ改善効果. FRAGRANCE JOURNAL **32**(5): 46-51, 2004
6) 五味貴優: ウルソール酸誘導体. MB Derma **98**, 80-85, 2005
7) 矢野喜一郎: 皮膚血管系がかかわる新しいシワ形成メカニズムとその抑制物質. FRAGRANCE JOURNAL **32**(5): 40-45, 2004
8) 天野 聡: 基底膜の紫外線による加齢変化. 太陽紫外線防御研究委員会学術報告 **13**(1), 29-34, 2003
9) Amano S, Matsunaga Y, Akutsu N, Kadoya K, Fukuda M, Horii I, Takamatsu T, Adachi E and Nishiyama T: Basement membrane damage, a sign of skin early aging, and laminin 5, a key player in basement membrane care. IFSCC Magazine **3**(4), 15-23, 2000

14.5 シャンプー，リンス

現在の日本では，ほとんどの人が毎日の洗髪を習慣としている．何気なく使う一方で，毎日使うものであるがゆえにシャンプーやリンスの性能に対する消費者の潜在的要求は高い．本節では，髪を滑らかに洗い上げるためにシャンプー，リンスに盛り込まれている基本的な技術，頭皮を健全に保つための技術について解説する．

1) シャンプー，リンスの基本的な組成と役割[1,2]

一般的なシャンプーの基本組成を表 14.4 に示す．洗浄剤として，アニオン性界面活性剤を主界面活性剤とする場合が多く，起泡性や洗浄性などの基本性能や，コスト，生分解性などに優れる理由でアルキルエーテル硫酸塩やアルキル硫酸塩が主流となっている．そのほか，低刺激性に優れるアミノ酸系や糖系の界面活性剤が使用される場合もある．

洗髪時は，汚れをしっかり取り除く洗浄性，汚れが存在しても素早く泡立つこと，滑らかに指を動かせる豊かな泡量や滑りのよい泡質などが求められる．これらの性能を向上させる目的で，主界面活性剤であるアニオン性界面活性剤に対しアルキルアミドプロピルベタインなどの両性界面活性剤やアルカノールアミドなどの非イオン性界面活性剤が補助的に添加される．補助界面活性剤を添加することで泡量を増加できるほかに，種類を選択することで泡立つ速度や，できた泡の安定性，泡の滑らかさや質感をコントロールできる．特に，傷んだ髪を洗う場合，素早い泡立ちが大切である．毛髪表面を覆うキューティクルは，表面が脂質層で形成され疎水性を示すが，ヘアカラーなどの化学処理でダメージを受けた髪は表面が親水性に転じることで絡みやすく，洗髪摩擦によるキューティクル剥離が起こりやすくなっている．よって，泡による潤滑膜を素早く形成させ，洗髪摩擦から守る性能が求められる．また，両性の補助界面活性剤は主界面活性剤であるアニオン性界面活性剤の刺激を緩和する効果もある．

濯ぎ時は，泡切れがよく，髪が絡まらず，指通りのよい滑らかな濯ぎが求められる．このプロセスでは，ポリマーと界面活性剤の相互作用により，形成される潤滑膜が応用されている．界面活性剤は，臨界ミセル濃度（CMC; critical micelle

表 14.4 一般的なシャンプー組成

成 分	配合目的	代表例
主界面活性剤	洗浄剤，起泡剤	アルキルエーテル硫酸塩，アルキル硫酸塩など
補助界面活性剤	起泡力や泡安定性の向上，洗髪や濯ぎ時の感触向上	アミドプロピルベタイン，アルカノールアミド，グリセリルエーテルなど
コンディショニングポリマー	洗髪や濯ぎ時の感触向上	カチオン化セルロース，カチオン化グアガムなど
油剤	乾燥後の感触向上	シリコーン誘導体，高級アルコール，炭化水素など
パール化剤	外観調整	脂肪酸グリコールエステルなど
キレート剤	アニオン活性剤のカルシウム塩形成抑制	エデト酸塩など
抗ふけ剤	ふけかゆみ防止	ジンクピリチオン，ピロクトンオラミンなど
pH 調整剤	pH 調整	クエン酸，乳酸など
防腐剤	微生物汚染防止	安息香酸塩など
香料	賦香	

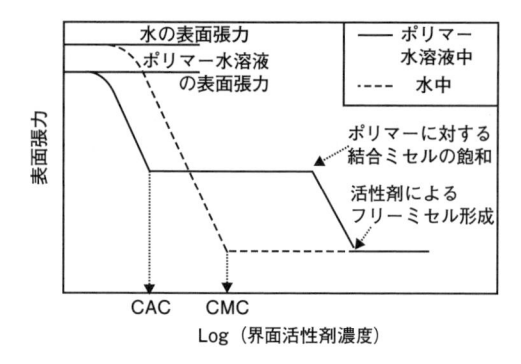

図14.11 ポリマー水溶液中における界面活性剤の挙動概念図

concentration）を境として単分散から自己会合によるミセル形成を開始するが，さらにポリマーが共存することで界面活性剤と相互作用をもった新たな状態（CAC; critical aggregation concentration）が出現する（図14.11）．シャンプーの場合，主界面活性剤であるアニオン性界面活性剤と強い相互作用をもつカチオン性の水溶性ポリマーが一般に用いられる．その結果，濯ぎ希釈過程のどこかの濃度領域でポリマーが十分に膨潤できなくなり，界面活性剤が結合したポリマーがコロイド高濃度相として分離する（コアセルベーションとも呼ばれる）．この相が潤滑膜となり，濯ぎ時の滑らかさを出し，毛髪同士の絡みを低減する．よって，この相の物性や出現するタイミング，濯ぎ希釈に対する持続性をコントロールすることで濯ぎの感触をコントロールすることができる．リンスインシャンプーの場合，シャンプー性能に加えて，乾燥後の滑らかな仕上がりも求められる．主にシリコーン誘導体で滑らかさを出す場合が多く，シャンプーへの安定配合のためシリコーンのエマルション化技術や水溶性の付与技術などの製剤化技術が求められる．

シャンプーで洗浄した髪の絡みをとり，乾燥後も滑らかに仕上げる目的で，多くの人がリンスやコンディショナーも併用する．リンスやコンディショナーは，カチオン性界面活性剤と高級アルコールからなるクリーム状の乳化ゲルを基剤とし，その中にシリコーンなどの油剤を安定分散した形態が一般的である（表14.5）．このゲルは，カチオン性界面活性剤と高級アルコールのモル比にして1対3付近でラメラ状の構造をとり，そのレオロジー性能により濯ぎ時の滑らかさを与える．また，主界面活性剤であるカチオン性界面活性剤は，マイナスに帯電した毛髪表面に効率よく吸着し，濯ぎや乾燥後の摩擦を低減する．特に毛先や化学処理で傷んだ部分は健常な部分より帯電しており，アミノ基を導入し吸着性を向上させたシリコーンを用いることで枝毛や切毛を防ぐことができる．

2） 抗ふけシャンプー[3-6]

近年，洗髪の習慣化とともにふけや頭皮のかゆみに対する意識は低下傾向にあり，抗ふけシャンプーも市場において縮小傾向であった．しかし，2000年以降は横ばいを続けており，ほぼ毎日洗髪する現代においてもふけやかゆみの悩みをもつ人が一定の割合存在することを示している．ふけとは，頭皮のターンオーバーが速まり，鱗屑が目に見える大きさで剥がれ落ちたものをさし，過剰な皮脂分泌や細菌による皮脂分解による頭皮への

表14.5 一般的なリンス・コンディショナー組成

成　分	配合目的	代表例
カチオン性界面活性剤	柔軟性，平滑性，帯電防止性などの付与	塩化アルキルトリメチルアンモニウム，脂肪酸アミドアミン塩など
油剤	柔軟性，平滑性，帯電防止性などの付与	高級アルコール，脂肪酸，シリコーン誘導体，エステル油，炭化水素など
増粘剤	粘度調整	セルロース誘導体など
ハイドロトロープ	溶解性向上，粘度調整	プロピレングリコール，グリセリン，ベンジルアルコールなど
その他	防腐剤，抗ふけ剤，pH調整剤，香料など	シャンプーと同じ

刺激，冬季乾燥による頭皮水分量低下，ストレスによる内分泌ホルモン不均衡や食生活の乱れによる栄養代謝の不均衡，洗髪後の不十分な濯ぎによる成分の残留など様々な要因が複合的に作用して起こると考えられている．基本的に炎症を伴わないものをいい，病気ではないと認識されるが，放置しておくと発生量の増加とともに，発赤，炎症を伴ったり，脱毛症へと進行したりすることも指摘されており，除去することが好ましい．そのためには，頭皮までしっかり指が通り，動かしやすいシャンプー性能とともに，抗ふけ剤の配合が有効である．化粧品である一般のシャンプーに対し，抗ふけシャンプーは医薬部外品のカテゴリーに入る．

ふけには乾いたふけと湿ったふけがある．乾性のふけはドライスキンの人に起こりやすく，比較的小さめでパラパラと落ちる．湿性のふけは，皮脂分泌量の多い人にみられ，塊となって頭皮にこびりついている．ふけ発生の要因として，古くから頭皮常在菌であるマラセチア類との関連が指摘されており，特に *Malassezia furfur* による皮脂分解で発生する脂肪酸が刺激物質として働き，ターンオーバーを促進していると考えられている．ピリチオン亜鉛（ZPT）は菌抑制効果があり，ふけの発生を抑えるとされている．ZPT は水への溶解性がきわめて低く，沈降しやすいためシャンプーでは安定分散技術が必要となる．また，ZPT には DNA 合成抑制作用も報告されており，表皮細胞の代謝活性を下げることでターンオーバー速度を抑制するメカニズムも提唱されている．ピロクトンオラミン（PO）は，界面活性剤中に可溶化させることが可能であり，製剤化の面からは使用が比較的容易な抗ふけ剤である．PO の抗菌力は ZPT に比べ若干劣るものの，抗酸化力や過酸化物分解力は ZPT 以上とされる．塩化ベンザルコニウム（BC）は，逆性石けんの基剤としても知られるように殺菌効果に優れているが，カチオン性の基剤であることからシャンプー系ではアニオン性界面活性剤との相互作用で効果が低下する．BC-アニオン性界面活性剤間の相互作用を抑える目的で，エデト酸などの多価カルボン酸との組み合わせが有効である．そのほか，サリチル酸や，グリチルリチン酸ジカリウムなどが抗ふけ剤として配合される．

最近の研究から，ふけの要因に関する新たな考えや知見が発表されている．Harding らは，ふけ症頭皮と乾燥症との類似点を指摘している．特に，頭皮脂に含まれるセラミド種の詳細解析から，量の減少だけでなく組成の変化もみられ，頭皮バリア能の低下を指摘している．Gemmer らは，DNA 解析を用いた頭皮マラセチア類同定を行った結果，ふけ原因菌とされてきた *M. furfur* は確認されなかったことから，代わって *M. slooffia* と *M. obtusa* の可能性を報告している．坂井らは，角化細胞の集合体であるふけの微細化に特定の有機酸を酸性領域で作用させる系が有効であることを報告している．このように新たな知見や技術開発が進められる中，一方では定説を変える知見も報告されている．これは，今までの考え方が間違っていたということではなく，生活環境や洗髪実態の変化により，頭皮トラブルの因子も変化してきているものとしてとらえるべきと思われる．

〔渡部俊輔〕

文　　献

1) 日本油化学会編: 界面と界面活性剤, 日本油化学会, 2005
2) 毛髪科学技術者会編: 最新の毛髪科学, フレグランスジャーナル社, 2003
3) J. J. Kabara 編, 吉村孝一訳: 防腐・殺菌剤の科学, フレグランスジャーナル社, 1990
4) C. R. Harding et al.: *Arch, Dermatol Res* **294**: 221, 2002
5) C. M. Gemmer et al.: *J. Clinical. Microbiology* **40**(9): 3350, 2002
6) 坂井ら: 日本薬学会第 126 回年会要旨集 **3**: 205, 2006

14.6 石けん

1) 石けんの一般的特徴

石けんは高級脂肪酸のアルカリ塩類の総称である．狭義には洗浄を主目的とするもので，水溶性の脂肪酸アルカリ塩をさす．アルカリはナトリウム，カリウムが多いが，トリエタノールアミン，アルギニンのような有機塩基の場合もある．

石けんは動植物油脂を原料とし，けん化法，中和法などの方法でアルカリと反応させることでつくられる．動物油脂としては牛脂や豚脂など，植物油脂ではパーム油，ヤシ油，オリーブ油などが用いられる．近年はパーム油，ヤシ油などの植物性油脂を原料とした石けんが増加している．

原料油脂の構成から，日常一般に用いられている石けんの脂肪酸鎖長はC8以上であり，ラウリン酸（C12），ミリスチン酸（C14），パルミチン酸（C16），ステアリン酸（C18）およびオレイン酸（C18不飽和）で主に構成されている．固形石けんのほかにも，軟石けんと呼ばれるペースト状のものや，液体石けんがある．石けんの剤形の違いは，脂肪酸のアルキル鎖長，不飽和脂肪酸含量，中和剤の違いによる水に対する溶解性の違いを利用している．

石けんの水溶液はアルカリ性を示し，pHは約10である．pH5以下では脂肪酸になるため，起泡性，洗浄性を失う．また石けんは最も一般的な界面活性剤であり，他の界面活性剤と同様に表面張力の低下，浸透・湿潤作用，起泡性，分散性，乳化性，洗浄性などの性質をもつ．

石けんを硬水で使用すると，水中の硬度成分（マグネシウム，カルシウム）などと反応して，水に溶けない石けんカス（スカム）を生成する．洗ったあとに皮膚にスカムが残ると，さっぱりとした洗浄感が得られる．

石けんの製造は，固形化する工程の違いで，機械練石けんと枠練り石けんに大きく分けられる．機械練り石けんはニートソープ（水分約30％の液状石けん）を乾燥して薄片もしくはニードル状に成形し，香料などの添加物を加え，圧延機にかけてよく練り，押出し機で棒状に固め，型打ち機で成形したものである．量産に向いた製法であり，市販されている大部分の固形石けんは，機械練り石けんである．

枠練り石けんは，ニートソープに香料や色素などの添加物を加えて均一に攪拌した後，枠に流し込んで冷却，固化，乾燥し，型打ちを行って製造する．機械練り石けんに比べて手間がかかる製法である．現在は一部の浴用石けんや透明石けんで枠練り製法が採用されている．枠練り石けんは機械練石けんに比べ溶け崩れにくい特徴をもつ．

2) 固形石けんの種類

固形石けんを大きく分けると，次のような種類に分類される．

a. 化粧石けん

一般に「石けん」と呼ばれているものはこれにあたる．成分が脂肪酸ナトリウム塩またはこれに類する成分を含有するもので，主として人体の洗浄を目的とした固形の石けん類の総称として呼ばれている．

原料油脂およびその配合割合によって石けん性能が異なる．これは油脂の種類によって構成される脂肪酸の炭素鎖長が異なるため，溶解力，洗浄力などに違いが生じるためである．例えば，牛脂を水酸化ナトリウムでけん化してできる石けんはステアリン酸（C18）が多く，比較的硬くてふやけにくいが泡立ちは悪い．これに対して，パーム油をけん化してできる石けんはラウリン酸（C12）を多く含み，冷水でもよく泡立つがふやけやすい．

この性質を利用して，浴用や手洗い用などの用途に合わせた原料油脂の種類と割合を決定する．

さらに泡質改善や感触向上の目的で，高級アルコール，脂肪酸，油脂，炭化水素が添加されていることが多い．その量は数％程度である．近年はスーパーファットソープ(過脂肪石けん)と呼ばれるものが多くなっており，その添加量はさらに増加している．過脂肪剤の添加は，クリーミーな泡やすすぎ後にしっとりした肌感触が得られるが，多量に配合すると泡立ちを阻害する．このため過脂肪石けんはパーム核油やヤシ油などの起泡性の高い油脂の配合割合が多い．

b. 薬用石けん

皮膚の殺菌・消毒などのために殺菌剤を配合した石けんと，肌荒れなどを防ぐための消炎剤を配合した石けんがある．汗や皮脂を分解して体臭のもとになる細菌の育成を抑えることから，デオドラント石けんともいわれる．殺菌剤としては，トリクロサン，トリクロロカルバニリドなどが使われることが多く，消炎剤としては，グリチルリチン酸やアラントインなどが使われる．

c. 透明石けん

主に洗顔石けんに用いられる．脂肪酸ナトリウムを主体としたものの場合，脂肪酸ナトリウムの配合量は一般の石けんの約半分程度であり，不飽和脂肪酸塩，グリセリン，砂糖およびエタノールなどの透明化剤を多く配合している．一般の石けんは繊維状結晶の集合体であるが，透明石けんは透明化剤により繊維状結晶の成長が阻害されることで透明な外観を有する．機械練り製法のものもあるが，透明性をあげるために枠練り製法を採用しているものが多い．その場合，乾燥（熟成）に約40〜60日の長い期間をかけているものもある．最近ではアシルグルタミン酸のトリエタノールアミン塩を主剤とした非常に透明性の高い固形洗浄料が上市されている．

透明石けんは透明化剤（糖，ポリオール）の配合量が多いため，ふやけやすい性質をもつが，洗浄後の肌感触は非常にマイルドである．

d. 複合石けん（シンデットバー）

脂肪酸ナトリウム以外の合成界面活性剤を用いてつくられた固形洗浄剤で，複合石けんやシンデットバーと呼ばれている．最も大きな特徴はpHであり，中性や弱酸性の固形洗浄剤をつくることも可能である．また，硬水使用時に石けんカスの発生が少なく，バスリングと呼ばれる浴槽まわりの湯垢がつかないため，水の硬度の高い海外では人気がある．シンデットバーにはSCI（ココイルイセチオン酸ナトリウム），AGS（アシルグルタミン酸ナトリウム），AES（ポリオキシエチレンアルキルエーテル硫酸ナトリウム）などが用いられている．これらの活性剤は，あまり賦型性がよくないので長鎖脂肪酸や長鎖脂肪酸石けんを賦型剤として組み合わせる．しかしシンデットバーに用いられる界面活性剤は溶解性の高いものが多いため，一般の石けんに比べふやけやすい．

複合石けんは，一般石けん（脂肪酸ナトリウム塩）に比べて皮膚刺激性において優れていることが報告されている[1]．

表14.6 石けんの組成

	主な成分	代表的な原料	配合量
石けん分	油脂	パーム油，ヤシ油，牛脂 など	70〜90%
	アルカリ	NaOH，KOH，トリエタノールアミン など	（透明石けんは50〜60%）
添加剤	保湿剤	グリセリン	0〜10%
	過脂肪剤	脂肪酸，各種油脂 など	1〜10%
	透明化剤	グリセリン，ソルビトール，白糖など	10〜30%
	殺菌剤	トリクロサン，トリクロロカルバニリド	適量
	その他	安定化剤，香料，色素	適量

3） 石けんの各成分の配合割合

一般的な石けんのおおよその組成割合を表14.6に示した. 〔森川利哉〕

文　献

1) Syed Abbas *et al.*: Personal cleanser technology and clinical performance. *Dermatologic Therapy* **17**: 35–42, 2004

14.7 皮膚疾患患者と化粧

1) ボディイメージとは

多くの人にとって身体に関係する経験は，不満をもって悩まされるものであり，外見を変えるために常に努力しているにもかかわらず，なかなか成果の上がらないものであり，結果的に否定的な感情を抱かせるものである[1]．身体的な外見に関する心理学では，社会的影響に関する「外部からの見方」と，自己の外見に対するきわめて個人的な経験に関係する「内部からの見方」の両方を取り扱い，ボディイメージと称している[1]．「外部からの見方」とは熱傷，外傷，先天性疾患によって，平均的な外見が得られなかった人の問題であり，「内部からの見方」は見た目にはほとんど問題がないにもかかわらず，自己の容姿のすべてか，ごく一部に強い嫌悪感，不満をもつ人の問題である．これまでボディイメージについての研究のほとんどは「内部からの見方」を問題とした摂食障害であったが，このことがボディイメージを身体の幅をゆがんでとらえることや，体重が多いことへの不満と同じものとして狭く理解される原因となった．しかしながらボディイメージを構成する要素は非常に多面的で，体重への不満というような単純なものではなく，1つの属性によって定義することはできない．また実際には直接みることのできない部位（例えば，顔，口の中，背中，頭など）に対してわれわれが抱く思い込み，こだわりは，ボディイメージが視覚的評価だけではなく，知覚，思考，対人関係の経験や，文化的，社会的な美の意味あいなどが複雑に関連していることを示している[1]．

2) ボディイメージとQOL低下について

QOL（quality of life）は人生に対する個人的な満足度，全体的な満足度であり，その概念は広範囲にわたる[2]．患者のQOLは主観的な満足度，幸福感が評価の指標の中心となるが，疾患の症状や日常生活上の機能の状態も広く評価の対象となる．医療分野では治療方法の評価としてQOLが指標にされることが多い．

ボディイメージについて認知的なゆがみが生じると，物事を連続的にとらえることができず，美しいか醜いかといった二者択一的な思考になりやすく，理想をかかげて完璧を目指し，他人と比較して，自分の欠点に過度に焦点をあて，長所は過小に評価し，自分の外見がいやな出来事すべてに起因していると考え，外見が行動を制限すると結論づけてしまう[1]．患者のボディイメージが損なわれることで，自信喪失，自己評価の低下から，QOLは著しく低下する．

ボディイメージが低下する疾患を対象とする科は形成外科，婦人科，精神科と多岐にわたるが，皮膚疾患もそのうちのひとつである．一般的に皮膚疾患は，生命予後には直接かかわらないものの，慢性に経過して再発を繰り返し，症状のコントロールが必要とされるものが多い．患者は常にいつ悪化するかわからないいらだちや，不安をかかえることになる．また皮膚症状は患者の外見に大きなインパクトを与えるため，ボディイメージ，QOL低下に影響を与えやすい．

疾患によっては，近年の医学の進歩によって寛解状態を維持することができるようになり，患者の自覚症状とともに皮膚症状も軽快すれば，医師の治療目標は一旦は達成される．しかし，患者にとっては残ってしまった瘢痕や，凹凸，紅斑や色素沈着などがあると「治ってよかった」とは素直に喜べず，「できることなら隠したい」ものである．実際に，皮膚疾患患者は健常人よりも有意にQOLが低く，また皮膚疾患の中でも炎症性疾患患者は孤立性病変（良性腫瘍など）の患者に比べ

てQOLが低下していると報告されている[3]．

筆者を受診した70歳代の女性は，半年前三叉神経第1枝領域の帯状疱疹に罹患した．他院で治療を受けたが，治癒後に残存した炎症後色素斑と瘢痕のため次第に外出するのもおっくうになり，人と会いたくないと思うようになった．すでに痛みは完全に消失しているし，家族には「軽くすんでよかったわね」といわれ，担当医師にはいまさら（この年齢で）外見について気にしているとも言い出せなかったという．3か月間ケミカルピーリングを行い，これと並行して化粧指導を行ったところ，瘢痕は治癒しなかったが患者はもとの生活に戻ることができた．ケミカルピーリングによって顔全体が明るくなり，眉毛を整えて加齢に伴いぼやけた唇の輪郭をしっかりとる化粧をすることで，周囲からきれいになった，若々しくなったといわれ，自信をもつことができ，瘢痕を受容できたためと思われる．ボディイメージが障害されてQOLが低下した患者に対して「しかたがない」「人は見た目ではない」という言葉は逆効果であり，何の解決にもならない．「外見と心は密接な関係にあり行動に影響する」ことを前提とした様々な側面からの支援は，皮膚疾患を伴う患者を診療する上での重要なキーワードといえる．

ボディイメージに対する化粧の効用

心理的側面からの支援に有用な手段のひとつとして化粧がある．化粧は，皮膚を清潔，保護することで，外界の様々な脅威（湿度，細菌，紫外線など）から身を守るほかに，容貌を変えて美しく装う，自尊心の向上，他者からの評価の向上による満足感などが得られるとされ，社会とコミュニケートする際の盾となって，社会的積極性を高め，適応することにも役立つ．

ボディイメージの改善を目的とした化粧は，化粧を通して自分の外見を受容し，社会へ復帰できるように導く方法として精神科，形成外科，婦人科，口腔外科，耳鼻科など広い領域で効用が認められているが，近年，皮膚科領域でも，炎症性皮膚症状を有する疾患を中心に症状を悪化させることなく，化粧の心理的効用，QOLが向上した症例が報告されるようになり[4,5]，メークを皮疹の悪化因子のひとつとして否定的にとらえるだけではいけないことが示されている．

3） 皮膚疾患別化粧指導の留意点

医療の一環としての化粧は，① 容貌に障害や変形を伴う疾患や外傷による欠損を有する患者を対象に，外見を修正してボディイメージを向上させる，② 精神疾患患者への認知のゆがみを修正する，といった2つの効果を目的に行われる．

皮膚疾患を伴う患者が化粧をする場合には，前者の効果を目的とし，現在対象となる患者がどのような状態にあるか，炎症性または非炎症性疾患か，治療は終了しているか，長期にわたる治療が継続的に必要かなどを考慮して指導する．例えば母斑，外傷後瘢痕，肝斑の患者と，アトピー性皮膚炎，痤瘡患者とでは化粧指導のポイントが異なる．

母斑，瘢痕，肝斑の患者では主に化粧品に含まれる顔料がもつ光反射の特性と色調がもつ色のイメージや，直線，曲線といった化粧技術を駆使して，左右差，凹凸，色調の異常を修正する．場合によっては技術を習得するために，化粧技術者との連携が必要となる．一方，炎症性皮疹を有する皮膚疾患患者には，治療と並行しながら可能な安全性の高い化粧方法を提案する．しばしば治療中に，薬剤の外用のタイミングや自分がどこまで化粧をしてよい状態なのかといった質問を治療者が受けることがあるが，薬剤外用のタイミングとしては，基本的には洗顔直後とし，症状が軽度の場合には化粧水で整えた後でもかまわない．特に痤瘡（にきび）患者では，外用剤を下地クリームがわりに広範囲に塗布せず炎症のある部位のみに外用するよう指導する．化粧の程度については，よほど重症でない限り，標準的な治療を行えば1週間程度で症状の改善を認めるため，炎症が著しい時期のみ一時的に省略型の化粧を提案する．化粧そのものを完全に否定，禁止する必要はない．以下に代表的な顔面に皮膚症状を有する炎症性皮膚疾患の化粧ポイントを述べる．

a. アトピー性皮膚炎

アトピー性皮膚炎では，症状が軽度であればフルメークも可能である．しかし乾燥とバリア機能が低下した皮膚素因を有するため，化粧前の十分な保湿と，こすらない，たたかないなど炎症を惹起させるような刺激を与えない手技の工夫がポイントとなる．ファンデーションはパウダータイプを選択し，パウダー用のパフを用いて上からおさえるように塗ると刺激が少なく，均一に塗れるため炎症後色素沈着による色むらも補正され美しく仕上がる．ポイントメークで使用するアイブロー，アイシャドーは明るい色を選ぶ．目の周りを明るくすることで，若々しい印象となる．さらに口唇の輪郭は，乾燥や炎症後色素沈着で曖昧になっていることが多いため，リップペンシルで輪郭をしっかりとり，眉毛は形を整え上昇線をつくると顔の印象がはっきりする．この方法は高齢者にも応用できる．

b. 痤瘡（にきび）

油分の少ないパウダータイプのファンデーションやおしろいで，毛包を閉塞しないようにする．炎症後色素沈着や瘢痕が主体のベースメークでは，赤茶系のコンシーラーで補色後，油分の少ないパウダーで仕上げる．炎症が強い場合，丘疹，膿疱などの凹凸を完全にカバーしようとして厚塗りにするよりも，コンシーラーの使用は赤みを補色する程度にとどめ，まぶたや唇など，もともとにきびが生じにくい部位のポイントメークやヘアスタイルを工夫し視線を誘導する．

c. 脂漏性皮膚炎

落屑を伴う場合にはアトピー性皮膚炎と同様保湿を十分に行う．顔全体に赤みが強く，比較的広い面積を補色するには黄色系の補整料が配合された色つき化粧下地を使用し，ファンデーションの厚塗りを避ける．鼻翼，眉間などの脂漏部位は，皮脂分泌による化粧くずれが生じやすいため，皮脂を吸収する高吸油性粉体を配合したファンデーションを選ぶとよい．

d. 膠原病

強皮症患者は，皮膚の硬化に伴う表情の乏しさのために疲れた印象になりやすい．メーク前のマッサージは，血流が増し表情が豊かになる[20]．また，ポイントメークではやつれた印象を与えないように眉を整え上昇線をつくり，口唇は口角をあげるように輪郭を補正する．エリテマトーデスの紅斑は浸潤が強く，通常のファンデーションではカバーできないことが多いが，補色を選択的に透過させる特殊薄膜素材を利用したパーフェクトカバー®は使用方法が簡単で，かつ隠蔽力が高いという報告がある[6]．

安全性が重要視され，無添加，無香料の化粧品が数多く出回るようになった時代から，現在は安全性はもちろん，機能性さらには心理的効用まで議論されるようになった．患者のQOL向上，すなわち疾患を受容し，治療と並行しながら，毎日活力にあふれ，自信をもって社会生活を過ごすために，化粧品が担う守備範囲はますます拡大していくと思われる．

〔有川順子〕

文　献

1) Cash TF, Grant JR: ボディイメージ障害の認知行動療法マニュアル．エビデンスベイスト心理治療マニュアル（V.B.V ハッセル，M ハーセン編著，坂野雄二，不安抑うつ臨床研究会編訳），pp284-341, 日本評論社，東京，2000
2) 世界保健機関・精神保健と薬物乱用予防部編: WHO QOL26 手引き1, 金子書房，1997
3) Higaki Y, Kawamoto K, Kamo T, Horikawa N, Kawashima M, Chren MM: The Japanese version of skindex-16: A brief of quality of Life measure for patients with skin disease. *J Dermatol* **29**: 693-698, 2002
4) 有川順子・羽柴早百合・大城喜美子・川島　眞: メーキャップがアトピー性皮膚炎女性患者のQOLに与える影響について．臨皮 **57**: 224-230, 2003
5) Hayashi N, Imori N, Yanagisawa M, Seto Y, Nagata O, Kawashima M: Make-up improves the quality of life of acne patients without aggravating acne eruptions during treatments. *Eur J Dermatol* **15**(4): 284-287, 2005
6) 田辺恵美子: 膠原病患者のQOLは化粧によって向上する．日皮会誌 **113**(5): 895, 2003

14.8 香りと皮膚

皮膚は心の鏡．皮膚は外界から影響を受けるだけでなく，内面である心の状態とも密接に関係している．心理的ストレスから皮膚を保護し，健やかで美しい皮膚を保つ手段として，香りが有効であることが明らかとなってきた．

本節では，香りによるスキンケアの可能性について概説する．

1) 皮膚機能とストレス

皮膚は生命を維持する上で不可欠な様々な役割を担っている器官である．最も重要な機能のひとつは，体液が体外に漏れ出るのを防ぎ，外界の異物が体内に侵入することを防ぐバリア機能である．表皮角化細胞は体内からの水分の蒸散と外部からの異物の進入を防ぐ角化層をつくっている．色素細胞は有害な紫外線の侵入を防いでいる．皮脂腺から分泌される弱酸性脂質は病原菌が皮膚表面に繁殖するのを抑えている．皮膚に侵入した異物はメラノソーム中に取り込まれた後に，角化細胞に受け渡され，体外に排出される．

一方で，常に外界からの異物の侵入にさらされている皮膚は，免疫系の最前線でもある．表皮に点在する樹状細胞であるランゲルハンス細胞はアレルギー物質を捕捉し，抗原を提示してT細胞を活性化させる．

これら皮膚機能は他の生体機能と同様に，神経系，内分泌系，免疫系の協働によって恒常性が維持されている．何らかの刺激（ストレッサー）が加わるとひずみ（ストレス）が生じ，ストレッサーの影響を最小限にとどめようとする防御反応（ストレス反応）が起こる．

寒冷，紫外線，薬物，病原体など，物理，化学，生物的ストレッサーによって引き起こされるストレスは皮膚細胞に直接的に影響を及ぼす．同様に，苦痛，不安，緊張などの心理的ストレッサーによって引き起こされる心理的ストレスもまた，神経-内分泌-免疫系を介して皮膚機能に大きな影響を及ぼす（図 14.12）．

心理的ストレスは表皮細胞の増殖を抑制し，表皮の分化能を低下させる．実験的に負荷した心理的ストレスが，皮膚バリア機能の回復を遅らせることが報告されている．また，色素細胞のメラニン産生能を亢進させ，紫外線を浴びた後の色素沈着を増加させることがわかっている．皮膚免疫系への影響としては，アレルギー性接触過敏反応を調節することが明らかとなっている．心理的ストレスは皮膚付属器官にも影響を及ぼし，皮脂腺における脂質合成能の低下や，毛包細胞のアポトーシスを増加させることが報告されている．

心理的ストレスが皮膚機能に影響を及ぼすメカニズムとして，内分泌系の中でも特にストレス反応経路として知られている視床下部-下垂体-副腎（HPA）系の関与が指摘されている．ストレッサーの刺激が認知されると脳で情報処理されて視床下

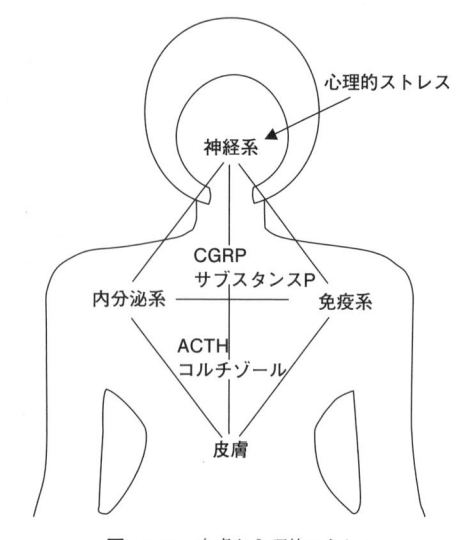

図 14.12　皮膚と心理的ストレス
心理的ストレスは，神経系，内分泌系，免疫系を介して皮膚機能に影響を及ぼす．コルチゾール，ACTH，CGRP，サブスタンスPなどの関与が示唆されている．

部に伝達される．視床下部から分泌された副腎皮質刺激ホルモン放出ホルモン（CRH）が下垂体からの副腎皮質刺激ホルモン（ACTH）の分泌を促進し，ACTHはコルチゾールなどの糖質コルチコイドが副腎皮質から分泌されるのを促す．糖質コルチコイドはCRHの分泌をネガティブフィードバック抑制する．心理的ストレスによる皮膚バリア機能障害はコルチゾール拮抗剤によって防御されることが示されている．また，色素沈着の増加にはACTHが関与していることが示唆されている．

一方，神経ペプチドであるカルシトニン遺伝子関連ペプチド（CGRP）やサブスタンスPなどの関与も指摘されている．表皮ランゲルハンス細胞の機能はCGRPによって抑制される．また，サブスタンスPは心理的ストレスによって増加し，ストレス反応におけるヘアサイクル調節因子である可能性が示唆されている．

2) 香りの効用とスキンケア

ラベンダーオイルの香りは気分を鎮め，カモミールオイルは炎症を抑えるなど，古来より香料には様々な効用が言い伝えられている．近年，これら伝承の検証が進み，科学的根拠に基づいた香料の効用の利用が進展しつつある．

香料の効用はその作用機序から大きく2つに分けることができる．ひとつは香料成分が直接作用して生じる薬理効果に起因する効用である．もうひとつは香料の香りが嗅覚を介して脳を刺激することで生じる一連の心理，生理反応に起因する効用である．

香料成分が示す薬理効果としては，中枢鎮静作用，抗不安作用，抗痙攣作用，抗炎症，抗アレルギー作用，抗菌・抗ウイルス作用などが報告されている．皮膚領域では，色素細胞におけるメラニン生成抑制作用，紫外線による線維芽細胞内での活性酸素種の増加を抑制する抗酸化作用，線維芽細胞や表皮細胞おけるコラーゲンやヒアルロン酸の産生促進作用などが報告されている．

一方，香りの効果としては，気分の鎮静・高揚，作業効率の向上，疲労感の軽減といった心理的作用が報告されているが，ある種の香りは心理的作用のみならず，HPA系を中心としたストレス反応や，自律神経機能，免疫機能などに生理的作用を及ぼすことが明らかとなっている．

皮膚機能が心理的ストレスの影響を受けること，香りがストレス反応や自律神経機能，免疫機能などの調節作用を示すこと，これら2つの知見は，新たなスキンケアとして「香りによる体の内面からのアプローチ」の可能性を提示している．実際，ある種の香りは末梢の皮膚組織にまで影響を及ぼし，皮膚の生理機能を調節することが判明している．

香りが皮膚機能に及ぼす影響はバリア機能への影響を中心に検討が行われている．

テープストリッピング法で被験者の皮膚バリアを部分的に破壊し，経表皮水分蒸散量（TEWL）を指標としてその回復経過を調べると，ストループカラーワードテストなどにより実験的に負荷した心理的ストレスにより皮膚バリアの回復に遅れが認められた．一方，事象関連電位のひとつである随伴陰性変動（CNV）測定により香りに鎮静作用があることが確認されているジメトキシメチルベンゼンの香りを嗅いだ場合は，回復の遅れが有意に改善され，香りが皮膚バリア機能に影響を及ぼすことが示されている（図14.13）．この香りに

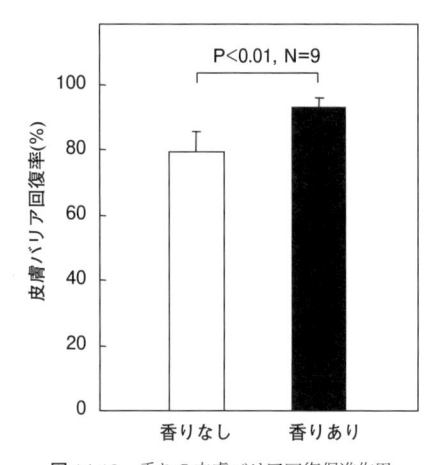

図14.13 香りの皮膚バリア回復促進作用
テープストリッピングによる皮膚バリア破壊後3時間目の回復率．ジメトキシメチルベンゼンの香りは，心理的ストレスに起因する皮膚バリア回復の遅れを改善する．

よる皮膚バリア機能の調節にはコルチゾールの分泌調節など内分泌系の関与が示唆されている.

より長期の心理的ストレスに対する香りの改善効果を検討するために，男性ビジネスマンに4週間にわたって鎮静作用のある香りを継続的に使用させ，その前後でのストレス度や肌状態の変化が調べられている．ストレス度は心理質問紙と唾液中コルチゾール濃度で，肌状態は角化細胞を包むタンパク質の膜状構造であるコーニファイドエンベロープ（CE）の成熟度で評価した．CEは皮膚のバリア機能に関与しており，表皮のターンオーバーに従って，角質層の内側から表面に移動していく過程で成熟するが，バリア機能が低下した肌では角質層の最外層でも未熟のCEが多くみられる．香りを連用した群では香りを使用しなかった群に比べて心理質問紙スコア，唾液中コルチゾール濃度などのストレス指標が低減し，未成熟CEの減少傾向が認められた．長期ストレスが及ぼす肌への悪影響を改善する方法として香りの効果が有効であることが明らかとなっている．

また，アトピー性皮膚炎は心理的，身体的ストレスによって皮膚状態が悪化することが知られている．香りがアトピー性皮膚炎患者の皮疹の状態に及ぼす影響を調べた例では，臨床判定スコアと，経表皮水分蒸散量，角層コンダクタンス値などの生理指標を用いて皮膚状態を評価した結果，鎮静作用を有するバレリアンオイルの香りは臨床スコアと皮膚生理指標を改善し，感情プロフィール検査（POMS）で測定した心理的ストレス度を低下させた．この結果は，香りがストレスケアを通じてアトピー性皮膚炎の治療補助に役立つ可能性を示している．さらに，香りが末梢血中のサブスタンスP濃度と肥満細胞の脱顆粒を調節するという報告もあり，香りが皮膚の炎症反応を抑制している可能性が示唆されている．

このように，心理的ストレスは神経-内分泌-免疫系を介して皮膚機能に影響を及ぼしており，心理的ストレスから皮膚を保護し，健やかで美しい皮膚を保つ手段として，「香りによる体の内面からのスキンケア」が有効である．〔土師信一郎〕

文　献

1) Denda M, Tsuchiya T, Shoji K, Tanida M: Odorant inhalation affects skin barrier homeostasis in mice and humans. *Br J Dermatol* **142**: 1007-1010, 2000
2) 針谷　毅・小林雄輔・相原道子・石和万美子・柴田道男・市川秀之・池澤善郎: アトピー性皮膚炎患者に対する鎮静系香料曝露が及ぼす影響について. アレルギー **51**, 1113-1122, 2002
3) Hosoi J: Stress and the skin. *Int J Cosmet Sci* **28**: 243-246, 2006
4) 土師信一郎: 化粧品分野における香料の応用. *FRAGRANCE JOURNAL* **33**: 14-19, 2005

15 皮膚病の遺伝相談

1) 遺伝医療の現状

近年の分子生物学の発達によって，遺伝性疾患のみならず悪性腫瘍などの多くの疾患で遺伝子検査が行われるようになってきた．このことは，疾患の診断や予後の判定に多大の貢献をなすものである．例えば，遺伝性疾患の診断は従来，家族歴，臨床所見，病理組織所見などを総合して行われてきた．遺伝性疾患はまれなものが多いので，その診断には長年の経験を必要とし，若い人には親しみにくいことが多かった．しかし，今では医師になって数年の人でも遺伝子検査によって正確な診断を得ることができる．権威の臨床診断を覆すことも可能になった．これはこれで素晴らしいことである．

遺伝性皮膚疾患においても遺伝子診断や出生前診断が行われ，また遺伝子治療の道も模索されている．しかし，このような遺伝医学の急速な発達に対して，それを受ける側の一般の人々の遺伝についての知識や，遺伝学的検査がもたらす結果についての認識はそれに対応していない．すなわち，遺伝医療側と一般の人々の間にコンセンサスができていない．また，遺伝子治療に対して，医療人を含めて，社会がどのような展望をもつべきかについても合意ができていないのが現状である．

2) 臨床医療における遺伝相談の役割

このような，遺伝医療における進んだ技術とそれを受ける側の心を橋渡しする役割としての遺伝相談が注目されている．遺伝相談は，遺伝についての相談に答えるという範疇を超えた広い範囲を扱うので，混乱を避けるために遺伝カウンセリングと呼ぶのがふさわしい[1]．

発展を続ける遺伝医療技術の適用を受けるものの利益を第一に考えて，検査や治療の意味を理解してもらい，その結果生じる心の葛藤に対してケアをしていく橋渡しを行うのが遺伝カウンセリングである．遺伝カウンセリングとは，クライアント（相談者）またはその家族の，遺伝に関する正しい情報を提供し，クライアントが遺伝的行動を起こすにあたって，自身で判断するための手助けをすることである．決して方向を指定して指示を与えるものではない．情報を知ることによりもたらされる，心的ダメージに対するケアも含まれる．

3) 遺伝学的検査の特殊性

遺伝子検査などの遺伝学的検査は，従来行われてきた臨床検査と本質的に異なる点がある．すなわち，従来の検査は患者個人の罹患時の病態を知り治療に役立てることのみであったのに対して，遺伝子検査は個人を超えて，血縁をもつ集団すべての問題になりうる結果をもたらすこと，当該する個人においても，現在のみならず未来の発症を予知してしまう可能性があることなどである．このため，検査を行うこと自体に決断を求められるのである．

これらのことをふまえて，2003年8月，遺伝または遺伝性疾患を主な研究対象とする10の学会（日本遺伝カウンセリング学会，日本遺伝子診

療学会，日本産婦人科学会，日本小児遺伝学会，日本人類遺伝学会，日本先天異常学会，日本先天性代謝異常学会，日本マススクリーニング学会，日本臨床検査医学会，家族性腫瘍研究会）が合同で，『遺伝学的検査に関するガイドライン』を発表した．これは，上記のいくつかの学会が1995年以降発表してきた指針を統合したものである．これらのガイドラインは学会員を対象とするもので，一般の医師や社会に対して拘束力をもつものではなく，また暫定的なものであった．しかし，2004年の個人情報保護法の発効に伴って，遺伝学的検査を行う前に遺伝カウンセリングを行うことが銘記された（厚生労働省「医療・介護関係事業者における個人情報の適切な取り扱いのためのガイドライン」〈http://www.mhlw.go.jp/shingi/2004/12/s1224-11.html〉）．したがって，現在では遺伝学的検査の前には遺伝カウンセリングを必ず行わなければならないことになったのである．

4） 遺伝カウンセリングの現状

これまで，遺伝医療にかかわる医師は，それぞれのやり方で被検者に対して検査や治療の説明を行ってきた．しかし，みずからの研究的興味を優先してきた感を否めない．また，遺伝カウンセリングという分野とその手法があり，遺伝医療において重要であることを認識している研究者は少なかった．前述したガイドラインを読んで，初めてカウンセリングの必要性を認識したという研究者も多い．ここ数年の間に，全国の大学病院で遺伝カウンセリングを行う部署が大幅に増加した．

2004年の調査では，医療現場での遺伝や遺伝子についての情報を適切に扱う診療部門（遺伝カウンセリング室，遺伝診療部門など呼び方は様々）がある大学病院や国立医療機関は85施設中36施設（47.3％）で，設立の計画をもっている26施設（34.2％）を合わせると62施設（81.5％）に上った．2003年11月29日に，これらの遺伝診療部門の全国的な連絡会議が発足した（事務局：信州大学医学部社会予防医学講座遺伝医学分野）．このことは上記の考えを裏づけている．

しかし，遺伝カウンセリングは保険点数がなく，財政的裏づけもない．通常の業務を兼任して行っているため，十分に時間がとれないなどの問題がある．

5） 遺伝性皮膚疾患への対応

遺伝性皮膚疾患の診療では，まず診断を確定することが必要である．すなわち，遺伝カウンセリングにあたっては，遺伝的に意味のある診断が求められる．例えば表皮水疱症では，表皮内水疱をつくる単純型，接合部に裂隙を生じる接合部型，真皮内で水疱を生じる栄養障害型があるが，それぞれ常染色体優性と常染色体劣性がある．したがって，それぞれの遺伝型を知る必要がある．病型診断には臨床症状の観察，組織学的検索，構造タンパクの欠損を同定するための免疫組織学的検索などを行うが，遺伝子検査が必要になることも多い．

家系内にすでに遺伝性皮膚疾患をもつものがいる場合は，可能なら妊娠前に児の罹患の可能性についてカウンセリングを受けておくことが望ましい．家系内で初めて罹患した児が生まれた場合は，幼児期に，遺伝カウンセリングの本来の役割である次の児の罹患の可能性について話しあうことは少ない．もっぱら，このような児が生まれたことに対する驚きや不条理感に対する，心理的サポートを含むカウンセリングを行うことになる．

6） 遺伝カウンセリングの方法

a. 遺伝的診断

先に述べたように，遺伝カウンセリングではまず遺伝学的に正しい診断が行われていることが重要で，診断確定のために遺伝子検査を行うこともある．遺伝子検査は通常，外部に依頼することになるが，それぞれの疾患によって遺伝子診断を行っている施設や会社は世界に分散しているので，広い情報をもっている必要がある．この場合，遺伝子診断を行うことの意味，検査を受けるかど

うか，結果は誰が共有するべきかを話しあっておく．遺伝情報は個人のものであるが，同時に家族や親族の問題でもある．発症前診断を行う場合は特に慎重なカウンセリングが必要である．

出生前診断にあたっても十分なカウンセリングが必要である．例えば，出生前診断で児が罹患していることが判明し，人工流産を行って，それでハッピーエンドという話ではないことがしばしばである．自分の子をたとえ病気が理由ではあっても，自分の意志で死なせたことは母親の心に重い負担を残すことがある．この負担は事故で子を失った場合より大きいという調査結果もある．このような場合の心のケアも遺伝カウンセリングに含まれる．

b. 家系図の作成

遺伝型を決める上で家系図の作成は重要である．家系図を書くときは，世界共通の記号を用いる．四角は男を丸は女を表す．塗りつぶすか斜線で埋めると罹患した個体を示す．死亡したものは右上から左下に向かう斜線で示す．学会発表で，十字で死亡を表している家系図をよくみるが，国際的にはこれは認められない．これはおそらく，世界にはキリスト教徒だけではなくイスラム教徒や仏教徒もいることに配慮したものと思われる．家系図でしばしば使われる記号を図 15.1 にまとめた．

c. 評価と follow-up

次子罹患の危険率の計算は，単一遺伝の場合は理論的危険率を求める．多因子性，先天奇形，染色体異常などでは家系資料から統計的に求められた経験的危険率を用いる．危険率，疾患の重篤度や治療法の有無，発症年齢と疾患の経過，社会の受け入れ状態，家庭の問題，などを総合的に判断して危険率を評価する．

以上のことをふまえて，今後どうするべきか，相談者すなわちクライアント自身が判断する．カウンセラーは判断するための情報を提供するが，最終決定は当事者に一任する．その結果，出産したかどうか，児の罹患または非罹患などとその後の経過を follow-up し，新たな問題が生じたらさらに対話を重ねてゆく．このように，遺伝カウンセリングは遺伝医学情報を提供することだけではなく心理的サポートを含む．

7） 遺伝と個人および社会

遺伝カウンセリングではプライバシーという個人主義が最大限に保護されなければならない．一方，遺伝情報は家系内共通のものであり，個人主義に反する情報開示が必要な場合もある．例えば，ある個体が遅発発症性の優性遺伝性疾患遺伝子をもっていることが判明した場合，その子供ももっている可能性がある．このことを未発症の子供に伝えるべきかどうか問題になる．

遺伝の問題は当事者の問題であるが，同時に社

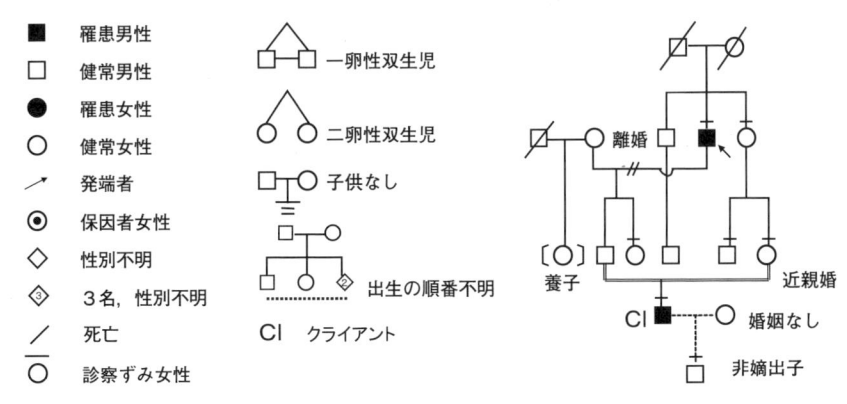

図 15.1 家系図の記号

会の問題でもある．ここで，葛藤が生まれる．すなわち，個人の利益は未来社会の利益に必ずしも結びつかない．例えば，劣性遺伝性疾患の場合，出生前診断で胎児が表現型正常なら産みたいということは当然理解できる．しかし，このことは次世代に保因者の増加をもたらすことになる．遺伝相談にあたっては，相談者の利益と社会全体の利益をともに考えた助言をすることになるが，これは二律背反を背負うことになる．何が正しいのかという基準や，誰にも納得できる明解な答えはないので，それぞれが最善の道を探ってゆくことになる．遺伝カウンセリングは単なる医療相談ではないとされる所以である．

8） 皮膚疾患の遺伝カウンセリングの例

a. 伴性劣性魚鱗癬の遺伝カウンセリング

若い両親が，4歳，男児を伴って来院．生後3か月頃から，この男児の四肢および体幹の皮膚がざらざらし，黒っぽくなってきた．顔面特に両耳前部の皮膚も黒っぽく，冬季に悪化する傾向がある（図15.2）．次の子を欲しているが，また同じような肌になる可能性があるか相談したいという．なお，母方の祖父も同様に，皮膚がざらざらして黒い（図15.3）．

全身の皮膚に鱗屑をつける状態を魚鱗癬という．魚鱗癬は発症機序が異なる多くの疾患からなり，軽症魚鱗癬，重症魚鱗癬，症候性魚鱗癬の3群に分けると理解しやすい（表15.1）．軽症魚鱗癬は尋常性魚鱗癬と伴性劣性魚鱗癬の2つで，重症魚鱗癬は水疱型先天性魚鱗癬様紅皮症，非水疱型先天性魚鱗癬様紅皮症，葉状魚鱗癬を含む．症候性魚鱗癬は魚鱗癬以外の随伴症状を伴うもので，毛髪異常，魚鱗癬，アトピーを3主徴とするNetherton症候群，アリルスルファターゼAおよ

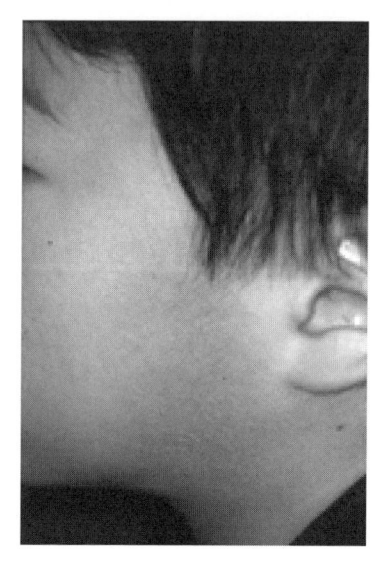

図15.2 伴性劣性魚鱗癬の臨床所見（口絵参照）

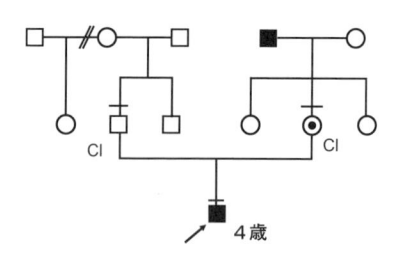

図15.3 伴性劣性魚鱗癬の1家系の家系図

表15.1 遺伝性魚鱗癬の分類

軽症魚鱗癬	尋常性魚鱗癬（AD）
	伴性劣性魚鱗癬（XLR）
重症魚鱗癬	水疱型先天性魚鱗癬様紅皮症（AD）
	非水疱型先天性魚鱗癬様紅皮症（AR）
	葉状魚鱗癬（AR）
症候性魚鱗癬	KID症候群（角膜炎，聾，魚鱗癬）（AD）
	Netherton症候群（毛髪異常，魚鱗癬，アトピー）（AR）
	Sjögren-Larsson症候群（精神発育遅延，痙性四肢麻痺，魚鱗癬）（AR）
	Rud症候群（てんかん，低身長，性腺機能低下，精神発育遅延）（AR）
	多スルファターゼ欠損症（アリルスルファターゼAおよびBの欠損，魚鱗癬）（AR）

AD：常染色体優性遺伝，AR：常染色体劣性遺伝，XLR：伴性劣性遺伝

びBの欠損と魚鱗癬を示す多スルファターゼ欠損症，角膜炎，魚鱗癬，聾を3主徴とするKID症候群などがある．

この中で頻度の高いものは軽症魚鱗癬である．尋常性魚鱗癬は常染色体優性遺伝で，200人に1人程度の有病率を示す．角化に関与するフィラグリン（filaggrin）の異常と考えられている．伴性劣性魚鱗癬は，男児6000人に1人が罹患する．尋常性魚鱗癬に比べると重症で，耳前部，胸腹部，四肢などの過角化部が，褐色調を示すことが特徴である．X染色体短腕末端に位置するステロイドスルファターゼ（STS）遺伝子に異常があり，STS活性がほとんど失われている．保因者の母からの出生に際して分娩時間遅延をきたす．

本症例は角化の程度が軽度で随伴症状がなく，潮紅を伴わないことから軽症魚鱗癬と考えられる．家系図から浸透率が低い常染色体優性遺伝，または伴性劣性遺伝が考えられるが，角化の強い部位では色素の増強もみられるので，伴性劣性魚鱗癬がより強く疑われる．確定診断にはSTS活性を検索して著しく低下しているか欠損していることを確認する（SRLに依頼すると検査できる）．また，STS遺伝子の変異を検索する方法もある．この例の発端者はSTS活性が低値であり，伴性劣性魚鱗癬であることが判明した．

伴性劣性遺伝は女性の保因者を通じて男性に遺伝していく．この場合，次子が男児であれば半分は罹患し，半分は健常である．女児であれば半分が保因者となり，半分は健常である．

軽症魚鱗癬は重篤な合併症がなく，対症的ではあるが治療法もある．これらのことをよく説明して次子を妊娠して産むかどうか両親に判断していただいた．その結果，生むことになった．高度の角化を生じる重症魚鱗癬や症候性魚鱗癬はまれであり，診断や対処法が非常に難しいので専門家に紹介する．

b. Recklinghausen（レックリングハウゼン）病の遺伝カウンセリング

35歳の母親が1歳の男児を伴って来院した．生まれたときから全身の所々に褐色の斑が20個ほどある（図15.4）．母親にも同様の褐色斑があり，中学の頃から軟らかい皮膚腫瘍が生じており，現在も増えている（図15.5）．この疾患の診断と，次の子供がまた罹患する可能性について相談したいという．

出生時から褐色の斑がみられた場合，その性状と数が問題である．境界がはっきりした楕円形か類円形で均質な褐色斑が1か所のみの場合は扁平母斑が考えられる．線状または帯状のときは，角化傾向が目立たなくても表皮母斑であることが多い．黒色調を混じるときは色素細胞性母斑の可能性が高い．

1.5 cm以上の均質な褐色斑が6か所以上ある場合はカフェ・オ・レ斑と呼び，Recklinghausen病（NF1）を考える．この例では母親にも同様の斑があり，神経線維腫と考えられる腫瘍もみられるので，児もRecklinghausen病と考えられる．McCune-Albright症候群でも褐色斑がみられるが，片側性で帯状を示す．また，骨形成異常を認める．

Recklinghausen病は常染色体優性遺伝で，*neuro-*

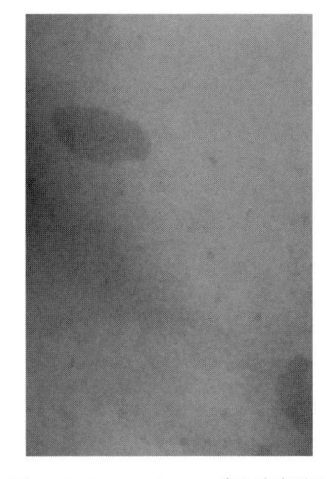

図15.4 Recklinghausen病の臨床所見

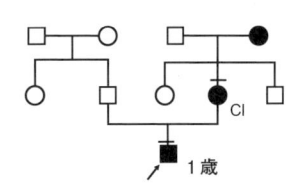

図15.5 Recklinghausen病の1家系の家系図

表15.2 Recklinghausen病の主な臨床症状とその出現時期

臨床症状	初発年齢	合併率
カフェ・オ・レ斑	出生時	100%
小Recklinghausen斑	幼児期	95%
皮膚の神経線維腫	思春期	95%
腋窩の雀卵斑様色素斑	幼児期	70%
貧血母斑	小児期	70%
虹彩小結節	学童期	70%
脳波の異常		50%
知能障害（軽度）		30%
有毛性褐青色斑	思春期	20%
神経の神経線維腫（nodular plexiform neurofibroma）	思春期	20%
びまん性神経線維腫（diffuse plexiform neurofibroma）	学童期	10%
黄色肉芽腫	幼児期	10%
脊椎の側彎	学童期	10%
脊髄腫瘍		5%
悪性末梢神経鞘腫瘍		3%
痙攣発作		3%
褐色細胞腫		1%以下

（厚生労働省特定疾患神経皮膚症候群調査研究班）

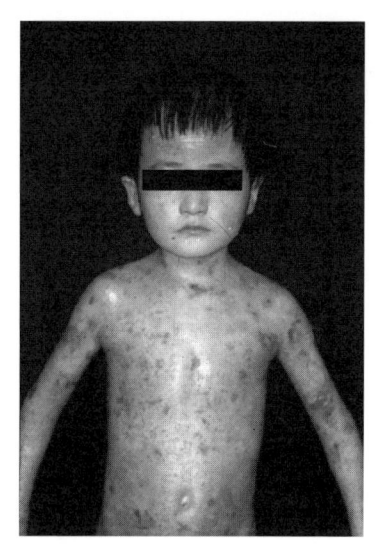

図15.6 劣性栄養障害型表皮水疱症（Hallopeau-Siemens型）の臨床所見

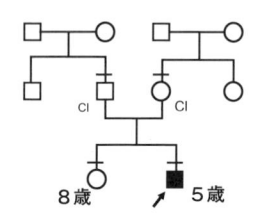

図15.7 劣性栄養障害型表皮水疱症の1家系の家系図

*fibromin*遺伝子の欠失や突然変異によって生じる．なお，Recklinghausen病は新規突然変異の発症例が70％に上る．従って，親に同症がみられなくても1.5 cm以上の褐色斑が6個以上ある場合は本症を考える必要がある．

Recklinghausen病は母斑症のひとつである．ほとんどの母斑症は全身の遺伝子異常によって発症する遺伝性疾患である．一方，母斑は胎生期の体細胞突然変異によって生じる病変と考えられるので原則として遺伝しない．

乳幼児期にRecklinghausen病と診断しても，急いで検査したり治療をする必要がある例は少ない．成長に従って徐々に眼科的検索や整形外科的検索を行い，神経線維腫が生じたら部位によっては切除する．将来起こりうる症状（表15.2）を説明するが，いたずらに心配させるべきではない．

この事例の場合，次子が罹患する確率は50％である．これらのことを説明し，両親に十分考えていただくことにした．その結果，次の児が罹患するか否かにかかわらず生むことにした．

c. 先天性表皮水疱症の遺伝カウンセリング

発端者は5歳，男児（第2子）．全身の皮膚に外力が加わると水疱を生じる．水疱は破れてびらん化し，瘢痕を形成して治るが，常に新しい水疱が生じている（図15.6）．病院で先天性表皮水疱症と診断された．第3子を希望しているが，同じ病気の子がまた生まれる可能性があるか心配で来院．第1子は8歳，女児で健常．両親も健常で，親族に同じ疾患をもつものはいない（図15.7）．

軽微な外力によって水疱やびらんを生じる原因は，皮膚の構成分子の欠損や異常による．このような疾患の代表は表皮水疱症である．表皮水疱症は異常を生じる蛋白の存在部位によって，表皮内水疱を生じる単純型，表皮真皮接合部で裂隙を生じる接合部型，真皮内で水疱を生じる栄養障害型の3つに分けられる．それぞれが臨床的特徴や異常を示す分子，遺伝型によって細分類されている（表15.3）．

表 15.3　先天性表皮水疱症の分類

水疱形成位置による分類	遺伝形式を加えた分類	主要臨床症状を加えた分類	病因蛋白／遺伝子
単純型 （表皮内）	優性単純型	Köbner 型	K5／K14
		Weber–Cockayne 型	K5／K14
		Dowling–Meara 型	K5／K14
		色素異常型	K5
		表在型	不明
		棘融解型	不明（デスモソーム蛋白？）
	劣性単純型	筋ジストロフィー合併型	プレクチン
		筋ジストロフィー非合併型	K14
		皮膚脆弱症候群	プラコフィリン
接合部型 （表皮真皮接合部）	優性接合部型	Traupe–Belter-Kolde–Voss 型	不明
	劣性接合部型	Herlitz 型	ラミニン 5
		汎発性萎縮型	ラミニン 5，XVII 型コラーゲン
		限局性萎縮型	不明
		反対型	ラミニン 5
		遅発型	不明
		幽門閉塞合併型	α6β4インテグリン
栄養障害型 （真皮内）	優性栄養障害型	Cockayne–Touraine–Pasini 型	VII 型コラーゲン
		限局型	VII 型コラーゲン
		前脛骨型	VII 型コラーゲン
		優性痒疹型	VII 型コラーゲン
		優性新生児一過性型	VII 型コラーゲン
	劣性栄養障害型	Hallopeau–Siemens 型	VII 型コラーゲン
		限局型	VII 型コラーゲン
		反対型	VII 型コラーゲン
		求心型	VII 型コラーゲン
		劣性痒疹型	VII 型コラーゲン
		劣性新生児一過性型	VII 型コラーゲン

（三橋・橋本，2003）

　単純型の多くは常染色体優性遺伝で，表皮基底細胞のケラチン遺伝子 K5 または K14 の変異で生じる．接合部型の多くは常染色体劣性で，接合部蛋白である BP180，ラミニン5の異常で生じる．栄養障害型は常染色体優性と常染色体劣性があり，ともに係留線維の構成蛋白である VII 型コラーゲン遺伝子の異常で生じる．

　この例では両親に同様の症状がみられない．したがって，常染色体優性の突然変異例か常染色体劣性か不明である．症状が重度であることから常染色体劣性遺伝型が考えられるが，確定診断には VII 型コラーゲンの遺伝子検索が必要である．この家系で次の児が罹患する確率は，常染色体優性型であればほとんど考慮する必要がないが，常染色体劣性型であれば25％である．あらかじめ発端者と親の遺伝子検索を行い，遺伝子による出生前診断を行うことも可能である．発端者と両親の遺伝子検査を行った結果，両親が1つずつ異常遺伝子をもつ劣性遺伝型であることが判明した．

　このようなことを説明して，両親に十分考えていただくことにした．この後も数回にわたり相談を行った結果，妊娠を控えることになった．

　表皮水疱症は遺伝型や臨床所見の特徴，変異遺伝子の違いから20以上の病型に細分されている．それぞれの機序や予後が異なる．診断が難しく，また対応も難しい．このような例はきわめてまれであり，専門医に紹介すべきである．

9) 遺伝性疾患の告知の問題

　遺伝カウンセリングにおいて診断と予後を告げることは告知と呼ばれている．遺伝性疾患の告知は，癌の告知以上の困難を伴うことがある．遺伝性疾患は生命予後が短いこともあれば，逆に長いこともある．これらの短期的または長期的展望を考慮しながら対話を行うことになる[2]．

　2, 3歳の幼児期の色素性乾皮症A群の子は，この時点では親からみれば顔面の雀卵斑様色素沈着以外に何の病変もない，ただの可愛い元気な子供である．しかし，この疾患では20歳頃には神経障害のために死亡する．このことをどのように親に伝えればいいのだろうか．決まった方法はなく，それぞれが最も適切と考える時期に，適切な方法で話すということになると思われるが，私は性急に事実を伝える必要はないと考えている．何回もカウンセリングを重ね，心理状態を把握して，受け入れる心の準備ができたと考えられるときに伝えればよいのではないだろうか．

　癌の臨床で，死を告知された患者の心理状態を研究したエリザベス・K・ロスは，告知後の心理過程を5段階で表した．すなわち，
　① 否定
　② 怒り
　③ 取引
　④ 抑うつ
　⑤ 受容
である．

　①の否定は，自分が癌にかかって死ぬなんて何かの間違いだと考えることで，②の怒りは，何も悪いことをしていない自分が，なぜそんな目にあうのかという不条理に対する怒りと考えられる．③の取引とは，子供が一人前になったら死んでもいいのだがとか，今やっているこの仕事が完成したら，あるいは完成しないまでも一段落したら死んでもいいのだが，といった心の動揺に基づく葛藤を表していると思われる．④の抑うつは，自分が何もできずに死んでいくことに対する無力感の現れであろう．⑤の受容は死の受け入れであり，このときに人格変容を伴うことがあるとされる．すべての患者がこの段階を経るのではなく，途中を飛ばしたり，短期間で超えたり，複数の心理状態が共存することもあると考えられる．

　遺伝性疾患の告知でも癌の告知と似た心の反応過程があると考えられる．すなわち，
　① 驚き
　② 否定と怒り
　③ 抑うつ
　④ 受容
である．

　①の驚きとは「エー遺伝病ですか」という思いがけないことに対する驚愕，②の否定と怒りは「これは何かの間違いだ」「自分に遺伝病の子が生まれるわけがない」「なぜ自分に」といった感情である．③抑うつは「これは自分が何か悪いことをしたせいだ」とか「妊娠中自分が何か悪いことをしたのではないか」という自責の感情である．④の受容はこの子と一緒に生きていくことの決意の樹立であり，この段階で人がかわったという形容が当てはまる人もいる．

　すべての人がここで述べた心理反応の段階を経るとは限らないと思われるが，基本型を理解しておくことは適切な時期に適切な助言を行うのに有意義であると考える．例えば，遺伝性疾患に罹患した児が生まれたばかりの，驚きや否定の時期に，次の児の罹患の可能性を話すことはない．このような話は受容できた後に行うことになる．実際，遺伝性疾患の児が生まれたばかりの時期には，この子の問題でいっぱいであって次の子のことを考える余裕はないのが普通であろう．

　現代の遺伝医療の問題を考え，遺伝カウンセリングの役割を概説した．次に遺伝カウンセリングの進め方を解説し，皮膚科領域の遺伝カウンセリングの実際として，魚鱗癬，Recklinghausen病，先天性表皮水疱の例を示した．また，遺伝カウンセリングにおける告知の問題を取り上げ，相談者の心理的側面を勘案してカウンセリングを進めるべきであることを述べた．

　診療の中での遺伝カウンセリングの重要性は今

後ますます高くなっていくと考えられる．

〔三橋善比古〕

文　献

1) 三橋善比古: 遺伝カウンセリングの現状―遺伝相談から遺伝カウンセリングへ―. 日皮会誌 **112**: 1461-1466, 2002
2) 三橋善比古: 遺伝性疾患のアドバイス〜告知の問題. 日小皮会誌 **23**: 136-138, 2004

16 皮膚病の歴史

　人類の誕生以来，われわれの祖先は皮膚病に悩まされつづけてきた．そのうちでも，感染症の歴史は人類の歴史と重なりあって存在する．例えばらい（癩，Hansen病）であり，梅毒である．感染症新法（感染症の予防及び感染症の患者に対する医療に関する法律，平成10年10月2日制定）は「感染症を根絶することは，正に人類の悲願といえる」とうたっている．しかし，感染症の撲滅は一筋縄ではいかない．本章では，らいならびに梅毒の歴史的推移を振り返り，感染症との戦いの軌跡を追ってみる．

　発疹を詳細に観察して書きとどめ，原因を追究し，疾患分類を試みるなど皮膚科学が学問としてスタートしたのは19世紀の初めである．皮膚科学の萌芽した19世紀以降から現在に至る皮膚病の記載，発見，報告を年代順にならべて「皮膚病」の歴史を展望する．

1）らい（Hansen病）の歴史

　らいは紀元前15世紀頃のインドやエジプトの古典あるいは紀元前2世紀頃の中国の医書に記載され，らい病に与えられた偏見の歴史は長い．らい患者は不浄なる者として共同体とは離れて暮らさざるをえなかった（旧約聖書に記述されるヘブライ語のツァラアトはイコールらい病ではないという指摘，反論があり，近年聖書の表記は変わりつつある）．中世ヨーロッパでは，らい病患者は宗教的権威によって裁断され隔離施設に収容された．施設がないところでは物乞いをしながら人生を送らねばならなかった．13世紀には，らいはヨーロッパ全土に拡がり，中世の墓地調査結果では当時のヨーロッパの最北に位置するデンマークやノルウェーにもらい患者がいたことが判明している．当時はらいの確たる診断根拠は乏しく，異なる疾患がらいと決めつけられて隔離されたことも多かった．日本でもらいは古代から存在し，朝鮮半島を経て中国大陸あるいは南アジアから移入されたと推測されている．奈良時代，聖武天皇の御世に悲田院が建設され，らい患者の救済にあてられた．

　1873年ノルウェーの港町ベルゲンに住む医師Hansenによりらい菌（*Mycobacterium leprae*）が発見された．やがてらいは接触感染する感染症であることが認識されるようになり，病名もらい菌の発見者にちなんだHansen病にかわっていった．その後の診断法の向上，有効薬プロミンの導入，公衆衛生の普及などが進むに伴い，長い期間を要したが先進諸国ではらいは制圧された．

　本邦では1907年（明治40年）に身寄りのないらい患者を隔離する政策が始まり，その後1931年（昭和6年）にすべてのらい患者を隔離対象とする癩予防法（旧法）が制定され，さらに1953年にらい予防法（新法）が制定されて隔離政策は継続されてきた．その後有効薬の開発により治療も著しく進歩し，らいは治る病気になった．しかし，らいが治っても，らい病の刻印はとれず収容患者に対する偏見は続いた．そして，らい予防法が廃止され隔離政策が中止されたのは施行から約1世紀を経た1996年（平成8年）である．その年，「らい予防法」違憲国家賠償請求訴訟で，熊本地裁は国を違憲とし，原告側勝訴の判決を下した．病名も現在はHansen病が使われ，日本らい

学会は日本ハンセン病学会になっている．しかし，アフリカや南アジア，東南アジアなどの熱帯，亜熱帯地域の農村部には，まだ多数のHansen病患者が存在する．世界では1000万人を超すHansen病患者が存在すると推定されており，地球上の多くの地域でHansen病との戦いはいまだ継続中である．

2） 梅毒の歴史

梅毒はコロンブスのカラヴェル船団の乗組員によって持ち込まれたとする説がよくいわれる．コロンブスが航海から帰国した1493年のスペインにおける大流行がこの説を支えている．名著の誉れ高い土肥慶蔵の世界梅毒史でも，「東亜および遠西諸邦において石器時代の太古より有史以後に至るまで，毫もその足跡を史上に印せざりしごとく思わるる梅毒は，15世紀の終わりに当たり，突如としてヨーロッパの文献中に出現したり」とある．一方，コロンブスのアメリカ大陸発見以前からすでに梅毒はヨーロッパに存在したという説もあって，梅毒の起源と伝播はまだ議論の余地が残されているようである．梅毒の大流行が15世紀の終わりから16世紀の初頭にかけてまずヨーロッパで，次いで中国でみられた．当時イタリアではフランス病と呼んでいたが，フランスはこの呼称を嫌いナポリ病と呼んだ．イギリスはフランス病またはスペイン病と呼び，ドイツはフランス病，ロシアはポーランド病と呼んだ．

17～18世紀になると性行為の疫病(lues venerea)という病名が共通して用いられるようになる．1820年以降はsyphilisという用語にかわり，梅毒の病期は1期，2期，3期に区別されるようになった．

日本には15世紀前半におそらくは明（中国）から移入されたと考えられている．竹田秀慶の残した月海録には，永正9年（1512年）に，〈人民ニ多ク瘡アリテ浸淫瘡ニ似タリ，是レ膿疱，飜花瘡ニ類シテ，稀ニ見ルトコロナリ，……コレヲ唐瘡，琉球瘡トイウ〉とある．山梨県妙法寺に伝わる古文書では，永正10年（1513年）のところに，

〈コノ年，天下ニタウモトイエル大ナル瘡出デテ平癒スルコト艮久シ，ソノ形，譬エバ 癩人ノゴトシ……〉とある．これらが梅毒を記した日本最古の記述といわれている．当時は唐瘡，南蛮瘡，肥前瘡，琉球瘡などと呼ばれ移入経路を推測させる．ヨーロッパの大流行から数えて約20年後のことである．ポルトガル人が種子島に漂着（天文12（1543）年）するのは，これから30年も後のことである．

20世紀に入り，*Treponema pallidum*（Schaudinnと Hoffmann, 1905年）の発見，梅毒血清反応（補体結合反応）の確立（Wassermannら，1906年），化学療法(サルバルサン)の発見(Ehrlichと秦，1909年）などが相次ぎ，梅毒の診断と治療は格段の進歩をとげた．さらにカルジオリピンの発見（Pangborn, 1941年）があり，のちに非特異的検査法（STS系）としてガラス板法，緒方法などが開発された．また*Treponema pallidum*自体を抗原としたTPIテスト（Nelsonと Mayer, 1949年），FTA-ABSテスト(Hunterら，1964年)，TPHAテスト（富沢ら，1966年）などの開発が行われ梅毒血清反応検査が確立した．近年はSTS系の検査法としてRPR（rapid plasma regain）法が，また*Treponema pallidum*を抗原とした特異的検査はTPLAテストが一般に常用されるようになっている．ペニシリンの梅毒治療への導入（Mahony, 1943年）により有効性が判明し，また駆梅効果の高い抗生剤の開発も進み治療面で大きな成果を挙げてきた．

日本では太平洋戦争直後に梅毒患者は著しく増加したが，社会秩序の回復，診断法の確立，治療法の進歩，衛生思想や衛生管理の向上などとあいまって，20年周期の小流行を繰り返しながらも患者数は減少した．こうして，少なくとも先進国では梅毒の撲滅可能な基盤が築かれた．しかし，患者数は減少しているとはいえいまだ根絶されてはいない．厚生省統計協会発行の伝染病統計(2000年）によれば，1998年度に報告された梅毒感染者総数は553例，うち初期梅毒88例，2期梅毒48例，早期潜伏梅毒75例である．しかし，感染者の実数はこの数倍～数十倍と考えられる．

表 16.1　1800 年〜1850 年

年	疾患名	和名	発見者
1806	lupus vulgaris	尋常性狼瘡	Jean Louis Alibert
	keloid	ケロイド	Jean Louis Alibert
	mycosis fungoides	菌状息肉症	Jean Louis Alibert
1808	psoriasis	乾癬	Robert Willan
	ichthyosis	魚鱗癬	Robert Willan
	erythema nodosum	結節性紅斑	Robert Willan
	pemphigus	天疱瘡	Robert Willan
1814	molluscum contagiosum	伝染性軟属腫	Thomas Bateman
	eczema	湿疹	Thomas Bateman
1830	mal de Meleda	メレダ病	Luca Stulli
1837	acne vulgaris	尋常性痤瘡	Samuel Plumbe
	tinea capitis	頭部白癬	Samuel Plumbe
1844	pemphigus foliaceus	落葉状天疱瘡	Alphée Cazenave

表 16.2　1851 年〜1880 年

年	疾患名	和名	発見者
1851	lupus erythematosus	紅斑性狼瘡	Alphée Cazenave
1854	nummular eczem	貨幣状湿疹	Alphonse Devergie
1857	pityriasis rubra pilaris	毛孔性紅色粃糠疹	Alphonse Devergie
1859	erythrasma	紅色陰癬	Max Burchardt
1860	pityriasis rosea	ばら色粃糠疹	Camille Gibert
1861	erythema induratum	硬結性紅斑	Ernest Bazin
1862	hydroa vacciniforme	種痘様水疱症	Ernest Bazin
1864	impetigo contagiosa	伝染性膿痂疹	Tilbury Fox
1866	erythema multiforme	多形紅斑	Ferdinand von Hebra
1868	xanthoma	黄色腫	Thomas Addison
	morphea	鞏（強）皮症	Thomas Addison
	lichen scrofulosorum	腺病性苔癬	Ferdinand von Hebra
	prurigo	痒疹	Ferdinand von Hebra
1869	lichen planus	扁平苔癬	Erasmus Wilson
	urticaria pigmentosa	色素性蕁麻疹	Edward Nettleship
	dermatitis papillaris capillitii	頭部乳頭状皮膚炎	Moritz Kaposi
1872	impetigo herpetiformis	疱疹状膿痂疹	Ferdinand von Hebra
	multiple idiopathic hemorrhagic sarcoma (Kaposi's sarcoma)	特発性多発性出血性肉腫（カポシ肉腫）	Moritz Kaposi
1873	*Mycobacterium leprae*（らい菌）の発見		Gerhard Henrik Armauer Hansen
1874	Paget's disease	ページェット病	James Paget
	xeroderma pigmentosum	色素性乾皮症	Moritz Kaposi
1876	pemphigus vegetans	増殖性天疱瘡	Isidor Neumann

そして 1980 年代になって人類は HIV（human immunodeficiency virus）という新たなウイルスの感染によるエイズ (acquired immune deficiency syndrome) という難敵と闘う羽目となった．2000 年には世界のエイズによる死者は 1600 万人を数え，HIV 感染者は 4000〜5000 万人に及んでいる．本邦では 1996 年頃からは梅毒と HIV の混合感染者数が増加している．愚かにしていつまでも懲りない人類は *Treponema pallidum* と HIV の双方からの執拗なジャブ攻撃を浴びつづけているのである．

3）記載順にみる皮膚病の歴史

皮膚病の歴史を，その皮膚病が記載された順に年代を追って振り返ってみたい．ただし，当時の用語の使われ方（定義）と現在のそれとが若干異なる場合があること，またいずれの記載を嚆矢と

表 16.3 1880年～1900年

1880	prurigo nodularis	結節性痒疹	William Augustus Hardaway
1882	epidermolysis bullosa	表皮水疱症	Alfred Goldscheider
	angioneurotic edema	神経血管性浮腫	Heinrich Irenaeus Quincke
1884	dermatitis herpetiformis	疱疹状皮膚炎	Louis Duhring
1886	colloid milium	膠様稗粒腫	Ernst Leberlicht Wagner
	tuberculosis verrucosa cutis	皮膚疣状結核	Gustav Riehl
1887	Kaposi's varicelliform eruption	カポジ水痘様発疹症	Moritz Kaposi
	dermatomyositis	皮膚筋炎	Ernst Leberlicht Wagner
	arsenical keratosis	砒素角化症	Jonathan Hutchinson
	seborrheic dermatitis	脂漏性皮膚炎	Paul Gerson Unna
	lichen sclerosus et atrophicus	硬化性萎縮性苔癬	Henri Hallopeau
1888	folliculitis decalvans	禿髪性毛包炎	Charles Quinquaud
	pseudopelade	萎縮性脱毛症	Jean-Louis Brocq
1889	Darier's disease	ダリエー病	Ferdinand-Jean Darier
1890	angioma serpiginosum	蛇行状血管腫	Jonathan Hutchinson
	adenoma sebaceum	脂腺腺腫	John James Pringle
1891	acanthosis nigricans	黒色表皮腫	Sigmund Pollitzer
	angiokeratoma	被角血管腫	Vittorio Mibelli
	porokeratosis	汗孔角化症	Vittorio Mibelli
1892	epithelioma adenoides cysticum (trichoepithelioma)	毛包上皮腫	Henry Ambrose Grundy Brooke
1896	pseudo-xanthoma elasticum	弾力線維性仮性黄色腫	Ferdinand-Jean Darier
	angiokeratoma scroti	陰嚢被角血管腫	John Addison Fordyce
1897	pyogenic granuloma	化膿性肉芽腫	Antonin Poncet
1898	purpura annularis telangiectodes	血管拡張性環状紫斑	Domenico Majocchi
	acrodermatitis continua	稽留性肢端皮膚炎	Henri Hallopeau
	sporotrichosis	スポロトリコーシス	Benjamin Robinson Schenck
	angiokeratoma corporis diffusum (Fabry's disease)	びまん性体幹被角血管腫（ファブリー病）	Johannes Fabry
1899	sarcoidosis	サルコイドーシス	Caesar Boeck

するかで報告者名が異なったり，発表年代に若干のずれがあることはあらかじめご了承いただきたい．すべての病名を網羅することは至難であり，記載できなかった国内外の病名も多く，その点はご寛恕賜りたい．病名に含まれる人名をカナ書きにするか，原綴にするかは現在使われている慣用にならった．

ボーエン病（Bowen's disease），ページェット病（Paget's disease）など報告者の名前が疾患名となっている場合は，報告者の記載にとってかわって後に報告者名が慣用的病名となる経過をたどっている．

a. 19世紀初頭～19世紀前半（1800～1850）（表 16.1）

皮膚科学の揺籃期である．この時期に記載され現在も使われている皮膚疾患名も多い．皮膚疾患の記載に不可欠な原発疹，続発疹の定義（Willan）はこの時期に始まる．遺伝性角化異常症であるメレダ病は，アドリア海に浮かぶメレダ島（近親結婚が多い）に多数みとめられたことから多発地域の地名が病名になった例である．

b. 19世紀後半～19世紀末（1851～1880）（表 16.2）

19世紀の中盤から後半にかけては，ヨーロッパでは皮膚科の Golden age とも呼ばれる時期である．巨頭 Hebra（ウイーン大学）のもとには，後世に名を残す数多くの俊英がヨーロッパ諸国から蝟集し，現在に残る数多くの皮膚疾患を報告している．Hebra の後は娘婿の Kaposi（正しい呼称はカポシ）が教室を継いだ．本邦の皮膚科学の先達である土肥慶蔵も1894年から2年間，ウイーン大学で Kaposi に師事している．Hansen により

表16.4　1901年〜1950年

年	疾患名	和名	発見者
1901	Schamberg's disease	シャンバーグ病	Jay Frank Schamberg
	Ehlers-Danlos syndrome	エーラス-ダンロス症候群	Edvard Ehlers
1902	granuloma annulare	環状肉芽腫	Henry Radcliffe-Crocker
	congenital ichthyosiform erythroderma	先天性魚鱗癬様紅皮症	Jean-Louis Brocq
	parapsoriasis	類乾癬	Jean-Louis Brocq
	Fox-Fordyce disease	フォックス-フォアダイス病	George Henry Fox
	scleroderma adultorum	成年性浮腫性硬化症	Abraham Buschke
1903	keratosis follicularis squamosa	鱗状毛包角化症	土肥慶蔵
1905	Treponema pallidum の発見		Schaudinn と Hoffmann
1906	pachyonychia congenita	先天性厚硬爪症	Josef Jadassohn
	cutis verticis gyrate	脳回転状皮膚	Josef Jadassohn
	pityriasis circinata	連圏状粃糠疹	遠山郁三
	pityriasis rotunda	正円形粃糠疹	松浦志太郎
	poikilodermia vascularis atrophicans	ヤコビ型多形皮膚萎縮	Eduard Jacobi
1907	lichen nitidus	光沢苔癬	Felix Pinkus
1911	erythroplasia	紅色肥厚症	Louis Queyrat
1912	nevoxantho-endothelioma	母斑性黄色内皮腫	James Eustace Radclyffew McDonagh
	Bowen's disease (chronic atypical epithelial proliferation)	ボーエン病	John Templeton Bowen
1915	Chromomycosis	クロモミコーシス	Clarence Guy Lane
1916	leucoderma acquisitum centrifugum (Sutton nevus)	後天性遠心性白斑（サットン母斑）	Richard Lightburn Sutton
	erythema annulare centrifugum	ダリエー遠心性環状紅斑	Ferdinand-Jean Darier
1917	Riehl's melanosis	リール黒皮症	Gustav Riehl
1923	atrophoderma idiopatica progressiva	パッシニー-ピエリーニ型進行性特発性皮膚萎縮症	Agostino Pasini と Luis Enrique Pierini
	dyschromatosis symmetrica hereditaria	遺伝性対側性色素異常症	遠山郁三
1924	keratoderma tylodes palmaris progressiva	進行性指掌角皮症	土肥慶蔵・三宅　勇
1925	relapsing non-suppurative nodular panniculitis	ウエーバークリスチャン病	Frederick Parkes-Weber
	pigmented purpuric lichenoid dermatitis		Henri Gougerot と Paul Blum
1926	incontinentia pigmenti	色素失調症	Bruno Bloch
	pemphigus erythematosus	紅斑性天疱瘡	Francis Eugene Senear と Barney Usher
1930	pyoderma gangrenosum	壊疽性膿皮症	Louis Albert Brunsting
1932	necrobiosis lipoidica diabeticorum	糖尿病性脂肪類壊死	Erich Urbach
1937	Behçet's disease	ベーチェット病	Hulusi Behçet
1938	Sézary's syndrome	セザリー症候群	Albert Sézary
1939	familial benign chronic pemphigus	家族性良性慢性天疱瘡（Hailey-Hailey病）	William Howard Hailey と Hugh Edward Hailey
	Wegener's granulomatosis	ウェーゲナー肉芽腫症	Friedrich Wegener
	nevus fusco-coeruleus ophthalmomaxillaris (nevus of Ota)	眼上顎褐青色母（太田母斑）	太田正雄
1943	acropigmentatio reticularis	網状肢端色素沈着症	北村包彦
1948	benign juvenile melanoma	若年性黒色腫（スピッツ母斑）	Sophie Spitz
	Kimura's disease	木村病	木村哲二
1949	Becker's nevus	ベッカー母斑	Samuel William Becker

表 16.5　1951 年～2000 年

年	英名	和名	発見者
1953	bullous pemphigoid	水疱性類天疱瘡	Walter Frederick Lever
	lymphocytic infiltration of the skin		Max Jessner
1954	naevus fuscocaeruleus acromiodeltoideus (nevus of Ito)	肩峰三角筋部褐青色母斑（伊藤母斑）	伊藤　実
1955	Gianotti-Crosti syndrome (papular acrodermatitis of childhood)	ジャノッティ-クロスティ症候群（小児丘疹性先端皮膚炎）	Ferdinando Gianotti と Agostino Crosti
1956	Sneddon-Wilkinson disease (subcorneal pustular dermatosis)	スネドン-ウイルキンソン病（角層下膿疱症）	Ian Bruce Sneddon と Darrell Sheldon Wilkinson
	toxic epidermal necrolysis (Lyell's syndrome)	中毒性表皮壊死症（ライエル症候群）	Alan Lyell
1957	erythromelanosis follicularis faciei	顔面毛疱性紅斑黒皮症	北村包彦
1958	blue rubber-bleb nevus syndrome	青色ゴム乳首様母斑症候群	William Bennett Bean
	Netherton's syndrome	ネザトーン症候群	Earl Weldon Netherton
1962	Goltz syndrome	Goltz 症候群	Robert William Goltz
1964	acute febrile neutrophilic dermatosis (Sweet's disease)	スイート病	Robert Douglas Sweet
1966	Bazex syndrome	Bazex 症候群	André Bazex
	disseminated superficial actinic porokeratosis	日光表在播種型汗孔角化症	Marvin Ernest Chernosky
1967	acute febrile mococutaneous lymph node syndrome (Kawasaki disease)	急性熱性皮膚粘膜リンパ節症候群（川崎病）	川崎富作
1970	eosinophilic pustular dermatosis	好酸球性膿疱性毛疱炎	太藤重夫
	transient acantholytic dermatosis (Grover's disease)	一時的棘融解性皮膚症	Ralph Wier Grover
1971	eosinophilic cellulites (Wells syndrome)	Wells 症候群	George Crichton Wells
	prurigo pigmentosa	色素性痒疹	長島正治
1976	reactive perforating collagenosis	反応性穿孔性膠原症	Amir Hossein Mehregan
1977	Siitake dermatitis	シイタケ皮膚炎	中村雄彦
1979	papulo-erythroderma	丘疹-紅皮症	太藤重夫
	pruritic urticarial papules and plaques of pregnancy		Thomas Joseph Lawley
1980	necrobiotic xanthogranuloma		Steven Kossard, Richard Knisely Winkelmann
1981	アメリカ，ロスアンゼルスで男性同性愛者 5 名が後天性免疫不全によりカリニ肺炎で死亡（CDC，全米疾病予防センター）		
1982	AIDS（acquired immunodeficiency syndrome），エイズ（後天性免疫不全症候群）が統一病名となる（CDC，全米疾病予防センター）		
1983	エイズウイルス（後に Humanimmunodeficiency virus，略称 HIV と用語統一）の分離		L. Montagnier
1989	Kanzaki's disease (lysosomal glycoaminoacid storage disease)	神崎病	神崎　保
1990	paraneoplastic pemphigus	腫瘍随伴性天疱瘡	Grant James Anhalt

Mycobacterium leprae が発見されたのもこの時期である.

c. 19世紀末（1880～1900）（表16.3）

皮膚科学の発展期といわれている時代である．感染症，代謝性疾患，角化異常症，水疱症，アレルギー性疾患，腫瘍など様々な領域の皮膚疾患が記載され，病態究明の大きなテーマとなった疾患も多い．後にダリエー病，ファブリー病など報告者名が慣用病名となった疾患もみられる．

d. 20世紀初頭～20世紀前半（1901～1950）（表16.4）

この時期は日本の皮膚科学界の黎明期でもある．鱗状毛包角化症，連圏状粃糠疹などの角化症，また遺伝性対側性色素異常症，太田母斑（眼上顎褐青色母斑），網状肢端色素沈着症などの色素異常症が，本邦の先駆的皮膚科医たちから報告されている．SchaudinnとHoffmannによる *Treponema pallidum* の発見もあった．シャンバーグ病，フォックス・フォアダイス病，ボーエン病，ベーチェット病，ウエーバー・クリスチャン病，太田母斑，ベッカー母斑，木村病など報告者名が後に疾患名となったものも多い．

e. 20世紀後半～20世紀末（1951～2000）（表16.5）

1980年代には，新たなウイルス感染症としてエイズの存在が明らかにされ，人類をパニックに陥れた．直近50年間も本邦皮膚科医の報告を含め数多くの新たな皮膚疾患が報告されている．200年にわたる皮膚病の歴史を振り返ると，それらの報告の意義は大きい．しかし，皮膚に異常をきたす原因，病態の解明はさらに重要である．近年，皮膚科医，研究者の努力により皮膚病の病態解明が著しく進んだ時期でもある．臨床面と研究面とが表裏一体をなし相補しつつ疾患本態の解明に向けた努力がさらに進むことを期待したい．

〔鈴木啓之〕

文　献

・Hansen病関連
1) 伊藤利根太郎: 抗酸菌性皮膚疾患. 現代皮膚科学大系6 B, 感染症Ib, pp3-19, 中山書店, 東京, 1983
2) K.F. カイブル編, 酒井シヅ監訳: 疾患別医学史 I, II, III, 科学史ライブラリー, 朝倉書店, 2006
3) 原田禹雄: 天刑病, 言叢社同人, 東京, 1983
4) 東京女子医科大学皮膚科編: コスモスの花蔭で—らい医療にたずさわった女医達の記録. 東京, 1990

・梅毒関連
5) 中澤幹雄: 梅毒. 性病学, pp57-70, 金原出版, 東京, 1979
6) 丸田宏幸: 梅毒. 現代皮膚科学大系 6 B, 感染症 Ib, pp204-219, 中山書店, 東京, 1983
7) 秋山武久: HIV感染症—この1冊ですべてがわかる. 南山堂, 東京, 1997
8) 海老原香子・斎藤万寿吉・坪井良治: 東京医科大学病院におけるHIV・梅毒混合感染77例の検討. 日皮会誌 **116**: 443-448, 2006
9) 大里和久: 梅毒の最近の動向. 皮膚臨床 **41**: 999-1007, 1999
10) 厚生省大臣官房統計情報部編: 伝染病統計, 厚生省統計協会, 東京, 2000
11) 医療法制研究会監修: 医療政策六法. pp.2134-2152, 中央法規出版, 東京, 2005

・皮膚病史関連
12) Shelley WB, Crissey JT: Classics in Clinical Dermatology, Second Printing, Charles C Thomas Publisher, Sprinfield, 1970
13) Shelley WB, Crissey JT: Classics in Clinical Dermatology, 50th Anniversary Second Edition, The Parthenon Publishing Group, Boca Raton; London, New York; Washington, 2003
14) 宮川美知子・佐伯周子・西成田　進・岡野匡雄: 醫の散歩道, 日本大学医学部同窓会, 東京, 2006
15) 冠人名疾患ならびに症候群事典, 皮膚科診断治療大系, 別巻A, pp86-113, 講談社, 東京, 1986

17 ビューティースポット
―絵画に現れた皮膚疾患―

　皮膚は人体の最表面を覆う臓器なので，そこに生ずる発疹は眼でよくみることができる．とりわけ顔面の色素性母斑（以後はほくろという俗称を使うことにする）は，欧米では beauty spot あるいは beauty mark と呼ばれ，顔の美しさや魅力を引き立たせる小道具の位置にある．モダンアート画家のアンディー・ウォホールによる，マリリン・モンローを描いたシルクスクリーンの有名な連作がある．輝く金髪，とろんとした目元，半開きの口とそこからこぼれる白い歯，おなじみのモンロー像である．いずれの作品にも左側の小鼻のななめ下方にわずかに隆起しているように見えるほくろが描かれている．マリリン・モンローの写真集を開いて眺めていくと，非常に若い頃のポートレートでは，このほくろは目立たない．後に映画に出演するようになってからは，有ったりなかったりする．作品「アスファルトジャングル」や「100万長者と結婚する方法」でほくろはくっきりと目立つが，「ナイヤガラ」でははっきりしない．白人女性のほくろは色調が淡いのであまり目立たないが，それをモンロー自身あるいはメーキャップ担当者が beauty spot として積極的に主張するようはかったと思われる．ちなみにモンローの顔のほくろを指で隠すと，途端にモンローらしさが失われる．

　アメリカの画家アンドリュー・ワイエスの作品に beauty mark という作品がある（秩父市・加藤近代美術館所蔵，図 17.1）．顔を横にして視線を下方に向けている裸身の女性像である．無造作に束ねた金髪の後れ毛がなびいて風の気配を感じさせる．この女性の右頬骨突起部あたりに小さなほくろが1つ描かれている．作品のタイトルから推測すると，画家はこのほくろを主役にして作品を描きたかったのであろう．

　モジリアニは，独特の顔が極端に面長の人物像を数多く描いているが，ほくろとおぼしきものが描かれている作品は少ないが，ロロットという題名の女性像で左側の外眼角ななめ下方に，ほくろらしい黒点が認められる．細い筆で黒い点を打ったような描き方であるが，そこに黒点があることで絵が引き締まっている．位置と大きさを周到に考慮したひとタッチである．

　日本の肖像画では，顔のほくろ等はほとんど描かれることがない．特に貴顕の人々の肖像画は眼，鼻，口，眉毛，髭など以外の描き入れはない．ただ幕末の絵師であり思想家であった渡辺崋山が描く肖像画には，ほくろや腫瘤がしっかり描き込まれた作品がいくつもある．崋山は寛政5年に田原藩士渡辺定道の長男として東京麴町の田原藩上屋敷内長屋に生まれた．18歳の頃から絵画修業をはじめる．彼の本領を発揮したのは40歳頃から描きはじめた肖像画である．45歳（天保8

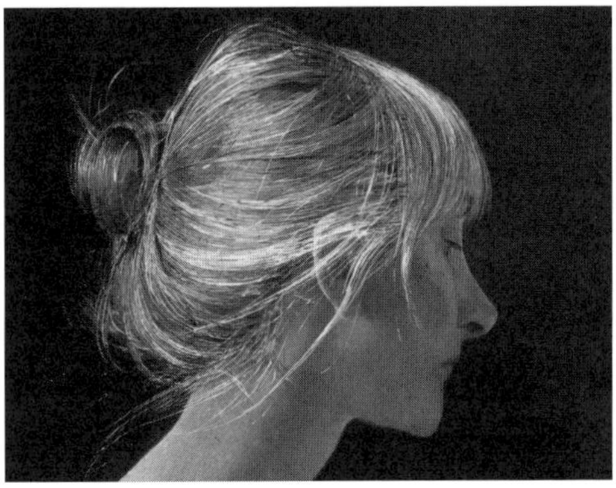

図 17.1 beauty mark（アンドリュー・ワイエス，加藤近代美術館所蔵）

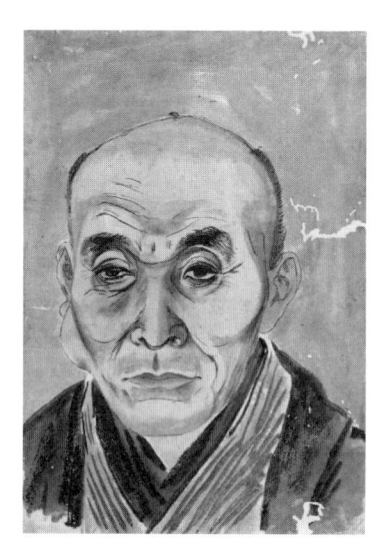

図 17.2 市河米庵像稿本（渡辺崋山，京都国立博物館所蔵）

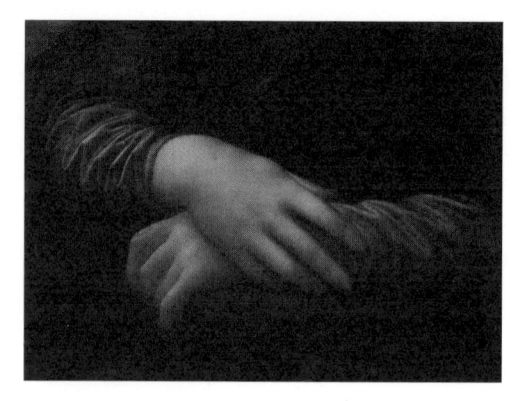

図 17.3 モナリザ（レオナルド・ダビンチ）

（1837）年）の作品である鷹見泉石像は国宝に指定されている．

同年に描かれた市河米庵像稿本（市河米庵像のためのデッサン）は傑作である（図 17.2）．崋山の最も充実し円熟した時期の作品である．活き活きした両眼の描写は秀逸で見る者を圧する．驚くほど西洋絵画に近い陰影法を用いた筆致である．右の下顎部にはリポーマと思われる大きな腫瘤が鮮明に描かれ，人物の個性を際立たせている．このデッサンに比べ本画（市河米庵像正本）は迫力が数段落ちる．眼も伏し目がちで輝きがない．この年1月に大塩平八郎の乱が勃発し，6月にはアメリカ船モリソン号が浦賀に入港し浦賀奉行を砲撃するという事件が起きている．

崋山は鷹見泉石像，竹中元真像，笑顔武士像稿，岩本幸像などにも，ほくろがしっかり描き込んでいる．そして，それらのほくろは人物の個性，人間性を示すに必要な要素として主張を遂げている．崋山は肖像画を描くにあたって，多数のデッサン（稿本）を描いているが，描くたびに容貌が変化している．納得できるまでデッサンを惜しみなく重ね，対象人物の本質に迫る努力を行った．崋山をもって日本最初のリアリズムを追及した肖像画家とする所以である．

笑顔武士像稿という作品がある．武士が歯を見せて笑っている珍しい肖像であるが，描かれている人物は鷹見泉石であるという説がある．その根拠は両者のほくろの位置がいずれも同じ場所にあるという理由による．しかし，ほくろの描かれている鼻翼部，鼻唇溝辺りはほくろの好発部位であり，ほくろの位置だけで肖像画の人物を特定するのは難がある．笑顔武士像稿にはほくろが鮮明に描かれているが，鷹見泉石像で描かれているほくろは色調も淡く主張がない．また笑顔武士像稿ではっきり描かれている右頬のほくろが鷹見泉石像にはない．崋山は後に讒訴により入獄し国許蟄居の判決を受ける．蟄居生活の2年目，蟄居中に生活のために行った絵の頒布会が非難され，類が藩主に及ぶのを恐れ自決して果てる．享年49歳であった．

明治期以降の日本の画家による自画像でも，はっきりとほくろを描きこんだ作品は少ない．はっきり意思をこめてほくろを描きこんでいるのは村山魁太の木炭デッサンなどわずかである．顔のほくろは自画像を描くうえで，ぜひ描きいれるという対象ではなかったようである．

レオナルド・ダビンチは自分の絵画作品に様々な暗号を描きこんだといわれている．そこで彼の代表作である「モナリザ」をみると，左の内眼角のやや中心寄りに小さく黄色っぽく見える斑点がある．これは黄色腫でモナリザは高コレステロール血症だったという主張がある．絵をみる限りでは，確かにそれらしくも見えるし，そうではないようにも見える．眼瞼黄色腫とすれば，形が異なるように見える．「モナリザ」は体の前で右手を

上にして両手背を重ねている．あるとき絵のお好きな某教授に，「『モナリザ』の右手人差し指付け根のところが一寸ふくらんでいるけど，リポームでもあるのかねー」といわれた．その気で見ると確かにふっくり盛り上がっている（図17.3）．レオナルド・ダビンチは，自ら人体解剖をして詳しい写生図を残した人なので，いい加減に描いた筆はないのであろう．ルーヴル美術館で直接本物の「モナリザ」をゆっくりみて考えてみたい．

〔鈴木啓之〕

文　献

1) ワイエス, 現代美術第3巻, 講談社, 東京, 1993
2) 赤瀬川原平・能瀬川紀: ルーヴル美術館の楽しみ方, 新潮社, 東京, 1999
3) 朝倉祐一朗編: 日本の自画像展―「私」を視る私, 三鷹市美術ギャラリー, 東京, 1994
4) トーリス・クリフトフ: アメデイオ・モディリアニ, タッシェン・ジャパン, 東京, 2002
5) 日比野秀男: 渡辺崋山, 新潮日本美術文庫20, 新潮社, 東京, 1979
6) ドナルド・キーン: 渡辺崋山, 新潮社, 東京, 2007
7) マーティン・ケンプ（藤原エリミ訳）: レオナルド・ダ・ヴィンチ, 大月書店, 東京, 2006
8) 加藤朝鳥訳: レオナルド・ダ・ヴィンチの絵画論, 北宋社, 1985

18 皮膚病と文学

〈皮膚の病変の深刻さは，心的な打撃の深刻さに比例している〉　　　　　　　ダニエル・ポメレ

1） 皮膚は外観を担う臓器である

〈皮膚はわれわれの個体を保護するシステムであると同時に，われわれが他人と交流を行うための第一の道具である〉とディディエ・アンジューがその著『皮膚—自我』（言叢社，1993）で喝破している．されば，皮膚は日常的に世間の中にある．皮膚と皮膚，肌と肌が，触れあい擦れあいながら文学作品が生まれる．したがってどのようなジャンルの小説でも皮膚に関連した文字がない作品などはまずないといっても過言ではない．「顔から火が出る」「冷や汗が出る」「不精髭を伸ばし」「手が触れあう」など日常そのものである．そう，皮膚は文学の最も重要な道具である，いや主役ではないのかと思える．

皮膚は人の外観を構成する臓器であるがゆえに，それは否応なしに周囲の人の目に触れる．それこそがまさに個人のアイデンティティとしての皮膚の大きな役割でもある．われわれは皮膚をみて個人識別をしている．それだけに偏見や差別につながってしまうことも少なくない．正常な皮膚の状態でも，それを気にして，患者として病院を訪れるのは皮膚科の特徴でもある．髪の毛，皮膚の色などがそれである．

文学作品のそれぞれの人物描写に皮膚の特徴は欠かせない．例えばほくろ1つもその道具になる．〈余分なほどに長い顎の横に，小豆大のほくろがあって，そのほくろに，よけいなことに真黒な毛が二，三本はえ，男の風貌をいっそう貧相にみせている〉，これは藤沢周平の『弧剣　用心棒日月抄』（新潮社，1980）に出てくる暮らしに疲れた浪人者である．皮膚はまた，外観そのものであるので，古今東西を問わず，様々な身体装飾や変工が行われる．化粧や入れ墨などもそうである．それはまさに世間を意識した行為に他ならない．これらもまた多くの小説の題材となってきた．谷崎潤一郎の『刺青』などが代表的である．

2） 皮膚は感覚の臓器である
—— 与謝野晶子「みだれ髪」の場合など

アンジューは『ロベールフランス語大辞典』では，皮膚，手，さわるなどの言葉が，項目が最も豊富な部類であり，『オックスフォード英語辞典』では「さわる」の項が一番長いと指摘している．皮膚と皮膚の接触，それは親子あるいは男女の恋愛などで，重要な出来事となる．

69連勝と，とてつもない記録をもつ横綱双葉山の話は，「さわる」の大切さを表現して余りない．〈力士になって四年目の十九歳，故郷，大分県宇佐郡の土を踏んだ．実家に一泊しただけだが，夜中にふと目ざめると，隣に父が寝ており，しきりに双葉の体をさすっている．双葉山は眠ったふりをしていた．「父の指先から温かい血がつたわってくるようで，なんともいえない，しみじみとした感じでした」〉（『相撲求道録』復刻版，ベースボール・マガジン社，1995）．「さわる」その手を堀内大學（『堀内大學詩集』白鳳社，1967）が，〈手．天鵞絨．闇の皮膚．音楽の体温．乾いた粘膜．湿度ある吸盤．夜の紫陽花．手．手袋の内側〉と表現した．そして「エロスの詩法」と題した一行詩，〈お手で口説くのよ〉がある．それはまさに「さ

わる」の極意である．研ぎ澄まされた「さわる」もある．古井由吉の「杳子」(『杳子・妻隠』新潮文庫, 1979)では，感受性が鋭すぎるために精神を病む杳子に，恋人が〈手を伸ばして杳子の腰のくびれをさわってみると，じっと天井を見つめる顔に見捨てられて固く無表情にふくらむ躯に，鳥肌が一面に細かく立っていた〉〈肌の感覚を澄ませていると，彼は杳子の病んだ感覚へ一本の線となってつながっていくような気がすることがあった〉，皮膚感覚が静かに，しかしぴりぴり2人の間を走っている．

感覚といえば毛髪の触覚センサーとしての機能は大きい．俳人橋本多佳子は，〈罌粟ひらく髪の先まで寂しきとき〉と1本1本の髪の，さらにその先までを気にしている．髪といえば与謝野晶子の『みだれ髪』に触れねばなるまい．明治34年上梓されたこの歌集は1人与謝野鉄幹へ向けられたものである．毀誉褒貶激しい歌集であるが，その愛の表現はすさまじい．399歌の内，34もの歌に髪の毛・鬢が詠われている．文字どおり「みだれ髪」なのである．そのひとつをあげると，〈くろ髪の千すぢの髪のみだれ髪かつおもひみだれおもひみだるる〉．だがすでに晶子より900年前にも，和泉式部が〈黒髪の乱れも知らずうち臥せばまづかきやりし人ぞ恋しき〉と髪の毛がいかに愛撫の対象であったかを示している．髪に触れる，それは心の琴線に触れることでもあるのか．

3) 皮膚病で悩む
―― 太宰治「皮膚と心」の場合

しかし，一旦その皮膚や髪の毛に異常が生じると事は一変する．それらは自分の目に，そして他人の目にさらされ，愛情・愛撫の対象どころか差別・偏見の対象と化する．さらに，精神的な苦悩が，自虐の対象として皮膚を選ぶ．それはリストカットや抜毛癖などに如実である．そして，その苦しみは当然文学の主題となる．例えば，にきびの出現が思春期の若者をいかに悩ますか，谷崎潤一郎の『神童』を読むがいい．神童春之助ににきびが出るが，それは丁度覚えたマスターベーションと重なり，今朝もまた鏡に中に，数を増していくにきびが，昨夜のあの証であるとしか思えず，にきびが悪魔の使い，忌まわしい存在として春之助を悩ます．また芥川龍之介が『羅生門』の下人の右の頬のにきびを，どれほど感情を表現する道具として用いたことか．たった原稿用紙16枚の短編に，4回も「面皰」が出てくる．その他，横光利一の『ナポレオンと田虫』，ルナールの『にんじん』のそばかす，芥川の『鼻』の鼻瘤，マイカル・ハウエルの『エレファントマン』，スティーブン・レバンクロンの『自傷する少女』のリストカット，檀一雄の『わが青春の秘密』のシラミ取り，平林たい子『宇品ちかく』や安部公房『他人の顔』のケロイド，三浦哲郎の『白夜を旅する人々』のアルビニスム，アガサ・クリスティ『蒼ざめた馬』の髪の毛の抜けるタリウム殺人などなど，皮膚疾患を題材にした小説は枚挙に暇がない．それらの皮膚病がいかに深刻にそれぞれで悩む人物の人生に影響したかを，これら作品が問うている．

フランスの皮膚科医で，かつ精神科医のダニエル・ポメレはいみじくも，「皮膚の病変の深刻さは，心的な打撃の深刻さに比例している」と指摘した．まさにそれを小説にした作家が太宰治である．題名もずばり「皮膚と心」(『キリギリス』新潮文庫, 1974)である．皮膚科医が患者に接する際に，心しなければならないいくつかの重要な表現もなされており，皮膚科医必読の書である．自分を美しくないと思っている新妻と，学歴はないが有名化粧品会社のデザイナーで，世界的な蔓バラのデザイン作家である夫の慎ましい新婚家庭が舞台である．〈ぷつッと，ひとつ小豆粒に似た吹出物が，左の乳房の下に見つ〉かったことから，私(妻)の苦悩が始まる．〈手のひら二つぶんのひろさでもって，真赤に熟れて苺みたいになっているので，私は地獄絵を見たような気がして，すっとあたりが暗くなりました〉．帰宅した夫に見せる．〈「うつらないものかしら」「気にしちゃいけねえ」〉 そうは，おっしゃるけれども，あの人の悲しい気持が，それは，わたしを悲しがってくれる気持にちがいないのだけれど，その気持が，あの人の指先から，私の腐った胸に，つらく響いて，

ああ早くなおりたいと，しんから思いました〉〈私は，どんな病気でも，おそれませぬが，皮膚病だけは，とても，とても，いけないのです〉〈痒さにまさる苦しみはございますまい．私がもし昔のお白州で拷問かけられても，切られたり，ぶたれたり，また，くすぐられたり，そんなことでは白状しない．そのうち，きっと気を失って，二，三度つづけられたら，私は死んでしまうだろう．白状なんて，するものか．私は志士のいどころを一命かけて，守ってみせる．けれども，蚤か，しらみ，或いは疥癬の虫など，竹筒に一ぱい持って来て，さあ，これを，おまえの背中にぶち撒けてやるぞ，と言われたら，私は身の毛もよだつ思いで，わなわなふるえ，申し上げます，お助け下さい，と烈女も台無し，両手合わせて哀願するつもりでございます〉と，皮膚病そしてかゆみに対するおぞましい怨念が，引用した箇所以外にも縷々述べられている．そしてますますひどくなった皮膚病にたまりかねて夫と病院へ行く．待合室でいろんなことを思い浮かべ，〈男は，吹出物など平気らしゅうございますが，女は，肌だけで生きて居るのでございますもの．否定する女のひとは，嘘つきだ〉と言い切る．診察後，彼女の病気が中毒疹であること，すぐなおることを医師から告げられ病院を出る．〈私は，なんども陽の光に両手をかざして，眺めました．「うれしいか？」そう言われて私は，恥ずかしく思いました〉で終わる．

是非，原典に触れていただきたい．皮膚病がいかに患者の悩みの種であるか，それがどれだけ精神的なダメージを与えるのか，太宰の鋭敏な皮膚感覚が表現されて，ものすごいのである．診察を待ちながら，患者が何を考えているのか，患者が目の前に現れたときに，医者はその心情を量れるかを，皮膚科医にこの小説は問いかけている．太宰は皮膚に特別の思いがあるのだろうか．「背中に毛虫が十匹這っているような窒息せんばかりの悪寒」（『畜犬録』）とか〈故郷なんてものは，泣きぼくろみたいなものさ．気にかけていたら，きりが無い．手術したって痕がのこる〉（『善蔵を思う』）という表現もある．

4）差別と偏見から生まれた文学

皮膚科には世間との関係から，特殊な目を向けられてきた疾患がある．梅毒，天然痘そしてハンセン病がそれである．それぞれの疾患の歴史的背景から，文学との関係はことさら深い．苦悩の文字が並ぶ文学作品は数知れない．

a. 梅毒と文学——モーパッサン『第二十九号寝台』と，芥川龍之介『南京の基督』の場合

〈昔から，詩人，音楽家，画家といったいわゆる芸術家たちは，その放埒な生活ゆえに，性病をまきちらす危険分子とされてきた．しかし，作家みずからが官能の悦楽にひたり，愛の至福を味わわずして，どうして壮大な恋愛劇が描けるというのだろう？〉（ビルギット・アダム『性病の世界史』草思社，2003）というわけで，19世紀，梅毒で苦しんだ小説家，詩人などは枚挙に暇がない．『生の恐れ』でロジアー・ウイリアムスがボードレール，ジュール・ド・ゴンクール，フローベル，モーパッサン，アルフォンス・ドーデの梅毒について書いている．そのモーパッサンについて述べよう．1877年，27歳，友人にあてた手紙がある．〈ぼくは梅瘡にやっとかかった．それも本物の梅瘡だ．……ハレルヤ，ぼくは梅瘡にかかった，それでもう梅瘡にかかるのを恐れなくてすむので街の淫売，道標にたむろする街娼に接吻してやる．接吻した後で言ってやるよ「おれは梅瘡にかかっている」と．女どもはおびえて，ぼくは大笑い……〉．梅毒に侵されながら，その中で多くの小説をものにしたモーパッサンに『第二十九号寝台』（『モーパッサン短編集Ⅲ』青柳瑞穂訳，新潮文庫，1971）がある．フランス軍の大尉に恋した娼婦イルマが，襲ってきたプロシア兵に梅毒を武器として戦った．梅毒が悪化し，病院の29号寝台に臥せているイルマを帰還した大尉が見舞う．イルマは〈あたしも，やつらに，手当たりしだい，病毒を，一人でも多くうつしてやりました〉，しかし，大尉は変わり果てたイルマからそっ

と逃げていった．この短編と，モーパッサンが友人へ宛てた手紙が奇妙につながる．梅毒に苦しみながら，モーパッサンは精神病院で 1893 年死亡した．フランスの梅毒と文学については，寺田光徳の『梅毒の文学史』（平凡社，1999）が詳しく面白い．フランスでモーパッサンが梅毒と闘っていた頃，日本でも江戸から明治，梅毒が庶民，いやあらゆる階層に溶け込んで馴染んでいたといっても過言ではない時期である．杉田玄白は『形影夜話』（1810）に，〈毎歳千人余りも療治するうちに，七八百は黴毒なり〉と，そのすさまじき猖獗を記している．幕末に来日したポンペも梅毒が日本に深く根を下ろしていると述べている．梅毒はまさに生活と密着して蔓延していた．川柳にも多くが残されている．〈親の目を盗んだ息子，鼻が落ち〉〈国の女房文の度鼻のこと〉〈まきぞえに逢って女房の山帰来〉などである．大正に入り芥川が『南京の基督』（大正 9 年）を発表した．こちらは敬虔なクリスチャンで，15 歳の宋金花が，貧しい家計を助けるために私娼となる．楊梅瘡になってしまったが，客にうつすことを恐れて〈たとい餓え死にしても—そうすればこの病も，なおるそうでございますが—お客と一つ寝台に寝ないように，心がけねばなるまいと存じます．さもなければ私は，私どもの仕合せのために，怨みもない他人を不仕合せにいたすことになりますから〉と，痛々しい．この小説が発表されてまもない頃，皆見省吾（みなみせいご）（九州帝大皮膚科教授・梅毒の専門家．日本皮膚科学会賞は「皆見賞」として，年間最優秀論文執筆者に与えられる）の，『通俗性病講話　花柳病の常識』（金原書店，大正 15 年）が出た．〈君は不幸にして，黴毒に罹ったが，君の身体の為め及び他に伝染を及ぼさない為に〉といった調子での若者への啓発書である．物語としても面白い．それを読むと娼妓の性病率が千人中二十二人で，性病患者百人中七人が黴毒であると記されている．なお，文学書ではないが皮膚科医として是非読んでほしいのが，土肥慶蔵の名著『世界黴毒史　全』（朝香屋書店，大正十年）である．〈凡ソ伝染病ハ常ニ人類民族ノ交通ニ跟随シテ蔓延スルモノニシテ實ニ光輝アル世界文明史ノ陰影タリ〉で始まる名文で，それは梅毒の世界史の中で燦然と輝いている．最近ではケテルの『梅毒の歴史』（藤原書店，1996）が興味深い．

b. ハンセン病と文学——小川正子『小島の春』と太田正雄の場合

昭和 14 年発行の「科学知識」（19；12 号）では，「癩の科学」が特集されている．「癩の科学」と題して太田正雄が執筆，その他ハンセン病の病理，遺伝などの記事とともに，「小川正子女史訪問記」もある．そして，なぜ癩が特集されたのかが，編集後記に記されている．曰く，〈日本は印度，支那に次いでの世界のレプラ國———この國内的にいたましき限りなく，対外的に不名誉極まりない事実を私どもは，特にこの二三年来，しばしば繰返し聞かされた，肝に銘じさせられた．それは北条民雄氏などの一連の所謂「癩文学」と小川正子氏を中心とする療養所ルポルタージュとが，わが文化層に巻き起した一陣のヒューマニスチックな旋風のあふりであって，私どもは今さらの如く暗い人生の一角と，人知れぬ先覚者の跡とを見せられたのであった．……我祖國日本より癩を駆逐した暁初めて，印度，支那を含む興亜の盟主たる日本であり得るのである〉と．昭和 6 年「癩予防法」（旧法）が制定され，無癩県運動が拡がり，13 年には群馬県の栗生楽泉園に重監房が設置されている．15 年には熊本本妙寺集落の患者と家族 157 人が強制収用されるという事件が起こっている．そのような時期に『小島の春』（昭和 13 年）が世に出た．小川正子は昭和 7 年長島愛生園に赴任した．園長は隔離政策の推進者光田健輔であった．当時，四国には 400 人の浮浪癩と 500 人の家庭癩がいた．その四国で，患者収容のため奔走した記録をもとに生まれたのが『小島の春』である．発行元の長崎書店は当時 500 部限定で出したが，30 万部のベストセラーになった．これを当時の東大皮膚科教授太田正雄も読んだ．〈甲府へ行く時にあれを読みました．帰りに八王子まで来たのですが時々煙草を喫ふ，今度は非常に先を読むことが出来なくて，読み乍ら涙が出て先が読みつづけられない，それをまぎらはす為に煙草に火をつけた

のですが，既に八王子から電車に乗りかへて禁煙車であったので車掌に咎められました．あれだけ感動させる力のあるのは事実の描写といふものの外に作者にシンセリチイと文学的素質のあったからで，特殊性という附加物なしにも本当の文学だと思ひます．本人が気が付いて居るかどうか，本人が意識しない勘を以て書いて居る．あれは田園文学として立派なものと思ふ．……今の厚生省はよくやりませうけれども，今まで内務省がやって来た以上の効果をたった一冊の本でも文学以上に挙げて居ると思ひます．その点に於て文学賞以外に社会賞の価値があると思ひます〉と最大賛辞を送っている．太田は絶対隔離に反対の立場であるが，小川の純粋さに素直に感銘した．その後昭和15年，「小島の春」は東京発声映画社の豊田四郎監督により動画化された．光田園長は「これは癩事業の宣伝映画としても，数百，数千回の講演会を催すよりも有効」と喜んだ．映画評論家なども絶賛した．例えばシナリオ作家猪俣勝人は〈日本映画において初めて，真の意味のヒューマニズムが謳い上げられたもの……人間が人間として最低の生き方をしなければならぬ癩者の悲哀と絶望をみつめ，その底に細々と一本の共感と愛情の樹を植えることに成功したこの映画の存在理由は大きい〉と述べている．この動画は文部，厚生そして内務省の推薦を受け，「無癩県運動」の啓発活動として大きな効果を挙げていく．その一連の出来事を，荒井英子は「小島の春現象」(『ハンセン病とキリスト教』岩波書店，1996) と呼んだ．〈救癩の視点からのみのヒューマニズムというオブラートに包まれ，救われる側にとって，「悪魔の映画」という側面が黙殺された〉現象ととらえた．それは〈当時の医学水準でいっても必要でなかったハンセン病患者の絶対的隔離を正当化し，社会の偏見を増大し，患者とその家族の人権を奪うこととなった〉と位置づけた．当時もその数はきわめて少ないが，この動画を批判した者がいた．荒井はそれを高く評価している．その1人が，小説を読んで感動した太田正雄その人であった．木下杢太郎日記に〈昭和15年7月26日……午後5時日本医事新報記者たづね来り，一緒に出で，東京

會舘の屋上にて晩餐し，それから厚生省主催の「小島の春」を見に行く．(七時開催) 産業会館．出来甚だよろし．即ち原作の故なり．又背景も佳なり．大槻夫婦と同車して帰り，依頼による「小島の春」の感興を書く〉とあり，太田は動画にも感動した．同じ日記に〈8月3日，日本医事新報に動画「小島の春」の評遣わす〉と一行のみ触れている．その原稿は，「動画〈小島の春〉」の題名で，日本医事新報 (935号, 1940) に掲載された．〈この動画は徹頭徹尾あきらめの動画である．……観者は唯あきらめの底に澎湃する熱情と詩魂との故に心をうたれるのである．癩は不治の病であろうか．それは実際今までさうであった．然し今までは．此病を医療によって治癒せしむべき十分の努力が尽くされて居たとは謂へないのである．殊に我國に於いては殆ど其方向に考慮が費やされて居なかったと謂って可い．そして早くも不治，不可治とあきらめてしまって居る．従って患者の間にも，それを看護する医師の間にも，之を管理する有司の間にも感傷主義が溢れ漲つてゐるのである．……而して『小島の春』及び其動画は此感傷主義が世に貽つた最上の芸術である．……癩根絶の最上策は其化学的治療に在る．そして其事は不可能では無い．「小島の春」をして早く「感傷時代」の最終の記念作品たらしめねばならない〉とした．そして〈猫が草中の蟲をねらふように，すりが混雑の中の袂を窺ふやうに何としつこく此女医は不幸の家のまはりを徘徊することぞや．此人はさうして其家に，其人に，幸福を興へると信じている〉と厳しい．太田は「小島の春」が時の権力に絶対隔離の啓発に巧みに利用されていることを批判したのである．後 (1933年) に太田は第6回日本癩学会総会の折の日本MTL主催の昼食会で，次のような発言をしている．〈光田氏から話をきくと「癩はなほらぬもの」といふ印象をうける．万國の癩会議でも光田氏の様な態度——即ち，なほらぬという印象を興へる人はウヰルソン氏だけに見受けた．実際にそんな人は少ない．どうも光田氏から話をきいている人達は，なほらぬといふ確信がある様である．或は実際療養所に収容されてゐる人はなほらぬ人が多い，なほる程度の人は療

養所に行かぬ者が多い．セグレゲーションだけが絶対の道ではない．セグレゲーションをする質のものとせぬ者との二つに分けねば考えられぬ．健康な人，営養の善い人には仲々うつらない．……或種の癩は絶対に伝染せぬと自分は信じている．薬に対する懐疑論はよいものでは無い〉．化学療法の実現を信じた太田は，しかし，プロミンの出現を待たずに昭和20年に亡くなった．

　ハンセン病文学，それを加賀乙彦は〈小説の領域について私が言えるのは，ハンセン病文学とは，ハンセン病療養所に収容された人たちの作品であるということである〉と定義している．ハンセン病文学の小説で，単行本による初めての刊行は北条民雄で，『いのちの初夜』はあまりにも有名である．その後多くの小説が発表され，ハンセン病文学はひとつのジャンルを形成している．それらは『ハンセン病文学全集』（皓星社）として小説のみでなく，随筆・詩・短歌などを含んで全10巻，2002年に発行されている．なおベティ・マーティンの『カーヴィルの奇跡』（文藝春秋新社，1951）も読んでおきたい作品である．プロミンの奇跡の話である．こんな文章がある．〈ハリーは本名を私に告げた．私の方でも自分の名を教えた．この場所では，一番深い信頼の表現がこれだったのである〉．名前を変えなければ，という心情は，ハンセン病患者であった者でなければ到底理解できるものではない．蘭由岐子の『「病の経験」を聞き取る』（皓星社，2004）の第5章「〈六つ名前〉を生きる」を読まねばなるまい．さらに時代を遠く遡り，『説教節』の「信徳丸」や「小栗判官」を読むと，さらにハンセン病の偏見・差別の歴史がさらに明らかになるが，それぞれの時代を反映して，ハンセン病の扱いが変化していくさまがよくわかる．それは，また文学作品は時代を超えて評価される過酷な運命を背負っていることでもある．

c. **痘瘡と文学**——三浦綾子『細川ガラシャ夫人』と徳富蘆花『雨後の月』

　富士川游の『日本疾病史』は名著である．疫病の項の冒頭に〈疾病の種類は，雑多にして，屈指列挙するに暇あらず．その中の一種にして，一定の時期に，同様の性状をもって，国民の多数を侵すものあり．これを綜括して，疫病と称す．而して，疫病の発生は，社会状態の変動に関渉し，国家の政治，経済，及び倫理に影響あること鮮少にあらず．約言すれば，国民発展の消長と，疫病の発生とは，相伴ないて現わるること多きが故に，疫病の学は，すなわち，人類文化の歴史と密着して，互いに相離るべからざるものなり．……故に，疫病の自然史は，独り医家の，これを研究するに止まらず，政治家，経済学者，僧侶および詩人も亦，各々その当該専門の見地よりして，……〉と述べている．疫病としての痘瘡は世間を騒がすことこれ以上の病はなく，文学への登場も少なくないことは容易に推定できる．〈我が邦の史籍に，痘瘡流行の始めて載せられたるは，奈良朝時代，天平七年にして，この年疫瘡の流行あり，大宰府管内諸国に始まりて天下に及ぶ．これを名づけて豌豆瘡といい，俗に裳瘡と曰いしこと，『続日本紀』に見えたり〉とある．以降明治時代まで100回を超える痘瘡の流行をみたのである．三浦綾子の『細川ガラシャ夫人』（主婦の友社，1975）には，ガラシャの母煕子の痘瘡が描かれている．〈明智城主明智頼光の一子光秀と煕子は，幼い時からの許婚である．光秀が十八才になり，煕子が十六才になった今年の正月早々，婚儀の日が決まった．その婚礼の日がひと月ののちに迫っている．だが煕子の心は重い．病みほそった白い指で，またしても煕子は頬にそっと手をやった．煕子が近づけば，花も恥じて萎むといわれたほどに美しかったのは，既に過去のことなのだ．二月初めのある夕べ，煕子は突如悪寒がしたかと思うと，たちまち高熱を発して床に臥した．最初は悪いはやり風かと思ったが，それは恐ろしい疱瘡であった．発熱した翌日，紅斑が顔に手足に出て来たため，医者はすぐに庭の一隅にある離室に移すように命じた．頭痛や腰痛に悩まされ，化膿の痛みにもだえ苦しんだのち，一命だけはとりとめた．が，はじめてその頬に手をやった時の驚きと悲しみはいいようもなかった．顔ばかりか，首にも手にも痘痕は残っていた〉．この状態では光秀の嫁

には出せないというわけで，父は二才年下の八重を瀰子として光秀に嫁がせた．しかし，光秀への思いを断ち切れないでいた矢先，〈「瀰子」範瀰の顔色が変わっている．「いかがなされました．お父上さま」「お瀰，八重は戻されて参るぞ」「えっ？ 八重が！？」「うむ，明智殿のこの書状を見るがよい．明智殿は，明智殿はな，瀰，八重がそなたの替え玉であることに気づいたのじゃ．そして八重より事情を聞き，こうして書状を……」入り口に突っ立った範瀰の，手も唇もわなないている．……「おう，肝腎要のことがあとになったわ．瀰，明智殿はな，大したお方じゃ，これ，この書状を見い．予が許婚せしはお瀰どのにて，お八重どのには御座なく候，いかなる面変りをなされ候とも，予がちぎるはこの世に，唯一人，お瀰どのにて御座候．いいか，お瀰，いかなる面変りなされ候とも……」範瀰は絶句した〉．

一方，徳富蘆花『自然と人生』の中の「雨後の月」の場合は，器量よしが，ある銀行の社員に見初められ，結納をすませたその矢先に痘瘡になった．彼が見舞いにやってきた．〈先方では一向頓着なしで，何かしばらく浮世話をして，別に何も言わず，そこそこに帰って行きました．……帰り際にじっと私の顔を見て，眼と唇のどこやらにそれそれは冷たい軽蔑すんだ色を見せて，にやりと笑ったのをちらりと認めたのです．わたしははっと思って，わが部屋に籠って，襖をしめ切って，震い震い鏡を見た時の心もち一眼みて"アッ"とわれながら叫びました．あのくらいの大病だからよもや無事ではあるまいと思いは思ったが，これはまたあんまりな変り様．菊石と言おうか，柘榴の内皮と言おうか，鼻の尖から顎の下両耳にかけてただもう一面の黒痘痕，眼ばかり光っていて，口は右の方へつりつけ，髪はばらり抜けて，二タ目と見られた容態じゃないでしょう．わたしは突然鏡を庭石へ擲きつけて一晩泣き明しました〉．そしてやはり彼は逃げていってしまったという小説である．

江戸の川柳に〈痘神に惚れられ娘値が下がり〉〈持参金両に一つのあばたなり〉などとうたわれ，若い娘には，それはそれは恐ろしい病であった．

渡辺信一郎の『江戸の知られざる風俗』（ちくま書房，2001）に〈股を潜らうといふには嫁困り〉〈股ぐらの御無心にあふ袋もち〉と意味不明の川柳があるが，ふくろ持とは疱瘡にかからなかった者のことである．〈近所に他所から嫁入りして来た女がいる．どうやら，この嫁は疱瘡にかかっていない．「ふくろ持」らしい．そこで未だ疱瘡前の子供を持っている女房たちが，この嫁の所へ出掛け，股を潜らせてくれるよう頼み込む．花恥ずかしい盛りの嫁は，着物をたくし上げて，脛を露にすることさえ出来ないので，本当に困り果てているという状況〉の句で，疱瘡予防のおまじないである．しかし，あばたになっても命を取り留めたら，それは不幸中の幸いである．多くが視力を失い，また命を失った．江戸時代，小林一茶の長女さとが〈此世ニ居る事四百日〉で瘡の神に見込まれて，〈終に六月廿一日の蕣の花と共に．此世をしぼ〉んだ（『おらが春』1819年）のはあまりにも悲しい．ともかく痘瘡の流行で，やたらとあばた顔が多かったらしい．フロイスは『日欧文化比較』で，「われわれの間では痘痕のある男女はめったにいない．日本人の間ではそれはきわめて普通のことで，多くの者が痘痕で失明する」と記している．また，漱石のあばたも有名である．『吾輩は猫である』の猫に漱石は〈主人は痘痕顔である．御維新前はあばたも大分流行ったものだそうだが，日英同盟の今日から見ると，斯んな顔は聊か時候後れの感がある〉と言わせ，さらに〈是でも実は種え疱瘡をしたのである．不幸にして腕に種えたと思ったが，いつの間にか顔へ伝染して居たのである．其頃は小供の事で今の様に色気もなにもなかったものだから，痒い痒いと云いながら無闇に顔中引き掻いたのだそうだ〉と続く．漱石はこの鼻のあばたを気にしていたらしいが，それは種痘性湿疹の跡の掻あばたのようである．

以上，皮膚病に関連した文学作品のほんのわずかに触れたが，拙著『人の魂は皮膚にあるのか』（主婦の友社，2002）にも本章に挙げた作品の一部を含めて皮膚と文学について述べている．あわせて参考にしていただきたい．さらに，若い皮膚

科医諸君には，これらの作品の原典を是非読んでほしい．これらを読むときっと，病者に優しい医師に育つと，筆者は信じている．

　現在，差別用語として扱われている言葉をそのまま引用したが，それは作品の原表現を変えないことなどの事情からであり，著者に差別用語として用いる意志のまったくないことを付記させていただく．

〔小野友道〕

索　引

日本語索引

ア

アウスピッツ血露現象　130
赤ちゃんの皮膚　235
亜急性皮膚エリテマトーデス　143
悪性黒色腫　168, 215, 234
悪性黒色表皮腫　225
悪性腫瘍
　　内臓——　223
悪性貧血　216
悪性リンパ腫　171
アクロコルドン　47
あざ　153
足白癬　198, 199
アシルグルタミン酸　327
アスコルビン酸　312
アスコルビン酸誘導体　312
アセチルコリン　73
あせも　173
アタマジラミ　211
アダリムマブ　131
アデノシン1リン酸2ナトリウム　313
アトピー性疾患　77
アトピー性皮膚炎　77, 197, 251, 256
アドレナリン　209
アナフィラキシーショック　115, 208, 209
アナフィラクトイド紫斑　93, 96, 194
アフタ
　　再発性——　213
　　ベドナーの——　214
アポクリン汗腺　14, 28
　　——の発生　35
アポトーシス　42
アミノレブリン酸　260
アミロイドーシス　217
α樹状細胞　7
α-ヒドロキシ酸　287
アルブチン　312
アレルギー
　　I型——　77
　　IV型——　77
　　即時型——　110
アレルギー性口内炎　216
アレルギー性薬疹　109
アレルギー反応　207
アレルゲン　82

　　仮性——　88
　　3大——　78
安息香酸ベンジル　211
アンドロゲン性脱毛症　178

イ

硫黄剤　211
異汗性湿疹　132
育毛剤　307
　　外用——　308
　　内服——　307
異型麻疹　191
移植片対宿主病　135
異所性蒙古斑　156
いちご状血管腫　157, 268
一次感覚ニューロン　70
一過性膿疱黒皮症　239
遺伝医療　335
遺伝カウンセリング　335
　　相談者　335
遺伝学的検査に関するガイドライン　336
遺伝子検査　336
遺伝性対側性色素異常症　350
遺伝相談　335
伊藤母斑　155
イベルメクチン　211
いぼ　128, 188
医薬部外品　307, 311
刺青　265
いんきんたむし　199
陰股部白癬　199
インターフェロンγ　123
陰嚢舌　221
陰部潰瘍　206
陰部色素沈着　239
陰部ヘルペス　186, 197
インテグリン
　　β4——　124
　　α6——　124
インフリキシマブ　131

ウ

ウェルナー症候群　38, 47
うおのめ　127
ウォホール，アンディー　351
薄毛（女性の）　309

ウルシオール　83
ウルソール酸ベンジル　321
鱗　57
運動障害　201
ウンナ母斑　157

エ

エイズ　196, 346
腋臭症　173
エキスパンダー　276
液体窒素　128, 269
液体窒素圧抵　162
液体窒素療法　300
液滴分散型薬剤　254
エクリン汗腺　14, 28
　　——の発生　35
壊死性筋膜炎　231
壊死性軟部組織感染症　231
壊疽
　　糖尿病性——　231
エトレチナート　130, 133, 286
エラグ酸　313
エラスターゼ　44, 319
エラスチン　319
エリテマトーデス　141
　　亜急性皮膚——　143
　　円盤状——　142
　　深在性——　142
　　新生児——　143
　　水疱型——　143
　　全身性——　101, 141, 216
　　凍瘡状——　143
　　皮膚——　141
遠隔皮弁　274
塩化ベンザルコニウム　325
塩基除去修復　41
塩基性蛋白　57
円形脱毛症　176
嚥下困難　144
円座　107
炎症後色素沈着　266, 299
炎症性角化症　127
エンテロウイルス感染症　190
エンドセリン1　41
円板状エリテマトーデス　142

オ

黄色腫
 糖尿病性—— 231
黄疸 20, 226
太田母斑 155, 265, 350
オピオイド関連薬 74
オピオイドμ受容体作動薬 71
おむつ皮膚炎 242
オルブライト症候群 154
温熱蕁麻疹 89
温熱療法 75

カ

カ（蚊）207
外因性光感作物質 103
疥癬 210
 角化型—— 210
疥癬トンネル 210
ガイドライン
 遺伝学的検査に関する—— 336
 日本皮膚科学会ケミカルピーリング
  —— 287
 PUVA療法—— 257
外胚葉 31
界面活性剤 323
海綿状血管腫 158
外毛根鞘 13
潰瘍 58
 陰部—— 206
 義歯性—— 222
 口腔内—— 142
 糖尿病性—— 231
 皮膚—— 139
外用育毛剤 308
外来性色素沈着 215
香り 332
 ——の心理的作用 333
 ——の生理的作用 333
化学的皮膚傷害 98
角化 32
角化型疥癬 210
角化細胞 5
角化症 127
 脂漏性—— 45, 270, 301
 鱗状毛包—— 350
角質細胞間脂質 7, 85
角層（角質細胞層）6, 22, 43
 ——の水分保持機能 26
 ——のターンオーバー 23
 ——のバリア機能 24
 ——のバリア機能異常 25
 哺乳動物の—— 50
角層細胞 23
角層水分含有量測定 26
角層内の物質透過ルート 24
角層剥離 292

核帽 17
家系図 337
過酸化水素 39
可視光 315
仮性アレルゲン 88
カタラーゼ 39
活性酸素 39, 320
カテプシンD 292
化膿菌感染症 216
化膿性汗孔周囲炎 182
痂皮 58
痂皮性膿痂疹 181
カフェ・オ・レ斑 154, 160, 266
カポジ水痘様発疹症 78, 185, 186
カポジ肉腫 197
カミツレエキス 313
ガム試験 146
かゆみ 2, 70, 324
 ——の治療法 73
 ——のメディエーター 72
顆粒細胞層 6
 哺乳動物の—— 51
カルシウム沈着 140
カルドール 83
カロチン 21
汗管腫
 澄明細胞—— 229
眼瞼下垂 304
汗孔周囲炎
 化膿性—— 182
感作T細胞 208
カンジダ症
 口腔—— 197, 216, 218
間質性肺炎 144
眼上顎褐青色母斑 350
環状紅斑 145
環状肉芽腫
 汎発性—— 228
汗疹
 紅色—— 173
 深在性—— 173
 水晶様—— 173, 238
 膿疱性—— 173
関節リウマチ 127
汗腺 14
 哺乳動物の—— 54
乾癬 128, 134
 膿疱性—— 234
頑癬 199
汗腺膿瘍 182
感染症
 エンテロウィルス—— 190
 化膿菌—— 216
 劇症A型連鎖球菌—— 185
 深在性皮膚細菌—— 182
 浅在性皮膚細菌—— 181
 全身性—— 183

 性—— 196
 溶連菌—— 184
肝臓病 226
感嘆符毛 177
汗貯留症候群 173
陥入爪 179
肝斑 148, 232, 267, 299, 301
柑皮症 21
乾皮症
 色素性—— 39, 48, 341
眼皮膚白皮症 151
汗疱 132
顔面除皺術 295
顔面神経麻痺
 陳旧性—— 278
寒冷蕁麻疹 89

キ

機械的蕁麻疹 88
機械練り石けん 326
義歯性潰瘍 222
基質 7
喫煙 132
基底細胞癌 166
基底細胞層 5
 哺乳動物の—— 51
基底膜 320
忌避剤 210
キモトリプシン 292
ギャッチアップ 107
嗅覚 333
吸血性節足動物 209
休止期毛 11, 309
丘疹 58, 239
丘疹—紅皮症（症候群）134, 223
急性期褥瘡 105
急性蕁麻疹 88
急性汎発性発疹性膿疱症 110, 114
急性痒疹 90
強皮症 138
 限局性—— 141
 全身性—— 138
 汎発性—— 138
強皮症様変化 230
局所皮弁 274
局所免疫調整薬 250
局面状類乾癬 257
棘融解 119
魚鱗癬 36, 338
 後天性—— 225
 伴性劣性—— 338
 葉状—— 37
魚鱗癬様紅皮症 252
 水疱型先天性—— 35, 37
魚類の皮膚 57
亀裂 58
金 83

菌状息肉症　135, 171, 256
金属アレルギー　132
緊満性水疱　122
筋力低下　144

ク

クインケ浮腫　89
クスミ　47
クチクラ層　57
クモ　207
クモ状血管腫　227, 232
クライアント　335
クライオサージェリー　269
クライオセラピー　269
クリオグロブリン血症　96, 101, 227
グリケーション　229
グリコサミノグリカン　27
グリコール酸　287, 297
グリチルリチン酸ジカリウム　325
クリッペル-ウェーバー症候群　157, 160
グルココルチコイド　245
グルココルチコイドレセプター　245
グレープフルーツジュース　286
黒あざ　153
クロタミトン　211
クロム　83
クロレラエキス　321

ケ

毛
　――の休止期　11, 309
　――の成長期　11, 309
　――の退行期　11, 309
鶏眼　47, 58, 127
経口医薬品育毛剤　310
経皮吸収　25, 235, 247
桂皮酸　316
経表皮水分喪失　25
外科的デブリドマン　105
劇症型 A 群連鎖球菌感染症　185
化粧　329
化粧指導　330
化粧石けん　326
化粧品　307
ケジラミ　211
結核症
　口腔――　216
血管　9
　――の発生　34
血管拡張性肉芽腫　270, 232
血管腫　267
　いちご状――　157, 268
　海綿状――　158
　静脈性蔓状――　158
　クモ状――　227, 232
　動脈性蔓状――　158
　老人性――　47

血管収縮能　246
血管性浮腫　89
血管内皮増殖因子　320
血管皮膚炎　97
血行促進　310
結合組織病　137
血漿交換療法　120
血小板減少性紫斑病　217
結節　58
結節性ムチン沈着症　143
結節性痒疹　90
血疱　58
血友病　216
ケブネル現象　128
ケミカルピーリング　287, 297, 300
　　――ガイドライン　287
毛虫　207
毛虫皮膚炎　209
ケラチノサイト　5
ケラチン　5, 32, 35
ケラチン 14　124
ケラチン 5　124
ケラチン遺伝子 K5　341
ケラトヒアリン顆粒　23, 33
限局性強皮症　141
原発疹　58

コ

5α-還元酵素　307
抗 DNA 抗体　143
抗 RNP 抗体　141, 143
抗 Scl-70 抗体　141
抗 Sm 抗体　143
抗 SS-A 抗体　141, 143, 146
抗 SS-B 抗体　141, 146
抗 TNF-α 製剤　131
抗アレルギー薬　74, 80, 281
肛囲皮膚炎　238
抗ウイルス薬　281
抗炎症　310
口蓋ニコチン性白色角化症　214
光化学作用　262
光化学療法　255
抗核抗体　141, 143
抗カルジオリピン抗体　205
高ガンマグロブリン血症　96
抗菌薬　279
口腔カンジダ症　197, 216, 218
口腔結核症　216
口腔内潰瘍　142
口腔粘膜疾患　213
口腔粘膜の異常　217
口腔梅毒　216
膠原線維　7, 27
膠原病　137
　古典的――　137
虹彩小結節　160

抗酸化剤　40
好酸球浸潤　122
好酸球性膿疱性毛囊炎　197
抗酸菌染色　202
コウジ酸　312
高出力パルス光発生装置　296
溝状舌　221
紅色汗疹　173
抗脂漏作用　310
抗真菌薬　280
口唇ヘルペス　185, 215
硬水　327
硬性下疳　203, 205
向精神薬　74
抗生物質　279
光線過敏症　257
　光アレルギー性――　110
光線過敏症型（薬疹）　111
光線性花弁状色素斑　47
抗セントロメア抗体　141
光線療法　255
　維持療法（UVB）　258
抗男性ホルモン作用　310
後天性生毛性多毛症　225
後天性魚鱗癬　225
後天性反応性穿孔性膠原線維症　230
後天性免疫不全症候群　196
抗トレポネーマ抗体　205
口内炎
　アレルギー性――　216
　ヘルペス性歯肉――　185, 215
光熱作用　262
紅斑
　環状――　145
　中毒性――　238
　伝染性――　193
　匐行性迂回状――　225
紅斑性天疱瘡　118, 121
紅斑性狼瘡
　全身性――　234
紅皮症　129, 134, 223
　魚鱗癬様――　252
　水疱型先天性魚鱗癬様――　35, 37
紅皮症型（薬疹）　111
抗ヒスタミン作用　282
抗ヒスタミン薬　74, 80
抗表皮基底膜部抗体　116
抗表皮細胞膜抗体　116
抗ふけシャンプー　324
光力学療法　260
香料　333
抗リン脂質抗体症候群　234
呼吸器感染　200
呼吸機能検査　141
黒色表皮腫
　悪性――　225
告知　341

黒点　177
黒皮症
　　一過性膿疱——　239
黒毛舌　215
コケイン症候群　39, 48
心のケア　337
小じわ　319
ゴットロン丘疹　144
ゴットロン徴候　144
骨板　56
固定薬疹　111
古典的膠原病　137
コバルト　83
ゴム腫　204
コラーゲナーゼ　44
コラーゲン　44, 292, 302, 319
　　Ⅳ型——　320
　　Ⅶ型——　116, 125
コリン性蕁麻疹　89
コロジオン児　36
コロモジラミ　211
コンジローマ
　　尖圭——　188, 196, 271
　　扁平——　204
コンディショナー　324
コンドーム　206

サ

再建外科　278
最少紅斑量　258
再投与試験　114
サイトカイン　42, 72
再発性アフタ　213
細胞間脂質　23
細胞間脂質セラミド　43
細胞賦活作用　310
酢酸レチノール　320
痤瘡　289, 298
　　尋常性——　174
　　新生児——　239
　　ステロイド——　248
殺菌　310
殺菌剤　327
サブスタンスP　72
差別　203
サーモン・パッチ　20, 157
サリチル酸　128, 297
酸化チタン　316
サンスクリーン剤　315
3大アレルゲン　78
サンタン　40, 316
サンバーン　40, 316

シ

シェーグレン症候群　101, 141, 145
シェーグレン病　216
紫外線　26, 27, 40, 315

中波長——　315
紫外線療法　75, 130, 133
　　維持療法（UVB）——　258
色素異常　140
色素異常症　147
　　遺伝性対側性——　350
色素血管母斑症　36
色素細胞　7, 45, 56
色素性乾皮症　39, 48, 341
色素性母斑　215, 265
色素沈着　232, 249, 317
　　陰部——　239
　　炎症後——　266, 299
　　外来性——　215
色素沈着症　289
　　網状肢端——　350
色素斑
　　光線性花弁状——　47
　　前脛骨部——　230
　　日光性——　47, 299, 300
　　両側性太田母斑様——　156
　　老人性——　47, 149, 266, 299, 300
色素レーザー　267
シクロスポリン　74, 130, 133, 285
　　——と食品との相互作用　286
シクロブタン型ピリミジン2量体　41
シクロホスファミドパルス療法　141
歯原性腫瘍　219
刺咬性節足動物　209
自己免疫性水疱症　116
指趾の癒着　126
視診　58
脂腺　13
　　哺乳動物の——　53
脂腺系の発生　34
脂腺性毛包　174
脂腺母斑　159
持続性蒙古斑　156
舌の異常　217
湿疹　77
　　異汗性——　132
　　皮脂欠乏性——　44, 45, 85
湿疹型（薬疹）　112
湿疹皮膚炎　134
歯肉炎
　　妊娠性——　232
歯肉増殖症　217
歯肉着色　217
紫斑（病）　92, 239
　　アナフィラクトイド——　93, 96, 194
　　血小板減少性——　217
　　ステロイド——　248
　　点状——　92
　　斑状——　92
　　慢性色素性——　97
　　老人性——　47

ジヒドロテストステロン　307
5,5′-ジプロピル-ビフェニル-2,2′-ジオール　313
紙幣状皮膚　227
脂肪吸引・注入術　295
しみ　148, 299
　　老人性の——　149
　　——の改善　290
指紋　4
雀卵斑　147, 267, 299, 301
シャンプー　323
　　抗ふけ——　324
臭汗症　173
習慣性流産　234
皺状舌　221
重症薬疹　112
修飾麻疹　191
酒皶様皮膚炎　249
手指屈曲拘縮　140
手指硬化　139
手指短縮　140
手掌紅斑　226, 232
手掌法　98
出生前診断　36, 37
寿命　38, 40
腫瘍随伴性天疱瘡　225
腫瘤　58
シュワン細胞　200
ショウキョウ　321
症候群
　　ウェルナー——　38, 47
　　オルブライト——　154
　　汗貯留——　173
　　クリッペル-ウェーバー——　157, 160
　　後天性免疫不全——　196
　　コケイン——　39, 48
　　シェーグレン——　101, 141, 145, 216
　　スタージ-ウェーバー——　157, 160
　　スチーブンス-ジョンソン——　112
　　先天性風疹——　192
　　毒素性ショック——　184
　　ハッチンソン-ギルフォード——　39
　　ブドウ球菌性熱傷様皮膚——　183
　　薬剤性過敏症——　110, 113
　　ロスムンド-トムソン——　48
猩紅熱　184
常在菌（頭皮）　325
硝子圧法　60
照射量（UVB）　258
掌蹠角化症　128
掌蹠膿疱症　131
掌蹠膿疱症性骨関節炎　131
小児ストロフルス　90
小児の皮膚　235
小児皮膚筋炎　144
静脈性蔓状血管腫　158
掌紋　4

初期硬結 203
食塩水剝離皮膚 122
触診 58
褥瘡 103
　　──の創面の色調による分類 105
食道拡張 140
植皮 273
　　分層── 273
植毛術 306
処女膜ポリープ状浮腫 239
女性の薄毛 309
白子 151
シラミ症 211
シリコンゲルシート 101
シルマー試験 146
脂漏 240
脂漏性角化症 45, 270, 301
しろなまず（シロナマズ）150, 256
皺（しわ）272, 302, 319
　　浅い── 43
　　小── 319
　　図形── 319
　　線状── 319
　　縮緬── 319
　　表情── 319
　　深い── 43
　　──の改善 290
しわとリクリーム 319
しわ面積率 321
真菌直接鏡検 65
神経 9
　　──の発生 34
　　哺乳動物の── 52
神経溝 32
神経線維腫（症）20
　　びまん性── 160
神経線維腫症1 160, 234
神経線維腫症2 160
神経皮膚黒色症 160
人工植毛術 306
深在性エリテマトーデス 142
深在性汗疹 173
深在性皮膚細菌感染症 182
人種 19
滲出性紅斑 142
浸潤癌 167
尋常性痤瘡 174
尋常性天疱瘡 118, 119, 225
　　粘膜皮膚型 119
　　粘膜優位型 119
尋常性白斑 150, 256
尋常性疣贅 78, 128, 188, 270
新生児 25
　　──のスキンケア 240
　　──の発疹 238
　　──の皮脂量 237
新生児エリテマトーデス 143

新生児黄疸 20
新生児肛囲皮膚炎 241
新生児痤瘡 239
シンデットバー 327
真皮 7, 27
　　──の発生 33
　　──の老化 43
　　哺乳動物の── 52
真皮樹状細胞 29
真皮乳頭 4
真皮縫合 272
真皮メラノサイト 155
真皮メラノサイトーシス
　　対称性── 147, 148
蕁麻疹 88
　　温熱── 89
　　寒冷── 89
　　機械的── 88
　　急性── 88
　　コリン性── 89
　　接触── 89
　　特発性── 88
　　日光── 89
　　慢性── 88
蕁麻疹型（薬疹）112
心理的ストレス 332
心理反応 342

ス

水銀 83
水晶様汗疹 173, 238
水痘 186
水疱 58, 116
　　緊満性── 22
　　自己免疫性── 116
水疱型エリテマトーデス 143
水疱型先天性魚鱗癬様紅皮症 35, 37
水疱性膿痂疹 181
水疱性類天疱瘡 116, 122, 213, 225
睡眠導入薬 74
スカム 326
スキンケア 79
　　乳児の── 240
スキンタイプ 317
スクラッチテスト 68
図形じわ 319
スタージ-ウェーバー症候群 157, 160
スチーブンス-ジョンソン症候群 112
ステロイド外用剤（軟膏）3, 79, 245
　　──の副作用 247
　　──のランク 246
ステロイド忌避 245
ステロイド恐怖症 245
ステロイド痤瘡 248
ステロイド紫斑 248
ステロイドスルファターゼ 339
ステロイドパルス療法 115, 120

ステロイド緑内障 249
スーパーオキシドアニオン 39
スーパーファットソープ 327
スピッツ母斑 154
スプレー法 270
スルファジアジン銀 100
スルファターゼ欠損症 339

セ

生活習慣病 128
性感染症 196
青色ゴム乳首様母斑 161
青色母斑 156, 265
成人T細胞白血病 135
正中部母斑 157
正中菱形舌炎 221
成長期毛 11, 309
青年性扁平疣贅 188, 271
生物学的偽陽性 205
生物製剤 131
赤外線 315
癤 182
舌炎
　　正中菱形── 221
石けん 326
　　過脂肪── 327
　　機械練り── 326
　　化粧── 326
　　スーパーファットソープ── 327
　　透明── 326
　　複合── 327
　　薬用── 327
　　枠練り── 326
接合部型先天性表皮水疱症 125
癤腫症 182
舌小帯短縮 140
接触蕁麻疹 89
接触皮膚炎 82, 249
切除術
　　頭皮── 306
舌苔 221
切断毛 177
舌痛症 222
セメント 85
セラミド 77, 253
セロトニン 72
線維芽細胞 8
前脛骨部色素斑 230
尖圭コンジローマ 188, 196, 271
浅在性皮膚細菌感染症 181
線状じわ 319
前哨リンパ節 169
全身性エリテマトーデス 101, 141, 216, 234
全身性感染症 183
全身性強皮症 138
全身性紅斑性狼瘡 101, 141, 216, 234

全層植皮　273
センチネルリンパ節　169
先天性水疱症　116
先天性皮膚疾患　36
先天性表皮水疱症　116, 123, 213, 340
先天性風疹症候群　192
先天梅毒　205
セント・ジョーンズ・ワート　286
洗髪　323
潜伏梅毒　204

ソ

爪
　　陥入——　179
爪囲炎　182
爪囲紅斑　144
爪郭　15
爪甲　15
爪甲剥離　128
爪床　15
爪上皮　15
爪上皮出血点　140
増殖性天疱瘡　118, 120
壮年性脱毛症　178
搔破試験　68
層板顆粒　23
爪母　15
瘙痒症
　　妊娠性——　233
瘙痒性丘疹性発疹症　197, 198
早老症　38, 47
即時型アレルギー（反応）　110, 208
即時型色素沈着　317
続発疹　58
組織拡張法　276
組織球　8
組織検査　64
そばかす　147, 299
ソラレン　255

タ

体圧分散寝具　107
体位変換　107
大羽　55
タイオーバー　273
退行期毛　11, 309
胎児性癌抗原　165
対称性真皮メラノサイトーシス　147, 148
帯状疱疹　47, 187, 196, 215, 226
大豆リゾレシチン　322
苔癬型（薬疹）　112
耐糖能異常　228
体表外胚葉　32
体部白癬　199
太陽光　42
太陽紫外線　40

大量ガンマグロブリン静注療法　120
ダイレクトシーケンシング　123
唾液腺腫瘍　219
唾液腺生検　146
唾液腺造影　146
タキソテール　166
タクロリムス（軟膏）　74, 79, 250
　　——の安全性　252
多形紅斑
　　ターゲット状——　113
多形紅斑型（凍瘡）　101
多形紅斑型（薬疹）　110
多形滲出性紅斑症候群　216
多形慢性痒疹　90
たこ　127
多剤併用療法　203
脱色素性母斑　150
脱皮（期）　56
脱毛　142, 176, 178, 232, 304
脱毛症
　　アンドロゲン性——　178
　　円形——　176
　　壮年性——　178
　　男性型——　178, 305, 307, 309
ダニ　207
ダーマトーム　273
多毛　232, 248
多毛症
　　後天性生毛性——　225
ダーモスコピー　60, 166, 170
樽柿型凍瘡　101
ターンオーバー　289, 324
炭酸ガスレーザー　162, 268
単純型先天性表皮水疱症　124
単純性血管腫　20, 267
単純性紫斑　97
単純性疱疹　78, 185
単純ヘルペス　78, 185
男性型脱毛（症）　178, 305, 307, 309
弾性線維　7
丹毒　183
蛋白分解酵素　72

チ

遅延型アレルギー（反応）　82, 110, 208
知覚異常　201
知覚試験　60
知覚障害　201
知覚線維　29
地図状舌　221
虫刺症　207
中枢神経ループス　143
中毒疹　109
中毒性紅斑　238
中毒性表皮壊死症　110, 113
注入療法　302
中波長紫外線　315

超音波検査　63
蝶形紅斑　142
長波長紫外線　315
澄明細胞汗管腫　229
鳥類の皮膚　54
縮緬じわ　319
チロシナーゼ　16, 18, 151, 290, 312
チロシナーゼ活性　41
チロシン　18

ツ

爪　15, 28
　爪半月　15
　爪白癬　198, 199

テ

手足口病　190, 216
低カロリー食　40
テストステロン　307
デスモグレイン　116
デスモソーム　5, 33, 116, 292
鉄欠乏性貧血　216
テトラサイクリン　123
デブリドマン
　　外科的——　105
デルマドローム　223
テロメア DNA　39
電気脱毛　304
電気メス　268
電子顕微鏡　66
点状紫斑　92
伝染性紅斑　193
伝染性単核（球）症　195, 216
伝染性軟属腫　78, 189, 197, 244
伝染性膿痂疹　78, 181, 243
天然保湿因子　23, 85
癜風　151
貼布試験　67
天疱瘡　116, 118
　　紅斑性——　118, 122
　　腫瘍随伴性——　225
　　尋常性——　118, 119, 225
　　増殖性——　118, 120
　　落葉状——　118, 121, 134

ト

土肥慶蔵　347
頭頸部腫瘍切除後の再建　278
道化師様魚鱗癬　36
凍結療法　269
凍傷　101
凍瘡　101
痘瘡　359
凍瘡状エリテマトーデス　143
凍瘡様紅斑　142
糖尿病　127, 228
糖尿病性壊疽　231

糖尿病性黄色腫　231
糖尿病性潰瘍　231
糖尿病性神経障害　230
糖尿病性腎症　230
糖尿病性水疱　229
糖尿病性浮腫性硬化症　229
頭皮　323
頭皮常在菌　325
頭皮切除術　306
頭部浅在性白癬　199
動脈硬化性血管閉塞症　232
動脈性蔓状血管腫　158
透明石けん　326
毒素関連性感染症　183
毒素性ショック症候群　184
トシル酸スプラタスト　283
怒責性紫斑　96
特発性蕁麻疹　88
突発性発疹　194
ドーパ　18
ドライスキン　71
トラニラスト　283
トラネキサム酸　299, 313
トランスグルタミナーゼ1　37
トリプシン　292
トレランス　42
トロンボスポンジン-1　320

ナ

内因性光感作物質　103
内臓悪性腫瘍　223
内服育毛剤　307
内服療法　279
内毛根鞘　13
ナローバンドUVB　75, 150
ナローバンドUVB療法　130, 133, 259
軟骨性母斑　159

ニ

にきび　174
肉芽腫性口唇炎　220
ニコチン酸アミド　123
ニコルスキー現象　119
ニッケル　83
日光角化症　46, 162
日光過敏症　103
日光蕁麻疹　89
日光性色素斑　47, 299, 300
乳酸　290
乳児のスキンケア　240
乳頭下層　7
乳頭層　7
乳房再建　278
尿素含有製剤　253
妊娠腫瘍　232
妊娠性歯肉炎　232
妊娠性線条　232

妊娠性瘙痒症　233
妊娠性疱疹　233
妊娠性痒疹　233
妊娠と皮膚　232
認知機能検査　283

ヌ

ヌクレオチド除去修復機構　41

ネ

熱傷　98
　手掌法　98
　9の法則　98
　5の法則　99
熱傷指数　99
熱傷予後指数　99
粘膜の色素斑　267, 301
粘膜皮膚型尋常性天疱瘡　119
粘膜優位型尋常性天疱瘡　119

ノ

膿痂疹
　痂皮性——　181
　水疱性——　181
　伝染性——　78, 181, 243
　疱疹状——　234
囊腫　58
膿疱　58, 239
膿疱症
　急性汎発性発疹性——　110, 114
膿疱性汗疹　173
膿疱性乾癬　234
ノミ　207

ハ

肺線維症　140
梅毒　197, 203, 344, 345, 356
　口腔——　216
　先天——　206
　潜伏——　204
ハイドロキノン　299
培養　64
白色ワセリン　253
白癬　198
　足——　198, 199
　陰股部——　199
　体部——　199
　爪——　198
　頭部浅在性——　199
白癬菌　198
白内障　78, 249
白斑
　尋常性——　150, 256
　老人性——　47, 151
白板症　214
白斑母斑　150
白皮症

　眼皮膚——　151
白毛　45
剝離性口唇炎　220
播種状紅斑丘疹型（薬疹）　110
播種性血管内凝固症候群　96
ハチ　207
パチニ小体　9
爬虫類の皮膚　55
発汗障害　201
発癌性（ナローバンドUVB）　260
発癌性の説明（タクロリムス軟膏）　252
白血病　216
　成人T細胞——　135
パッチテスト　67, 82
ハッチンソン-ギルフォード症候群　39
羽　55
ハプテン　82
パーム油　326
バラ疹　204
パラフェニレンジアミン　85
バリア機能　77
針反応　60
バルジ　34
パルス療法　281
　シクロホスファミド——　141
　ステロイド——　115, 120
パルミチン酸レチノール　320
斑　58
瘢痕　59
　指尖陥凹性——　139
　肥厚性——　100
斑状紫斑　92
伴性劣性魚鱗癬　338
ハンセン病　200, 357
　少菌型——　201
　後遺症　202
　在日外国人　201
　差別——　203
　多菌型——　201
　WHO分類　201
ハンセン病療養所　203
汎発性環状肉芽腫　228
汎発性強皮症　138
晩発性皮膚ポルフィリン症　227

ヒ

ヒアルロン酸　302, 320
非アレルギー性薬疹　109
被角血管腫　158
皮下脂肪壊死　224
皮下脂肪織　27
皮下組織　10
光アレルギー性光線過敏症　110
光音響効果　262
光感作物質
　外因性——　103
　内因性——　103

光生成物　41
光早老症　47
光脱毛　305
光老化　40, 315
皮丘　4
鼻鏡　50
皮溝　4
粃糠疹
　　毛孔性紅色──　134
　　連圏状──　350
肥厚性瘢痕　100
皮脂　28
皮脂欠乏性湿疹（皮膚炎）　44, 45, 85
非歯原性腫瘍　219
皮脂膜　85
微小血管吻合　277
ヒスタミン　71, 88
尾腺　54
ヒゼンダニ　210
砒素中毒
　　慢性──　163
ビタミンA　21
ビタミンC　299
ビタミンD_3外用剤　130, 133
ビタミン含有製剤　253
非致死型接合部先天性表皮水疱症　124
ヒトパピローマウイルス　163
ヒトヘルペスウイルス-6　114
ヒト免疫不全ウイルス　196
ヒドロキシラジカル　39
ヒドロギンゴール　83
皮内反応　69
美白　290, 311
美白剤　47, 148, 311
皮膚　1
　　赤ちゃんの──　235
　　魚類の──　57
　　小児の──　235
　　鳥類の──　54
　　爬虫類の──　55
　　──のpH　24
　　──の悪性腫瘍　162
　　──の色　16
　　──の炎症　29
　　──のしくみ　4
　　──の知覚　28
　　──の成り立ち　31
　　──の働き　22
　　──の発生　31
　　──の老化　38
　　──の若返り　295, 298
　　哺乳動物の──　50
　　両生類の──　56
皮膚アレルギー検査　67
皮膚萎縮　248
皮膚エリテマトーデス　141

皮膚炎　77
　　アトピー性──　77, 197, 251, 256
　　おむつ──　243
　　酒皶様──　249
　　肛囲──　238
　　接触──　82, 249
　　皮脂欠乏性──　44, 45, 85
皮膚潰瘍　139
皮膚科の検査　60
皮膚癌　315
皮膚感染症　181
皮膚急性反応　40
皮膚筋炎　135, 144, 224
　　小児──　144
皮膚外科手術　272
皮膚検査　114
皮膚硬化　139
皮膚刺激感　251
皮膚糸状菌　198
皮膚腫瘍　45
皮膚傷害　98
皮膚症状の診断　58
皮膚スメア検査　202
皮膚切開　272
皮膚線条
　　妊娠性──　232
皮膚総面積　235
皮膚瘙痒症　90, 223
皮膚病　2
　　──と文学　354
　　──の治療　245
　　──の歴史　344
　　虫による──　206
皮膚描記症　60, 89
皮膚付属器　10, 27
　　──の病気　173
皮膚ポルフィリン症
　　晩発性──　227
皮弁　273
　　遠隔──　274
　　局所──　274
　　遊離──　274
皮弁法　306
肥満細胞　8, 88, 208
びまん性神経線維腫　160
被毛　50, 53
皮野　4
日焼け　102
日焼け止めクリーム　315
ビューティースポット　351
病原体の検出　64
表在性脂肪腫性母斑　159
表情じわ　319
瘭疽　182
病巣感染　132
表皮　4, 31
　　──の発生　32

　　──の老化　43
　　哺乳動物の──　50
表皮下水疱　122
表皮基底層　45
表皮真皮接合部の発生　35
表皮水疱症
　　単純型先天性──　124
　　接合部型先天性──　125
　　先天性──　116, 123, 213
　　非致死型接合部型先天性──　125
　　ヘミデスモソーム型先天性──　124
　　優性型栄養障害型先天性──　125
　　幽門部閉塞型先天性──　124
　　劣性栄養障害型先天性──　125
美容皮膚科　295
表皮母斑　158
表皮稜　4
病理組織学的検査　65
びらん　58
ピリチオン亜鉛　325
稗粒腫　239
ビリルビン　20
ピーリング療法　300
ピリン疹　111
ピロクトンオラミン　325
貧血
　　鉄欠乏性──　216
貧血母斑　20

フ

フィナステリド　305, 307
フィブリノイド変性　137
フィブリリン　44
フィラグリン　23, 339
風疹　192
フェオメラニン　17, 18
フェノトリン　212
覆羽　55
複合石けん　327
副腎皮質（ステロイド）ホルモン　117, 209, 284
ふけ　324
浮腫性硬化症
　　糖尿病性──　229
不全角化　129
ぶち症　151
プチ整形　295
4-n-ブチルレゾルシノール　313
フットケア　232
物理的皮膚傷害　98
ブドウ球菌性熱傷様皮膚症候群　183
ブフェキサマク　84
ブユ　207
プライバシー　337
ブラジキニン　73
プリックテスト　68
プリミン　83

フリーラジカル　39, 320
フルーツ酸　287
ブルヌヴィーユ-プリングル病　159
プレクチン　124
プロスタグランジン E_2　72, 103
プロテオグリカン　27, 320
ブロードバンドUVB　259
分層植皮　273
粉綿羽　55

ヘ

ヘアサイクル　309
ヘアダイ　85
閉鎖密封療法　26
ベーチェット病　213
ベッカー母斑　155, 266
ベドナーのアフタ　214
ペニシリン　206
ヘパリン類似物質含有製剤　253
ペプロマイシン　168
ヘミデスモソーム　5, 116
ヘミデスモソーム型先天性表皮水疱症
　　124
ヘモグロビン　20
ヘリオトロープ疹　144, 224
ヘルクスハイマー現象　206
ヘルパンギーナ　215
ヘルペス
　陰部——　186, 197
　口唇——　185, 215
ヘルペス性歯肉口内炎　185, 215
ヘルペス性瘭疽　186
ヘレニン　83
偏見（ハンセン病）　203
片側性母斑性毛細血管拡張症　226
ベンゾフェノン　316
胼胝（腫）　47, 58, 127
扁桃炎　132
扁平コンジローマ　204
扁平上皮癌　126, 220
扁平苔癬　214, 228
扁平苔癬型薬疹　217
扁平母斑　154, 266

ホ

蜂窩織炎　183
膨疹　58
疱疹
　妊娠性——　233
疱疹状膿痂疹　234
泡沫細胞　201
ほくろ　351
匐行性迂回状紅斑　225
保湿剤　45, 79, 253
補体　29
ボツリヌス毒素　303
ボディイメージ　329

ポートワイン母斑　157
哺乳動物　50
　——の血液供給　52
　——の結合組織　52
　——の細胞性構成要素　53
　——の常在性の細胞　51
　——の真皮表皮結合　52
　——の皮膚外分泌腺　54
　——のリンパ液排出　52
母斑（症）　153
　伊藤——　155
　ウンナ——　157
　太田——　155, 265, 350
　眼上顎褐青色——　350
　色素血管——　36
　色素性——　215, 265
　脂腺——　159
　スピッツ——　154
　青色——　156, 265
　青色ゴム乳首様——　161
　正中部——　157
　軟骨性——　159
　白斑——　150
　表在性脂肪腫性——　159
　表皮——　158
　ベッカー——　155, 266
　扁平——　154, 266
　ポートワイン——　157
　母斑細胞——　153
母斑細胞　153
母斑細胞母斑　153
母斑症　36, 159
ポリ乳酸　303

マ

マイクロニューログラフィ法　71
マイコプラズマ　113
マイスネル小体　9
マグノリグナン　313
マクログロブリン血症　96
マクロファージ　82
マクロライド系抗生物質　280
　14員環——の多彩な作用　280
麻疹　191
　異型——　191
　修飾——　191
マスト細胞　8
まだら症　151
末梢神経　200, 201
末梢神経麻痺　203
マフッチ症候群　161
マラセチア　325
慢性期褥瘡　105
慢性色素性紫斑　97
慢性蕁麻疹　88
慢性砒素中毒　163
マンロー微小膿瘍　130

ミ

みずぼうそう　186
みずむし　198, 199
ミノキシジル　305
ミノサイクリン　123
ミルメシア　188

ム

ムカデ　207
無機系素材（サンスクリーン剤）　315
虫による皮膚病　206
ムチン沈着症
　結節性——　143

メ

4-メトキシサリチル酸カリウム塩　313
メトトレキサート　130, 133
メラニン　16, 18
メラニン産生　312
メラニン色素　16, 27
メラニン色素沈着　214
メラニン（生）合成　18, 19, 41
メラノサイト　7, 16, 26, 147, 148, 150
メラノソーム　17, 19
メルケル細胞　7
綿羽　55
免疫電顕　122
免疫ブロット法　120
免疫抑制　42
免疫抑制剤（薬）　74, 285
綿球法　270
面皰　174
　老人性——　46

モ

毛
　感嘆符——　177
　切断——　177
毛幹　11, 308
毛器官　10
毛球　13
毛孔性紅色粃糠疹　134
蒙古斑　155, 156
　異所性——　156
　持続性——　156
毛根　308
毛細血管拡張（症）　140, 226, 248
　片側性母斑性——　226
網状肢端色素沈着症　350
網状層　7
網状皮斑　142, 239
毛舌症　218
毛乳頭　13
毛囊, 毛包　11
　脂腺性——　174
　哺乳動物の——　53

——の発生　34
毛嚢炎，毛包炎　181
　　好酸球性膿疱性——　197
毛髪　27, 323
毛髪密度　309
網膜剝離　78
モザイク　35
モジリアニ　351
モルヒネ　72

ヤ

薬剤性過敏症症候群　110, 113
薬剤特異的 T 細胞　110
薬疹　109
　アレルギー性——　109
　重症——　112
　光線過敏症型　111
　固定——　111
　播種状紅斑丘疹型　110
　非アレルギー性——　109
　扁平苔癬型——　217
薬用石けん　327
ヤシ油　326

ユ

有機系素材（サンスクリーン剤）315
有棘細胞癌（がん）46, 167
有棘細胞癌抗原　168
有棘細胞層　6
　哺乳動物の——　51
疣贅　188
　尋常性——　78, 128, 188, 270
　青年性扁平——　188, 271
　老人性——　270, 301
優性型栄養障害型先天性表皮水疱症　125
幽門部閉塞型先天性表皮水疱症　124
遊離植毛術　306
遊離皮弁　277
ユーメラニン　17, 18

ヨ

癰　182
溶血性連鎖球菌　132
葉状魚鱗癬　37
痒疹　90
　急性——　90
　結節性——　90
　多形慢性——　90
　妊娠性——　233
溶連菌感染症　184

翼羽　55
抑うつ　342
予防接種　192

ラ

らい　200
らい菌　200, 344
らい反応　202
癩予防法　203, 344
らい予防法　203, 344
落屑　23, 238
落葉状天疱瘡　118, 120, 134
ラミニン　320
ラミニン 5　116, 125, 341
ランゲルハンス細胞　7, 29, 42, 82

リ

リウマチ因子　129
陸生　56
リスクアセスメント　106
利尿期　100
リノール酸　313
リベド　142
リポイド類壊死症　229
良性腫瘍　153
良性粘膜類天疱瘡　213
両生類の皮膚　56
両側性太田母斑様色素斑　156
緑内障
　ステロイド——　249
鱗状毛包角化症　350
リンス　323
鱗屑　24, 58
リンパ管　9
リンパ腫
　悪性——　171
リンパ球刺激試験　114

ル

類乾癬
　局面状——　257
類天疱瘡
　水疱性——　116, 122, 213, 225
　良性粘膜——　213
ルシノール　313
ルビーレーザー　149
ループス腎炎　143

レ

冷罨法　75
冷凍凝固療法　269

レイノー現象　139, 142
レオナルド・ダビンチ　352
レーザー　262
　色素——　267
　Qスイッチ Nd:YAG ——　264
　Q スイッチアレキサンドライト——　264
　Qスイッチルビー——　147, 149, 264
　Qスイッチ——　156, 264
　炭素ガス——　162, 268
　ルビー——　149
　ロングパルス——　301
　——の照射時間　263
　——のパルス時間　262
　——のパルス幅　262, 263
レーザー光線　47
レーザー脱毛　295
レーザー治療　262
レーザーメス　268
レーザー療法　295
レチノイド　130, 133, 286, 299
　高濃度——の外用　300
レチノイン酸　320
レチノール　320
レックリングハウゼン病　20, 154, 160, 339
劣性型栄養障害型先天性表皮水疱症　125
連圏状粃糠疹　350

ロ

老人性乾皮症　44, 45
老人性血管腫　47
老人性色素斑　47, 149, 266, 299, 300
老人性脂腺肥大　47
老人性紫斑　47
老人性のしみ　149
老人性白斑　47, 151
老人性面皰　46
老人性疣贅　270, 301
老徴　295
ロースベンガル試験　146
ロスムンド-トムソン症候群　48
ロングパルスレーザー　301

ワ

ワイエス，アンドリュー　351
若はげ　178, 305
わきが　173
枠練り石けん　326
渡辺崋山　351

欧文索引

(欧文から始まる用語をアルファベット順に並べている)

A

acanthosis nigricans maligna 225
acquired reactive perforating collagenosis 230
acrokeratosis paraneoplastica 226
actinic elastosis 43
acute generalized exanthematous pustulosis 110, 114
Addison 病 214
ADF 41
AGA 307
AGEP 110, 114
AHA 287
AIDS 196
Albright syndrome 214
α-MSH 41
anaphylactoid purpura 93, 96, 194
androgenetic alopecia 307
angiodermatitis 97
AP-1 245
Artz の基準 99
atraumatic 272
axial pattern flap 275

B

Bath-PUVA 療法 255
Bazex sydrome 226
beauty mark 351
beauty spot 351
BFP 205
BI 99
black light 255
blue nevus 156
Botox 303
Bourneville-Pringle disease 159
Bowenoid papulosis 188
Bowen 癌 163
Bowen 病 163
BP180 116, 233, 341
BP230 116
bullous impetigo 181
bullous pemphigoid 225
burn
　　deep dermal —— 98
　　—— index 99

C

carbuncle 182
CCE 32
5-S-CD 171
CD4$^+$ T cells 196
CEA 165
chemical ablation 296
chickenpocks 186
Choctaw 族 138
chronic pigmentary purpura 97
clear cell syringoma 229
Cockayne's syndrome 39, 48
collagen disease 137
congenital rubella syndrome 192
connective tissue disease 137
connexin 26 33
corneocyte 23
cornified cell envelope 32
COX2 41
Crohn 病 213
CRS 192
cryoglobulinemia 227
cryosurgery 269
cryotherapy 269
5-S-cystenyl dopa 171
C 線維 71

D

DDB 98
DDS 121, 133
deep dermal burn 98
dermadrome 223
dermal melanocyte 155
dermal melanocytosis 265
dermatomyositis 224
DESIGN-P 分類 103
Devis 紫斑 97
diabetic bulla 229
diabetic digital sclerosis 230
diabetic scleredema 229
DIC 96
disseminated intravascular coagulation 96
DLST 114
DNA 傷害 103
DNA 修復 39
DNA 修復機構 41
DNA 損傷 39
DPCP 178
drug-induced hypersensitivity syndrome 110
DSCG 284
duna nevus 157
Dupuytren 拘縮 229
Dysport 303
D 体アミノ酸 39

E

ELISA 法 120
epidermolytic hyperkeratosis 35
erysipelas 183
erythema gyratum repens 225
erythema infectiosum 193
exanthema subitum 194

F

filaggrin 339
finger tip unit 247
5-FU 軟膏 162
flap 273
folliculitis 181
Fordyce 斑 221
FTA-ABS テスト 205
FTU 247
furuncle 182
furunculosis 182

G

gap junction 33
γ-BHC 211
GCDFP-15 165
generalized granuloma annulare 228
Gianotti syndrome 195, 228
graft 273
gross cystic disease fluid protein 165

H

HAART 198
hair apparatus 10
Hansen's disease 200, 344
HCV 感染 227
Hebra 347
Henoch-Schönlein purpura 93, 96, 194
Herlitz 致死型先天性表皮水疱症 125
herpes zoster 187, 226
herpes gestationis; HG 233
heteroduplex 法 123
HHV-6 114
hidradenitis supprativa 182
HIV 196, 346
HLA 128
HPV 163
hypertrichosis lanuginosa acquisita 225

I

ichthyosis acquisita 225
IgE 抗体 78
IL-17 129
IL-1α 292
immediate whitening phenomenon 264
impetigo
　　bullous —— 181

── contagiosa　181
　　── herpetiformis　234
infectious mononucleosis　195
iNOS　41
intense pulse light　296
IPL　47, 296
IT　317
IWP　264

J

jaundice　226

K

K14　341
Kaposi　347
Kaposi 水痘様発疹症　78, 185, 186
KID syndrome　33, 339
Klemperer　137
Klippel-Weber syndrome　157, 160
Klotho 蛋白　39
Kogoj 海綿状膿疱　234
KOH 検査　200
Koplik 斑　221

L

lamellar granule　23
laser skin resurfacing　296
Laser-Trélat 徴候　224
leprosy　200
lichen planus　228
Lisch nodule　160
Lyell syndrome　217

M

Maffucci's syndrome　161
malignant melanoma　234
matrix metaloprotease　292
McCune-Albright syndrome　339
MDT　203
measles　191
MED　258
melanocyte
　dermal ──　155
melamocytosis
　dermal ──　265
melanoma
　malignant ──　234
minimal erythema dose　258
MMP　44, 292, 319
mongolian spots　156
Moylan の基準　100
mRNA　44
Mycobacterium leprae　344, 350

N

natural moisturizing factor　23
necrobiosis lipoidica　229

Netherton syndrome　251, 338
neuroendocrine syndrome　223
neurofibromin　339
nevus
　blue ──　156
　── of Ito　155
　── of Ota　155
NF1　160, 234, 339
NF2　160
NF-κB　245
NMF　23
nonablative laser　296
non-bullous impetigo　181
nonpalpable purpura　92

O

OCA　151
occlusive dressing technique　247
oculocutaneous albinisms　151
ODT　247
8-OHdG　42

P

P13 キナーゼ　39
pachydermatocele　160
Paget 病　164
palmar and plantar fibromatosis　229
palmar erythema　226
palpable purpura　92
paper money skin　227
papulo-erythroderma syndrome　223
paraneoplastic pemphigus　225
PA 分類　317
PBI　99
PCR　65
PCR-SSCP　123
PCR 検査　202
PDT　260
pedicle　274
pemphigoid
　bullous ──　225
pemphigus vulgaris　225
periderm　31, 32
Peutz-Jeghers syndrome　214
PFA 値　317
PGE$_2$　41, 72
phlegmone　183
photoablation　295
pigmented pretibial patches　230
porphyria cutanea tarda　227
PPDA　85
prognostic burn index　99
Propionibacterium acnes　174
protection grade of UVA　317
pruritic urticarial papules and plaques of
　pregnancy　233
PUPPP　233

purpura
　anaphylactoid ──　93, 96, 194
　chronic pigmentary ──　97
　Henoch-Schönlein ──　93, 96, 194
PUVA　150
PUVA 療法　75, 130, 133, 255
PUVA 療法ガイドライン　257

Q

QOL　329
Q スイッチ Nd:YAG レーザー　264
Q スイッチアレキサンドライトレーザー　264
Q スイッチルビーレーザー　147, 149, 264
Q スイッチレーザー　156, 264

R

radioallergosorbent test　78
random pattern flap　275
RAST　78
Recklinghausen disease　160, 215, 339
rejuvenation（若返り）　290, 295, 298
Ridley-Jopling 分類　201
Rothmund-Thomson syndrome　48
rubella　192

S

SADBE　178
salmon patch　157
scarlet fever　184
SCCE　292
SCC 抗原　168
scleredema
　diabetic ──　229
SDB　98
selective photothermolysis　262, 296, 305
Senear-Usher syndrome　121, 122
Sézary syndrome　135
sIL-2R　172
Sir2　38
skin rejuvenation　295, 298
SLE　234
SP　72, 262
SPF 値　316
SSSS　183
staphylococcal scalded skin syndrome　183
STD　196, 203
Stevens-Johnson syndrome　110, 111, 112
stratum corneum chymotryptic enzyme　292
STS　205
Sturge-Weber syndrome　157, 160
subcutaneous nodular fat necrosis in

pancreatic disease　224
sun protection factor　316
sunlamp　258
superficial dermal burn　98
sweat gland abscess　182
Sweet's syndrome　213, 226
syndrome
　　Albright ――　214
　　Bazex ――　226
　　Cockayne's ――　39, 48
　　congenital rubella ――　192
　　Gianotti ――　195, 228
　　KID ――　33, 339
　　Klippel-Weber ――　157, 160
　　Lyell ――　217
　　Maffucci's ――　161
　　McCune-Albright ――　339
　　Netherton ――　251, 338
　　neuroendocrine ――　223
　　papulo-erythroderma ――　223
　　Peutz-Jeghers ――　214
　　Rothmund-Thomson ――　48
　　Senear-Usher ――　121, 122
　　Sézary ――　135
　　staphylococcal scaled skin ――　183
　　Stevens-Johnson ――　110, 111, 112
　　Sturge-Weber ――　157, 160
　　Sweet ――　213, 226
　　toxic shock ――　184
　　toxic schock-like ――　185
　　Werner ――　47
syphilis　345
syringome
　　clear cell ――　229

T

TBSA　98
teleangiectasia　226
telogen　11
TEN　110
TEN/SJS overlap　113
thermal ablation　296
thermal relaxation time　262
tissue expansion 法　276
TLR　29
TNF-α　129
Toll-like receptor　29
toxic epidermal necrolysis　110
toxic shock syndrome　184
toxic shock-like syndrome　185
TP　203
TPHA テスト　205
Treponema pallidum　203, 345
Trichophyton tonsurans　200
TSLS　185
TSS　184
TTD　43
twin spotting 理論　36

Tzanck 試験　120, 186

U

unilateral nevoid teleangiectasia　226
UVA　40, 315
UVA1 療法　260
UVB　40, 315
UVB 維持療法　258
UVB 療法　258

V

vascular spider　227
verrucous skin lesions on the feet in diabetic neuropathy　230
VSLDN　230

W

Wegener 肉芽腫　216
Werner syndrome　47
WHO 分類（ハンセン病）　201
Wood 灯検査　64
WRN　38

X

xanthoma diabeticorum　231
xeroderma pigmentosum　48
XPA 遺伝子　48
XPD 遺伝子　43

皮膚の事典

定価は外函に表示

2008年2月25日　初版第1刷

編集者	溝　口　昌　子
	大　原　國　章
	相　馬　良　直
	高　戸　　　毅
	日　野　治　子
	松　永　佳世子
	渡　辺　晋　一
発行者	朝　倉　邦　造
発行所	株式会社　朝倉書店

東京都新宿区新小川町6-29
郵便番号　162-8707
電　話　03(3260)0141
ＦＡＸ　03(3260)0180
http://www.asakura.co.jp

〈検印省略〉

© 2008〈無断複写・転載を禁ず〉

壮光舎印刷・渡辺製本

ISBN 978-4-254-30092-5　C3547

Printed in Japan

前東大 杉本恒明・国立病院機構 矢崎義雄総編集

内　科　学（第九版）

32230-9 C3047　　　　B 5 判 2156頁　本体28500円
32231-6 C3047　　　　B 5 判（5分冊）本体28500円

内科学の最も定評ある教科書，朝倉『内科学』が4年ぶりの大改訂。オールカラーで図写真もさらに見やすく工夫。教科書としてのわかりやすさに重点をおき編集し，医師国家試験出題基準項目も網羅した。携帯に便利な分冊版あり。
〔内容〕総論：遺伝・免疫・腫瘍・加齢・心身症／症候学／治療学：移植・救急／感染症・寄生虫／循環器／血圧／呼吸器／消化管・膵・腹膜／肝・胆道／リウマチ・アレルギー／腎／内分泌／代謝・栄養／血液／神経／環境・中毒・医原性疾患

高戸　毅・天笠光雄・葛西一貴・古郷幹彦・
須佐美隆史・鈴木茂彦・谷口　尚・新美成二編

口　と　歯　の　事　典

30091-8 C3547　　　　B 5 判 436頁　本体15000円

口と歯は，消化管の入口として食物の摂取や会話など多くの機能を有するとともに，外見や印象にも大きく影響を与え，生物学的にも社会的にもヒトの生存および生活にとって，たいへん重要な器官である。本書は，医学，歯学，生物学的知識をベースにして，口と歯にまつわるさまざまな現象をとりあげ，学際的・総合的な理解を通じて，人々の健康保持・増進の願いにこたえられる成書としてまとめられたもの。医療，保健，看護，介護，福祉，美容，スポーツ，心理など広範な内容。

東京歯科大 井出吉信編

咀　嚼　の　事　典

30089-5 C3547　　　　B 5 判 368頁　本体14000円

咀嚼は，生命活動の基盤であり，身体と心のパフォーマンスの基本となる。噛むこと，咀嚼することは，栄養の摂取という面だけではなく，脳をはじめ全身の機能の発達や維持と密接に関わっている。咀嚼を総合的にまとめた本書は医学，歯学，生物学，看護科学，保健科学，介護・福祉科学，医療技術，健康科学，スポーツ科学，栄養学，食品科学，保育学，教育学，パフォーミング・アーツ，心理学などの学生・研究者・実務家，咀嚼と健康の関わりに興味・関心のある人々の必携書。

東邦大 有田秀穂編

呼　吸　の　事　典

30083-3 C3547　　　　A 5 判 744頁　本体24000円

呼吸は，生命活動の源であり，人間の心の要である。本書は呼吸にまつわるあらゆる現象をとりあげた総合的事典。生命活動の基盤であるホメオスタシスから呼吸という行動まで，細胞レベルから心を持つヒトのレベルまで，発生から老化まで，しゃっくりの原始反射から呼吸中枢まで，睡眠から坐禅という特殊な覚醒状態まで，潜水から人工血液まで，息の文化からホリスティック医療までさまざまな呼吸関連の事象について，第一線の研究者が専門外の人にも理解しやすく解説したもの

鈴木和男監修

生　体　防　御　医　学　事　典

31090-0 C3547　　　　B 5 判 376頁　本体15000円

生体が「自己のからだをまもる」とは，どのようなメカニズムで，どのような作用が行われることなのかを解説する。分子レベル・器官レベルから個体レベルまでの最新の知見を，項目ごとに読み切り形式でわかりやすく記述し，健康の維持・管理・増進および疾病への対応・克服の指針を提示する。
〔内容〕感染症と生体防御／生体防御異常からみた免疫機構／自然免疫の機構と細胞／サイトカイン／補体／生体防御に必要な活性酸素産生機構／生体防御異常が誘発する難治性疾患／他

帝京大 三上真弘・帝京平成大 青木主税・
帝京大 鈴木堅二・帝京平成大 寺山久美子編

リハビリテーション医療事典

33503-3 C3547　　　　B 5 判 336頁　本体12000円

すべての人が安全に生き生きとした生活を送るための，医療・保健・福祉・生活に関わる，健康増進活動の一環としてのリハビリテーション医療の重要テーマやトピックスを読みやすい解説によりわかりやすく記述。リハビリテーション科，整形外科，神経科をはじめとする医師，看護師，保健師，理学療法士，作業療法士，言語聴覚士，視能訓練士，柔道整復師，整体師，社会福祉士，介護福祉士，ケアマネジャー，ホームヘルパーなど，リハビリテーション医療に関わる人々の必携書。

上記価格（税別）は 2008 年 1 月現在